P. Helmich  E. Hesse  K. Köhle  Hj. Mattern
H. Pauli  Th. von Uexküll  W. Wesiack

# Psychosoziale Kompetenz in der ärztlichen Primärversorgung

Ein Lernbuch für Ärztinnen, Ärzte und Studierende

Mit 11 Abbildungen und 14 Tabellen

Springer-Verlag
Berlin  Heidelberg  New York
London  Paris  Tokyo
Hong Kong  Barcelona

ISBN-13: 978-3-540-53068-8    e-ISBN-13: 978-3-642-76026-6
DOI: 10.1007/978-3-642-76026-6

CIP-Titelaufnahme der Deutschen Bibliothek
Psychosoziale Kompetenz in der ärztlichen Primärversorgung : ein Lernbuch für Ärztinnen, Ärzte und Studierende / P. Helmich ... – Berlin ; Heidelberg ; New York ; London ; Paris ; Tokyo ; Hong Kong ; Barcelona : Springer, 1991
ISBN-13: 978-3-540-53068-8
NE: Helmich, Peter

Dieses Werk ist urheberrechtlich geschützt. Die dadurch begründeten Rechte, insbesondere die der Übersetzung, des Nachdrucks, des Vortrags, der Entnahme von Abbildungen und Tabellen, der Funksendung, der Mikroverfilmung oder der Vervielfältigung auf anderen Wegen und der Speicherung in Datenverarbeitungsanlagen, bleiben, auch bei nur auszugsweiser Verwertung, vorbehalten. Eine Vervielfältigung dieses Werkes oder von Teilen dieses Werkes ist auch im Einzelfall nur in den Grenzen der gesetzlichen Bestimmungen des Urheberrechtsgesetzes der Bundesrepublik Deutschland vom 9. September 1965 in der jeweils geltenden Fassung zulässig. Sie ist grundsätzlich vergütungspflichtig. Zuwiderhandlungen unterliegen den Strafbestimmungen des Urheberrechtsgesetzes.

© Springer-Verlag Berlin Heidelberg 1991

Die Wiedergabe von Gebrauchsnamen, Handelsnamen, Warenbezeichnungen usw. in diesem Werk berechtigt auch ohne besondere Kennzeichnung nicht zu der Annahme, daß solche Namen im Sinne der Warenzeichen- und Markenschutz-Gesetzgebung als frei zu betrachten wären und daher von jedermann benutzt werden dürften.
Produkthaftung: Für Angaben über Dosierungsanweisungen und Applikationsformen kann vom Verlag keine Gewähr übernommen werden. Derartige Angaben müssen vom jeweiligen Anwender im Einzelfall anhand anderer Literaturstellen auf ihre Richtigkeit überprüft werden.

Satz: Elsner & Behrens GmbH, Oftersheim

Es ist sehr traurig, daß dem innigen, wunderbaren Zusammenhang zwischen Körper und Gemüt selten gehörig Rechnung getragen wird. Wie Gram und Kummer die Kraft knicken, den Leib verzehren, so macht wiederum ein sterbender, kränklicher Leib das Herz grämlich, versäuert das Gemüt, bringt Nebel vor die Seele.

(Jeremias Gotthelf, *Zeitgeist und Bernergeist,* geschrieben Bern 1849; Berlin 1851/52)

# Inhaltsverzeichnis

Ein Brief statt einer Einleitung .................. 1

*1   Nachdenken über das, was wir tun* .......... 11

1.1  Die beste Art des ärztlichen Redens ist
     das Zuhören – Patient und Arzt in Gespräch .. 13
1.2  Wie objektiv ist ärztliche Wahrnehmung? ..... 18
1.3  Warum soll ein Praktiker[1] auch Theorie
     studieren? ................................ 20

*2   Konzepte, die unser Denken und Handeln leiten*   23

2.1  Die zentrale Funktion der Patient-Arzt-
     Beziehung für Diagnostik und Therapie ...... 25
2.2  Systemtheorie und Situationskreis .......... 33
2.3  Die Psychoanalyse als Instrument
     ärztlichen Verstehens, Deutens und Handelns . 37
2.4  Anmerkungen zur Entwicklungspsychologie ... 89
2.5  Anmerkungen zur Lerntheorie
     und Verhaltenstherapie .................... 108

*3   Aufgaben und Probleme im Praxisalltag* ..... 113

3.1  Neurotisches und psychotisches Verhalten –
     eine notwendige Differenzierung ............ 115
3.2  Über Autonomie und Abhängigkeit, Nähe
     und Distanz ............................... 118
3.3  Angst und Angstkrankheiten ............... 120
3.4  Funktionelle Syndrome:
     Der organgesunde Kranke in der Sprechstunde 128
3.5  Der depressive und suizidale Patient ........ 194

---

[1] *Hinweis:* „Arzt", „Praktiker", „Student", „Patient", „Leser" u. ä. sind in diesem Buch Gattungsbegriffe wie „Person", „Mensch" oder „Kind".

3.6 Der trauernde Patient .................... 202
3.7 Der „schwierige" Patient .................. 205
3.8 Der Süchtige, der Hausarzt und das soziale Netz 207
3.9 Der unheilbar Kranke und der Sterbende –
„Wahrheit am Krankenbett" ............... 219
3.10 Der Schmerz in seiner individuellen Bedeutung
und die Schmerztherapie bei unheilbar Kranken 239
3.11 Paarbeziehungen und häufige Konfliktmuster .. 249
3.12 Über Sexualität und häufige Sexualstörungen .. 258
3.13 Der Patient mit Eßstörungen ............... 262

*4 Strategien psychotherapeutischer Intervention* . 267
4.1 Psychotherapie in der Primärversorgung ..... 269
4.2 Krisenintervention ....................... 302
4.3 Entspannungsverfahren ................... 303
4.4 Der Arzt der Familie ..................... 308
4.5 Selbsthilfe und soziales Netzwerk ............ 314
4.6 Zur primärärztlichen Therapie
mit Psychopharmaka .................... 321

*5 Lesen allein genügt nicht –
Lernen heißt auch gemeinsam üben* .......... 327
5.1 Wer Probleme löst, der lernt ............... 329
5.2 Training der ärztlichen Wahrnehmung ....... 331

*6 „Psychosomatische Grundversorgung":
Erforderliche Fortbildung
(„Psychotherapie-Richtlinien")* .............. 337
6.1 Text der Psychotherapie-Richtlinien ......... 339
6.2 Kommentar ............................. 341

*7 Dank an den Leser* ........................ 345
Bemerkungen des KBV-Vorsitzenden ........ 350
Dank an Förderer des Projekts ............. 351

*Weiterführende Literatur* ...................... 352

*Sachverzeichnis* .............................. 353

*Leserantwortbrief* ............................ 361

# Autorenverzeichnis

Helmich, Peter, Prof. Dr. med.
Arbeitsgruppe Allgemeinmedizin,
Heinrich-Heine-Universität,
Moorenstraße 5, W-4000 Düsseldorf, BRD

Hesse, Eberhard, Dr. med.
Institut für Ausbildungsforschung und Studien-
angelegenheiten der Westfälischen
Wilhelms-Universität, Abt. Allgemeinmedizin,
Domagkstraße 3, W-4400 Münster, BRD

Köhle, Karl, Prof. Dr. med.
Institut für Psychosomatik und Psychotherapie,
Universitätskliniken,
Joseph-Stelzmann-Straße 9, W-5000 Köln 41, BRD

Mattern, Hansjacob, Prof. Dr. med.
Dantestraße 10c, W-6900 Heidelberg, BRD

Pauli, Hannes, Prof. Dr. med.
Institut für Ausbildungs- und Examensforschung
der Universität, Inselspital, CH-3010 Bern

Uexküll, Thure von, Prof. Dr. med.
Sonnhalde 15, W-7800 Freiburg i. Br., BRD

Wesiack, Wolfgang, Univ.-Prof. Dr. med.
Universitätsklinik für medizinische Psychologie
und Psychotherapie,
Sonnenburgstraße 16, A-6020 Innsbruck

# Ein Brief statt einer Einleitung

Liebe Leserin, lieber Leser,

wir bitten Sie, dieses Buch wie einen an Sie gerichteten Brief zu lesen, in dem die Autoren Ihnen ihre Erfahrungen im Umgang mit den psychosozialen Problemen ihrer Patienten schildern und darstellen, wie sie versucht haben, diese Probleme zu lösen.

Was vor Ihnen liegt, ist daher kein Buch im üblichen Sinne, sondern eine Aufforderung zur Mitarbeit an einer Sammlung von Erfahrungen, die Allgemeinärzte mit ihren Patienten machen. Da unsere Erfahrungen notwendigerweise dem begrenzten Horizont unserer praktischen Tätigkeit und dem unserer individuellen Vorlieben, Vorurteile und Skotome im Umgang mit Patienten und Lernmitteln entsprechen, sind sie kritik- und ergänzungsbedürftig. Es ist daher wichtig zu hören, ob und wieweit Sie unsere Überlegungen teilen und unsere Vorschläge einleuchtend finden. Ebenso wichtig für uns sind Ihre Kritik und abweichenden Meinungen, sei es zu Einzelheiten oder zum Gesamtkonzept. Schließlich bitten wir Sie auch, uns eventuelle Wünsche für Ergänzungen, die Sie für notwendig erachten, zu schreiben. Das Buch soll aufgrund der Rückmeldungen, die wir von Ihnen erhalten, in neuen Auflagen verbessert werden. Es möchte nicht nur ein „Lernbuch" sein, bei dessen Lektüre man aus den Lernprozessen anderer lernt, sondern ein „lebendiges Lernbuch", bei dem man an den Lernprozessen der Autoren teilnimmt.

Dazu ist es notwendig, daß Sie eine konkrete Vorstellung von den Motiven haben, die uns auf diese ungewöhnliche Weise ein ungewöhnliches Gespräch suchen lassen. Wir alle haben die Erfahrung gemacht, daß die Medizin, die wir an der Universität gelernt und in der wir unsere Weiterbildung und Fortbildung absolviert haben, uns beigebracht hat, was in Zellen, Geweben und Organen eines Organismus an biochemischen und physiologischen Abläufen vor sich geht, welche Störungen eintreten und wie man sie behandeln muß. Sie hat uns auch – sehr viel weniger gründlich – über Abläufe im psychischen Bereich, über neurotische oder psychotische Störungen informiert und darüber, daß es psychotherapeutische oder psychiatrische Spezialisten zu ihrer Behandlung gibt. Sie hat uns aber über die Frage im dunkeln gelassen, wie das alles zusammenhängt, was ein gesunder und was ein kranker Mensch ist und was alles diese offensichtlich wichtigen Einzelheiten für Frau M. und Herrn X. bedeuten, die mir gegenübersitzen.

Die Folgen dieser Defizite hat jeder von uns in seinem Berufsalltag erlebt, und jeder von uns hat versucht, damit auf seine Weise fertig zu werden. Wir alle sind Autodidakten, aber wir meinen, daß es nicht immer so bleiben sollte, daß jeder Kollege, der in der Klinik oder in der Praxis kranke Menschen behandeln muß, als Autodidakt einer Humanmedizin beginnt und seine Erfahrungen dann schließlich mit sich ins Grab nimmt. Deshalb haben wir uns getroffen. Wir haben gelernt, den Graben zwischen Praktikern und Spezialisten wechselseitig zu überspringen, und versucht, eine stabile Brücke zwischen den Ufern zu bauen.

So ist unser Buch – der nun doch umfangreicher geratene Brief an Sie – das Ergebnis eines 2jährigen Dialogs zwischen Allgemeinärzten und Spezialisten, in dem Praxiserfahrung und Spezialistenwissen zu Handlungsorientierungen aufeinander abgestimmt wurden.

Auf den ersten Seiten wollen wir Motive, die uns zusammengeführt haben, noch einmal mit Ihnen durchsprechen und uns mit Einwänden auseinandersetzen, die uns immer wieder gemacht werden und die wir uns auch selbst oft genug gemacht haben. Wir glauben, daß diese Auseinandersetzung nötig ist, auch nötig, um von unserem Buch Nutzen zu haben.

Die Medizin hat sich in den letzten Jahrzehnten in immer zahlreichere Spezialfächer aufgesplittert, jede Disziplin wird wissenschaftlich von mehreren Subspezialisten vertreten. In der Praxis tritt uns jedoch jeder unserer Patienten nach wie vor als unteilbare Persönlichkeit mit seiner einmaligen Individualität gegenüber.

Wir sind so in jedem Patient-Arzt-Kontakt einem schwer zu überwindenden Widerspruch ausgesetzt:

Wir sind einem an Krankheiten, Organen und technischen Parametern orientierten naturwissenschaftlichen medizinischen Modell verpflichtet; wir sind in Aus-, Weiter-, Fortbildung geprägt und geschult, Organe, Organsysteme und deren Funktionieren bzw. Nichtfunktionieren wahrzunehmen und zu prüfen. Aber unser Gegenüber ist ein Mensch, der Rat, Hilfe oder Begleitung erwartet.

Sie erleben das täglich in der Praxis: der Blutdruck wird gemessen; ist er zu hoch, wird er mit Tabletten gesenkt, erscheint er zu niedrig, wird er angehoben. Der Magen wird gastroskopiert; ist ein Ulkus nachgewiesen, wird es mit Tabletten therapiert. Hat der Patient Übelkeit und den typischen Druckschmerz am McBurney-Druckpunkt, wird die Appendix entfernt. Sind die Blutfette erhöht, werden sie mit Lipidsenkern und

Diät gesenkt. Ist das arthrotische Kniegelenk schmerzhaft, werden nichtsteroidale Antirheumatika verordnet. Hat die junge Frau ein unauffälliges Belastungs- oder Langzeit-EKG bei normalem auskultatorischem Befund, ist sie „gesund" trotz ihrer immer wieder geklagten „Herzschmerzen".

Diese vereinfachte Darstellung des Praxisalltags gibt sicherlich nicht das ehrliche Bemühen wieder, das viele Ärztinnen und Ärzte Tag für Tag einsetzen, um der ärztlichen Aufgabe in einem umfassenderen Sinne gerecht zu werden. Sie hören den Patienten zu, reden mit ihnen und beraten sie in Lebens- und Gesundheitsfragen. Die technischen Möglichkeiten der Medizin werden genutzt, der menschliche, ganzheitliche Aspekt wird nicht vernachlässigt. Jeder von uns tut seine Pflicht. Der Kritik am ärztlichen Alltag, an der „unmenschlichen Apparatemedizin", der Zeitnot der Ärzte im Umgang mit den Patienten, der somatischen Orientierung ärztlichen Denkens und Handelns läßt sich mit guten Argumenten begegnen:

- Der ärztliche Alltag in Klinik und Praxis wird vom „System" geprägt. Vom einzelnen Arzt unbeeinflußbare Vorgaben bestimmen und erschweren sein erforderliches Handeln.
- Welcher Patient verzichtet auf die Sicherheit einer Diagnose bzw. eines Krankheitsausschlusses, wenn diese nur durch die „Apparatemedizin" erreicht werden kann?
- Welcher Arzt möchte zum Schutz vor dem Ankläger auf einen objektivierenden Befund verzichten, den er auch noch bezahlt bekommt?
- Wir haben weder in der Klinik noch in der Praxis ein Zeitbudget pro Patient, das eine angemessene Dauer der einzelnen Patient-Arzt-Kontakte zuläßt. Sollen wir während eines Praxisalltags nur 20 Patienten betreuen, werden wir gerne jedem Kranken 15–30 Minuten widmen. Aber als Orthopäden, Internisten oder Allgemeinärzte können wir unsere Praxen als freiberufliche Unternehmer nur wirtschaftlich führen bei 40–80 Patienten pro Tag. Auch wenn wir noch so schnell sprechen, eine „sprechende" Medizin können wir bei solchen Patientenzahlen nicht realisieren, also lassen wir unsere Apparate zumindest mitsprechen.
- Bei allem Respekt und Wohlwollen der „Psychomedizin" gegenüber: Das tragende Fundament aller Patientenversorgungen ist weltweit eine kompetente somatische Diagnostik und Therapie. Eine Hodentorsion muß innerhalb von wenigen Stunden erkannt und operiert werden, ebenso eine arterielle Extremitätenembolie. Die Hepatitis-B-Impfung schützt vor Hepatitis, Erythromycin rettet den Säugling

mit einer Pneumonie vor dem Tod, Theophyllin und Kortisongaben befreien den erstickenden Asthmatiker in wenigen Minuten von seiner bedrohlichen Luftnot.

Befriedigt uns solche Argumentation? Verstummt durch einen solchen Versuch der Rechtfertigung die öffentliche Kritik an uns Ärzten? Fühlen sich unsere Patienten durch unser Erklärungsbemühen besser verstanden, betreut, behandelt? Können wir so das zunehmende Abwandern der Patienten zu den Heilpraktikern verhindern, möglichen Schaden durch sog. „alternative Heilmethoden" von unseren Patienten fernhalten? Es bleibt die wichtige Frage: Sind wir selbst mit der von uns praktizierten Medizin zufrieden?

Wenn wir diese Fragen mit einem „Nein" beantworten, müssen wir über unseren Praxisalltag nachdenken.

Beobachten wir gemeinsam den Besuch einer Patientin, Frau M., in der Sprechstunde bei ihrem Hausarzt. Die Patientin ist 45 Jahre alt, war bis zu ihrer Verheiratung Justizangestellte, hat einen Sohn im Alter von 16 Jahren und eine Tochter im Alter von 18 Jahren, beide auf dem Gymnasium; der Ehemann ist Betriebsschlosser in einer kleinen Möbelfabrik, 50 Jahre alt. Die Familie wird seit 12 Jahren von ihrem Hausarzt betreut. Die Patientin klagt über Magenbeschwerden und Inappetenz, die Befindensstörung wird seit Monaten beobachtet.

Es wird Sie überraschen, daß die bekannte Fragestellung, ob bei der Patientin die Beschwerden somatisch oder psychisch bedingt sind, ebenso irreführend wie unangemessen erscheint. Der Nachweis eines pathologischen Organbefundes schließt eine seelische, erlebnisbedingte Komponente nicht aus, ebenso wenig gibt der Ausschluß einer somatischen Krankheit alleine einen ausreichenden Hinweis auf eine Psychogenese der Störung.

Ein mehr als unbrauchbares, ja schädliches Denkmodell hat den unteilbaren Patienten aufgeteilt nach den Zuständigkeiten der ärztlichen Spezialisten. Von den Ärzten kaum bemerkt, verloren immer mehr Patienten in der Sicht der Ärzte ihre Seele, ihren Geist und damit ihre Gefühle und Gedanken. Die Ärzte lernten, mit einem kleinen Körperausschnitt immer mehr Diagnostik und Therapie zu machen, verloren dabei aber an Kompetenz dem Menschen gegenüber.

Unsere Sprache gibt das zu erkennen: „Dieser ist ein schlecht eingestellter Typ-I-Diabetiker, jener ein maligner Hypertoniker, ein Arthrotiker oder Psychotiker" etc.; der Patient ist geschrumpft auf ein Kardinalsymptom, mit dem umzugehen der Arzt gelernt hat. Dieses Symptom wird nach den Regeln der ärztlichen Kunst bekämpft, dieser

Kampf sichert den Lebensunterhalt von uns Ärzten. Muß Krankheit immer bekämpft werden? Ist sie nicht vielleicht bei einem bestimmten Menschen zu einer bestimmten Zeit ein notwendiger und sinnvoller Ausdruck seiner ihm jetzt möglichen Weltbezüge? Helfen wir dem chronisch Kranken nicht mehr, wenn wir ihn unterstützen, seine Behinderung zu akzeptieren, die damit mögliche Lebensqualität zu entdecken und zu gestalten, als wenn wir ihn nur mit Medikamenten vollstopfen?

Kehren wir wieder zu unserer Sprechstundenpatientin Frau M. mit ihren abdominellen Beschwerden zurück. Der „biopsychosozial" tätige Arzt wird auf allen 3 Ebenen mit der Patientin zu kommunizieren versuchen, er wird sich bemühen, die Signale und Botschaften der Patientin aus diesen 3 wesentlichen menschlichen Bereichen wahrzunehmen und aufzugreifen.

Das spontane Angebot, das „Präsentiersymptom" der Patientin, ist ihr „Leibweh". Die angemessene körperliche Untersuchung, ergänzt durch gezielte, hinweisende Fragen, erfaßt die biologische Ebene. Die ärztliche Aufmerksamkeit richtet sich während dieser Untersuchung mit gleicher Neugier, Sorgfalt und Kompetenz auf die psychologische, d. h. erlebnisbestimmte Ebene. Je erfahrener, kompetenter der ärztliche Untersucher ist, desto sparsamer und differenzierter wird er eine weiterführende Diagnostik einsetzen: hier genügen die Palpation des Abdomens und wenig gezielte Fragen, dort sind Sonographie, Gastroskopie, Labor usw. zwingend erforderlich, der Nichteinsatz von Technik ein Kunstfehler. Ergibt sich bei der körperlichen Untersuchung kein Hinweis auf einen organischen Schaden, Defekt oder eine Funktionsstörung, wäre es weder nützlich noch sinnvoll, mit Diät oder Medikamenten auf den Körper einzuwirken.

Es sitzt nicht ein schmerzender Leib vor uns, sondern Frau M. im 45. Lebensjahr, Mutter von Axel und Johanna, Ehefrau des 5 Jahre älteren Betriebsschlosser Paul M. Frau M. hat vor 18 Jahren wegen ihrer familiären Aufgaben auf ihre eigene berufliche Tätigkeit verzichtet. Liegt es für uns nahe, daß Frau M. etwas „auf den Magen geschlagen" ist, sie etwas „nicht verdauen kann", ihr etwas „nicht mehr schmeckt", sie „bedrückt", so ist es für Frau M. wohltuend, befreiend, auf solches ärztliches Angebot einzugehen. Endlich kann und darf sie aus- und ansprechen, was ihr seit langem „auf der Seele liegt". Sie mag sich manchmal betrogen fühlen, für ihren opfervollen Einsatz bei der Gestaltung eines für alle täglich warmen Nestes, das nun zunehmend leerer wird. Die sozialen Bezüge im Umfeld der Frau M. werden ins Blickfeld geholt und fördern Einsicht, Verstehen und Umgang mit der Patientin.

Vielleicht ist ihr Selbstwert in Frage gestellt, weil die mütterliche Aufgabe erledigt, für eine neue Tätigkeit weder die Qualifikation noch eine Chance gegeben sind. Die Elternrolle wird bedeutungslos, Mutter und Vater werden herausgefordert, wieder als Paar eine gemeinsame Wirklichkeit aufzubauen; dies kann schmerzliche Veränderungen in der Wirklichkeit des Ehemannes fordern.

In diesem Gespräch werden von uns keine Patentrezepte und konkreten Lösungsvorschläge zu den Lebensschwierigkeiten unserer Patienten erwartet, vielmehr eine anteilnehmende, kundige Erörterung der aktuellen Problematik. Frau M. möchte und soll nicht zum Psychotherapeuten überwiesen werden, zunächst möchte sie sich aussprechen, ausweinen dürfen, verstanden wissen. Vom ärztlichen Gesprächspartner erwartet die Patientin Erfahrung und Wissen, Beratung auf ihre Fragen, Klagen und Enttäuschungen, Sorgen und unerfüllten Wünsche.

Unser Lernbuch soll eine Hilfe bei Ihrem Bemühen sein, die psychosoziale Ebene bei Ihren Patientenkontakten angemessen aufzugreifen; angemessen heißt, daß die Patientenwirklichkeit die Interaktion zwischen Arzt und Patient bestimmt, der Arzt seine Wirklichkeit nutzt, dem Patienten bei der Suche und Gestaltung einer neuen Wirklichkeit beizustehen.

Bei den somatischen Krankheiten gilt: häufige Krankheiten sind häufig! So haben die Kinder Infekte, Masern oder Röteln, die Alten Gelenkverschleiß, Bluthochdruck oder Gefäßleiden. Dies gilt auch für den psychosomatischen Bereich: häufige Probleme sind häufig!

Diese ubiquitären menschlichen – allzu menschlichen – Aufgaben, Sorgen und Schwierigkeiten und Leiden sind die Themen dieses Buches; bewährte und hilfreihe Strategien werden beschrieben, gesichertes Wissen vermittelt. Konkreter Praxisalltag wird in einen biopsychosozialen Zusammenhang gestellt, Instrumente für einen integrierten Ansatz allgemeinärztlichen Handelns werden angeboten.

„Biopsychosozialer Zusammenhang", „integrierter Ansatz allgemeinärztlichen Handelns" – werden wir solche Ziele erreichen? Vergessen wir nicht, woher wir kommen und wohin der Weg führt, ist doch dieser Weg für uns Hausärzte vorläufig noch weniger vorgezeichnet als für unsere Kollegen in spezialisierten Fachbereichen. Denn die heutige Medizin in den Industrieländern – insbesondere im deutschsprachigen Raum – ist doch sehr stark durch die Institutionen (v. a. medizinische Fakultäten und Krankenhäuser) geprägt, für die das kurative Prinzip im Vordergrund steht. Diese Medizin befaßt sich vordringlich mit dem Homo patiens, dem „liegenden und hilflosen" Wesen. Demgegenüber ist die ärztliche Versorgung des „aufrechten und autonomen" Individuums zu einem sehr viel geringeren Anteil methodisch und wissenschaftlich vorangetrieben worden. Dieser Bereich hat andererseits zunehmend an Bedeutung gewonnen.

Wir stehen damit vor der Aufgabe, eine überlieferte Rollenstereotypie kritisch zu reflektieren. Diese schreibt uns Aktivität, unseren Patientinnen und Patienten Passivität zu. Wir haben gelernt, uns selbst als „Subjekt" zu sehen, das sich mit dem „Objekt" Patient befaßt. Unsere Rolle als Arzt ist traditionellerweise inhaltlich verbunden mit einer speziellen Gewichtung somatischer und technischer Aspekte im Bereich von Gesundheit und Krankheit und dies wiederum mit Betonung auf Krankheit. Die gewaltige Entwicklung auf diesem Gebiet, verbunden mit einer zunehmenden, die ökonomischen Grenzen sprengenden Machbarkeit in Diagnostik und Therapie, hat uns in diesem Sinn geprägt, mit entsprechenden Kompetenzen ausgerüstet und unsere Sozialisation zum Arzt bestimmt. Einigen von uns ist es mehr, anderen weniger gelungen, dieses biomechanische, krankheitszentrierte Erbe im Sinne eines biopsychosozialen Modells zu erweitern. Viele von uns sind dabei auf autodidaktische Ansätze angewiesen. Dies zu einer Zeit, in der die Bedeutung der Verbindungen zwischen psychischen und sozialen Aspekten einerseits und somatischen Aspekten andererseits für das Verständnis von Gesundheit und Krankheit zunehmend sichtbar wird. Nicht nur verhaltens- und sozialwissenschaftliche, sondern auch biologische Analysen haben dazu beigetragen; man denke z. B. an neuere Erkenntnisse im Bereich der Psychoneuroendokrinologie und der Psychoimmunologie.

So zeichnet sich eine Basis ärztlichen Handelns ab, die in der *Gesundheit* einen Prozeß („Salutogenese", Antonovsky 1987) sieht und nicht eine quasi vorgegebene statistische Norm, die durch Krankheit abgebaut wird (die vorherrschende „pathogenetische" Sicht). Viktor v. Weizsäcker hat das 1930 folgendermaßen formuliert: „Gesundheit eines Menschen ist eben *nicht* ein Kapital, das man aufzehren kann, sondern sie ist überhaupt *nur* dort vorhanden, wo sie in jedem Augenblick des Lebens erzeugt wird. Wird sie nicht erzeugt, ist der Mensch bereits krank" (Hervorhebungen im Original). So wie der moderne Biologe im lebenden Organismus generell ein System erkennt, das sich ständig selbst erzeugt, stellt sich für den Arzt das menschliche Individuum mit seiner Fähigkeit zur „Selbstorganisation" („Autopoiese", Maturana u. Varela 1987) dar. Es bewegt sich aktiv auf einem Kontinuum, das von Kranksein bis zu Gesundheit bzw. Wohlbefinden reicht. Die nachfolgenden Beiträge werden einerseits Probleme und Neuansätze auf der konzeptionellen Ebene erhellen; es sollen aber v. a. praktische Lösungsansätze aufgezeigt werden. Ivan Illich (1977) hat zur Abschaffung des biomechanischen Modells aufgerufen. Es ist jedoch undenkbar, daß die heutige Gesellschaft auf die Errungenschaften in diesem Bereich verzichten wird. Sie wird vielmehr an den für sie charakteristischen Ärzten festhalten und die Ärzte an dieser Gesellschaft. Ein sinnvoller Ansatz besteht in einer Erweiterung des heutigen Modells und nicht in einer Zerstörung und einem Neuaufbau.

Im folgenden wollen wir die wichtigsten Voraussetzungen für eine solche Erweiterung der ärztlichen Handlungskompetenz im biopsychosozialen Bereich darstellen. Es handelt sich auch um die Voraussetzungen für die Kompetenz einer psychosomatischen Grundversorgung, v. a. einer Intensivierung und Bereicherung der ärztlichen Perzeption und Sensitivität gegenüber der Person des anvertrauten Patienten mit dem Ziel, eine „gemeinsame Wirklichkeit" zu erarbeiten. Dies gestattet den Aufbau eines „Arbeitsbündnisses" zwischen Arzt und Patient. Es soll bisher brachliegende oder verschüttete autonome Ressourcen der Gesundung und des Gesundbleibens nutzen. In diesem Zusammenhang werden einerseits Methoden beschrieben, welche die ärztlichen interpersonalen Fähigkeiten und Fertigkeiten fördern (z. B. Balint-Gruppen, Balint 1956), andererseits Verfahren, die dem Patienten psychophysiologische (autogenes Training) und psychosoziale (Selbsthilfegruppen) Möglichkeiten der Selbstregulation erschließen.

Die mit den folgenden Beiträgen angestrebte Erweiterung des Horizontes und der Handlungsbereiche wird als notwendig für alle ärztlich tätigen Mediziner angesehen. Zweifellos ist aber die damit angesprochene ärztliche Betreuung unter allen Fachbereichen in der *Allgemeinmedizin* am nötigsten und wird dort auch bereits am meisten verwirklicht. In diesem Zusammenhang besteht für die Allgemeinmedizin eine große Chance – sowohl was den ärztlichen Stand als auch das wissenschaftliche Fach betrifft. Das biopsychosoziale Modell eröffnet eine gegenüber dem anspruchsloseren biomechanischen Modell weitere Perspektive (vgl. v. Uexküll u. Wesiack 1988). Von allen ärztlichen Fachvertretern sind es in erster Linie die Allgemeinärzte, die im Rahmen einer „Medizin im Kontext" herausgefordert sind. Allgemeinmedizin ist jetzt nicht mehr der aus politischen oder ökonomischen Gründen etwas aufgewertete „kleine Bruder" der ausufernden spezialistischen Fachbereiche. Nach dem biopsychosozialen Modell ist Allgemeinmedizin der moderne ärztliche Handlungsbereich in einem sozialen und ökologischen Umfeld – eben in dem „Kontext", der in unserer heutigen Gesellschaft für Gesundheit und Krankheit gewaltig an Bedeutung gewonnen hat (McKeown 1982; Trowell u. Burkitt 1981). „Modern" bedeutet in diesem Zusammenhang nicht „technisch vorangetrieben", sondern „humanwissenschaftlich fortschrittlich". Denn dieses Umfeld muß auch das „Laboratorium" des forschenden Allgemeinmediziners bzw. einer interdisziplinären Forschungsgemeinschaft abgeben, die einer modernen Allgemeinmedizin auch zu ihrer akademischen Legitimation verhilft (Pauli 1986).

## Literatur

Antonovsky A (1987) Unraveling the mystery of health. How people manage stress and stay well. Jossey-Bass, San Francisco

Balint M ($^5$1980, $^1$1956) Der Arzt, sein Patient und die Krankheit. Klett, Stuttgart

Illich I (1977) Die Nemesis der Medizin. Von den Grenzen des Gesundheitswesens. Rowohlt, Reinbek bei Hamburg

Maturana H, Varela F (1987) Der Baum der Erkenntnis. Die biologischen Wurzeln des menschlichen Erkennens. Scherz, Bern

McKeown T (1982) Die Bedeutung der Medizin. Traum, Trugbild oder Nemesis? Suhrkamp, Frankfurt am Main

Pauli HG (1986) Konzepte für eine Forschungsstrategie in der Allgemeinmedizin. MMW 128/24:438–440

Trowell HC, Burkitt DP (eds) (1981) Western diseases: their emergence and prevention. Arnold, London

Uexküll Th von, Wesiack W (1988) Theorie der Humanmedizin. Urban & Schwarzenberg, München

Weizsäcker V von (1930) Soziale Krankheit und soziale Gesundung. Springer, Berlin. In: Weizsäcker V von (1986) Gesammelte Schriften, Bd 8. Suhrkamp, Frankfurt am Main, S 94

# 1 Nachdenken über das, was wir tun

## 1.1 Die beste Art des ärztlichen Redens ist das Zuhören – Patient und Arzt im Gespräch

Ein Bekenntnis eines Arztes:
- Statt zuzuhören habe ich gesprochen.
- Weil ich die falschen Fragen gestellt habe, habe ich nicht die richtigen Antworten erhalten.
- Ich habe meine Patienten mißverstanden, weil ich die verschiedenen Botschaften des Sprechens nicht erkannt oder verwechselt habe.
- Statt Empathie entgegenzubringen, habe ich mich „professionell" verhalten.
- Statt den Patienten anzunehmen, habe ich ihn abgewiesen.
- Die Gespräche mit meinem Patienten waren für beide Teile unbefriedigend, weil ihnen der richtige Anfang, eine klare Zielsetzung und ein konkreter Abschluß fehlten.
- Ich habe Zeitdruck erzeugt und Zeitdruck spüren lassen.
- Ich habe angeordnet, statt zu motivieren.
- Ich habe Patienten als sogenannte schwierige Patienten behandelt.
- Ich habe Ärger verkannt und Ängste im Gespräch ausgelöst.
- Ich habe nicht verstanden, daß die Wirklichkeit meines Patienten und meine Wirklichkeit nicht identisch waren.
- Ich habe mir nicht bewußt gemacht, daß die Sprache das wichtigste Instrument des Arztes ist.

Kurzum:
Ich habe mich verhalten wie viele meiner Kollegen. Damit habe ich Chancen vertan, Hoffnungen enttäuscht und mich selbst um einen Teil der Früchte meiner Arbeit betrogen.
Heute weiß ich, daß das richtige Gespräch zwischen Arzt und Patient nahezu alles bewegen kann und sich ohne das richtige Gespräch fast nichts bewegt (Geisler 1987).

Wer von uns könnte sich diesem Bekenntnis nicht anschließen? Wir alle müssen uns täglich und bei jedem Patientenkontakt erneut bemühen, gute Gesprächspartner für unsere Patienten zu sein.

Es gibt bewährte Regeln, die es uns erleichtern, ein diagnostisch-therapeutisches Gespräch erfolgreich zu gestalten:

*1) Die Begrüßung des Patienten in der Praxis durch Helferin und Arzt soll ihm ein ehrlicher Willkommensgruß sein.*

Der Patient fühlt sich befangen – wir sind „zu Hause". Der Patient ist der Kranke, wir sind die Gesunden; er sucht Hilfe, wir fühlen uns als die Helfer. Er kommt mit einer Frage, wir sollen die Antwort geben. Der Patient hat Angst vor Krankheit, die wir ihm nehmen sollen, er leidet Schmerzen, die durch uns beendet oder gelindert werden können. Wir sind im Vorteil – das sollte uns verpflichten!

Von jedem in der Praxis Tätigen erwartet der Patient ein Zeichen des Willkommens: „Für dich, Patient, haben wir jetzt Zeit."

*2) Der Patient hat Anspruch darauf, für einen begrenzten Zeitraum ganze und ungeteilte Aufmerksamkeit des Arztes zu erhalten.*

Dies ist nicht nur eine Frage des Anstands und des Rechtsanspruchs des Patienten, sondern ebenso ein psychologisches Erfordernis. Nur wenn wir dem Patienten unsere ganze und ungeteilte Aufmerksamkeit zuwenden, gewissermaßen alle unsere Wahrnehmungsantennen ausfahren und uns möglichst durch nichts anderes ablenken lassen, haben wir die Chance, den Patienten wirklich zu verstehen, nicht nur Worthülsen zu hören, sondern die ganze Person zu erfassen.

*3) Zuhören ist wichtiger als fragen oder gar beraten.*

„Nehmt euch die Watte aus den Ohren und steckt sie euch in den Mund!", so könnte man den Lernenden zurufen, damit es ihnen gelingt, dem Patienten zuzuhören und ihn zu verstehen, ehe sie Ratschläge erteilen oder weitgehende diagnostische oder gar therapeutische Eingriffe planen und ausführen.

In der Eröffnungsphase der Patient-Arzt-Interaktion sind vorwiegend offene Fragen angezeigt, wie etwa „Wie geht es Ihnen?" oder „Was führt Sie zu mir?", die den Patienten auffordern, sein Problem mit eigenen Worten möglichst ungestört darzustellen. Der Arzt bleibt bemüht, die Äußerungen des Patienten aufzugreifen, um so dessen Selbstdarstellung zu fördern. Abwarten schafft oft erst den Raum für die Entwicklung einer Antwort – auch wenn wir Pausen im Gespräch nur schwer ertragen. Geschlossene, d. h. gezielte Fragen schränken den Spielraum des Patienten ein. Sie sind nur angezeigt, wenn es darum geht, die Informationen zu präzisieren.

*4) Die ärztliche Kunst verlangt keine schnelle, sondern eine „umfassende" Diagnose.*

Damit mein Balint (1956) eine Diagnose, die den Patienten mit seinen somatischen, psychischen und sozialen Problemen erfaßt. Vorinformationen, verbale und nichtverbale Botschaften der ersten Gesprächsminuten lassen uns ahnen, vermuten, an etwas denken. Wir können noch nichts Bestimmtes wissen, aber Hypothesen bilden.

Worte, Gefühle, Wertungen kommen aus der Wirklichkeit des Patienten, in der ich zunächst mit meiner Wirklichkeit ein Fremder bin.

Meine Neugier, mein Interesse am Patienten, „seiner Geschichte" hilft mir seine Weltbezüge zu begreifen, sein aktuelles In-der-Welt-Sein zu erkennen. Das Miteinanderreden, das Sichaustauschen läßt eine gemeinsame Wirklichkeit wachsen – man beginnt einander zu verstehen.

*5) Wer aktiv zuhören kann, nimmt den Partner ernst und schafft Vertrauen.*

Die Patientenrede nicht unterbrechen, Erzählen zulassen, Fragen aufgreifen, Berichte durch Nachfragen vertiefen, Gesprächspausen vom Patienten beenden lassen, mit ehrlichem Interesse zuhören, dies fällt uns in der Alltagsroutine nicht leicht. Was für uns Routine ist, bedeutet für den Patienten ängstlich erwarteten Arztbesuch, kostet ihn Arbeits- oder Freizeit, Überwindung und Geld. Wir sind für ihn jemand Besonderes, so hat er ein Recht darauf, für uns ein Besonderer zu sein.

*6) Der Arzt ist weder Richter noch Schulmeister.*

Der Patient ist nicht schuld an seinem Übergewicht, Raucherkrebs, Raucherbein, an seinem Ehekonflikt, dem Tablettenmißbrauch – er ist jedoch an dem Geschehen beteiligt, er ist von all diesen Problemen betroffen. Wir sollen dem Patienten nicht sein Versagen demonstrieren, das er reichlich kennt; er erwartet Hilfe in seiner aktuellen Notsituation. Sinnvoll sind Hinweise auf seine eigene Verantwortlichkeit.

Erst wenn wir uns als Partner bewährt haben, läßt sich der Patient auf ein Arbeitsbündnis mit uns ein. Der Arzt weiß nichts besser – er weiß anderes, hat andere Erfahrungen, die er einbringt. Der Patient sollte einen Vorschlag annehmen und verwerfen dürfen, ohne unser Interesse und Wohlwollen zu verlieren.

Das liest sich einfach – aber können wir wirklich Widerspruch ertragen?

*7) Für den Patienten ist es wichtig zu spüren, daß der Arzt seine Gefühle wahrnimmt, auch wenn er sie (noch) nicht aussprechen kann.*

Ungewißheit, Angst, Zweifel, aggressive Gespanntheit, Traurigkeit und Verzweiflung werden selten direkt vom Patienten geäußert. Erst ein aufmunternder, wertfreier Hinweis des Arztes lassen Scheu und Mißtrauen überwinden. Nicht selten genügt das Ansprechen von erahnten oder wahrgenommenen Gefühlen, um Schleusen der Mitteilsamkeit zu öffnen – nicht selten sprechen wir diese nicht an, weil wir fürchten, selbst überschwemmt zu werden.

*8) Der Patient wird eher echt und aufrichtig sein, wenn sein Arzt es ist.*

Patienten haben i. allg. ein gutes Gespür dafür, was wir wirklich meinen, denken und fühlen. Es hat wenig Sinn, den Patienten zu täuschen. Man braucht den Patienten nicht mit der Wahrheit zu erschlagen, um eine Lüge zu vermeiden. Wie erst eine gewärmte Hand den Leib des Patienten palpieren soll, möchten Geist und Seele nicht durch kalte Worte verschreckt werden.

*9) Der Arzt sollte die Sprache des Patienten sprechen.*

Es gilt nicht nur Fachbegriffe zu vermeiden. Jedem Menschen ist in seiner sozialen Situation ein Wort-, Begriffs-, Bilder- und Erfahrungsschatz vertraut geworden. Die ärztlichen Fragen und Antworten sollten aus dieser Vertrautheit, dieser Patientenwirklichkeit stammen – dann werden wir verstanden. Das Sicheinlassen auf die Weltbezüge des Patienten ermöglicht einen Zugang zu dessen Weltdeutungen. Beneidenswert der Arzt, der den Dialekt seiner Patienten sprechen kann; dennoch muß auch er prüfen, ob man eine gemeinsame „Sprache" spricht, d. h. einander versteht.

*10) Jedes Patient-Arzt-Gespräch sollte sich dem Gesunden, Positiven des Patienten zuwenden.*

Medizin, ärztliche Aus-, Fort-, Weiterbildung sind am Pathologischen oder der Pathogenese orientiert. Der Patient jedoch ist überwiegend gesund an Leib und Seele, nur partiell ist er krank, defekt. Die Orientierung am Gesunden ist eine große Hilfe zur Gesundheit. Gerade im seelischen Bereich gilt dies: Niemand ist nur und immer traurig, depressiv, lustlos, freudlos. Suchen wir die positiven Anteile im Erleben des Patienten, haben wir die Chance, diese zu mehren.

*11) Jedes ärztliche Gespräch sollte mit dem Blick auf den weiteren Weg beendet werden.*

Nicht platte Schönfärberei, leere Sprüche wie: „Es wird schon wieder alles werden" oder „Morgen finden Sie alles halb so schlimm" sind gemeint. Hoffnung soll so formuliert werden, daß der Patient die Überzeugung des Arztes wahrnimmt, daß noch Möglichkeiten bleiben, seine Wirklichkeit zu gestalten und so seine Gegenwart lebbar zu machen. Nur mit Wachheit, engagiertem Interesse und Phantasie lassen sich in den vielen traurigen Wirklichkeiten unserer Patienten mal kleine, mal große Hoffnungen erarbeiten.

*12) Der Arzt sollte in jedem Gespräch seine Gefühle und Intentionen wahrnehmen und nur reflektiert und kontrolliert in das Gespräch einfließen lassen.*

Bin ich enttäuscht über den Therapieversager? Gekränkt über den Patientenwunsch nach Überweisung zu einem Kollegen? Ärgerlich über den Widerspruch des Patienten? Ängstlich, die Situation nicht zu beherrschen? Ist mein Verhalten von *meinen* Problemen, verborgenen Ängsten oder Wünschen bestimmt?

*13) Die Zeit des Arztes ist begrenzt, doch der Patient hat hic et nunc ein Recht auf seine Zeit.*

Die auf dem Bettrand sitzende Ärztin hat mehr Zeit als die vor dem Bett stehende. Der ungeduldig zuhörende, die Patientenrede unterbrechende Arzt verschenkt Zeit und Aufmerksamkeit. „Ich habe jetzt nur wenig Zeit für Sie" heißt für die Patienten: „Mein Arzt hat jetzt, wo ich ihn brauche, *keine* Zeit für mich!" Die Zeit des Arztes ist begrenzt und knapp. Grundsätzlich verteilt der Zeitplan des Arztes dessen Zeit; aber somatische wie psychische Notsituationen des Patienten erzwingen eine aktuelle Berücksichtigung. Nach angemessener Prüfung hat der Arzt ein Recht auf Zeitverweigerung, wenn die Zeitforderung des Patienten unangemessen erscheint.

Carsten, 22, jugendlicher Diabetiker, ist hier seit Geburt bekannt. In den letzten Monaten hatte er sich nur selten zur Kontrolle eingestellt und der letzte HBA1C-Wert war schlecht.
  Eines Mittags – er hatte sich zur normalen Kontrolle angemeldet – stand er mit seinen Eltern und seiner Freundin im Sprechzimmer. Der Vater ließ mich dann wissen, man wolle noch eingehend Carstens Situation besprechen.
  Da ich mich überrumpelt fühlte und vor dem Mittagessen, angesichts der mittäglichen Hausbesuche vor der Nachmittagssprechstunde, nicht gewillt und in der Lage war, auf die Familie „einzugehen", unterbrach ich den Vater und teilte Carsten und seiner Familie mit, daß ich mich auf ein Gespräch mit ihnen freue, aber daß wir in diesem Zeitdruck nichts zustande bringen würden. Ich schlug einen anderen Termin etwa eine Woche später vor, dann könne das Gespräch und nicht nur eine Blutzuckerkontrolle eingeplant werden. Dies wurde akzeptiert.
  Am vereinbarten Termin entwickelte sich dann ein gutes Familiengespräch, in dem Carsten seinen Widerstand gegen die mütterliche Bevormundung deutlich machte, in dem dennoch alle Personen dieses primären Netzwerkes ihre Rolle als Beobachter des Krankheitsprozesses neu definieren konnten und in dem es gelang, den Eltern Zutrauen zu den Selbsthilfemöglichkeiten der beiden jungen Leute zu vermitteln.

**Literatur**

Balint M (⁵1980, ¹1956) Der Arzt, sein Patient und die Krankheit. 1. Aufl. Klett, Stuttgart
Geisler L (1987) Arzt und Patient, Begegnung im Gespräch. Pharma, Frankfurt am Main

## 1.2 Wie objektiv ist ärztliche Wahrnehmung?

„Sehr subjektiv", könnte die Antwort lauten. Fragen wir uns zunächst: Wie kommt es zum ärztlichen Handeln?

Jedem Handeln geht ein Erkenntnisprozeß voraus. Ein Patient und seine Situation werden wahrgenommen, die Wahrnehmungen werden gewichtet, gedeutet und zu einem Urteil, zur Diagnose zusammengefügt. Ein ärztliches Urteil stützt sich auf die vom Patienten geschilderten Beobachtungen bzw. Selbstwahrnehmungen und die vom Arzt aufgenommenen Patientendaten und -befunde. Wahrnehmung und insbesondere Gewichtung bzw. Wertung der Wahrnehmung werden entscheidend geprägt durch die Individualität von Arzt und Patient.

Im Körperlichen wie im Seelischen lösen identische Reize, Belastungen, Erfahrungen, Angebote stark unterschiedliche individuelle Antworten aus, sowohl beim Arzt wie beim Patienten. Erst durch seine individuelle, subjektive Bedeutung wird das Ereignis ein Erlebnis in der individuellen Wirklichkeit des Patienten. Das Entblößen des Penis in der Sprechstunde läßt den einen verlegen erröten, der andere zeigt sein Glied unbefangen wie seine Zunge.

Es gilt diese subjektiven Wirklichkeiten wahrzunehmen und angemessen in ärztliches Urteilen und damit Handeln einfließen bzw. nicht einfließen zu lassen.

Besondere Beachtung verdienen typische bzw. häufige Fehlerquellen im Patient-Arzt-Kontakt, die dargestellt werden sollen.

Vorerfahrung kann zu Vorurteilen führen. Ein Patient hat seit 10 Jahren eine Herzneurose, seine Herzschmerzen sind auch heute harmlos und „funktionell". Eine Patientin hat seit Jahren eine Karzinophobie, auch heute klagt sie nur ihre sattsam bekannten Ängste. Eine andere kommt selten, hatte aber immer etwas „Ernstes", wenn sie kam – so wird auch heute etwas „dahinterstecken". Manch ein Patient ist als „Faulpelz", „Querulant", „Lästiger", „Besserwisser", „Unfolgsamer" usw. „bekannt".

Bestimmt meine Erfahrung von gestern mein handelndes Urteilen von heute oder habe ich die aktuelle Wirklichkeit wahrgenommen und in mein bewertendes Urteil einfließen lassen?

Die oft jahrelange Betreuung mit gemeinsam erlebter Anamnese gibt wertvolle Informationen, impliziert aber auch gefährliche Möglichkeiten zum Vorurteil, zur Etikettierung.

Wir wissen von uns, wie schwer es ist, zu jeder Tages- und Nachtzeit, gleichgültig ob müde, ärgerlich, unter Zeitdruck oder einfach nicht interessiert am aktuellen Patientenproblem, ein wacher, exakt beobachtender und wahrnehmender Arzt zu sein.

Jeder Arzt kennt die aufkommende Langeweile, die bestimmte Patienten auslösen. Wären wir als Patienten mit einem durch uns gelangweilten Arzt zufrieden? Und wenn der Patient unser Desinteresse spürt? Solche Gedanken helfen uns, wach zu bleiben oder wieder wach zu werden. Ein kognitiver Erwartungshorizont führt zu einer selektiven Wahrnehmung. Je früher der Arzt „weiß", was dem Patienten fehlt oder nicht fehlt, desto mehr richtet er seine Aufmerksamkeit auf bestätigende Wahrnehmungen. Daten, die dem angenommenen Sachverhalt widersprechen würden, sowohl aus dem körperlichen wie aus dem seelischen Bereich, werden nicht wahrgenommen, weder gesucht noch erfragt.

Wir suchen Bestätigung für unser Vorurteil! Wir lassen uns beeinflussen durch eigene Vorerfahrungen, Expertenurteile bzw. -diagnosen, Zuflüsterungen von Familienmitgliedern, Nachbarn oder Arbeitskollegen. Der Patient hat ein Recht auf den offenen und reflektierenden Arzt bei jedem Kontakt. Je länger der Arzt ohne Urteil, Wertung, Diagnose den Patienten anhört und wahrnimmt, desto umfassender wird die Kenntnis vom Kranken hic et nunc sein.

Wahrnehmungsabwehr und -verdrängung verfälschen bzw. färben die Wahrnehmung von Arzt und Patient: Unangenehme, negativ besetzte Wahrnehmung wird ausgeblendet, mißachtet, unterbewertet – positiv für die Erwartungen, Hoffnungen, Vorurteile erlebte Wahrnehmungen werden gern überbewertet und fälschlich zum Urteil und Handeln bestimmenden Element gemacht.

Sexualstörungen z. B. sind nur deshalb seltene Diagnosen, weil Patient und Arzt sie selten ansprechen und aufspüren; beide wollen sie oft weder wahrhaben noch wahrnehmen. Laborwerte werden häufig bestimmt, weil sie weder Patient noch Arzt belasten, den Patienten nichts kosten und dem Arzt bezahlt werden – sie sind ein Paradebeispiel für einen unverbindlichen ärztlichen Kommunikationsstil.

Ein weiterer Bereich, der Beachtung und Reflexion verlangt, ist die „soziale Wahrnehmung". Je größer die „soziale Distanz" zwischen Arzt und Patient, desto störanfälliger wird der Informationsfluß (z. B. Klinikchef und Stadtstreicher). Die „lauten Merkmale" bestimmen die Grundqualität unserer Ansprechbarkeit: Ob Frau oder Mann, jung oder alt, gepflegt oder ungepflegt, duftend oder stinkend, arm oder reich, bescheiden oder fordernd, passiv oder aktiv, fröhlich oder traurig – immer gilt die Regel, daß das Sosein des einen das Sosein des anderen mitbestimmt.

Bei aller Subjektivität ist die gegenseitige Wahrnehmung die wesentliche Grundlage aller Kommunikation; deshalb ist ein Wahrnehmungstraining für jeden Arzt so bedeutsam und ein Reflektieren des Wahrgenommenen so wichtig.

## 1.3 Warum soll ein Praktiker auch Theorie studieren?

Liebe Kollegen!

Sie mögen uns fragen, warum nun doch soviel Theoretisches in einem Buch für die Praxis geschrieben steht. Wir wollen eine Antwort geben, die unseren Text rechtfertigt:

Theorie und Praxis bestimmen sich ständig gegenseitig in Kreisprozessen. „Theorie" kommt von „Schauen". Schauen erteilt der Umgebung die Bedeutung, die sie für ein Problem hat, im Hinblick auf die Werkzeuge, die uns zur Lösung des Problems – d. h. für das praktische Handeln – zur Verfügung stehen. Theorien entwerfen handlungsleitende Ideen, die sich in der Praxis zu bewähren haben; wenn nicht, müssen sie geändert werden.

Wir kennen Diagnosen als handlungsleitende Ideen im somatischen, psychischen und sozialen Bereich, die über eine Bedeutungserteilung zu einer Bedeutungsverwertung führen.

So ist Diagnostik Bedeutungserteilung, Therapie Bedeutungsverwertung (s. Situationskreis, 2.2).

Alle Medizin findet im biopsychosozialen Modell ein Orientierungsschema: Auf jeder Ebene hierarchisch gegliederter lebender Systeme können Störungen auftreten, die über somatopsychosoziale Aufwärtseffekte von der Zelle bis zur sozialen Gruppe und über soziopsychosomatische Aufwärtseffekte von der sozialen Gruppe bis zur Zelle Auswirkungen in dem System und auf das System als Ganzes haben.

Der Arzt kann mit Hilfe dieses Orientierungsschemas Störungen auf den verschiedenen Integrationsebenen lokalisieren und dementsprechend intervenieren.

Der vorgestellte integrierende Denkansatz schützt Arzt und Patient sowohl vor einer Somatisierung wie vor einer Psychologisierung; jede dieser Richtungen entspringt einem linearen, monokausalen Denkansatz, wo Krankheiten statt Kranke von einem angeblich objektiven Verstand kategorisiert und damit unzureichend interpretiert werden.

Unser Wissen über die Biologie des Leibes, die Struktur und Gesetzmäßigkeit von Seele und Geist befähigt uns zu Simultandiagnostik und -therapie: Biographische, somatische und psychosoziale Informationen werden bei jedem Patient-Arzt-Kontakt gleichzeitig gewonnen, angemessen gewichtet und fließen in das Handlungskonzept ein. Patient und Arzt finden auf diesem diagnostisch-therapeutischen Weg Freiraum zu Wandlung, Gestaltung, Betreuung und Heilung.

Wir wollen wissen, *was* wir tun – dem Patienten antun – und *warum* wir es tun. Dies erkennen heißt unseren theoretischen Standort finden.

# 2 Konzepte, die unser Denken und Handeln leiten

## 2.1 Die zentrale Funktion der Patient-Arzt-Beziehung für Diagnostik und Therapie

Wollen wir in der täglichen Praxis „Simultandiagnostik und -therapie" realisieren, so stehen wir vor der Aufgabe, Zugang zur individuellen Wirklichkeit des Patienten zu finden, ausreichend Information über seine Beschwerden, seine Lebenssituation, seine Persönlichkeit und seine Geschichte zu erhalten; dabei ist es für uns ebenso wichtig die subjektive Bedeutung etwa von Lebensereignissen kennenzulernen wie die „objektiven" Daten.

Solange die Medizin nur pathologisch veränderte Organstrukturen und gestörte Organfunktionen zum Gegenstand hat, kann die Erhebung der Befunde – zumindest im Prinzip – durch innerlich unbeteiligte, beliebig austauschbare Beobachter vorgenommen werden. Bei streng „naturwissenschaftlichem" Vorgehen müssen die Einflüsse der Persönlichkeit des Beobachters sogar systematisch ausgeschaltet werden, wie dies etwa im sog. Doppelblindversuch geschieht. Einflüsse der Person des Arztes sind hier Störfaktoren. Geht es dagegen um die jeweils individuelle subjektive Bedeutung etwa von Lebensereignissen, um individuelle Bedürfnisse, um emotionale Konflikte, so muß der Arzt auf eine ihm bisher nicht gewohnte Art Zugang zu den erforderlichen Daten suchen. Dies gilt v. a. dann, wenn die benötigte Information dem Bewußtsein nicht zugänglich und damit vom Kranken nicht direkt kommuniziert werden kann. Der Arzt gewinnt die benötigte Information über die Reflexion seiner Beziehung mit dem Patienten: Läßt der Arzt dies nur zu, gestaltet der Kranke auch diese Beziehung seiner Individualität entsprechend und bezieht damit den Arzt in seine individuelle Wirklichkeit ein. Voraussetzung ist, daß der Arzt sich dem Kranken zur Verfügung stellt, sich von ihm „benutzen" läßt, der Kranke der entstehenden gemeinsamen Beziehung Gestalt geben kann. Der Arzt läßt sich vom Kranken bewegen und benutzt anschließend seine eigene Mitbewegung als Erkenntnismöglichkeit. Er reflektiert seine emotionalen Reaktionen und versucht, diese als auch vom Patienten ausgelöst zu verstehen. Damit wird die Beziehung zwischen Arzt und Patient zum wichtigsten „Instrument" in Diagnostik und Therapie. Überspitzt formuliert wird damit die Analyse dieser Beziehung fast wichtiger als die Kenntnis vieler Einzelheiten über den Patienten. Während der Arzt bei Anwendung rein naturwissenschaftlicher Methodik – verkürzt formuliert – darum bemüht sein muß, „sich selbst in seinen Urteilen auszuschalten", verlangt der biopsychosoziale Zugang vom ihm, sich in Gegenseitigkeit in die Beziehung zum Kranken einzulassen, diese Beziehung systematisch zu klären und als Instrument zu benutzen. Wissenschaft gilt in diesem Ansatz „als eine redliche Art des Umganges von Subjekten und Objektiven", „die Begegnung, der Umgang wird zum Kernbegriff der Wissenschaft erhoben" (v. Weizsäcker 1950).

In den biopsychosozialen Verständnisansatz wird also systematisch und reflektiert einbezogen, was bei einem mißverstandenen naturwissenschaftlichen Ansatz unreflektiert ausgeschlossen wurde und so zu einer irrationalen Reduktion auf einen biotechnischen Verständnisansatz geführt hat. Läßt der Arzt sich in dieser Weise in die Beziehung zum Patienten ein, so findet Kommunikation statt, die ihm Information vermittelt.

In der medizinischen Poliklinik betritt ein 20jähriger Patient das Zimmer des Arztes. Der Arzt stellt sich vor und äußert sein Bedauern darüber, daß der Patient hat warten müssen. Der Patient bestätigt: „Fast drei Stunden". Er fährt unmittelbar fort: „Typ-I-Diabetes, Basis-Bolus-Prinzip, gewünscht ist eine Pumpe."[1]

Der Patient nennt sein Anliegen, er definiert dessen Inhalt, seinen Wunsch, aber auch die Beziehung zum Arzt: Ein Kunde wünscht ein Ersatzteil. Die Kommunikationstheorie (Watzlawick et al. 1969) spricht von einer Metakommunikation. Der Beziehungsaspekt bestimmt den Inhalt der Kommunikation mit dem Arzt. Der Patient wird aufgrund der Wartezeit annehmen, daß der Arzt nur wenig Zeit hat und sich deshalb kurz fassen; dies erklärt jedoch nicht, warum der Patient den Arzt wie einen Kundendienstberater benutzt. Im Sinne einer Hypothese erscheint die Vermutung zulässig, daß der erst vor wenigen Monaten erkrankte Patient die Konfrontation mit der Diabeteserkrankung als chronischem Leiden noch nicht verarbeiten konnte und noch nach Möglichkeiten einer vollständigen Wiederherstellung mit Hilfe eines Ersatzteils sucht. Insbesondere dürfte der junge Mann die mit der Krankheit verbundene Abhängigkeit von Blutzuckerkontrolle, Diät und Insulin und entsprechend – und dies zeigt seine Gesprächseröffnung – die Abhängigkeit vom Arzt noch nicht akzeptiert haben. Der weitere Verlauf hängt vom Verständnismodell des Arztes ab: Berücksichtigt er den Informationsinhalt, so wird er Blutzuckereinstellung und Vor- und Nachteile der Insulinpumpe diskutieren, berücksichtigt er die Metakommunikation, so wird er die Anpassungsprobleme an die chronische Krankheit, Ängste des Patienten, v. a. vor der Abhängigkeit,

---

[1] Dieses Beispiel verdanken wir Dr. Albus, Köln.

in seine Betrachtung und das gemeinsame Gespräch einbeziehen. Paradoxerweise kann die Nichtberücksichtigung des Abhängigkeitsthemas Abhängigkeit intensivieren, die Berücksichtigung dieses Themas dagegen Unabhängigkeit fördern, Rehabilitation unterstützen und damit salutogen wirken.

In dieser professionellen Beziehung zum Patienten „pendelt" der Arzt zwischen größerer Nähe und einer gewissen Distanz zum Kranken. Zunächst muß er sich in den Patienten einfühlen, ja sich mit ihm identifizieren, um dessen individuelle Wirklichkeit kennenzulernen. Um sein Erleben reflektieren, für den Patienten verwerten zu können, benötigt er danach wieder eine gewisse Distanz: Er muß in der Lage sein, seine Identifikation mit dem Patienten wieder flexibel zurückzunehmen. Die professionelle ärztliche Beziehung unterscheidet sich von einer Alltagsbeziehung, etwa einer Freundschaft, durch diese Fähigkeit, reflektiert zwischen Nähe und Distanz zu pendeln. Damit werden vom Arzt neben einer unspezifischen kommunikativen Kompetenz spezifische Lernschritte während der Aus- bzw. Fortbildung gefordert.

In unserem Beipiel läßt der Arzt zunächst zu, daß der Patient ihn wie einen Kundendienstberater benützt; er wird jedoch gleichzeitig sein Unbehagen über diese Definition der Beziehung reflektieren und versuchen, dieses Verhalten des Patienten als Reaktion auf die Erkrankung zu verstehen. Erst durch diese Verbindung von Bereitschaft zu zwischenmenschlicher Nähe und fachkompetentem Verhalten vermag der Arzt dem hilfesuchenden Kranken die erforderliche Sicherheit zu vermitteln.

Für ein solches Verständnis und für die professionelle Gestaltung der Patient-Arzt-Interaktion benötigt der Arzt auch theoretische Kenntnisse: Einige dieser Grundkenntnisse sollen am Beispiel eines „Alltagsfalles" aus der allgemeinärztlichen Praxis stark gerafft dargestellt werden.

Eine 61jährige, zierliche, blaß und bedrückt aussehende Frau betritt erstmals das Sprechzimmer eines Arztes für Allgemeinmedizin. Ihr Herz sei nicht in Ordnung, und sie befürchte Durchblutungsstörungen am Herzen zu haben, zumal schon mehrere Ärzte diese Vermutung geäußert haben. Sie spüre dauernd ihr Herz und nehme dort ein Druckgefühl und häufige Extraschläge wahr. Sie schlafe trotz Einnahme von Schlafmitteln schlecht und bekomme v. a. nachts Herzklopfen und Beklemmungsgefühle.

Sie berichtet dann weiter, daß sie seit 15 Jahren verwitwet sei und eine einzige über 30 Jahre alte Tochter habe, die geschieden sei und in einer weit entfernten Großstadt lebe. Sie selbst sei von Beruf Apothekerin gewesen, seit einem Jahr pensioniert. Hierher sei sie erst vor wenigen Wochen umgezogen, weil sie sich in diesem schönen Vorortbezirk mehr Ruhe erhoffe.

Als Kind sei sie tonsillektomiert, als junges Mädchen appendektomiert und etwa vor 20 Jahren wegen einer Uterus myomatosus hysterektomiert worden. Sie habe immer wieder wechselnde Beschwerden von seiten des Magens, des Darms und der Wirbelsäule. Sie sei deshalb immer wieder bei verschiedenen Ärzten in Behandlung gewesen. Anläßlich wiederholter klinischer Untersuchungen habe man auch an den Universitätskliniken eine vermehrte Divertikelbildung im Bereich des Dickdarms, eine geringe Unterfunktion der Schilddrüse, eine chronische Gastritis, fragliche Durchblutungsstörungen in den Beinen und degenerative Veränderung im Bereich der Hals- und Lendenwirbelsäule festgestellt.

Die Patientin macht auf den Arzt einen bedrückten Eindruck und erweckt in ihm den Wunsch, ihr zu helfen. Er hat das Gefühl, daß der Schwerpunkt ihrer Probleme im psychosozialen Bereich liegt, und ist bereit, darauf einzugehen. Gleichzeitig verspürt der Arzt etwas Unsicherheit, weil die Patientin als Apothekerin vermutlich bessere pharmakologische Kenntnisse besitzt als er selbst. Dies stört jedoch nicht den zunehmenden Aufbau eines gegenseitigen Vertrauensverhältnisses.

Die körperliche Untersuchung ergibt außer altersentsprechenden Veränderungen keine bedrohlichen Befunde. Da sich im Belastungs-EKG geringe T-Abflachungen zeigen, kann eine beginnende koronare Herzkrankheit allerdings nicht mit Sicherheit ausgeschlossen werden. Während die Patientin sich vor allem fragen wird: „Wird mich der Arzt verstehen und mein Leid erkennen?", „Wird mir der Arzt helfen können?", wird der Arzt sich zunächst folgende Fragen stellen:

*1) Warum kommt die Patientin gerade jetzt zu mir?*

Sie ist durch ihre Herzbeschwerden sehr beunruhigt und fürchtet, vielleicht sogar daran sterben zu müssen. Vom Arzt will sie wissen, wie es um sie steht und ob es, falls es ernst ist, für sie Hilfsmöglichkeiten gibt.

*2) Warum sucht sie mich und keinen anderen Arzt auf?*

Wir wissen es nicht. Wir können nur vermuten, daß sie – aus welchen Gründen immer – gerade von diesem Arzt erwartet, er werde ihr Leiden richtig erkennen und ihr auch helfen können. Da sie neu in diesen Stadtteil zugezogen ist, läßt sich auch vermuten, daß sie einen Arzt in ihrer näheren Umgebung kennenlernen und evtl. auch testen wollte. Eine besondere Bindung an die sie bisher behandelnden Ärzte scheint jedenfalls nicht zu bestehen.

*3) Was ist sie für ein Mensch und woran leidet sie?*
Diese Frage erfordert vom Arzt, die bisher gewonnene Information auszuwerten und von der Patientin weiter Information zu gewinnen. Dabei ist es wichtig, die Information hinsichtlich ihrer Qualität und ihrer Quelle zu unterscheiden.

### 2.1.1 Objektive und subjektive Daten, szenische Information

Patienten berichten uns über Tatbestände, die auch von anderen zumindest grundsätzlich nachprüfbar sind, wie z. B. die wichtigsten Lebensdaten. Zu diesen *objektiven Informationen* werden wir aber auch alle Befunde zählen können, die wir erhoben haben und die ebenso von anderen Ärzten erhoben und überprüft werden könnten. Hier zeigt sich bereits, wie unlösbar eng die objektive Ebene mit der subjektiven verbunden ist. Sie entspricht der intersubjektiven, also der sozialen Wirklichkeit, die subjektive der individuellen Wirklichkeit. Die biotechnische Medizin ist so gut wie ausschließlich an der objektiven Informationsebene interessiert und läßt Bedeutungen nur im Sinne eines sozialen Konsensus zu. Am biomechanischen Modell orientierte Ärzte erwarten konsequenterweise von ihren Patienten auch einen entsprechenden geordneten „*Bericht*", „Erzählen ist unerwünscht" (Bliesener 1980).

In psychosomatischer Betrachtungsweise versuchen wir dagegen, die *subjektive Informationsebene,* d. h. das subjektive Erleben, die „individuelle Wirklichkeit" unserer Patienten zu erreichen. Voraussetzung hierfür ist, daß wir dem Patienten die Möglichkeit geben, uns sein Problem, wie er es *erlebt,* zu verbalisieren und/oder *szenisch* darzustellen. Eine *Erzählung* enthält immer die für den Patienten wichtigen subjektiven Bedeutungen und Bewertungen, auch wenn sie dem Arzt zunächst als Umweg erscheinen mag; dies macht diese Darstellungsform für den Arzt besonders wertvoll. Der Erzählende versucht – oft durch die Dramatik der Schilderung –, den Zuhörenden in seine individuelle Wirklichkeit einzubeziehen. Die Erzählung ist so die angemessene Form für die verbale Vermittlung subjektiven Erlebens (Bliesener 1980; Bliesener u. Köhle 1986).

Daneben kommt der „*szenischen Information*" (Argelander 1970) große Bedeutung für die Vermittlung subjektiver Daten zu. Der Patient „inszeniert" aufgrund seiner Persönlichkeit und seiner Geschichte auch im Umgang mit dem Arzt seine psychosoziale Situation, insbesondere seine Konflikte. Läßt der Arzt dies zu, so kann er über das Verständnis der „Szene" oft in kürzester Zeit einen Einblick in die individuelle Wirklichkeit des Patienten bekommen. Um die so gebotenen Informationen ausschöpfen zu können, sollte sich der Arzt jeweils 2 Fragen stellen:

1) Was macht *der Patient* mit mir? Wie geht er mit mir um? Was drückt er damit wohl aus?
2) Wie reagiere *ich* auf den Patienten? Welche Gefühle löst er in mir aus? Wie gehe ich mit ihm um?

In unserem Fallbeispiel bietet die Patientin die szenische Information einerseits einer bedrückten, eine schwere Last tragenden Frau, andererseits aber die einer reserviert-distanzierten Frau, die schon viele Ärzte kennengelernt und auch viele Enttäuschungen erlebt hat. Dementsprechend reagiert auch der Arzt distanziert. Er fühlt sich in einer Testsituation, in der die Patientin erhebliche medizinische Kenntnisse und als Apothekerin bezüglich der Pharmakologie vermutlich wesentlich bessere Kenntnisse als er selbst besitzt. Er spürt aber auch ihre Bedrückung und hat den Wunsch, die Gründe dieser Bedrückung zu erfahren, um ihr, wenn möglich, zu helfen. Als er die Bedrückung der Patientin anspricht, berichtet sie, daß sie Angst habe an einer schweren und unheilbaren Erkrankung zu leiden. Das sei jedoch nicht alles – und sie fährt unter tiefem Seufzen fort: Seit dem Tod ihres Mannes an den Folgen einer Operation mache sie sich Vorwürfe, daß sie bei seinem unerwarteten Tod nicht bei ihm, sondern in Urlaub gewesen sei. Sie erzählt dann weiter, daß sie auch immer wieder Schuldgefühle verspüre, wenn sie sich daran erinnere, daß sie sich als Kind immer geweigert habe, ihren behinderten Bruder zu besuchen, der in einem Pflegeheim untergebracht war. Je älter sie werde, um so mehr bedrückt sie auch der Gedanke, daß sie ihre alte und geistig verwirrte Mutter nicht in ihrem Haus gepflegt, sondern in ein Altenheim „abgeschoben" habe.

Der Arzt war sehr davon beeindruckt, daß das zutreffende Aufgreifen der szenisch vermittelten Information ein besseres Verständnis der individuellen Wirklichkeit der Patientin ermöglichte und dieser gleichzeitig Entlastung brachte. Der Arzt vermittelte der Patientin, daß er sie verstehe und akzeptiere, so wie sie sei, und meinte, daß man über dieses so wichtige Thema in Zukunft noch öfter und ausführlicher werde sprechen müssen. Für sich selbst überlegte er, ob sich im künftigen Gespräch nicht Hinweise ergeben könnten, die es erlauben würden, den die Patientin belastenden Ereignissen eine andere Bedeutung zu geben.

### 2.1.2 Kognitive emotionale und ethische Dimension ärztlichen Handelns

Wir betrachten das Handeln des Arztes als fachkompetenter Helfer in 3 Dimensionen: der kognitiven, der emotionalen und der ethischen Dimension.

**Kognitive Dimension**

Die kognitive Dimension konfrontiert uns v. a. mit dem Erkenntnisproblem: Im Gegensatz zur naiven Vorstellung einer außerhalb von uns existierenden „objektiven Realität" ist der Erkenntnisprozeß, wie uns die Sinnesphysiologie, die Neurophysiologie und die Wahrnehmungspsychologie lehren, ein komplexer Vorgang, der über folgende Stufen verläuft:

1) Wahrnehmung;
2) Deutung des Wahrgenommenen als ein bestimmtes Objekt unseres Interesses;
3) Realitätsprüfung; waren die Deutungen (Hypothesen) zutreffend oder müssen sie abgeändert werden?

Der Erkenntnisprozeß ist also stets mit Unsicherheit belastet, auch dann, wenn es sich um sog. objektive Befunde handelt, denn Wahrgenommenes – die Zeichen – muß interpretiert werden. Die Patientin in unserem Fallbeispiel bietet ihrem Arzt eine Fülle von Zeichen, die dieser interpretieren und überprüfen muß. Zum Interpretieren benötigt er einen Code. Der Code des Arztes besteht aus den von der medizinischen Wissenschaft bereitgestellten Interpretationsmodellen. Bei der Interpretation der „subjektiven" Zeichen (wie z. B. den Herzbeschwerden und anderen Klagen der Patientin) hat er mehr Interpretationsmöglichkeiten als bei den „objektiven" Zeichen (wie z. B. den körperlichen Befunden, den Labordaten und den Ergebnissen der EKG-Untersuchung). Bei unserer Patientin ist aber auch die Deutung der objektiven Labor- und EKG-Daten schwierig. Sind die im Belastungs-EKG nachgewiesenen leichten T-Abflachungen als Anzeichen eines beginnenden organpathologischen Prozesses zu deuten, oder liegen sie noch im Normbereich? Hier wird deutlich, daß jedes Zeichen nach Morris (1938) 3 „Dimensionen" hat: 1) eine syntaktische, 2) eine semantische und 3) eine pragmatische. Auf der syntaktischen Ebene muß überprüft werden, ob das Zeichen in sich schlüssig ist. Es könnte sich ja beispielsweise um einen Laborfehler oder aber um einen Gerät- oder Ableitungsfehler beim EKG handeln. Vor der semantischen Ebene, nämlich der Schwierigkeit der Interpretation, war bereits oben die Rede. Die pragmatische Dimension des Zeichens gibt dem Arzt schließlich Handlungsanweisungen. Die Klagen der Patientin und die leichten Veränderungen im EKG fordern den Arzt auf, sorgfältig weiterzubeobachten und zu untersuchen, „um nichts zu übersehen". Hätte beispielsweise die EKG-Untersuchung typische ST-Elevationen ergeben, dann hätte der Arzt auf der semantischen Ebene das Urteil „Herzinfarkt" gefällt und auf der pragmatischen Ebene ganz andere Handlungsanweisungen erhalten.

**Emotionale Dimension**

Patient und Arzt müssen sich mit Angst und Unsicherheit, mit Sympathie, Antipathie und allen Gefühlsschattierungen zwischen Liebe und Haß auseinandersetzen. Im Gegensatz zur objektivierenden, biotechnischen Medizin, in der Gefühle keine Beachtung finden, wird diesem Aspekt der Patient-Arzt-Interaktion in der biopsychosozialen Medizin große Aufmerksamkeit geschenkt.

Das Erleben, insbesondere das Gefühlsleben unserer Mitmenschen, ist uns nicht unmittelbar zugänglich. Um uns auch diesem Bereich nähern zu können, müssen wir unser eigenes emphatisches Erleben, also unsere affektive Reaktion, gewissermaßen als Resonanzkörper nutzen. Hat der Arzt gelernt seine Gefühlsreaktion auf den Patienten als Befund zu werten, dann hat er Zugang zum subjektiven Erleben, d. h. zur individuellen Wirklichkeit des Patienten gewonnen. Über die Reflexion seines eigenen Erlebens vermag der Arzt so Hypothesen über die seelischen Probleme und die Bedürfnisse des Patienten zu bilden, aus denen er sein weiteres Vorgehen in Diagnostik und Therapie ableiten kann.

**Ethische Dimension**

Jede Patient-Arzt-Interaktion hat auch eine ethische Dimension. Hier stellen sich die Fragen: Was darf, was muß ich tun? Wie weit darf und muß ich in die Intimsphäre des Patienten eindringen? Was darf, was muß ich ihm sagen? Inwieweit sind wir beide der „Wahrheit" verpflichtet?

Wir sind als Ärzte nur dann glaubwürdig, wenn wir das, was wir sagen, auch meinen. Auch für uns gibt es keine objektiven Wahrheiten, sondern nur mehr oder weniger gut begründete Aspekte. „Wahrheiten" können nur sehr nuanciert ausgedrückt werden. Dabei orientiert sich der Arzt an der Aufnahmefähigkeit und individuellen Wirklichkeit des Patienten, d. h. der Arzt bietet seine Information im Dialog an, er wird sich immer wieder rückversichern, wie der Patient diese Information aufnimmt, was und wie er es verstanden hat und in seiner Phantasie verwertet.

Unserer Patientin hat der behandelnde Arzt gesagt, daß er keinen gravierenden körperlichen Befund erheben konnte und keinen Anhaltspunkt für ein gefährliches Krankheitsgeschehen gefunden hat. Es bestünden lediglich fragliche Anzeichen für altersbedingte Gefäßveränderungen. Dann fügt er hinzu, daß ihm eine gewisse bedrückte Stimmungslage der Patientin aufgefallen sei. Darauf vermag sie über ihre Schuldgefühle zu sprechen.

Hätte der Arzt jedoch Anzeichen eines lebensbedrohlichen Krankheitsprozesses festgestellt, dann wäre es seine Pflicht gewesen, die Patientin schrittweise mit dieser Situation vertraut zu machen.

**Literatur**

Siehe S. 36.

### 2.2 Systemtheorie und Situationskreis

Das bisher geschilderte mehrschichtige und verwirrende Netz von Gesundheitsproblemen auf der Patientenseite sowie deren Übermittlung an den Arzt läßt sich auf eine einfache Vorstellung zurückführen: Es sind Spezialfälle der *Interaktion des Individuums mit seiner Umgebung* und mit sich selbst. Gesundheit und Krankheit gehen aus dieser Interaktion hervor. Der Arzt ist Teil der Umgebung des Patienten und der Patient ein Teil der Umgebung des Arztes.

Beginnen wir exemplarisch mit der Urform der Individuum-Umgebungs-Interaktion, mit der Interaktion zwischen Mutter und Säugling. Mit der provozierenden Formulierung „there is no such thing as a baby" (es gibt nicht so etwas wie ein [für sich existierendes Wesen] Baby) hat der Kinderarzt und Psychoanalytiker Winnicott (1952) die Intensität dieser Interaktion, dieser Syn-biose ausgedrückt: Der Säugling lebt bzw. überlebt nur als Teil des „Systems", das er zusammen mit seiner Mutter bildet. Die Mutter ist seine Umgebung. In dieser Umgebung erteilt er allem Bedeutung, was er für sein Leben, für sein Überleben benötigt: Wärme, Nahrung, Zuwendung usw. Er ist auch intensiv damit beschäftigt, diese Wahrnehmungen zu verwerten, indem er auf seine Umgebung einwirkt mittels Schreien, Greifen, bald auch mit Lächeln und Weinen. Auf diese Weise beeinflußt, verändert er die Umgebung Mutter; sie kommt seinem Bemühen entgegen, reicht die Brust, deckt ihn zu, hält ihn warm und bemüht sich um ihn. Diese Interaktion auf der „übergeordneten" sozialen Ebene ist nach „unten" – „abwärts" – verbunden mit Prozessen auf „untergeordneten" Ebenen, auf der psychischen mit Emotion – Angst, Zorn, Freude – und noch weiter „unten", auf der somatischen Ebene, mit neuromotorischen (u. a. Umklammerungs- und Saugreflexe), endokrinen, biochemischen, molekularen Prozessen etc. Es finden laufend „Auf-" und „Abwärtsbewegungen" statt. Was auf der unteren Ebene geschieht, z. B Adrenalinausschüttung, ist Vorbedingung für das, was weiter „oben" geschieht (z. B. Emotion). Diese ist Ausdruck eines sprunghaften Auftauchens neuer Phänomene („Emergenz"), das nur auf einer Ebene höherer Integration, hier der psychischen, zustande kommt. Ebenso muß die erkennende Zuwendung zur Mutter als emergentes soziales Phänomen bezeichnet werden, dem zwar somatische und psychische Prozesse zugrunde liegen, deren Aufsummierung jedoch das soziale Geschehen weder verursacht noch erklärt („Das Ganze ist mehr als die Summe seiner Teile").

Diese exemplarische Individuum-Umgebungs-Skizze in systemtheoretischer Sicht erinnert gleichzeitig an ein schwerwiegendes Defizit unseres übernommenen medizinischen Denkgebäudes: Was hier geschildert worden ist, dient der Entstehung und Erhaltung der Gesundheit (in einem weiteren Sinn der Entstehung und Erhaltung des Lebens). Der Kreis von „Merk"- und „Wirkaktionen" und „-zeichen", die Säugling und Mutter austauschen, konstituieren den Prozeß der „Salutogenese" (Antonovsky 1987), der uns Ärzten – im Gegensatz zu demjenigen der „Pathogenese" – noch relativ wenig vertraut ist. Es geht aus diesem Beispiel hervor, daß Gesundheit nicht ein Gut ist, das einfach da ist, sondern daß Gesundheit aufgrund von kontinuierlichen Prozessen (der Assimilation, d. h. der Aufnahme von Elementen aus der Umgebung und Akkommodation oder Adaptation, also Anpassung an die wechselnden Umstände in der Umgebung) erzeugt wird. Am gleichen Beispiel läßt sich allerdings auch der Prozeß der „Pathogenese" veranschaulichen: Eine Abwendung der Mutter und damit eine Behinderung oder Unterbrechung des oben erwähnten sozialen Kreises hat u. U. „abwärts" Auswirkungen auf die psychische Ebene (etwa in Form einer depressiven Verstimmung oder im späteren Leben z.B. einer neurotischen Grundstörung; S. 3.1 und 3.5, und kann schließlich, nochmals „abwärts", zu somatischen Folgen (z. B. Koliken, Erbrechen bis hin zum psychogenen Kleinwuchs) führen. In diesem Fall hatten die Bedingungen der Umgebung ein für das Individuum auch durch forcierte Umstellung (Akkommodation) nicht mehr zu kompensierendes Ausmaß erreicht.

Für das ärztliche Verstehen und Handeln gehen daraus 3 wesentliche Erkenntnisse und Leitlinien hervor:

1) Ein Verständnis salutogenetischer Zusammenhänge kann ebenso oder noch mehr handlungsleitend sein als ein Verständnis pathogenetischer Abläufe. Dazu sollen in diesem Buch Anregungen vermittelt werden.
2) „Heilung" ist niemals einfach Wiederherstellung des Zustands vor Krankheiten, sondern „Rehabilitation" in dem weiteren und ursprünglichen Sinne eines „Wieder-geeignet-Werdens" zur Fortsetzung unterbrochener salutogenetischer Prozesse; d. h. Umgebung kann wieder in individuelle Wirklichkeit verwandelt werden.
3) In der Arztrolle müssen wir uns als Teil der Umgebung unserer Patienten erkennen (vorübergehend u. U. in der Rolle der Mutter; S. 2.4 und 4.1.5). Als Teile der Umgebung der Patienten werden wir hoffentlich salutogene und möglichst nicht pathogene („iatrogene") Elemente der individuellen Umwelt unserer Patienten darstellen.

Die Interaktion zwischen Individuum und Umgebung im Kontext von Gesundheit und Krankheit ist ein Spezialfall einer für allen lebenden

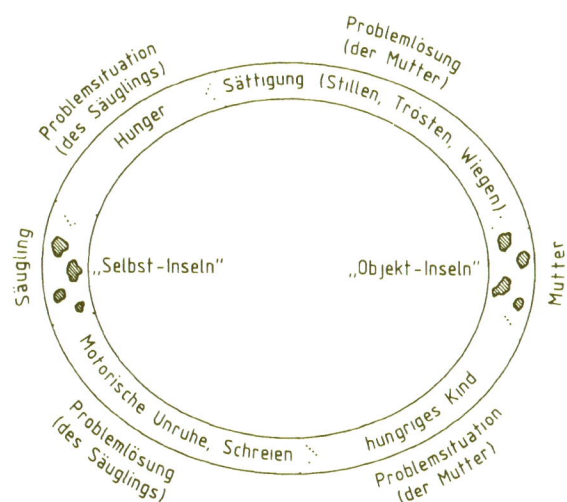

**Abb. 1.**
Der Situationskreis

Strukturen geltenden ökologischen Realität, die der Biologe Jakob von Uexküll in Form eines „Funktionskreises" erstmals modellhaft dargestellt hat. Thure von Uexküll hat diese Vorstellung für den Humanbereich zum Modell des „Situationskreises" (s. Abb. 1) ergänzt und erweitert. Dieses Modell trägt der spezifisch menschlichen Eigenschaft Rechnung: Zwischen „Merken" und „Wirken" sind die Instrumente der Phantasie und des Probehandelns sowie das der Sprache geschaltet. Erst so wird die humane soziokulturelle Ebene erreicht.

**Literatur**

Argelander H (1970) Das Erstinterview in der Psychotherapie. Wissenschaftliche Buchges., Darmstadt
Antonovsky A (1987) Unraveling the mystery of health. How people manage stress and stay well. Jossey-Bass, San Francisco
Bliesener T (1980) Erzählen unerwünscht: Erzählversuche von Patienten in der Klinik. In: Ehrlich K (Hrsg) Erzählen im Alltag. Suhrkamp, Frankfurt am Main, S 27–36
Bliesener T, Köhle K (1986) Die ärztliche Visite – Chance zum Gespräch. Westdeutscher Verlag, Opladen
Morris CW (1938) Fundations of the theory of signs. Univ. of Chicago Press, Chicago/IL
Watzlawick P, Beavin J, Jackson DD (1969) Menschliche Kommunikation. Huber, Bern
Weizsäcker V von (1950) Der Gestaltkreis. Vorwort zur 4. Aufl. Thieme, Stuttgart (Nachdruck 1968)
Winnicott DW (1952) Anxiety associated with insecurity (Dt. Übersetzung in: Winnicott DW, 1976, Von der Kinderheilkunde zur Psychoanalyse. Kindler, Stuttgart)

## 2.3 Die Psychoanalyse als Instrument ärztlichen Verstehens, Deutens und Handelns

Psychoanalyse ist der Name
1) eines Verfahrens zur Untersuchung seelischer Vorgänge, die sonst kaum zugänglich sind;
2) einer Behandlungsmethode neurotischer Störungen, die sich auf diese Untersuchung gründet;
3) einer Reihe von psychologischen, auf solchem Wege gewonnenen Einsichten, die allmählich zu einer neuen wissenschaftlichen Disziplin zusammenwachsen (Freud 1923a, Bd. 13 S. 211)

### 2.3.1 Warum die Psychoanalyse sich als Theorie auch für den primärversorgenden Arzt eignet und warum Ärzte oft eine Scheu vor dieser Theorie haben

*„Gesundheit und Krankheit gehen aus der Interaktion des Individuums mit seiner Umgebung und mit sich selbst hervor."* Wir wissen nicht, was Sie dachten, als Sie diesen Satz gelesen haben. Akzeptieren Sie diesen *Grund*satz, so werden Sie nach einer psychologischen Theorie verlangen, die Ihnen hilft, diese „Interaktion des Individuums mit seiner Umgebung und mit sich selbst" in Ihrer täglichen Arbeit im einzelnen besser zu verstehen und therapeutisch zu beeinflussen; nach einer Theorie, die Ihnen hilft, tatsächlich Zugang zur individuellen Wirklichkeit Ihrer Kranken zu finden.

Unter den psychologischen Theorien erscheint uns die Psychoanalyse für diese Aufgaben besonders geeignet:

1) Sie ist aus der ärztlichen Tätigkeit entstanden, sie wird in der therapeutischen Beziehung geprüft und weiterentwickelt. Die von ihr abgeleiteten Therapieverfahren haben in der Medizin größte Verbreitung gefunden und sind in der BRD kassenrechtlich anerkannt.
2) Ihr methodisches Vorgehen entspricht dem modernen erkenntnistheoretischen Paradigma: Erkenntnis entsteht in der Interaktion zwischen Untersucher und Untersuchtem mit der Schaffung einer gemeinsamen Wirklichkeit zwischen beiden.
3) Sie berücksichtigt die Wirkung vom Körper ausgehender Bedürfnisse für psychische und soziale Regulationsvorgänge.
4) Sie verbindet pathogenetische und salutogenetische Perspektive.

5) Sie ist eine wissenschaftliche Theorie, die empirisch geprüft, korrigiert und erweitert wird.
6) Sie reflektiert ihre Beziehung zur Kultur und ihren Institutionen – auch der Medizin –; d. h. sie enthält systemkritische Potenz.

Sigmund Freud hat die Psychoanalyse als niedergelassener Nervenarzt im Umgang mit seelisch Kranken entwickelt, für deren Störungen es damals weder prüfbare Forschungshypothesen noch Behandlungsmöglichkeiten gab; so wurde z. B. die Hysterie als Folge angeborener Schwäche oder Degeneration betrachtet. Freud fand erstmals Zugang zu den pathogenen Interaktionen dieser Patientinnen mit ihrer Umgebung und mit sich selbst. Dabei war das Verständnis der Dynamik biopsychosozialer Prozesse von Anfang an mit der Suche nach therapeutischen Konsequenzen verbunden. Heilen und Forschen haben sich in der Psychoanalyse immer wechselseitig ergänzt:

> In der Psychoanalyse bestand von Anfang an ein Junktim zwischen Heilen und Forschen, die Erkenntnis brachte den Erfolg, man konnte nicht behandeln, ohne etwas Neues zu erfahren, denn man gewann keine Aufklärung, ohne ihre wohltätige Wirkung zu erleben. Unser analytisches Verfahren ist das einzige, bei dem dies kostbare Zusammentreffen gewahrt bleibt (Freud 1927, Bd. 14, S. 293–294).

Freud verstand sich selbst zwar als Forscher, er sah in der Psychoanalyse „eine Forschungsmethode, ein parteiloses Instrument, wie etwa die Infinitesimalrechnung" (Freud 1927, Bd. 14, S. 63) und war „nie ein therapeutischer Enthusiast", dennoch betont er noch 1933:

> Sie wissen, die Psychoanalyse ist als Therapie entstanden, sie ist weit darüber hinausgewachsen, hat aber ihren Mutterboden nicht aufgegeben und ist für ihre Vertiefung und Weiterentwicklung immer noch an den Umgang mit Kranken gebunden (Freud 1933, Bd. 15, S. 163).

Psychoanalyse ist *Beziehungspsychologie:* Sie betrachtet die Psyche als ein Regulationssystem für die Interaktion mit unserer Umgebung und mit uns selbst, d. h. als ein System, das Kommunikation und Austausch ermöglicht und regelt. Die Funktionen dieses Systems sind nur im Rahmen einer Beziehung zwischen Untersucher und Untersuchtem beobachtbar, ärztliche Diagnostik wird damit auch *Beziehungsdiagnostik;* erst als solche kann sie *Zugang zur individuellen Wirklichkeit* der Patienten finden. Die in 2.1 dargestellten Erkenntnisse über die Patient-Arzt-Beziehung wurden von der Psychoanalyse gewonnen.

Psychoanalyse verbindet Beziehungspsychologie und *Entwicklungspsychologie*. Sie untersucht den Aufbau individueller Wirklichkeit – „jedes Kind muß die Welt neu erschaffen" (Winnicott 1958/1984) – als Interaktionsprozeß zwischen Kind und Mutter.

Psychoanalyse beschäftigt sich mit der *Dynamik* seelischer Regulationsvorgänge und der Dynamik ihrer Wechselwirkungsbeziehung mit der Umwelt. Sie begnügt sich nicht mit Deskription oder Klassifikation psychischer Phänomene oder Verhaltensweisen; sie ist kein „Baedecker" des Seelenlebens.

> Wir wollen die Erscheinungen nicht bloß beschreiben und klassifizieren, sondern sie als Anzeichen eines Kräftespiels in der Seele begreifen, als Äußerung von zielstrebigen Tendenzen, die zusammen oder gegeneinander arbeiten. Wir bemühen uns um eine *dynamische* Auffassung der seelischen Erscheinungen (Freud 1917, Bd. 11, S. 62; (Hervorhebung im Original)

Psychoanalyse untersucht diese Dynamik in *Krankheit und Gesundheit;* sie erforscht gleichermaßen die Dynamik der Symptombildung und die Dynamik der Symptomauflösung im Therapieverlauf. Anna Freud z. B. betont „die andere Seite der psychoanalytischen Theorie, die darauf hinweist, wie" die psychischen Systeme „unablässig bemüht sind, uns gesund zu erhalten" (1966).

Die Psychoanalyse ist eine auch auf den *Körper bezogene* Psychologie. Der Körper ist für sie nicht nur deshalb bedeutsam, weil die Psychoanalyse sich um das Verständnis körperlicher Funktionsstörungen, etwa hysterischer Lähmungen, bemüht, sondern weil sie dabei auf die Bedeutung biologisch bestimmter, v. a. sexueller Bedürfnisse für das Seelenleben in Krankheit *und* Gesundheit stieß.

Mit der Entdeckung, „die nervösen Erkrankungen seien der Ausdruck von ‚Störungen der *Sexualfunktion*'", hatte die Psychoanalyse „Gründe ..., sich die Erforschung der allzulange vernachlässigten Sexualfunktion zu widmen". So entwickelte Freud den Begriff „Trieb" als „Grenzbegriff zwischen psychologischer und biologischer Auffassung" (vgl. unten; Freud 1913, Bd. 8, S. 408 und 411).

Die Psychoanalyse versteht sich als *wissenschaftliche Psychologie*. Freud kam aus der Neuroanatomie und -physiologie. Er unterstellte die Psychoanalyse von Anfang an den Regeln aller empirischen Wissenschaft und betonte insbesondere die Vorläufigkeit ihrer „obersten Begriffe", d. h der sog. „Metapsychologie":

> Die Psychoanalyse ist kein System wie die philosophischen, das von einigen scharf definierten Grundbegriffen ausgeht, mit diesen das Weltganze zu erfassen sucht und dann, einmal fertig gemacht, keinen Raum mehr hat für

neue Funde und bessere Einsichten. Sie haftet vielmehr an den Tatsachen ihres Arbeitsgebietes, sucht die nächsten Probleme der Beobachtung zu lösen, tastet sich an der Erfahrung weiter, ist immer unfertig, immer bereit, ihre Lehren zurechtzurücken oder abzuändern. Sie verträgt es so gut wie die Physik oder die Chemie, daß ihre obersten Begriffe unklar, ihre Voraussetzungen vorläufige sind, und erwartet eine schärfere Bestimmung derselben von zukünftiger Arbeit (Freud 1923, Bd. 13, S. 229).

Die *Weiterentwicklung* der Psychoanalyse läßt sich besonders gut an der Auswirkung entwicklungspsychologischer Befunde darstellen: Ursprünglich aus Analysen Erwachsener über Rekonstruktionen gewonnene Konzepte werden durch Erkenntnisse aus der direkten Beobachtung von Kindern ergänzt und modifiziert (vgl. 2.5).

Bei dieser engen Bezogenheit der psychoanalytischen Theorie auf ärztliches Denken und Handeln lag die Erwartung nahe, daß die Medizin diese Theorie rasch aufgreifen und umfassend prüfen würde. Diese Erwartung erfüllte sich nicht, vielmehr besteht bis heute ein erstaunlicher *Widerstand gegen die Rezeption der Psychoanalyse in die Medizin.* Wir bräuchten uns mit diesem vorwiegend affektivem Widerstand hier nicht zu beschäftigen, würde er nicht regelmäßig schon die Aufnahme von Information über die Psychoanalyse blockieren.

Auch interessierten Kollegen fällt es erfahrungsgemäß schwer, sich auf dieses Konzept einzulassen und z. B. die Schriften Freuds zu lesen. Studenten berichten, daß sie diese Lektüre bald wieder mit einem Gefühl von Unbehagen, ja Beunruhigung abbrechen. Erst die Diskussion solcher emotionalen Reaktionen ermöglicht es, in Seminaren weiter an den Inhalten zu arbeiten. Auch in unserer Autorengruppe machten wir zu Beginn unserer Zusammenarbeit eine ähnliche Erfahrung: Einige von uns meinten, wir brauchten nicht „so weit in die Tiefe zu gehen"; oder: „Der Arzt in der Eifel benötigt kein psychoanalytisches Verständnis".

Vorurteile über die Psychoanalyse beruhen oft auf Informationsmangel. Widerstand richtet sich gegen ihre „neuen" Erkenntnisse und ihr kritisches Potential. Leider kennen wir Ihre (Vor)urteile über die Psychoanalyse nicht; leider können wir hier nicht mit Ihnen diskutieren. Wir stellen statt dessen einige Überlegungen Freuds zum Widerstand gegen die Rezeption der Psychoanalyse dar. Vielleicht erkennen Sie beim Lesen eigene Reaktionen wieder.

Die *Ablehnung* gilt v. a. 3 Grunderkenntnissen der Psychoanalyse: dem Prinzip der *Determiniertheit* alles Psychischen, der Bedeutung des *Unbewußten* für die seelischen Regulationsvorgänge und dem erweiterten Verständnis der *Sexualität.* Die Konfrontation mit diesen Erkenntnissen kann Verunsicherung und Kränkung auslösen; hierauf führt

Freud die Ablehnung seiner Lehre zurück. Wenn wir ihn dazu ausführlicher zitieren, dann auch, um Sie schon einmal auf einige zentrale Begriffe der Psychoanalyse aufmerksam zu machen, auf die wir dann später genauer eingehen werden.

Freud schreibt, daß die psychoanalytische Auffassung vom Verhältnis des bewußten Ich zum übermächtigen Unbewußten eine schwere Kränkung der menschlichen Eigenliebe bedeute, „die ich die *psychologische* nannte und an die *biologische* Kränkung durch die Deszendenzlehre und die frühere *kosmologische* durch die Entdeckung des *Kopernikus* anreihte" (Freud 1925, XIV, S. 108–109). Dazu komme „vor allem die große Bedeutung, welche die Psychoanalyse den sogenannten ‚*Sexualtrieben*' im menschlichen Seelenleben einräumt". Die Gegner „fielen über die Psychoanalyse her, als hätte sie ein Attentat auf die Würde des Menschengeschlechts verübt" (Freud 1925, Bd. 14, S. 104f.).
So werde das Individuum durch die Psychoanalyse nicht nur „als Mitglied der sozialen Gemeinschaft" beleidigt; „ein anderes Stück ihrer Theorie konnte jeden Einzelnen an der empfindlichsten Stelle seiner eigenen psychischen Entwicklung verletzen. Die Psychoanalyse machte dem Märchen von der asexuellen Kindheit ein Ende, wies nach, daß sexuelle Interessen und Betätigungen bei den kleinen Kindern vom Anfang des Lebens an bestehen, zeigte, welche Umwandlungen sie erfahren, wie sie etwa mit dem 5. Jahr einer Hemmung unterliegen und dann von der Pubertät an in den Dienst der Fortpflanzungsfunktion treten. Sie erkannte, daß das frühinfantile Sexualleben im sogenannten *Ödipuskomplex* gipfelt, in der Gefühlsbindung an den gegengeschlechtlichen Elternteil mit Rivalitätseinstellung zum gleichgeschlechtlichen, eine Strebung, die sich in dieser Lebenszeit noch ungehemmt in direkt sexuelles Begehren fortsetzt. Das ist so leicht zu bestätigen, daß es wirklich nur einer großen Kraftanspannung gelingen konnte, es zu übersehen. In der Tat hat jeder Einzelne diese Phase durchgemacht, ihren Inhalt aber dann in energischer Anstrengung verdrängt und zum Vergessen gebracht. Der Abscheu vor dem Inzest und ein mächtiges Schuldbewußtsein waren aus dieser individuellen Vorzeit erübrigt worden" (Freud 1925, Bd. 18, S.107f.).

Die Beschäftigung mit der Psychoanalyse kann verunsichern, da sie uns mit der relativen Schwäche unserer bewußten Steuerungsmöglichkeiten konfrontiert.

> Die beiden Aufklärungen, daß das Triebleben der Sexualität in uns nicht voll zu bändigen ist, und daß die seelischen Vorgänge an sich unbewußt sind und nur durch eine unvollständige und unzuverlässige Wahrnehmung dem Ich zugänglich und ihm unterworfen werden, kommen der Behauptung gleich, daß *das Ich nicht Herr sei in seinem eigenen Haus* ...
> Kein Wunder daher, daß das Ich der Psychoanalyse nicht seine Gunst zuwendet und ihr hartnäckig den Glauben verweigert (Freud 1917b, Bd. 12, S. 11).

Freud betont, daß die Abwehr des einzelnen einer Abwehr der Gesellschaft entspreche: Die Gesellschaft wolle „von einer Aufdeckung dieser Verhältnisse nichts hören", da sie mit ihrem Sittlichkeitsideal Triebeinschränkung fordere, ohne sich darum zu kümmern, „wie schwer dem einzelnen dieser Gehorsam fallen mag". Sie nötige den einzelnen „psychologisch über seinen Stand zu leben" und unterhalte so „einen Zustand von *Kulturheuchelei*". Die Psychoanalyse „deckt die Schwächen dieses Systems auf und rät zur Änderung desselben. Sie schlägt vor, mit der Strenge der Triebverdrängung nachzulassen und dafür der Wahrhaftigkeit mehr Raum zu geben" (Freud 1925, Bd. 4, S. 106f).

Die Folgen dieser persönlichen Irritation und der Irritation der Gesellschaft, deren Kind unsere Medizin ist, können Sie auch in Gesprächen unter Kollegen über die Psychoanalyse beobachten: Erst werden die wichtigsten Annahmen entschärft, dann der Verständnisansatz insgesamt verharmlost. Dieser Umgang mit der psychoanalytischen Theorie in der Medizin hat fatale Folgen: Mit der Banalisierung verliert sie ihre Wirksamkeit als Verständnis- und Behandlungsansatz.

Wir bemühen uns deshalb hier um eine knappe, jedoch möglichst „authentische" Darstellung der psychoanalytischen Theorie: Wir gehen von Freuds klassischen Konzepten aus und erweitern diese um neuere Überlegungen, die sich v. a. aus entwicklungspsychologischen Erkenntnissen ableiten. Wir beanspruchen Ihre Aufmerksamkeit und Ihre Geduld für diese zwar knappe, aber dennoch um Differenzierung bemühte Darstellung, weil wir glauben, daß sich der primärversorgende Arzt nicht mit einer Art „Alltagspsychologie" oder „Psychologie des gesunden Menschenverstands" zufriedengeben kann. Erst professionelle Kenntnisse befähigen ihn, die eigenen Kranken zu verstehen und im Falle einer Überweisung angemessen zu beraten. Der primärversorgende Arzt sollte u. E. von psychotherapeutischen Problemen und Konzepten mindestens soviel verstehen wie von chirurgischen. Schließlich bitten wir Sie um Verständnis dafür, daß eine Theorie der psychischen Regulationsvorgänge des Menschen wohl nicht einfacher konzipiert werden kann als sie es von Theorien physiologischer Regulationsvorgänge gewöhnt sind. Vielleicht tröstet Sie dabei eine bekannte Formulierung, die Verständnisansätze für die Funktionen des Gehirns meint:

If the human brain were so simple that we could understand it we were so simple that we couldn't.

Es lohnt sich auch, Viktor von Weizsäckers Überlegungen und Forderungen anläßlich des Deutschen Internistenkongresses 1948 zu bedenken (v. Weizsäcker 1949):

> Es geht nicht, in der Psychosomatik auf der somatischen Seite eine hochentwickelte Naturwissenschaft einzubeziehen, auf der psychischen aber sich einer Trivialität zu bedienen, die denn doch auch kein so gutes Licht auf solche Forscher fallen läßt. Da spricht man von Aufregung, Spannung, Erotik, Zorn, Angst, Lust in einem groben oder sentimentalen Sinn, welcher dem Ärztestand schon oft ... ganz mit Recht geschadet hat ...
> Seit den Vorsokratikern wird zugegeben, daß hinter der Erscheinung etwas anderes stecke; daß nicht die Wahrnehmung der Sinne, sondern dieses Verborgene die Realität enthalte. Die Anstrengung, dies Tieferliegende zutage zu bringen, heißt Wissenschaft. Was aber der Naturwissenschaft recht ist, das ist der Psychologie billig. Trotzdem scheinen viele zu meinen, die seelische Realität liege offen und sei mit Händen zu greifen. Der schwerste Vorwurf ist hier nicht der seelenlosen Medizin zu machen, sondern *der* psychosomatischen, welche das Körperliche kritisch und analytisch, das Seelische aber unanalytisch, unkritisch, phänomenal behandelt. Gehen wir noch einen Schritt weiter: die psychosomatische Medizin muß eine *tiefenpsychologische* sein oder sie wird nicht sein (Hervorhebungen im Original).

Viktor von Weizsäcker erinnert dann an die Behinderung, Verfälschung und Verfolgung der Psychoanalyse im 3. Reich und fährt fort:

> In der Nebellandschaft des Bewußtseins liegt das nicht vor, was Grund und Ziel unserer Gedanken, Gefühle und Handlungen ist. Sowohl die körperlichen Vorgänge, wie die unbewußt-seelischen sind dem Bewußtsein verborgen. Daß nun das Körperliche *und* das Seelische aus solcher Verborgenheit wirkt, das macht die Tiefenpsychologie zur Schwester der Organmedizin; diese Verschwisterung ist unzertrennbar. Das heißt, das Seelisch-Unbewußte müsse mit gleicher Akuratesse und Kritik erforscht werden wie der Körpervorgang.

### 2.3.2 Das klassische psychoanalytische Konzept

**Das Prinzip der psychischen Determiniertheit**

Auch im Seelenleben geschieht nichts zufällig. Jedes psychische Geschehen – und damit jedes Verhalten – ist durch Vorangegangenes determiniert: Es gibt keine Diskontinuität im psychischen Leben. Bei jedem psychischen Phänomen ist es deshalb sinnvoll zu fragen, in welcher Beziehung es mit anderen psychischen Phänomenen steht, warum es sich auf diese bestimmte Art und Weise ereignet und auch wodurch es bedingt wird.

Die Hypothese der „seelischen Determinierung" (Freud 1923, Bd. 13, S. 216) erwies sich zunächst für das Verständnis psychopathologischer Phänomenen wie z. B. der Symptombildung bei hysterischen Patientinnen als fruchtbar; aber auch alltägliches seelisches Geschehen bei Gesunden ist durchgängig determiniert, wie es sich z. B. an Fehlleistungen und Träumen nachweisen läßt.

„*Fehlleistungen*" – Versprechen, Verschreiben, Verlesen, Verhören, aber auch Vergessen und Verlieren – kommen nicht „zufällig" zustande und lassen sich nicht durch „Unaufmerksamkeit" o. ä. erklären. Sie stellen vielmehr eine Leistung dar, erfüllen eine uns sinnvoll erscheinende Funktion:

> Jemand erzählt von irgendwelchen Vorgängen, die er beanstandet, und setzt fort: Dann aber sind Tatsachen zum *Vorschwein*... gekommen. Auf Anfrage bestätigt er, daß er diese Vorgänge als *Schweinereien* bezeichnen wollte. „Vorschein" und „Schweinerei" haben zusammen das sonderbare „Vorschwein" entstehen lassen (Freud 1917, Bd. 11, S. 35).
> Fast in allen Fällen von Versprechen zum Gegenteil drückt die störende Intention den Gegensatz zur gestörten aus, ist die Fehlleistung die Darstellung des Konflikts zwischen zwei unvereinbaren Strebungen (Freud 1917, Bd. 11, S. 56).
> Ein Volksvertreter, der dazu auffordert, dem Kaiser *rückhaltlos* die Wahrheit zu sagen, muß eine Stimme in seinem Inneren anhören, die ob seiner Kühnheit erschrickt, und durch ein Versprechen das rückhaltlos in *rückgratlos* rückverwandelt (im Deutschen Reichstag, November 1908; (Freud 1917, Bd. 11, S. 57).

Bemerkt der Sprecher sein Versprechen oder wird er darauf aufmerksam gemacht, wird er die störende, gegenläufige Tendenz als die seinige anerkennen, auch wenn er verwundert über sie bleibt. Mit der Anerkennung dieser Tendenz ist die Kontinuität im Seelenleben, die Anerkennung der Determiniertheit, wiederhergestellt.

In anderen Fällen ist die Situation verändert: Der Sprecher lehnt die Deutung der störenden Intention als (verborgene) eigene energisch ab: „Er bestreitet nicht nur, daß sie sich vor dem Versprechen in ihm geregt, sondern er will behaupten, daß sie ihm überhaupt völlig fremd ist" (Freud 1917, Bd. 11, S. 59)

> „Ein Festredner fordert die Versammlung auf, auf das Wohl des Chefs *aufzustoßen*... Die störende Intention ist in diesem Falle die der Schmähung: sie ist es, die sich dem Ausdruck der Verehrung widersetzt."
> Freud stellt sich vor, der unbekannte Festredner sei „ein Assistent des gefeierten Chefs, vielleicht schon Privatdozent, ein junger Mann mit den besten Lebenschancen." Den Versuch, ihm die störende Intention zu deuten, werde er heftigst ablehnen und betonen: „Sie verderben mir noch die ganze Karriere durch Ihre Verdächtigungen." Wenn Freud trotz dieses Protestes auf seiner Deutung der Fehlhandlung beharrt, so schließt seine Deutung „die Annahme

ein, daß sich bei dem Sprecher Intentionen äußern können, von denen er selbst nichts weiß, die ich aber aus Indizien erschließen kann" (Freud 1917, Bd. 11, S. 42–44 und 59–60).

Freud postuliert damit die Möglichkeit einer Selbstverborgenheit von Absichten, die das Handeln bestimmen. Er führt hierfür einen neuen Begriff ein:

**Das Unbewußte**

„Ich schlage Ihnen jetzt vor, eine Abänderung unserer Nomenklatur eintreten zu lassen, die unsere Beweglichkeit erleichtern soll. Anstatt verborgen, unzugänglich, uneigentlich sagen wir ... *unbewußt*" (Freud 1917, Bd. 11, S. 111).

> Wir nennen unbewußt einen psychischen Vorgang, dessen Existenz wir annehmen müssen, etwa weil wir ihn aus seinen Wirkungen erschließen, von dem wir aber nichts wissen. Wir haben dann zu ihm dieselbe Beziehung wie zu einem psychischen Vorgang bei einem anderen Menschen, nur daß er eben einer unserer eigenen ist. Wenn wir noch korrekter sein wollen, werden wir den Satz dahin modifizieren, daß wir einen Vorgang unbewußt heißen, wenn wir annehmen müssen, er sei *derzeit* aktiviert, obwohl wir *derzeit* nichts von ihm wissen (Freud 1933, Bd. 15, S. 77).

Freud unterscheidet dann ein latent Unbewußtes, das er das *Vorbewußte* nennt *(Vbw)*, vom eigentlichen, *dynamisch wirksamen Unbewußten (Ubw)*. Die störende Intention ist den ersten beiden Rednern vorbewußt; darauf angesprochen können sie diese Intention als eine ihnen vertraute anerkennen, sie kann leicht bewußt werden. Im Gegensatz dazu ist dem Redner, der auffordert, auf das Wohl seines Chefs „aufzustoßen", die gegenläufige Intention im eigentlichen Sinne unbewußt; sie ist vom Bewußtsein ferngehalten, abgewehrt. Bewußtheit könnte hier „nur unter erheblicher Mühe und Aufwand", nur gegen einen Widerstand, der dieser Abwehr entspricht, „möglicherweise niemals" erreicht werden (Freud 1933, Bd. 15, S. 77–78).

Der Begriff des Unbewußten ermöglicht Freud ein Verständnis mehrerer bisher als diskontinuierlich erlebter seelischer Phänomene: der Träume, der experimentell erzeugten Amnesie bei hypnotisierten Versuchspersonen und der klinisch bedeutsamen Amnesie hysterischer Patienten.

Eine unter Hypnose befohlene Handlung kann ausgeführt – und damit bewußt – werden, während weder der Befehl des Arztes noch die

Hypnose selbst erinnert werden. Fragt man die Person, die einen posthypnotischen Befehl ausübt und der die Erinnerung daran in der Hypnose untersagt worden war, nach dem Grund ihrer Handlung, gibt sie stets eine in ihren Augen ausreichende Erklärung.

So beantwortete eine Versuchsperson, die entsprechend dem in Hypnose erhaltenen Befehl mitten in einer Versammlung den Regenschirm aufspannte, die Frage der Anwesenden nach dem Grund ihres Verhaltens: „Ich möchte feststellen, ob mein Regenschirm noch brauchbar ist" (Dolto 1973). Sie versucht mit dieser Rationalisierung die erlebte, scheinbare Diskontinuität zu überbrücken, das fremd erlebte Verhalten zu einem selbstbestimmten zu machen.

Für das Verständnis der Wirkung unbewußter Intentionen ist es wichtig, sich klarzumachen, daß hier Kräfte wirken, die wegen ihrer Heftigkeit und Unvereinbarkeit mit dem sozialen Leben nicht zum Bewußtsein zugelassen oder ins Unbewußte abgedrängt werden. Brenner (1967) illustriert diese Heftigkeit am Beispiel einer Symptomhandlung:

Ein Patient, dem sein Analytiker aus persönlichen Gründen eine Stunde abgesagt hatte, wußte sich während der Zeit, in der er sonst in Behandlung war, nicht recht zu beschäftigen und beschloß, ein paar altertümliche Duellpistolen auszuprobieren, die er vor kurzem gekauft hatte. Zu der Zeit, wo er bei üblichem Ablauf auf der Couch des Analytikers gelegen hätte, schoß er also mit einer Duellpistole auf ein Ziel.

Dieses Beispiel zeigt, wie psychische Funktionen Gesundheit aufrechterhalten: Die Absage der Stunde wird als Zurücksetzung und Kränkung erlebt; die resultierenden aggressiven Affekte und Phantasien sind weder mit den ursprünglichen eigenen Wünschen noch mit der sozialen Realität vereinbar (Todeswünsche), sie müssen vom Bewußtsein abgewehrt werden. Teilabfuhr in Phantasie und spielerischem Agieren führen zu Entlastung und erlauben eine Integration dieser Affekte. Dies alles – Kränkung, Affekt und Verarbeitung – kann in der folgenden Therapiestunde auf die Beziehung zum Analytiker zurückgeführt, bewußt gemacht und bearbeitet werden.

Freud nannte all die psychischen Inhalte und Prozesse, die aktiv vom Bewußtsein ausgesperrt werden, das „System Ubw". Zusammen mit J. Breuer fand er bereits 1893, daß hysterische Patienten an „Reminiszenzen" leiden, die dem Bewußtsein nicht zugänglich sind, die nicht genügend abreagiert oder in die übrigen Vorgänge des Seelenlebens integriert werden konnten. Sie bleiben von der übrigen Psychodynamik und von Rückmeldungen aus der Umwelt entkoppelt, können sich mit anderen Störfaktoren komplexhaft verbinden, so aus dem Unbewußten weiterwirken und zu vielfältigen Regulationsstörungen des Seelenlebens führen. Aus diesem ersten Ansatz entwickelte Freud später das Konzept des psychischen Konflikts; für das Verständnis von Neurosen erwiesen sich dabei Konflikte zwischen unbewußten, nach infantilen Mustern organisierten sexuellen Wünschen und den sozialen Regeln des Erwachsenenlebens von besonderer Bedeutung.

Dieses klinische Verständniskonzept entstand in Wechselwirkung mit dem therapeutischen Vorgehen:

> Wir fanden nämlich anfangs zu unserer größten Überraschung, daß die einzelnen hysterischen Symptome sogleich und ohne Wiederkehr verschwanden, wenn es gelungen war, die Erinnerung an den veranlassenden Vorgang zu voller Helligkeit zu erwecken, damit auch den begleitenden Affekt wachzurufen, und wenn dann der Kranke den Vorgang in möglichst ausführlicher Weise schilderte und dem Affekt Worte gab (Breuer u. Freud 1895, Bd. 1, S. 85).

Vielleicht haben Sie beim Lesen an Ihre Patienten gedacht und möchten eine Zwischenbilanz ziehen: Auch wir sind immer wieder davon beeindruckt, in welchem Ausmaß Verhalten in Gesundheit und Krankheit von unbewußten, nur indirekt erschließbaren Prozessen reguliert wird. Auch Sie werden in Ihrer Praxis ständig mit Folgen unbewußter Prozesse konfrontiert: Patienten werden im Umgang schwierig, sie befolgen unsere rational begründeten Ratschlägen nicht, bilden neue funktionelle Symptome, „können nicht anders als" zuviel essen, trinken, rauchen, etc.

**Methoden zur Untersuchung unbewußter seelischer Prozesse**

Freud suchte nach Methoden, die dem Arzt auch ohne Hypnose Zugang zum Unbewußten erlauben. Ausgehend von der Suggestion in Hypnose über das hartnäckige Insistieren auf zum Symptom gehörende Erinnerungen fand er die Wirkung der sog. *„freien Assoziation"*. Der Patient wird jetzt gebeten, selbst die bewußte Kontrolle über seine Gedanken aufzugeben und dem Fluß seiner Einfälle zu folgen. Vermag er dies, so werden seine Einfälle vermehrt durch seine unbewußten Gedanken und Motive bestimmt.

Anstatt den Patienten anzutreiben, etwas zu einem bestimmten Thema zu sagen, forderte man ihn jetzt auf, sich der freien ‚Assoziation' zu überlassen, d. h. zu sagen, was immer ihm in den Sinn kam, wenn er sich jeder bewußten Zielvorstellung enthielt (Freud 1925, Bd. 14, S. 65).

Freuds eigenes Verständnis der *„Grundregeln"* der psychoanalytischen Technik können Sie sich anhand seiner Empfehlungen zur Einleitung der Therapie veranschaulichen:

Noch eines, bevor Sie beginnen, Ihre Erzählung soll sich doch in einem Punkte von einer gewöhnlichen Konversation unterscheiden. Während Sie sonst mit Recht versuchen, in Ihrer Darstellung den Faden des Zusammenhanges festzuhalten und alle störenden Einfälle und Nebengedanken abweisen, um nicht, wie man sagt, aus dem Hundertsten ins Tausendste zu kommen, sollen Sie hier anders vorgehen. Sie werden beobachten, daß Ihnen während Ihrer Erzählung verschiedene Gedanken kommen, welche Sie mit gewissen kritischen Einwendungen zurückweisen möchten. Sie werden versucht sein, sich zu sagen: Dies oder jenes gehört nicht hier her oder es ist ganz unwichtig, oder es ist unsinnig, man braucht es darum nicht zu sagen. Geben Sie dieser Kritik niemals nach und sagen Sie es trotzdem, ja gerade darum, weil Sie eine Abneigung dagegen verspüren. Den Grund für diese Vorschrift – eigentlich die einzige, die Sie befolgen sollen – werden Sie später erfahren und einsehen lernen. Sagen Sie also alles, was Ihnen durch den Sinn geht. Benehmen Sie sich so, wie z. B. ein Reisender, der am Fensterplatz des Eisenbahnwagens sitzt und dem im Inneren Untergebrachten beschreibt, wie sich vor seinen Blicken die Aussicht verändert. Endlich vergessen Sie nie daran, daß Sie volle Aufrichtigkeit versprochen haben, und gehen Sie nie über etwas hinweg, weil Ihnen dessen Mitteilung aus irgendeinem Grunde unangenehm ist (Freud 1913, Bd. 13, S. 468).

Der Arzt *hört* also mit „gleichschwebender Aufmerksamkeit" (Freud 1912, Bd. 8, S. 377) *zu,* d. h. er versucht, offen für die Mitteilungen aus dem Unbewußten des Patienten zu bleiben, nicht vorschnell etwas zu fixieren oder anderes zu eliminieren. Er läßt sich von den Einfällen des Patienten führen, geht Umwege mit, merkt aber, daß es Umwege sind: Er spürt den Widerstand und hat ein Konzept vom Weg.

Freud erwartet nicht, daß der Patient auf diese Weise direkt zum pathogen wirksamen Unbewußten vordringt. Dem Analysierten wir niemals das ins Unbewußte Verdrängte selbst einfallen,

... sondern nur etwas, was diesem nach Art einer Anspielung nahekommt, und je größer der Widerstand ist, desto weiter wird sich der mitzuteilende Ersatzeinfall vom eigentlichen, was man sucht, entfernen. Der Analytiker, der in Sammlung, aber ohne Anstrengung zuhört und der durch seine Erfahrung im allgemeinen auf das Kommende vorbereitet ist, kann nun das Material, das der Patient zutage fördert, nach zwei Möglichkeiten verwerten. Entweder gelingt es ihm, bei geringem Widerstand aus den Andeutungen das Verdrängte selbst zu erraten oder er kann, bei stärkerem Widerstand, an den Einfällen, die sich vom Thema zu entfernen scheinen, die Beschaffenheit dieses Widerstandes erkennen, den er dann dem Patienten mitteilt. Die Aufdeckung des Widerstandes ist aber der erste Schritt zu seiner Überwindung (Freud 1925, Bd. 14, S. 65–67)

*Widerstandsanalyse* geht vor Inhaltsanalyse: Die Analyse der Dynamik der psychischen Funktionen ist entscheidend, nicht die der Inhalte, etwa sexueller Phantasien; dies wird häufig mißverstanden. Untersucht wird, warum der Patient die Inhalte nicht wahrhaben kann und wie er mit ihnen umgeht.

Mit Hilfe der freien Assoziation gelingt es zu „erinnern", Kontinuität im psychischen Leben wiederherzustellen, die Wirkung ins Unbewußte abgedrängter Regungen aufzuheben und damit Symptome zu heilen. Freud schildert dies am Beispiel eines 12jährigen Jungen:

> [Der Knabe] wird am Einschlafen gehindert durch *grüne Gesichter mit roten Augen,* vor denen er sich entsetzt. Quelle dieser Erscheinung ist die unterdrückte, aber meistens bewußte Erinnerung an einen Knaben, den er vor 4 Jahren oftmals sah, und der ihm ein abschreckendes Bild vieler Kinderunarten bot, darunter auch jene der Onanie, aus der er sich selbst jetzt einen nachträglichen Vorwurf macht. Die Mama hatte damals bemerkt, daß der ungezogene Junge eine *grünliche Gesichtsfarbe habe* und *rote* (d. h. rotgeränderte) *Augen.* Daher das Schreckgespenst, das übrigens nur dazu bestimmt ist, ihn an eine andere Vorhersage der Mama zu erinnern, daß solche Jungen blödsinnig werden, in der Schule nichts erlernen können und früh sterben. Unser kleiner Patient läßt den einen Teil der Prophezeiung eintreffen; er kommt im Gymnasium nicht weiter und fürchtet sich, wie das Verhör seiner ungewollten Einfälle zeigt, entsetzlich vor dem zweiten Teil. Die Behandlung hat allerdings nach kurzer Zeit den Erfolg, daß er schläft, seine Ängstlichkeit verliert und sein Schuljahr mit einem Vorzugszeugnis abschließt (Freud 1900, Bd. 1/2, S. 549–550).

Bei diesem Patienten waren die Gedanken, die mit den unterdrückten oder unbewußt gebliebenen Erinnerungen in engem Zusammenhang standen, in aggressive Bilder (zurück)verwandelt worden.

In der therapeutischen Arbeit, im Bemühen, Patienten Befreiung von den mit Erinnerungen verbundenen Affekten zu ermöglichen, stieß Freud auf ein Phänomen, das er *„Übertragung"* nannte. Die Beziehung zwischen Patient und Arzt wird aktuell nach dem Muster früherer Beziehungen erlebt und gestaltet, in denen Konflikte entstanden und nicht gelöst werden konnten, die jetzt pathogen sind und zur Erinnerung anstehen. In der „Übertragung" bringen uns die Patienten dann oft heftige Affekte entgegen, die der realen Beziehung zu uns nicht angemessen erscheinen. Der Zorn des Patienten, der in Reaktion auf die ausgefallene Stunde seine Duellpistolen ausprobierte, rührte sicher nicht allein aus der aktuellen Enttäuschung, der massive Affekt dürfte aus früheren Kränkungen in Beziehungen stammen, die durch die aktuelle Kränkung reaktiviert wurden.

Die Heftigkeit von Übertragungsreaktionen hat schon Josef Breuer, ein Wiener Internist, in der berühmten Behandlung seiner Patientin Anna O. erfahren. Sein mit Freud gemeinsam veröffentlichter Bericht über diese schon 1880 begonnene Therapie hat die Psychoanalyse mitbegründet.

Breuer bemühte sich mit seiner „kathartischen Methode" im Rahmen geduldig geführter „Besprechungen", hysterische Symptome aufzulösen. Die Patientin nannte dieses Vorgehen „talking cure", Heilung durch das Gespräch. Nach $1^1/_2$ Jahren Behandlung ging es Anna O. zunehmend besser, allerdings traten trotz fortschreitender Einsicht und auch Abfuhr aufgestauter Affekte immer wieder neue Symptome auf. Über die Entwicklung seiner Beziehung mit Anna O. berichtet Breuer nicht. Er schloß die Beziehungsproblematik noch aus der wissenschaftlichen Betrachtung aus, behandelte sie zunächst als sein Geheimnis. Erst später teilte er Freud mit, daß der Zeitpunkt der Beendigung der Behandlung mit der Entwicklung dieser Beziehung zusammenhing.

Er scheint offenbar zu Hause von nichts anderem mehr gesprochen zu haben, als von dieser Behandlung, so daß es seiner Frau lästig zu werden begann und die schließlich eifersüchtig wurde. Als Breuer die Ursache für ihren Mißmut und ihre Reizbarkeit erkannte, beschloß er, die Behandlung zu beenden.

Er teilte dies Anna O. mit, der es jetzt viel besser ging, und verabschiedete sich von ihr. Aber noch am selben Abend holte man ihn wieder zu ihr, und er traf sie in einem Zustand höchster Erregung. Die Patientin, die er bis dahin für ein völlig geschlechtsloses Wesen gehalten und die während der ganzen Behandlung nie eine Anspielung auf dieses verpönte Thema gemacht hatte, befand sich jetzt in den Wehen einer hysterischen Geburt, dem Abschluß einer Phantomschwangerschaft, die sich während Breuers Behandlung als deren Folge unsichtbar entwickelt hatte (Jones 1960, I, S. 267–268).

Anna O. bezeichnete Breuer als Vater des (eingebildeten) Kindes. Breuer beruhigte sie in Hypnose, suchte dann jedoch das Weite und begab sich, Jones zufolge, mit seiner Frau nach Venedig auf eine zweite Hochzeitsreise. Noch Jahre später reagierte er bei einer Konsultation mit Freud bei einem ähnlich gelagerten Fall geradezu allergisch-panikhaft.

Was war geschehen? In der Beziehung zwischen der Patientin und ihrem Arzt hatte die Krankheit eine neue Gestalt angenommen. Ihre Beziehungswünsche und -konflikte, die wohl seit der frühen Kindheit mit ihrem inzwischen verstorbenen Vater verbunden waren, hatte sie auf Breuer „übertragen". Breuer und Freud sahen in dieser neuen *„artefiziellen" Krankheit* zunächst eine Behinderung der Therapie; Freud entdeckte in dieser *„Übertragungsneurose"* jedoch bald *die* Chance für Diagnostik und Therapie. In der Übertragungsbeziehung kann im Gegensatz zur ursprünglichen pathogenen Beziehung der Konflikt reflektiert und bearbeitet werden, da der Therapeut sich zwar vom Patienten in den Konflikt einbeziehen läßt, selbst jedoch nicht mithandelt; der Patient kann so sein Tun erleben; auf diese Weise kann es gelingen, die verdrängten und im Unbewußten ihr Eigenleben führenden Wünsche und Affekte wieder in die Realität des Erwachsenen zu integrieren; sie verlieren dann ihre pathogene Wirkung.

> Die Übertragung schafft ... ein Zwischenreich zwischen der Krankheit und dem Leben, durch welches sich der Übergang von der ersteren zum letzteren vollzieht. Der neue Zustand hat alle Charaktere der Krankheit angenommen, aber er stellt eine artefizielle Krankheit dar, die überall unseren Eingriffen zugänglich ist. Er ist gleichzeitig ein Stück des realen Erlebens, aber durch besonders günstige Bedingungen ermöglicht und von der Natur eines Provisoriums. Von den Wiederholungsreaktionen, die sich in der Übertragung zeigen, führen dann die bekannten Wege zur Erweckung der Erinnerungen, die sich nach Überwindung der Widerstände wie mühelos einstellen (Freud 1914, Bd. 10, S. 135).

Die Anwendung der analytischen Methoden setzt angemessene Rahmenbedingungen und v. a. eine entsprechende Einstellung des Analytikers voraus, der seinerseits Regeln einhält, die „das Gegenstück zu der für den Analysierten aufgestellten psychoanalytischen Grundregeln schaffen" (Freud 1912, Bd. 8, S. 383):

> Wie der Analysierte alles mitteilen soll, was er in seiner Selbstbeobachtung erhascht, mit Hintanhaltung aller logischen und affektiven Einwendungen, die ihn bewegen wollen, eine Auswahl zu treffen, so soll sich der Arzt in den Stand setzen, alles ihm Mitgeteilte für die Zwecke der Deutung, der Erkennung des verborgenen Unbewußten zu verwerten, ohne die vom Kranken aufgegebene Auswahl durch eine eigene Zensur zu ersetzen, in eine Formel gefaßt: er soll dem gebenden Unbewußten des Kranken sein eigenes Unbewußtes als empfangendes Organ zuwenden, sich auf den Analysierten einstellen wie der Receiver des Telefons zum Teller eingestellt ist. Wie der Receiver die von Schallwellen angeregten elektrischen Schwingungen der Leitung wieder in Schallwellen verwandelt, so ist das Unbewußte des Arztes befähigt, aus den ihm mitgeteilten Abkömmlingen des Unbewußten dieses Unbewußte, welches die Einstellung des Kranken determiniert hat, wiederherzustellen.

Wenn der Arzt aber im Stande sein soll, sich seines Unbewußten in solcher Weise als Instrument bei der Analyse zu bedienen, so muß er selbst eine psychologische Bedingung in weitem Ausmaße erfüllen. Er darf in sich selbst keine Widerstände dulden, welche das von seinem Unbewußten Erkannte von seinem Bewußtsein abhalten, sonst würde er eine neue Art von Auswahl und Entstellung in die Analyse einführen, welche weit schädlicher wäre, als die durch Anspannung seiner bewußten Aufmerksamkeit hervorgerufene. Es genügt nicht hierfür, daß er selbst ein annähernd normaler Mensch sei, man darf vielmehr die Forderung aufstellen, daß er sich einer psychoanalytischen Purifizierung unterzogen und von jenen eigenen Komplexen Kenntnis genommen habe, die geeignet wären, in der Erfassung des vom Analysierten Dargebotenen zu stören.

Freud zitiert seinen Mitarbeiter Stekel, der in diesem Zusammenhang von einem „blinden Fleck" in seiner analytischen Wahrnehmung sprach (Freud 1912, Bd. 8, S. 381–382).

Zum Instrument der psychoanalytischen Erkenntnis wurde so immer mehr die Reflektion des eigenen Erlebens des Arztes.

Wir sind auf die „*Gegenübertragung*" aufmerksam geworden, die sich beim Arzt durch den Einfluß des Patienten auf das unbewußte Fühlen des Arztes einstellt, und sind nicht weit davon, die Forderung zu erheben, daß der Arzt diese Gegenübertragung in sich erkennen und bewältigen müsse. Wir haben, seitdem eine größere Anzahl von Personen die Psychoanalyse üben und ihre Erfahrungen untereinander austauschen, bemerkt, daß jeder Psychoanalytiker nur so weit kommt, als seine eigenen Komplexe und inneren Widerstände es gestatten, und verlangen daher, daß er seine Tätigkeit mit einer Selbstanalyse beginne und diese, während er seine Erfahrungen an Kranken macht, fortlaufend vertiefe. Wer in einer solchen Selbstanalyse nichts zustande bringt, mag sich die Fähigkeit, Kranke analytisch zu behandeln, ohne weiteres absprechen (Freud 1911, Bd. 8, S. 108).

Auch die Gegenübertragung wurde in der Entwicklung der Psychoanalyse von einem Störfaktor zum Erkenntnisinstrument. Zur Ausbildung des Psychoanalytikers gehört deshalb die eigene Analyse, die sog. „Lehranalyse". Für den primärversorgenden Arzt leisten die sog. „Balint-Gruppen" Analoges (vgl. 5.2).

Mit dem verbesserten methodischen Zugang differenzierte sich Freuds klinische Erfahrung. Dies ermöglichte ihm, sein bisheriges Funktionsmodell des Seelenlebens zu erweitern.

## Der psychische Apparat:
## Es, Ich, Über-Ich – ein frühes Persönlichkeitsmodell

In seinem dritten, differenziertesten Funktionsmodell des Seelenlebens (1923) unterscheidet Freud 3 funktional zusammenhängende Strukturen, 3 miteinander kooperierende Subsysteme: das Es, das Ich und das Über-Ich.

Das *Es* umfaßt die psychischen Repräsentanten der Triebe, das *Ich* die Funktionen, die unsere Beziehungen mit der Umwelt regeln, das *Über-Ich* die moralischen Vorschriften und unsere Ideale.

Dieses Funktionsmodell wurde bei der Untersuchung innerer Konflikte entwickelt; die 3 großen Subsysteme der Persönlichkeit sind nur im Falle von Konflikten deutlich voneinander abgrenzbar. Waelder (1963) verdeutlicht dies mit Hilfe eines Vergleichs aus der Physik:

Einem Elektron kann nur dann ein Platz zugeschrieben werden, wenn es eine Botschaft ausschickt, z. B. wenn es im Übergang von einer Energiestufe zur anderen einen Strahl aussendet. Im stationären Zustand des Atoms, wenn keine Strahlen ausgesendet werden, ist es sinnlos, nach dem Platz des Elektrons im Atom zu fragen; es ist dann sozusagen überall im Atom. „Ebenso wenig mache es Sinn, zwischen den Rollen der psychischen Subsysteme zu unterscheiden" wenn Herr X frühstückt. Man kann vielleicht sagen, daß da Es-Impulse vorliegen – teils Hunger, teils orale Wünsche – und daß Ich und Über-Ich sie akzeptiert und zur Befriedigung zugelassen haben. Aber man könnte auch, und vielleicht richtiger, sagen, daß Herr X sein Frühstück wollte und es genoß und daß die verschiedenen seelischen Instanzen in dem Akt nicht getrennt sind. Die Situation verändert sich, wenn z. B. Herr X vom Arzt auf Diät gesetzt wird. In diesem Fall können sich Sorgen um Gesundheit und ein Gewissen, das ihn an seine Verantwortung erinnert, dem Hunger und den oralen Wünschen entgegenstellen. Dann besteht ein Konflikt und wir können Es, Ich und Über-Ich, deutlich voneinander getrennt, wahrnehmen, jedes mit seinem eigenen Anliegen (Waelder 1963, S. 89).

Beide Modelle, das der Persönlichkeit und das des Atoms, sind wissenschaftliche Konstrukte, die den Fortschritt der Erkenntnis ermöglichen. Wie der Physiker mit seiner Untersuchung den stationären Zustand des Atoms verändert, so aktiviert auch der Arzt etwa im Erstgespräch oder während der Psychotherapie die Funktionen der psychischen Systeme; diese werden erst in der besonderen (künstlichen) Beziehungssituation und unter den definierten Bedingungen des sog. „Settings" (zeitliche und räumliche Bedingungen, Gesprächspositionen u. ä.) beobachtbar.

Der psychische Apparat ermöglicht uns, unsere Umwelt und unser (körperliches) „Inneres" wahrzunehmen, Äußeres und Inneres abzubilden („Repräsentanzen") und das Wahrgenommene miteinander zu verknüpfen, zu bewerten, hieraus Handlungsanleitungen abzuleiten und diese mit Hilfe der Motorik umzusetzen. Diese psychischen Funktionen sind Instrumente für unsere Interaktionen mit unserer Umwelt und uns selbst.

## Das Es

Freud folgte mit diesem grammatikalischen Ausdruck „für das Unpersönliche und sozusagen Naturnotwendige in unserem Wesen" Nietzsche und Groddeck (1923, Bd. 13, S. 251). Groddeck hatte betont, „daß das, was wir unser Ich heißen, sich im Leben wesentlich passiv verhält, daß wir ... ,gelebt' ... werden von unbekannten, unbeherrschbaren Mächten" (Freud 1923, Bd. 13, S. 251).

> [Das] Es ist der dunkle, unzugängliche Teil unserer Persönlichkeit; das wenige, das wir von ihm wissen, haben wir durch das Studium der Traumarbeit und der neurotischen Symptombildung erfahren, das meiste davon hat negativen Charakter, läßt sich nur als Gegensatz zum Ich beschreiben. Wir nähern uns dem Es mit Vergleichen, nennen es ein Chaos, einen Kessel voll brodelnder Erregung. Wir stellen uns vor, es sei am Ende gegen das Somatische offen, nehme da die Triebbedürfnisse in sich auf, die in ihm ihren psychischen Ausdruck finden ...

Das Es wird v. a. von den Triebvorgängen bestimmt. Es besitzt primitiven, irrationalen Charakter.

„Von den Trieben her erfüllt es sich mit Energie, aber es hat keine Organisation, bringt keinen Gesamtwillen auf, nur das Bestreben, den Triebbedürfnissen und der Einhaltung des Lustprinzips Befriedigung zu verschaffen", d. h. sein Funktionsprinzip ist „Lust erlangen und das Gegenteil, Unlust, vermeiden". Das Es kennt keine „Wortvorstellungen". „Für die Vorgänge im Es gelten die logischen Denkgesetze nicht, vor allem nicht der Satz des Widerspruchs. Gegensätzliche Regungen bestehen nebeneinander, ohne einander aufzuheben oder sich voneinander abzuziehen ... Es gibt im Es nichts, was man der Negation gleichstellen könnte ..., nichts, was der Zeitvorstellung entspricht, keine Anerkennung eines zeitlichen Ablaufs, was höchst merkwürdig ist ... keine Veränderung des seelischen Vorgangs durch den Zeitablauf. Wunschregungen, die das Es nie überschritten haben, aber auch Eindrücke, die durch Verdrängung ins Es versenkt worden sind, sind virtuell unsterblich ..." (Freud 1933, Bd. 15, S. 80–81).

Das Es kennt keine Wertungen, kein Gut und Böse, keine Moral. Für das Ich ist das Es „seine andere Außenwelt", ist die Quelle der Energien, aber zugleich unheimlich und gefährlich. Das Ich könnte vom Es überschwemmt werden, es fühlt sich vom Es bedroht: „Wie wir die Sonne nicht ohne schützendes Rußglas zu schauen vermögen, so kann das Ich dem Es nicht unverstellt begegnen." Das Es ist unbewußt. Der „Hauptcharakter dieser Seelenprovinz" ist „ihre Ich-Fremdheit".

Für das Ich sei das Es eine innere Gefahr, gegen die keine Flucht helfe, darum müsse das Ich die innere Wahrnehmung fälschen und könne das Es nur mangelhaft und entstellt zur Kenntnis bringen. Freud spricht von der „nicht zu ergründenden Mächtigkeit" des Es.

*Die Triebe*

Der Begriff „Trieb" bezeichnet in der Psychoanalyse den *psychischen* Anteil eines somatopsychischen Geschehens.

> Unter einem Trieb können wir zunächst nichts anderes verstehen als die psychische Repräsentanz einer kontinuierlich fließenden, innersomatischen Reizquelle, zum Unterschied vom Reiz, der durch vereinzelte und von außen kommende Erregungen hergestellt wird. Trieb ist so einer der Begriffe der Abgrenzung des Seelischen vom Körperlichen (Freud 1905, Bd. 5, S. 67).
> ... so erscheint uns der Trieb als ein Grenzbegriff zwischen Seelischem und Somatischem, als psychische Repräsentanz der aus dem Körperinneren stammenden, in die Seele gelangenden Reize, *als ein Maß der Arbeitsanforderung, die dem Seelischen infolge seines Zusammenhanges mit dem Körperlichen auferlegt ist* (Freud 1915, Bd. 10, 214; Hervorhebung von uns).

Unzweifelhaft gibt es triebbestimmte Bedürfnisse und Wünsche. Wichtig ist, sich ihre ursprüngliche Heftigkeit deutlich genug vorzustellen. Denken Sie an das vom Hunger bestimmte Schreien eines Säuglings oder an sexuelle Impulse.

Der Trieb ist gekennzeichnet durch seinen Drang, seine Quelle, sein Ziel und sein Objekt.

Der *Drang des Triebes* ist erlebbar und – indirekt – bestimmbar als „das Maß von Arbeitsanforderung, das er repräsentiert. Der Charakter des Drängenden ist ... das Wesen" des Triebes (Freud 1915, Bd. 10, S. 214). Die Aktivität des Triebes zeichnet sich durch eine besondere Beharrlichkeit aus.

Die *Quelle des Triebes* ist ein körperlicher Reiz, ein Spannungszustand. Freud spricht von einer „im Inneren des Organismus befindliche(n) Quelle", von „Organquelle", „somatischer Quelle"; dieser somatische Vorgang ist der Psychologie nicht zugänglich. Die Triebquelle ist für jeden Trieb spezifisch, sei es durch den Ort, an dem der Reiz auftritt (erogene Zone, Organ), sei es durch den somatischen Vorgang,

der sich in diesem Körperteil abspielt und als Reiz wahrgenommen wird.
*Triebziel* „ist allemal die Befriedigung" (Freud 1915, Bd. 10, S. 215), die durch die Aufhebung des an der Triebquelle herrschenden Spannungszustands durch eine Aktivität erreicht wird, zu der der Trieb drängt.
„*Objekt des Triebes* ist dasjenige, an welchem oder durch welches der Trieb sein Ziel erreichen kann ... es ist das Variabelste am Trieb, nicht ursprünglich mit ihm verknüpft, sondern von ihm nur in Folge seiner Eignung zur Ermöglichung der Befriedigung zugeordnet" (Freud 1915, Bd. p, 5 S. 215), also im Falle des Sexualtriebs „die Person, von welcher die geschlechtliche Anziehung ausgeht, das Sexualobjekt" (1905, V, S. 34). Es kann sich dabei um eine Person oder um ein Partialobjekt handeln, um ein reales oder ein phantasiertes Objekt. In seiner Funktion ist das Objekt des Sexualtriebs austauschbar.
Die Triebe sind uns in Reinform kaum zugänglich, auch in der Psychoanalyse haben wir es v. a. mit den durch sie mitbestimmten Konflikten, Ängsten, Abwehrmechanismen und Kompromißbildungen zu tun.

Aber bei den seltenen Gelegenheiten, wo sich ein unbekämpfter Trieb rein und einfach äußert entstehe der Eindruck von etwas Gebieterischem, Majestätischem, das keinen Widerspruch duldet und dem die Menschen instinktiv nachzugeben bereit sind (Anna Freud nach Waelder 1963).

*Das Lustprinzip*

Mit diesem Begriff beschreibt Freud *das zentrale Funktionsprinzip des psychischen Apparates;* das Lustprinzip hat diese zentrale Bedeutung bis heute behalten – trotz aller Modifikation der Psychoanalyse. Für Freud ist Lust gleichbedeutend mit unmittelbarer Triebbefriedigung, „Herabsetzung, im Grunde vielleicht ... Erlöschen der Bedürfnisspannungen" (Freud 1941, Bd. 17, S. 129).
Freud betont, daß die Lust-Unlust-Empfindungen „die Abläufe im Es mit despotischer Gewalt beherrschen". Anderseits würden „sofortige und rücksichtslose Triebbefriedigung, wie sie das Es fordert, ... oft genug zu gefährlichen Konflikten mit der Außenwelt und zum Untergang führen. Das Es kennt keine Fürsorge für die Sicherung des Fortbestandes, keine Angst ..."
Durch die Konfrontation mit der Außenwelt wird der Organismus gezwungen, das Lustprinzip durch ein weiteres Funktionsprinzip des

psychischen Geschehens, das „*Realitätsprinzip*" zu modifizieren. Der Organismus lerne „nach *Nutzen* zu streben und sich gegen Schaden zu sichern" (Freud 1911, Bd. 8, S. 235). Er lerne, sich an seinem Vorteil zu orientieren statt in der Richtung des geringsten Widerstands nachzugeben.

Das Lustprinzip wird durch das Realitätsprinzip nicht außer Kraft gesetzt, sondern modifiziert, in seiner Wirkung eingeschränkt, zum Teil in den Bereich der Phantasie und der Tagträume zurückgedrängt; letzlich sichert das Realitätsprinzip das Lustprinzip:

> Eine momentane, in ihren Folgen unsichere Lust wird aufgegeben, und nur darum, um auf dem neuen Wege eine später kommende, gesicherte zu gewinnen (Freud 1911, Bd. 8, S. 236).

Dieser Umwandlung des psychischen Funktionsprinzips entspricht die Erweiterung vom Funktions- zum Situationskreis im Konzept von Uexkülls: Zwischen Merken und Wirken werden prüfende und „selegierende" Systeme geschaltet.

Die Gruppe der Funktionen, die den Bezug zur Außenwelt herstellen und das psychische Leben nach dem Realitätsprinzip modifizieren, faßt Freud zu einer zweiten Instanz, dem „Ich" zusammen.

## *Das Ich*

> Unter dem Einfluß der uns umgebenden realen Außenwelt hat ein Teil des Es eine besondere Entwicklung erfahren. Ursprünglich als Rindenschicht mit den Organen zur Reizaufnahme und den Einrichtungen zum Reizschutz ausgestattet, hat sich eine besondere Organisation hergestellt, die von nun an zwischen Es und Außenwelt vermittelt. Diesem Bezirk unseres Seelenlebens lassen wir den Namen des *Ichs* (Freud 1941, Bd. 17, S. 68; Hervorhebung im Original).

Das Ich wird durch seine Funktionen bestimmt:

> Infolge der vorgebildeten Beziehung zwischen Sinneswahrnehmung und Muskelaktion hat das Ich die Verfügung über die willkürlichen Bewegungen. Es hat die Aufgabe der Selbstbehauptung, erfüllt sie, indem es nach außen die Reize kennenlernt, Erfahrungen über sie aufspeichert (im Gedächtnis), überstarke Reize vermeidet (durch Flucht), mäßigen Reizen begegnet (durch Anpassung) und endlich lernt, die Außenwelt in zweckmäßiger Weise zu seinem Vorteil zu verändern (Aktivität); nach innen gegen das Es, indem es die Herrschaft über die Triebansprüche gewinnt, entscheidet, ob sie zur Befriedigung zugelassen werden sollen, diese Befriedigung auf

die in der Außenwelt günstigen Zeiten und Umständen verschiebt oder ihre Erregung überhaupt unterdrückt. In seiner Tätigkeit wird es durch die Beachtung der in ihm vorhandenen oder in dasselbe eingetragene Reizspannungen geleitet. Deren Erhöhung wird allgemein als *Unlust,* deren Herabsetzung als *Lust* empfunden (Freud 1941, Bd. 17, S. 68; Hervorhebung im Original).

Das Ich ist so das zentrale Organ unserer Interaktion mit der Umwelt *und* uns selbst; es ist die „*psychische* Instanz ... in der wir am ehesten uns selbst erkennen" (Freud 1941, Bd. 17, S. 129).

Das Ich stammt aus dem Es und versucht, diesem im Laufe seiner Entwicklung als Mittler zur Außenwelt immer größere Autonomie und mehr Freiheitsgrade für seine Funktionen abzugewinnen. Es „hat von der bewußten Wahrnehmung her immer größere Bezirke und tiefere Schichten des Es seinem Einfluß unterworfen ..." (Freud 1941, Bd. 17, S. 129). Bei der Erweiterung seines bewußten Funktionsbereiches ist die Sprache („Wortvorstellungen") eines der wichtigsten Mittel.

Im Bemühen, seine Unabhängigkeit aufrechtzuerhalten und nach Möglichkeit weiter auszubauen, scheitert das Ich oft genug; dies veranlaßt Freud zum „Angriffspunkt" der therapeutischen Bemühungen der Psychoanalyse zu sagen:

> Ihre Absicht ist ja, das Ich zu stärken, ... sein Wahrnehmungsfeld zu erweitern und seine Organisation auszubauen, so daß es sich neue Stücke des Es aneignen kann. Wo Es war, soll Ich werden. Es ist Kulturarbeit etwa wie die Trockenlegung der Zuydersee (Freud 1933, Bd. 15, S. 86).

Freud differenziert die Leistungen des Ich weiter:

> Seine psychologische Leistung besteht darin, daß es die Abläufe im Es auf ein höheres dynamisches Niveau hebt ...; seine konstruktive, daß es zwischen Triebanspruch und Befriedigungshandlung Denktätigkeit einschaltet, die nach Orientierung in der Gegenwart und Verwertung früherer Erfahrungen durch Probehandlungen den Erfolg der beabsichtigten Unternehmungen zu erraten sucht. Das Ich trifft auf diese Weise die Entscheidung, ob der Versuch zur Befriedigung ausgeführt oder verschoben werden soll oder ob der Anspruch des Triebes nicht überhaupt als gefährlich unterdrückt werden soll/muß *(Realitätsprinzip)*" (Freud 1941, Bd. 17, S. 129; Hervorhebung im Original).

Mit der Modifikation des Lustprinzips führt er die Selbsterhaltung des Ich, seine Sicherheit als Ziel ein:

## Die Psychoanalyse als Instrument ärztlichen Verstehens

Wie das Es ausschließlich auf Lustgewinn ausgeht, so ist das Ich von der Rücksicht auf Sicherheit beherrscht. Das Ich hat sich die Aufgabe der Selbsterhaltung gestellt, die das Es zu vernachlässigen scheint" (Freud 1941, Bd. 17, S. 129–130).

Diesem Ziel entsprechen Hilfsfunktionen, zunächst die Fähigkeit, Gefahren zu antizipieren und den Organismus mit Hilfe der „Signalangst" zu warnen:

... Eine erwartete vorausgesehene Unluststeigerung wird mit dem *Angstsignal* beantwortet, ihr Anlaß, ob er von außen oder innen droht, heißt eine *Gefahr* (Freud 1941, Bd. 17, S. 68; Hervorhebung im Original).

Das Ausmaß der Gefahr wird dabei im Hinblick auf die Funktionen des Ich bestimmt.

Das Ich bedient sich der Angstsensationen als eines Signals, das seiner Integrität drohende Gefahren anzeigt" (Freud 1941, Bd. 17, S. 130).

Die Beobachtung der Gefahr setzt die Fähigkeit, zwischen Innen und Außen unterscheiden zu können, voraus. Diese Fähigkeit wird „*Realitätsprüfung*" genannt.

Da Erinnerungsspuren ebenso bewußt werden können wie Wahrnehmungen, besonders durch ihre Assoziation mit Sprachresten, besteht hier die Möglichkeit einer Verwechslung, die zur Verkennung der Realität führen würde. Das Ich schützt sich gegen sie durch die Einrichtung der *Realitätsprüfung* ... (Freud 1941, Bd. 17, S. 130; Hervorhebung im Original).

So entstand aus primitiven „Organen zur Reizaufnahme ... und zum Reizschutz" das Ich als ein umfassendes, sich selbst erhaltendes Regulationssystem, das zwischen den triebbestimmten Bedürfnissen und Wünschen des Es, den Ansprüchen der Umwelt und eigenen Interessen vermittelt.

Eine Handlung des Ichs ist dann korrekt, wenn sie gleichzeitig den Anforderungen des Es, des Über-Ichs und der Realität genügt, also deren Ansprüche miteinander zu versöhnen weiß (Freud 1941, Bd. 17, S. 69).

Das Ich ist eine Instanz, die Aufgaben löst (Waelder 1963); Entsprechend den gestellten Aufgaben lassen sich mehrere Gruppen von Ich-Funktionen unterscheiden:

1) Aufnahme und Prüfung von Information: Das Ich informiert sich über die Umgebung und von innen kommende Reize. Es nimmt über die Sinne wahr, filtert und ordnet in Akten „sensorischer Integration" aus der Überfülle ungeordneter Sinnesdaten die vom Organismus benötigten, vergleicht mit Hilfe der Erinnerung, verarbeitet und bewertet mit Hilfe des Denkens.
2) Abstimmung von Bedürfnissen, Wünschen und Interessen mit den Anforderungen der Umwelt. Das Ich prüft mit Hilfe von Phantasie, Probehandeln und Denken die Möglichkeiten, seine Bedürfnisse, Wünsche und Interessen in die Realität umzusetzen. Es antizipiert und bewertet dabei Gefahren und steuert das Verhalten entsprechend. Am Realitätsprinzip orientiert, vermag es Befriedigung aufzuschieben und so den Organismus als Ganzes, die Funktionen des psychischen Systems und damit auch sich selbst vor Gefahren zu schützen. Für diese Funktionsgruppe wurde das Subsystem der sog. Anpassungs- und „Abwehrmechanismen" entwickelt (vgl. S. 71).
3) Steuerung des Handelns. Das Ich vermag die psychische Umwelt des Organismus aktiv zu verändern; es kontrolliert die Motorik und kann spezielle Geschicklichkeiten entwickeln.
4) Aufrechterhaltung des eigenen „Funktionsganzen" und der Identität im Erleben. Das Gefühl der Ich-Identität entwickelt sich zusammen mit der Realitätsprüfung: Das kleine Kind lernt, was zu ihm selbst und was zur Außenwelt gehört.

Zu den vielfältigen Lernprozessen, die die Funktionsmöglichkeiten des Ich erweitern, gehört die Identifizierung. Sie wirkt entscheidend am Aufbau des dritten psychischen Subsystems, des „Über-Ich" mit.

## *Das Über-Ich*

Mit „Über-Ich" bezeichnet Freud ein sich im Ich differenzierendes Subsystem mit der Fähigkeit zur *Selbstbeobachtung* und der Funktion der *Selbstbewertung*. Das Über-Ich enthält *Normen* für die Bewertung unserer Wünsche, Phantasien und Handlungen. Es besteht aus 2 Substrukturen: einer an Geboten orientierten „richterlichen" Instanz (Über-Ich im engeren Sinne, dem „Gewissen" entsprechend) und unseren Idealvorstellungen, dem „Ich-Ideal".

> Das Über-Ich ist für uns die Vertretung aller moralischen Beschränkungen, der Anwalt des Strebens nach Vervollkommnung, kurz das, was uns von dem sogenannt Höheren im Menschenleben psychologisch greifbar geworden ist (Freud 1933, Bd. 15, S. 73).

Das Über-Ich entwickelt sich beim Kind über frühe Vorstufen; erst während des Ödipuskomplexes (3.-6. Lebensjahr) formt es sich endgültig aus. Es stellt schließlich das Ergebnis der Auseinandersetzung zwischen triebbestimmten Bedürfnissen und Wünschen einerseits und den Geboten und Verboten der Eltern andererseits dar. Die Kanalisierung der Triebspannung erfordert zunächst die Anwesenheit und Aufsicht der Eltern; Liebesbeweis und Liebesentzug bzw. die damit verbundenen Gefühle von Sicherheit und Angst regeln Befriedigung und Verzicht; später werden Normen der Eltern über Identifizierungsprozesse verinnerlicht: Das Ich-Ideal dem geliebten Objekt entsprechend, das Über-Ich im engeren Sinne dem versagenden, verbietenden und gefürchteten Objekt entsprechend (Loch 1989).

> Ein Stück der Außenwelt ist als Objekt, wenigstens partiell, aufgegeben und dafür (durch Identifizierung) ins Ich aufgenommen, also ein Bestandteil der Innenwelt geworden. Diese neue psychische Instanz setzt die Funktionen fort, die jene Personen der Außenwelt ausgeübt hatten, sie beobachtet das Ich, gibt ihm Befehle, richtet es und droht ihm mit Strafen, ganz wie die Eltern, deren Stelle es eingenommen hat. Wir heißen diese Instanz das *Überich,* empfinden sie in ihren richterlichen Funktionen als unser *Gewissen* Freud 1941, Bd. 17, S. 136-137; Heraushebungen im Original).

Die Bildung des Über-Ich erweitert die Funktionsmöglichkeiten des Seelenlebens. Das Referenzsystem wird von außen nach innen verlegt; dies ermöglicht einen inneren Dialog und vergrößert die Autonomie (Stierlin 1975). Unlust und Angst werden unwahrscheinlicher. Es ist leichter, eigenen Vorschriften zu gehorchen als einer äußeren, despotisch erlebten Macht. „Triebverzicht aus äußeren Gründen" ist „nur unlustvoll", Triebverzicht „aus inneren Gründen, aus Gehorsam gegen das Über-Ich, ... bringt außer der unvermeidlichen Unlustfolge dem Ich auch einen Lustgewinn, eine Ersatzbefriedigung gleichsam. Das Ich fühlt sich gehoben, es wird stolz auf den Triebverzicht wie auf eine wertvolle Leistung" (Freud 1937, Bd. 16, S. 224). Hinzu kommt ein Gefühl von Sicherheit: Für das Ich ist das Über-Ich mit seinen Identifikationen eine Hilfe im Kampf gegen Es-Impulse. Es ist, als ob das Kind die Gewähr dafür hätte, daß die Eltern immer da sind oder es in seinen Kampf unterstützen.

Zufriedenheit mit sich selbst, Freude und Glücklichsein können daher rühren, daß das Über-Ich dem Ich Anerkennung zollt wegen seines Verhaltens und seiner Einstellung. Dies ist Folge der Bildung des Über-Ich über projizierte Elternbilder.

Es gab ein Gefühl von Sicherheit und Befriedigung, wenn man aus Liebe zu den Eltern einen Triebverzicht zustande gebracht hat. Den eigentümlich narzißtischen Charakter des Stolzes konnte dies gute Gefühl erst annehmen, nachdem die Autorität selbst ein Teil des Ichs geworden war (Freud 1937, Bd. 16, S. 225).

Mit der Bildung des Über-Ich vermehren sich aber auch die Möglichkeiten von Funktionsstörungen. Das Ich verliert einen Teil seiner Aktionsfreiheit, ist der Oberherrschaft des Über-Ich unterworfen. Die Strenge, mit der das Über-Ich Triebwünschen entgegentritt, kann größer sein als früher die Strenge der Eltern, wie wir es nicht selten, etwa bei skrupulösen Jugendlichen, sehen. Die Strenge des Über-Ich hängt damit zusammen, daß das Gesetz der Eltern durch die abzuwehrende aggressive Komponente eigener gegen die Eltern gerichteter (ödipaler) Wünsche verschärft wird, daß seine Funktion an 2 Grundprinzipien gebunden bleibt – an das Gesetz der Wiedervergeltung (Talionsgesetz) und an die Nichtunterscheidbarkeit von Wunsch und Tat – und schließlich damit, daß das Über-Ich historischen Normen folgt.

Das Talionsgesetz entspricht einer primitiven Gerechtigkeitsvorstellung: „Auge um Auge, Zahn um Zahn". Die unbewußten Bußen und Strafen, die uns das Über-Ich auferlegt, entsprechen unseren unbewußten Wünschen. Diese werden fast ebenso streng bedroht wie die durchgeführte Tat. Dies hängt wahrscheinlich mit der Unfähigkeit des Kindes zusammen, zwischen Phantasie und tatsächlich Gewünschtem zu unterscheiden bzw. mit seiner magischen Erwartung, daß Wünschen das Gewünschte bewirkt.

So zieht das Über-Ich „das Ich nicht wegen seiner Taten zur Rechenschaft", „sondern ebenso wegen seiner Gedanken und unausgeführten Absichten, die ihm bekannt zu sein scheinen. Wir werden daran gemahnt, daß auch der Held der Ödipus-Sage sich wegen seiner Taten schuldig fühlt und sich seiner Selbstbestrafung unterwirft, obwohl doch der Zwang des Orakels ihn in unserem wie im eigenen Urteil schuldfrei sprechen sollte. In der Tat ist das Über-Ich der Erbe des Ödipuskomplexes und wird erst nach der Erledigung desselben eingesetzt. Seine Überstrenge folgt darum nicht einem realen Vorbild, sondern entspricht der Stärke der Abwehr, die gegen die Versuchung des Ödipuskomplexes aufgewendet wurde."
Solange das Ich im Einvernehmen mit dem Über-Ich – wie früher mit den Eltern – arbeitet, „ist es nicht leicht, die Äußerungen der beiden zu unterscheiden, aber Spannungen und Entfremdungen zwischen ihnen machen sich sehr deutlich bemerkbar. Die Qual der Gewissensvorwürfe entspricht genau der Angst des Kindes vor dem Liebesverlust, die ihm die moralische Instanz ersetzt hatte. Auf der anderen Seite, wenn das Ich einer Versuchung erfolgreich widerstanden hat, etwas zu tun, was dem Über-Ich anstößig wäre, fühlt es sich in seinem Selbstgefühl gehoben und in seinem Stolz bestärkt, als ob es eine wertvolle Erwerbung gemacht hätte" (Freud 1941, Bd. 17, S. 137)

Die Normen des Über-Ich sind historische Normen. Sie vermitteln einerseits soziale Tradition, hemmen jedoch u. U. eine zeitgerechte Anpassung der Normen und können so der Fortentwicklung gesellschaftlicher Verhältnisse entgegenstehen.

> In der Regel folgen die Eltern in der Erziehung den Vorschriften ihres eigenen Über-Ichs. Wie immer sich ihr Ich mit ihrem Über-Ich auseinandergesetzt haben mag, in der Erziehung des Kindes sind sie streng und anspruchsvoll. Sie haben die Schwierigkeiten ihrer eigenen Kindheit vergessen, sind zufrieden, sich nun voll mit den eigenen Eltern identifizieren zu können, die ihnen seinerzeit die schweren Einschränkungen auferlegt haben. So wird das Über-Ich des Kindes eigentlich nicht nach dem Vorbild der Eltern, sondern des elterlichen Über-Ichs aufgebaut; es erfüllt sich mit dem gleichen Inhalt, es wird zum Träger der Tradition, all der zeitbeständigen Wertungen, die sich auf diesem Wege über Generationen fortgepflanzt haben (Freud 1933, Bd. 15, S. 73).

Wichtig ist dabei zu berücksichtigen, daß das Über-Ich überwiegend unbewußt arbeitet; deshalb entsprechen in der Erziehung oft die Folgen nicht den Absichten, etwa es gerade anders (und damit „besser") zu machen als die Eltern.

Betrachtet man die Funktionen des psychischen Apparates in ihrer Beziehung zum Zeitverlauf, so „kann man sagen, die Außenwelt, in der sich der einzelne nach der Ablösung von den Eltern ausgesetzt finden wird, repräsentiere die Macht der Gegenwart, sein Es mit seinen vererbten Tendenzen die organische Vergangenheit und das später hinzugekommene Über-Ich v. a. die kulturelle Vergangenheit, die das Kind in den wenigen Jahren seiner Frühzeit gleichsam nacherleben soll" (Freud 1941, Bd. 17, S. 138).

Freud erläutert sein Struktur- und Funktionsmodell des „psychischen Apparates" noch mit Hilfe einer Skizze.

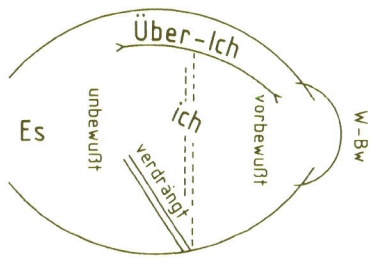

**Abb. 1.** „Die Strukturverhältnisse der seelischen Persönlichkeit" (*W-Bw* = Wahrnehmungsbewußtsein). (Nach Freud 1933, Bd. 15, S. 85)

Sie sehen hier, das Über-Ich taucht in das Es ein; als Erbe des Ödipuskomplexes hat es ja intime Zusammenhänge mit ihm; es liegt weiter ab vom Wahrnehmungssystem als das Ich. Das Es verkehrt mit der Außenwelt nur über das Ich, wenigstens in diesem Schema. Es ist gewiß heute schwer zu sagen, inwieweit die Zeichnung richtig ist; in einem Punkt ist sie es gewiß nicht. Der Raum, den das unbewußte Es einnimmt, müßte unvergleichlich größer sein als der des Ichs oder des Vorbewußten. Ich bitte, verbessern Sie das in Ihren Gedanken (Freud 1933, Bd. 15, S. 85).

**Angst, Trauma, Anpassungs- und Abwehrprozesse**

Sie erinnern sich: Wir wollten im einzelnen verstehen, wie Gesundheit und Krankheit aus der Interaktion des Individuums mit seiner Umgebung und mit sich selbst hervorgehen. Wir haben bisher den Aufbau und die Regulationsmöglichkeiten des „psychischen Apparates" beschrieben. Wir gehen jetzt näher auf die Auseinandersetzung dieses Funktionssystems mit inneren und äußeren Gefahren ein.

Psychische Gesundheit verlangt von diesem System mehr als das Intaktsein seiner Teilsysteme,

> da die verschiedenen Teile unserer Persönlichkeit ihre eigenen Ziele verfolgen, die einander nur allzu häufig widersprechen. Auch wenn unser Triebleben normal, unser Wirklichkeitssinn und unsere Anpassung an die Umgebung angemessen und unsere Ideale bewundernswert sind, ergeben diese einzelnen Punkte noch kein Gesamtbild psychischer Gesundheit. Diese kommt erst zustande, wenn alle Instanzen unseres Seelenlebens – Triebe, Vernunft – Ich und Ideale – einigermaßen zusammenstimmen und in Anpassung an die Außenwelt die der Situation innewohnenden Konflikte bewältigen. Mit anderen Worten: Psychische Gesundheit beruht auf brauchbaren Kompromissen und dem resultierenden Kräfteausgleich zwischen den verschiedenen Instanzen und ihren verschiedenen Ansprüchen (A. Freud 1969, Bd. 9, S. 2400).

Ein harmonisches Funktionieren dieses Systems schafft einen konfliktfreien Raum, der es dem Ich erlaubt, sich im Austausch mit der Umwelt autonom zu entfalten, weiter zu differenzieren und so seine Funktionsmöglichkeiten zu erweitern und gegen Gefahren abzusichern. Solche Gefahren drohen von innen und von außen.

> Ein Sprichwort warnt davor, gleichzeitig zwei Herren zu dienen. Das arme Ich hat es noch schwerer, es dient drei gestrengen Herren, ist bemüht deren Ansprüche und Forderungen in Einklang miteinander zu bringen. Diese Ansprüche gehen immer auseinander, scheinen oft unvereinbar zu sein; kein Wunder, wenn das Ich so oft an seiner Aufgabe scheitert. Die drei

Zwingherren sind die Außenwelt, das Über-Ich und das Es ... In seinem Vermittlungsbestreben zwischen Es und Realität ist es oft genötigt, die ubw Gebote des Es mit seinen vbw Rationalisierungen zu bekleiden und die Konflikte des Es mit der Realität zu vertuschen, mit diplomatischer Unaufrichtigkeit eine Rücksichtnahme auf die Realität vorzuspiegeln, auch wenn das Es starr und unnachgiebig geblieben ist. Andererseits wird es auf Schritt und Tritt von dem gestrengen Über-Ich beobachtet, das ihm bestimmte Normen seines Verhaltens vorhält, ohne Rücksicht auf die Schwierigkeiten von Seiten des Es und der Außenwelt zu nehmen, und es im Falle der Nichteinhaltung mit den Spannungsgefühlen der Minderwertigkeit und des Schuldbewußtseins bestraft. So vom Es getrieben, vom Über-Ich eingeengt, von der Realität zurückgestoßen, ringt das Ich um die Bewältigung seiner ökonomischen Aufgabe, die Harmonie unter den Kräften und Einflüssen herzustellen, die in ihm und auf es wirken (Freud 1933, Bd. 15, S. 84–85).

„In der *Realgefahr* entwickeln wir zwei Reaktionen, die affektive, den Angstausbruch, und die Schutzhandlung" (Freud 1926, Bd. 14, S. 198; Hervorhebung vom Verfasser). Beide können zusammenwirken, Angst kann eine „Schutzhandlung", z. B. Flucht auslösen, es kann aber auch eine Lähmung dieser Schutzmöglichkeiten durch Angst eintreten, die Angst kann sich panikartig ausbreiten.

Während wir bei der *Realangst* die Gefahr kennen, ist die *neurotische Angst* Angst vor einer Gefahr, die wir nicht kennen. Um hier mit dem Verständnis weiterzukommen, fragt Freud nach dem „Kern", nach der „Bedeutung der Gefahrsituation": Diese ist

offenbar die Einschätzung unserer Stärke im Vergleich zu ihrer Größe, das Zugeständnis unserer Hilflosigkeit gegen sie, der materiellen Hilflosigkeit im Falle der Realgefahr, der psychischen Hilflosigkeit im Fall der Triebgefahr. Unser Urteil wird dabei von wirklich gemachten Erfahrungen geleitet werden; ob es sich in seiner Schätzung irrt, ist für den Erfolg gleichgültig. Heißen wir eine solche erlebte Situation von Hilflosigkeit eine *traumatische;* wir haben dann guten Grund, die traumatische Situation von der *Gefahrsituation* zu trennen (1926, Bd. 14, S. 199; Hervorhebungen im Original).

Gefahrsituationen haben eine Vorgeschichte; dies ermöglicht dem Ich, Schutzreaktionen zu aktivieren.

Es ist nun ein wichtiger Fortschritt in unserer Selbstbewahrung, wenn eine solche traumatische Situation von Hilflosigkeit nicht abgewartet, sondern vorhergesehen, erwartet, wird. Die Situation, in der die Bedingung für solche Erwartung enthalten ist, heißt die Gefahrsituation, in ihr wird das Angstsignal gegeben. Dies will besagen: ich erwarte, daß sich eine Situation von Hilflosigkeit ergeben wird, oder die gegenwärtige Situation erinnert mich an eines der früher erfahrenen traumatischen Erlebnisse. Daher antizipiere ich dieses Trauma, will mich benehmen, als ob es schon da wäre, so lange noch Zeit ist, es abzuwenden. Die Angst ist also einerseits Erwartung des Traumas, andererseits eine gemilderte Wiederholung desselben (Freud 1926, Bd. 14, S. 199).

Freud erklärt damit auch charakteristische Merkmale der Angst: ihre Beziehung zur Erwartung (Angst vor etwas) und ihre gleichzeitige Unbestimmtheit und Objektlosigkeit, Merkmale, die Ihnen von Ihren Angstpatienten her vertraut sind.

Die beiden Charaktere, die uns an der Angst aufgefallen sind, haben also verschiedenen Ursprung. Ihre Beziehung zur Erwartung gehört zur Gefahrsituation, ihre Unbestimmtheit und Objektlosigkeit zur traumatischen Situation der Hilflosigkeit, die in der Gefahrsituation antizipiert wird (ebd.).

Nach der Entwicklung der Reihe: Angst – Gefahr – Hilflosigkeit – Trauma läßt sich zusammenfassen:

Die Gefahrsituation ist die erkannte, erinnerte, erwartete Situation der Hilflosigkeit. Die Angst ist die ursprüngliche Reaktion auf die Hilflosigkeit im Trauma, die dann später in der Gefahrsituation als Hilfssignal reproduziert wird. Das Ich, welches das Trauma passiv erlebt hat, wiederholt nun aktiv eine abgeschwächte Reproduktion desselben, in der Hoffnung, deren Ablauf selbsttätig leiten zu können. Wir wissen, das Kind benimmt sich ebenso gegen alle ihm peinlichen Eindrücke, indem es sie im Spiel reproduziert; durch diese Art, von der Passivität zur Aktivität überzugehen, sucht es seine Lebenseindrücke psychisch zu bewältigen" (S. 199–200).

Freud unterscheidet 4 Formen der Angst, die durch 4 Gefahrsituationen in der Kindheit bestimmt sind. Eine entsprechende Traumatisierung vorausgesetzt können analoge Situationen beim Erwachsenen entsprechende Ängste auslösen.

*1) Angst vor Objektverlust*

„Die Situation, die" der Säugling „als Gefahr wertet, gegen die er versichert sein will, ist also die der Unbefriedigung, des *Anwachsens der Bedürfnisspannung,* gegen die er ohnmächtig ist". Mit der Erfahrung, daß die Mutter der gefährlichen Situation ein Ende machen kann, verschiebt sich der Inhalt der Gefahr auf die Abwesenheit der Mutter, den „Objektverlust". Das Kind kann das Angstsignal damit schon geben, bevor die gefürchtete Situation eintritt (Freud 1926, Bd. 14, S. 168). Die Angst, „sowohl als automatisches Phänomen, wie als rettendes Signal", erweist sich „als Produkt der psychischen Hilflosigkeit des Säuglings, welche das selbstverständliche Gegenstück seiner biologischen Hilflosigkeit ist" (Freud 1926, Bd. 14, S. 168–169; Hervorhebungen im Original).

*2) Angst vor Liebesverlust*

Sie ist die Fortsetzung der Angst vor Objektverlust. Das noch hilflose und von seinen Bezugspersonen abhängige Kind bemüht sich darum, sein Verhalten nach deren Erwartungen zu regeln. Verliert er „die Liebe des anderen, ... so büßt er auch den Schutz vor manchen Gefahren ein, setzt sich vor allem der Gefahr aus, daß dieser Übermächtige ihm in der Form der Bestrafung seine Überlegenheit erweist. Das Böse ist also anfänglich dasjenige, wofür man mit Liebesverlust bedroht wird; aus Angst vor diesem Verlust muß man es vermeiden. Darum macht es auch wenig aus, ob man das Böse bereits getan hat, oder es erst tun will; in beiden Fällen tritt die Gefahr erst ein, wenn die Autorität es entdeckt". Die Angst vor dem Liebesverlust ist „soziale" Angst, noch nicht „Gewissens"-Angst (Freud 1930, Bd. 14, S. 483–484).

*3) Kastrationsangst*

Auch diese in der „phallischen Phase" (3.–6. Lebensjahr) auftretende Angstform sieht Freud im Zusammenhang mit der Verlust- bzw. Trennungsangst.

> Die Gefahr ist hier die Trennung von dem Genitale ... Die hohe narzißtische Einschätzung des Penis kann sich darauf berufen, daß der Besitz des Organs die Gewähr für eine Wiedervereinigung mit der Mutter (dem Mutterersatz) im Akt des Koitus enthält. Die Beraubung dieses Gliedes ist soviel wie eine neuerliche Trennung von der Mutter, bedeutet also wiederum, einer unlustvollen Bedürfnisspannung ... hilflos ausgeliefert zu sein. Das Bedürfnis, dessen Ansteigen gefürchtet wird, ist aber nun ein spezialisiertes, das der genitalen Libido, nicht mehr ein beliebiges wie in der Säuglingszeit (Freud 1926, Bd. 14, S. 169–170).

Die Kastrationsangst entwickelt sich weiter zur

*4) Gewissensangst*

Jetzt ist nach Überwindung des Ödipus-Komplexes „die Autorität durch die Aufrichtung eines Über-Ichs verinnerlicht". „Jetzt entfällt auch die Angst vor dem Entdecktwerden ..., denn vor dem Über-Ich kann sich nichts verbergen, auch Gedanken nicht" (Freud 1930, Bd. 14, S. 484).

Das Ich bewertet jetzt den Zorn, die Strafe des Über-Ich, den Liebesverlust von dessen Seite als Gefahr und beantwortet diese mit dem Angstsignal (Freud 1926, Bd. 14, S. 170). Diese Angst vor dem Über-Ich entsteht in der Latenzzeit (ca. 7.–12. Lebensjahr). Für den Arzt sind Kenntnisse von der Entwicklung der Angstformen wichtig, weil diese oft lebenslang fortbestehen und es im Laufe der Entwicklung nicht immer gelingt, die alten Gefahrsituationen „durch die Erstarkung des Ichs zu entwerten" (Freud 1933, Bd. 15, S. 95).

> Viele Menschen können die Angst vor dem Liebesverlust nicht überwinden. Sie werden nie unabhängig genug von der Liebe anderer und setzen in diesem Punkt ihr infantiles Verhalten fort ... Es ist kein Zweifel, daß die Personen, die wir Neurotiker heißen, in ihrem Verhalten zur Gefahr infantil bleiben und verirrte Angstbedingungen nicht überwunden haben (Freud 1933, Bd. 15, S. 95).

Die gesundheitlichen Gefahren realen Objektverlusts und fortbestehender Angst vor Objekt- bzw. Liebesverlust schätzen wir heute noch bedeutsamer ein als seinerzeit Freud. Objektverlust und/oder chronische Angst vor Objektverlust sind die häufigsten Ursachen bei Erkrankungen aller Art. Das aktuelle Erleben eines Verlustes ist v. a. dann wirksam, wenn es sich mit dem unbewältigten Trauma früherer Verluste bzw. Verlustdrohungen verknüpft und so Ängste und auch depressive Gefühle reaktiviert, die das kleine Kind bei der Abwesenheit der Mutter empfand. Erst so wird eine von unbeteiligten Beobachtern möglicherweise als weniger bedrohlich eingestufte Situation zum *Trauma:*

> Trauma ist jedes Ereignis in der Innenwelt oder Außenwelt, das imstande ist, durch seine Plötzlichkeit, durch die Quantität oder auch durch die Qualität der Reizzufuhr, das Ich für kürzere oder auch für längere Zeit außer Tätigkeit zu setzen. Wenn das geschieht, wenn das Individuum sich aller Ich-Funktionen und Abwehrmechanismen beraubt findet, wird auf das Ereignis mit primitiven, archaischen, oft somatischen Mitteln reagiert. Statt zu flüchten oder zu verdrängen, zu verleugnen, zu projizieren usw., setzen Verhaltensweisen ein, die aus der Zeit vor der Differenzierung des psychischen Apparates stammen: Panikartige Zustände anstelle des Angstsignals, Lähmung der Motilität oder unzweckmäßige motorische Aktionen, endlose Wiederholungen usw. (A. Freud 1967, S. 2396; vgl. 3.3).

Sigmund Freud erklärt einen Teil der körperlichen Sensationen der Angst dadurch, daß er Angst als biophysisches Phänomen auf das Geburtsereignis zurückführt:

So hat wahrscheinlich während der Geburt die Richtung der Innervation auf die Atmungsorgane die Tätigkeit der Lungen vorbereitet, die Beschleunigung des Herzschlags gegen die Vergiftung des Blutes arbeiten wollen. Diese Zweckmäßigkeit entfällt natürlich bei der späteren Reproduktion des Angstzustandes als Affekt ... (1926, Bd. 14, S. 164–165).

Auch beim Säugling erweise sich eine solche Angstreaktion noch als zweckmäßig, indem die Richtung der Abfuhr auf Atem- und Stimmuskulatur nun die Mutter herbeiruft, wie sie früher die Lungentätigkeit zur Wegschaffung der inneren Reize anregte.

Möglicherweise bilden sich ein Teil der Symptome bei Patienten mit funktionellen herz- und atembezogenen Beschwerden, evtl. auch bei Patienten mit Asthma bronchiale, um Relikte dieser frühen Angstkorellate herum.

Analoges gilt auch für spätere Angstformen, etwa die Kastrationsangst. Sie spielt nicht nur in der Pathogenese vieler Neurosen eine wichtige Rolle. Auf ihre Abkömmlinge treffen wir schon bei diagnostischen Eingriffen – gelegentlich schon bei der Venenpunktion, die zur Synkope führt – und bei der Vorbereitung zu Operationen.

Zur Abwehr von Gefahren, die zur traumatischen Situation werden könnten, löst das Angstsignal im Ich die sog. *Abwehr und Anpassungsmechanismen* aus.

Freud hat als ersten und hauptsächlichen Abwehrmechanismus die *Verdrängung* beschrieben. Er versteht darunter eine psychische Operation, über die das Subjekt versucht, mit einem Trieb zusammenhängende Vorstellungen, Gedanken, Bilder, Erinnerungen in das Unbewußte zurückzustoßen oder dort festzuhalten. Die Verdrängung wird dann aktiviert, wenn die Befriedigung eines Triebes im Hinblick auf andere Forderungen Gefahr laufen würde, Unlust hervorzurufen (nach Laplanche u. Pontalis 1972).

Angst veranlaßt Verdrängung, wenn

das Ich merkt, daß die Befriedigung eines auftauchenden Triebanspruchs eine der wohlerinnerten Gefahrsituationen heraufbeschwören würde. Diese Triebbesetzung muß also irgendwie unterdrückt, aufgehoben, ohnmächtig gemacht werden. Wir wissen, die Aufgabe gelingt dem Ich, wenn es stark ist und die betreffende Triebregung in seine Organisation einbezogen hat. Der Fall der Verdrängung ist aber der, daß die Triebregung noch dem Es angehört und das Ich sich schwach fühlt. Da hilft sich Ich durch eine Technik, die im Grunde mit der des normalen Denkens identisch ist. Das Denken ist ein probeweises Handeln mit kleinen Energiemengen, ähnlich wie die Verschiebungen kleiner Figuren auf der Landkarte, ehe der Feldherr seine Truppenmassen in Bewegung setzt. Das Ich antizipiert also die

Befriedigung der bedenklichen Triebregung und erlaubt ihr, die Unlustempfindungen zu Beginn der gefürchteten Gefahrsituation zu reproduzieren. Damit ist der Automatismus des Lust-Unlust-Prinzips ins Spiel gebracht, der nun die Verdrängung der gefährlichen Triebregung durchführt (Freud 1933, Bd. 15, S. 96).

Das Ich versucht mit Hilfe weiterer Abwehrreaktionen eine „psychische Bindung" des Verdrängten zu erreichen. Diese Bindung erfordert allerdings dauernden Aufwand. Andernfalls

> würde der verdrängte Trieb, der kontinuierlich Zuflüsse aus den Quellen erhält, ein nächstes Mal denselben Weg einschlagen, von dem er abgedrängt wurde, die Verdrängung würde um ihren Erfolg gebracht oder sie müßte unbestimmt oft wiederholt werden. So folgt aus der kontinuierlichen Natur des Triebes die Anforderung an das Ich, seine Abwehraktion durch einen Daueraufwand zu versichern (Freud 1926, Bd. 14, S. 189).

Mit Hilfe dieser „Gegenbesetzung", z. B. der Projektion eigener Triebimpulse nach außen, verwehrt das Ich unbewußten Vorstellungen und Wünschen den Zugang zum Bewußtsein und zum Handeln. Im Falle der Projektion droht die Gefahr dann von anderen Personen, von Tieren, Sachen oder nur noch in bestimmten Situationen, die gemieden werden können, so daß sich die Angst vermindert. Diese Form der Abwehr findet sich regelmäßig v. a. bei Phobien. Eine andere Form der Gegenbesetzung sind übertriebene Gewissenhaftigkeit und Reinlichkeit bei Zwangsneurotikern. Hier werden aggressive Impulse, die mit infantilen (analen) Phantasien verbunden sind, zuerst verdrängt und dann in Gewissenhaftigkeits- und Reinlichkeitszeremoniell (z. B. Waschzwang) gebunden. Diesen Abwehrmechanismus nennen wir „Reaktionsbildung". Besonders deutlich zeigen sich diese Abwehrmechanismen als Widerstand in der Behandlung.

> Diese Aktion zum Schutz der Verdrängung ist es, die wir bei der therapeutischen Bemühung als *Widerstand* verspüren. Widerstand setzt voraus, was ich als *Gegenbesetzung* bezeichnet habe. Eine solche Gegenbesetzung wird bei der Zwangsneurose greifbar. Sie erscheint hier als Ich-Veränderung, als Reaktionsbildung am Ich durch Verstärkung jener Einstellung, welcher der zu verdrängenden Triebrichtung entgegengesetzt ist (Mitleid, Gewissenhaftigkeit, Reinlichkeit). Diese Reaktionsbildungen der Zwangsneurose sind durchweg Übertreibungen normaler, im Verlauf der Latenzzeit entwickelter Charakterzüge (Freud 1926, Bd. 14, S. 189–190; Hervorhebungen im Original).

In der weiteren Entwicklung der Psychoanalyse wurden eine größere Zahl von Abwehrmechanismen und vielfältige Wechselbeziehungen zwischen ihnen beschrieben. Heute spricht man von einem *System von Anpassungs- und Abwehrmechanismen*. Übergeordnetes Ziel dieses Systems ist es, den psychischen Apparat auf bestmöglichem Niveau funktionsfähig zu halten. Dieses Steuerungssystem ist ständig mehr oder weniger aktiviert: Ob es salutogen oder pathogen wirkt, hängt von der Problemstellung, dem Ausmaß der Bedrohung einerseits und der Funktionsreserve des Systems andererseits ab. Angst aktiviert dieses System; je nach ihrem Ausmaß stimuliert sie seine Weiterentwicklung oder blockiert wichtige Funktionen. Die Aufrechterhaltung des psychischen Gleichgewichts kann Folgen haben: Abgewehrte Triebimpulse, Wünsche, Affekte und Phantasien führen im Unbewußten ein pathogenes Eigenleben; die Aufrechterhaltung ihrer Abwehr macht fortdauernde ergänzende Abwehrmaßnahmen nötig, die die Verhaltensmöglichkeiten der Person oft erheblich einschränken.

Dieses System von Anpassungs- und Abwehrmechanismen, das dem Organismus die Bewältigung von Konflikten und Problemen ermöglicht, läßt sich nach einzelnen, jeweils im Vordergrund stehenden „Mechanismen" gliedern. Solche Einteilungen sind von der jeweiligen Fragestellung abhängig und sollten dem vermuteten Funktionszustand des zu untersuchenden Systems entsprechen. In der folgenden Übersicht (s. S. 72) stellen wir Ihnen einen Gliederungsansatz vor, der für die empirische Untersuchung von Abwehrmechanismen bei Neurotikern und psychosomatisch Kranken ausgearbeitet wurde (nach Ehlers 1983).

Für die klinische Arbeit ist es am übersichtlichsten, diese Anpassungs- und Abwehrmechanismen nach Funktionen zu gruppieren: Je eine Gruppe reguliert die Wahrnehmung äußerer Gefahren (z. B. „Verleugnung"), die Verarbeitung innerhalb des psychischen Apparates (z. B. „Verdrängung"), Sprache und Verhalten (z. B. „Vermeiden") bzw. modifiziert das Ich in seinem Funktionsniveau („Regression"; vgl. Abb. 2. nach Leigh u. Reiser 1982).

Die Bevorzugung einzelner Abwehrmechanismen prägt den Verhaltensstil. Bei ausgereifter psychischer Entwicklung ergänzen sich die intrasystemischen Abwehrmechanismen zu harmonischer Funktion: Die Wahrnehmung der Umwelt wird nicht verzerrt, die Objektbeziehungen sind nicht manipulativ. Persistiert – v. a. bei frühen Störungen in der Entwicklung – die Angst vor Objektverlust übermäßig, so tragen die Abwehrmechanismen nicht selten zu einem manipulativen Verhalten in den Objektbeziehungen bei (Moser 1964): Diese Patienten regulieren so den Abstand zu ihren Bezugspersonen entsprechend ihren Bedürfnissen, berücksichtigen die Bedürfnisse der anderen nicht; diese werden bei Bedarf benützt und dann wieder stehengelassen. Die Patienten werden durch ihr Bedürfnis nach Nähe einerseits und von ihrer Angst, abhängig und manipuliert zu werden andererseits, hin- und hergerissen; sie pendeln so in ihren Beziehungen zwischen Nähe und Ferne.

## Kurzdefinition von Abwehrmechanismen nach dem Subjekt-Objekt-Schema ($S$ Subjekt)

1) *Wendung gegen die eigene Person:*
S wendet Aggression (D) gegen sich selbst (O).
2) *Introjektion:*
S verbindet sich mit ganzem Objekt (O), das abgewehrten Triebimpuls (D) repräsentiert.
3) *Identifikation:*
S verbindet sich mit Teilfunktionen des Objektes (O), die Triebimpulse (D) repräsentieren.
4) *Projektion:*
S verschiebt eigene abgewehrte Triebimpulse (D) auf das Objekt (O).
5) *Regression:*
S gibt ödipale Triebimpulse (D1) auf und zieht sich zurück auf prägenitale Triebimpulse (D2).
6) *Ungeschehenmachen:*
S nimmt einen verbotenen Triebimpuls (D) gegenüber einem Objekt (O) zurück.
7) *Reaktionsbildung:*
S zeigt gegenüber Objekt (O) gegenteilige Einstellungen und Verhaltensweisen, als der verpönte Triebimpuls (D) erwarten ließe.
8) *Verkehrung ins Gegenteil:*
*S zeigt gegenüber Objekt (O) gegenteiligen Triebimpuls (D) als auslösende Situation erwarten ließe*
9) *Isolierung:*
S trennt zusammengehörige Einfälle oder Handlungen sowie Vorstellung und Affekt, um Berührung des verpönten Triebimpulses (D) mit der eigenen Person (O) zu vermeiden.
10) *Verzögerte Affektausbrüche:*
S verzögert Affektausbruch, um Zusammenhang mit bedrohlichem Triebimpuls (D) oder Objekt (O) zu vermeiden.
11) *Affektäquivalente dominieren:*
S ist sich der affektiven Bedeutung einer den Affekt normalerweise begleitenden Körperreaktion nicht bewußt.
12) *Verschiebung von Libido:*
S besetzt eine weniger bedrohliche Vorstellung oder Handlung gegenüber einem Objekt (O) mit Triebenergie (D).

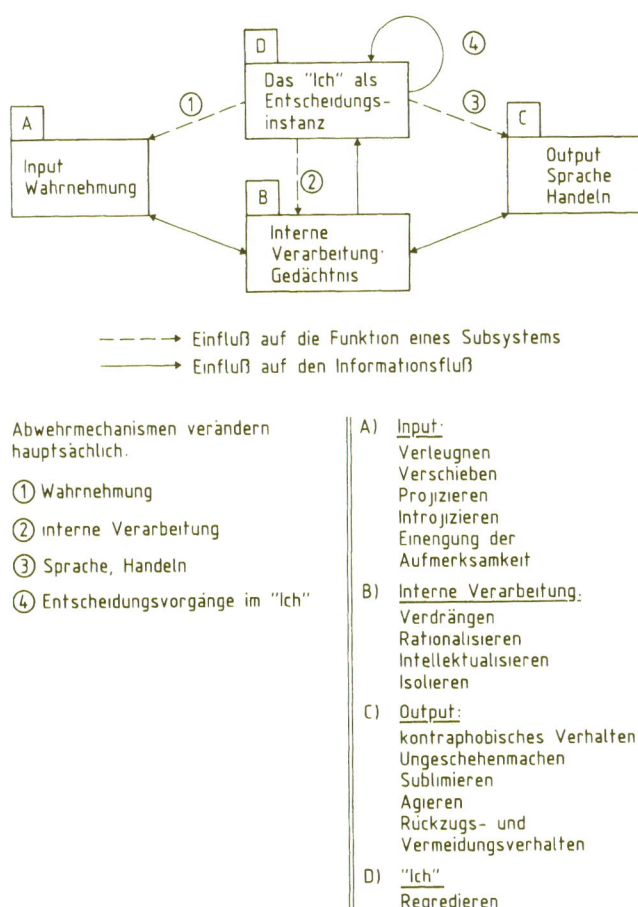

Abb. 2. Klassifikation der Abwehrmechanismen. (Nach Leigh u. Reiser 1982; aus: Kächele u. Steffens 1988)

Sie werden dieses Verhalten aus ihrer Praxis kennen: Diese Kranken kommen, wenn ihre Versorgungsbedürfnisse ansteigen und meiden den Arzt wieder, wenn ihre aggressiven Impulse (z. B. nach unvermeidlichen Frustrationen und Enttäuschungen) zunehmen. Verstehen können wir solche Patienten nur, wenn wir um die Heftigkeit der in ihnen wirksamen Affekte wissen:

Ein 20jähriger Asthmatiker kompensierte extreme Angst- und Abhängigkeitsgefühle während seiner häufigen Atemnotanfälle regelmäßig über folgende Phantasie: Jetzt könne er „wieder alle nach seiner Pfeife tanzen lassen"; die Ärzte, die die Wünsche und Anweisungen des mit seiner Krankheit sehr erfahrenen Patienten nicht minutiös befolgten, hatten die Folgen zu tragen: Steigerung der Atemnot des Patienten erforderte oft stundenlange Anwesenheit an seinem Bett. Auch während der ersten 2 Jahre der Psychotherapie reagierte der Patient überempfindlich, wenn die Regulation von Nähe und Distanz seiner Kontrolle zu entgleiten drohte: Ging der Psychotherapeut in Urlaub, mußte der Patient regelmäßig kurz vor seiner Rückkehr stationär aufgenommen werden. Werden die eigenen Wünsche des Patienten nach Nähe und Abhängigkeit zu groß, so schlagen sie leicht in Distanzierungsversuche und Aggression um: Jetzt phantasiert der sonst sozial unauffällige, eher überangepaßte Kranke z. B. den Therapeuten zu töten. Aber auch als Toten erlebt er ihn als noch zu gefährlich; ausführlich phantasiert er, wie er ihn in Stücke zerhacken, anschließend einem Hund zum Fraß vorwerfen und schließlich auch den Hund töten und beerdigen müsse, um ihn wirklich unschädlich zu machen.

Erst viel später im Behandlungsverlauf wird der Patient sich dieser Schwierigkeiten bewußt, z. B. als ihm auffällt, daß er die Stimme des ihm gegenübersitzenden Therapeuten kaum hört. Über Wochen klingt sie für ihn so, als säße er mehrere Räume vom Therapeuten entfernt. Wie sehr diese Abwehr den Patienten isoliert und damit auch ihn selbst beeinträchtigt, Lebensmöglichkeiten zerstört, zeigt eine Phantasie nach etwa 3jähriger Behandlung: Er sitzt am Meer, die Wellen treiben eine Flaschenpost heran. Er öffnet die Flasche, entnimmt ihr ein altes, vergilbtes Pergament mit kaum lesbaren Schriftzeichen, die nur mühsam zu entziffern sind. Er weiß, daß der Inhalt der Botschaft für ihn außerordentlich wichtig ist. Er vergleicht den Inhalt dieser Botschaft mit dem Inhalt seiner Phantasien, die sich ihm schon, bevor er darüber nachdenkt, „immer in ein Nichts auflösen". Er spürt, daß ihn der Inhalt dieser Botschaft stark berührt; er fürchtet, von diesem Gefühl überwältigt werden zu können, und meint, dieses Gefühl könne oder möchte er nicht ertragen. Schließlich steckt er das Pergament in die Flasche zurück und sieht „mit tiefer Befriedigung" zu, wie die Flasche sich auf den Wellen schaukelnd langsam wieder entfernt, aufs weite Meer hinausgetragen wird. Dem Therapeuten gegenüber empfindet er ein triumphierendes Gefühl: Auch ihm bleibe dies nun alles vorenthalten.

Das Verhalten des Kranken wäre für den Arzt unerträglich, der Umgang mit ihm ohne therapeutischen Nutzen, gelänge es nicht, die Aggression und den Schmerz, den der Kranke jetzt in der Phantasie dem Arzt zufügt, zum Gegenstand der Behandlung zu machen und seine aktuellen Gefühle in Beziehung zu den Empfindungen zu setzen, die wohl auch in der Pathogenese der Asthmaerkrankung wirksam waren, etwa die Schmerzen, die der Patient in der Beziehung zu seiner Mutter erlebte. Diese war ihm einerseits immer zu nah, er lebte bis zum 20. Lebensjahr mit ihr in einem einzigen Zimmer; andererseits fühlte er sich von ihr als Kind immer im Stich gelassen: die Mutter arbeitete abends als Kellnerin; wenn er in der Nacht aufwachte, war er immer allein und fühlte sich hilflos seiner Angst ausgeliefert. Wohl ebenso wichtig wie dieses dokumentierte Verhalten war die Qualität der Beziehung zwischen der alleinlebenden Mutter und dem Sohn. Als Flüchtling hatte sie der Vater des

Kindes, ein Bauernsohn, nicht heiraten dürfen. Sie benutzte ihren Sohn als Objekt ihrer eigenen Bedürfnisse, u. a. als eine Art Ersatzpartner; so kam es ständig zu Übergriffen, gegen die der Patient sich nur durch inneren oder äußeren Rückzug hatte wehren können.

Bei der Untersuchung von Anpassungsprozessen an chronische und/ oder lebensbedrohliche Erkrankungen wurden bewußtseinsnähere Bewältigungsstrategien herausgearbeitet, die wir als „Coping-" oder „Bewältigungsmechanismen" bezeichnen. Auf sie gehen wir unter 3.9 näher ein (auch vgl. Gaus Köhle 1990; Heim Willi 1986; Kächele u. Steffens 1988).

Wir kommen zum Abschluß unserer Darstellung von Freuds klassischem psychoanalytischen Konzept: Welche Konsequenzen haben diese bis 1939 gewonnenen Erkenntnisse für das Handeln des Arztes? Mit unserer Kurzantwort zeichnen wir die Entwicklung dieses Konzepts bis zu diesem Zeitpunkt noch einmal nach: Aus der Triebpsychologie ergab sich die Frage nach den unbewußten Wünschen des Patienten. Aufgabe des Analytikers war es vor allem, die „Libido in allen ihren Schlupfwinkeln aufzuspüren und sie neuen Zwecken zuzuführen" (ein „hochgeachteter Analytiker der 1. Generation"). Nach der Entdeckung des Zusammenhangs von Angst und Trauma fragt der Arzt nach der Ursache der Angst. Seit der Einsicht, daß Abwehr in für den Patienten charakteristischen Formen unbewußt verläuft, gilt seine Aufmerksamkeit auch diesen Abwehrvorgängen: „Was tut der Patient, wenn er Angst hat?" (nach Waelder 1963).

### 2.3.3 Vom Ich zum Selbst – Die Weiterentwicklung der psychoanalytischen Theorie

Liebe Kolleginnen und Kollegen! Sie werden wahrscheinlich kritische Überlegungen und Fragen zu unserer bisherigen Darstellung des psychoanalytischen Konzepts haben. Vielleicht empfinden Sie diese Theorie als zu unpersönlich und erlebnisfern; vielleicht stören Sie mechanistisch klingende Metaphern; vielleicht verspüren Sie Unbehagen darüber, daß das Seelenleben in diesem Konzept so weitgehend durch „blinde" (Trieb)-kräfte bestimmt wird, vielleicht erleben Sie das Ich als zu passiv konzipiert. Sicher können Sie noch zu wenig Beziehungen zwischen dieser Theorie und den beiden anderen Grundkonzepten dieses Buches, dem Situationskreiskonzept und dem salutogenetischen Ansatz, erkennen.

Tatsächlich verfügt die Psychoanalyse erst durch ihre Weiterentwicklung während der letzten 50 Jahre über psychologische Konzepte, die den Anforderungen der Aussage: „Gesundheit und Krankheit gehen aus der Interaktion des Individuums mit seiner Umgebung und mit sich selbst hervor" weitergehend gerecht werden.

Im Konzept des „psychischen Apparates" hatte die Psychoanalyse zunächst ein Instrumentarium für die Vermittlung biotischer und sozialer Anforderungen entwickelt. Dieses Konzept enthält jedoch noch nicht unsere Fähigkeit, uns als eine kontinuierlich existierende, zum Handeln befähigte Einheit zu erleben: Wir sprechen von uns als „ich selbst" und erleben diese Fähigkeit auch bei unseren Interaktionspartnern.

Das „Ich" in Freuds psychischem Apparat umfaßt dieses Erleben nicht. Freud hat das Ich zwar als lenkende Instanz konzipiert, wegen seiner energetischen Abhängigkeit vom Es blieb es dann aber doch weitgehend passiv von diesem bestimmt.

> Die funktionelle Wichtigkeit des Ichs kommt darin zum Ausdruck, daß ihm normalerweise die Herrschaft über die Zugänge zur Motilität eingeräumt ist. Es gleicht so im Verhältnis zum Es dem Reiter, der die überlegene Kraft des Pferdes zügeln soll, mit dem Unterschied, daß der Reiter dies mit eigenen Kräften versucht, das Ich mit geborgten. Dieses Gleichnis trägt ein Stück weiter. Wie dem Reiter, will er sich nicht vom Pferd trennen, oft nichts anderes übrig bleibt, als es dahin zu führen, wohin es gehen will, so pflegt auch das Ich den Willen des Es in Handlung umzusetzen, als ob es der eigene wäre (Freud 1923, Bd. 13, S. 253).

Die Entwicklung der Psychoanalyse ist die Geschichte mühsamer „Fortbildung" und „Umbildung" von „Ansichten" (1920). Freud tröstete seine Leser „über die langsamen Fortschritte unserer wissenschaftlichen Erkenntnis" mit Worten des Dichters Rückert: „Was man nicht erfliegen kann, muß man erhinken. ... Die Schrift sagt, es ist keine Sünde zu hinken" (1920, Bd. 13, S. 69). Im Verlauf dieses Umbaus erhielten die klassischen Konzepte einen neuen Stellenwert in erweiterten Bedeutungszusammenhängen. Wir meinen, daß es das Verständnis fördert, die Entwicklung und den Umbau der Psychoanalyse in Gedanken zu verfolgen; dabei verkürzen wir für Sie den Weg, indem wir zusammenfassen.

Wir beginnen bei der *Wahrnehmung*. Menschliche Wahrnehmung entwickelt sich aus angeborenen Fähigkeiten, auch unabhängig von triebbestimmten Spannungen zu einer autonomen „Ich-Funktion". Sie gewinnt in einer „konfliktfreien" Ich-Sphäre Stabilität. Wahrnehmung ist ein aktiver Vorgang: Das Ich schützt den Organismus vor einer

Überschwemmung mit ungeordneten Sinnesdaten, es wählt entsprechend Bedürfnissen und inneren Erregungszuständen aus den Sinnesdaten aus. In „Akten sensorischer Integration" (Joffe u. Sandler 1967) baut es aus seiner Umgebung eine „individuelle Wirklichkeit" auf, die ihm Orientierung erlaubt und in der es Bedürfnisse und Wünsche aktiv befriedigt. In der Sprache des Situationskreiskonzeptes ermöglicht die Bedeutungserteilung angemessene Bedeutungsverwertung.

**Das Sicherheitsprinzip**

Gelingt dieser integrative Akt, so stellt sich mehr ein als nur Entspannung oder Angstfreiheit: ein *Gefühl von Sicherheit, Wohlbefinden und Geborgenheit,* eine besondere „Art von Ich-Tonus" (Sandler 1960). Das Ich strebt diesen Zustand immer wieder an, Sandler spricht deshalb von einem *Sicherheitsprinzip* (Sandler 1960; Joffe u. Sandler 1967). Aus der ständigen Wiederholung derart erfolgreicher Ich-Aktivität kann sich ein Erleben von Kontinuität entwickeln, aus dem sich erste Ansätze eines Selbstgefühls bilden. Dieses Erleben stellt sich mit dem Erfolg problemlösender Ich-Aktivität um so mehr ein, je freier, elastischer, spielerischer das Ich mit den Problemen umzugehen vermag, je ungestörter es dem Subjekt gelingt, sich aus der Umgebung eine Umwelt aufzubauen, die wie angemessen zu ihm paßt (v. Uexküll u. Wesiack 1988).

Um die Komplexität der Vorgänge zu veranschaulichen, kommen wir auf Winnicotts Beschreibung der Beziehung zwischen dem Säugling und seiner Mutter zurück (vgl. 2.2). Wird das Baby hungrig, so sucht es mit Mund und Augen nach der Brust. Die auf den Säugling eingestimmte Mutter bietet ihm ihre Brust genau in dem Moment an, in dem jener Bedürfnissignale auszusenden und zu suchen beginnt. Nur so kann das Kind die Brust „entdecken" und dabei das Gefühl empfinden, diese Brust „erschaffen" zu haben.

> Jedes Kind muß die Welt neu erschaffen, aber das ist nur möglich, wenn die Welt Stück für Stück in den Augenblicken der Kreativität des Kindes „ankommt". Der Säugling streckt die Ärmchen aus, und die Brust ist da, die Brust ist geschaffen. Der Erfolg dieses Vorgangs ist abhängig von der sensiblen Anpassung der Mutter an die Bedürfnisse des Säuglings, besonders am Anfang (Winnicott 1984, S. 22).

In diesen Interaktionszyklus bringt das Kind angeborene Verhaltenselemente und Fähigkeiten ein. Die Mutter verbindet diese Elemente zu einem Ablauf, in dem das Kind Befriedigung erfährt und diese Befriedigung als Folge *seiner* Aktivität erlebt. In diesem Sinne *verwandelt* die Mutter Elemente des kindlichen Verhaltens zu menschlichem Handeln und ermöglicht ihm, „sich selbst" zu erfahren: Gelingt nämlich Kind und Mutter die Abstimmung in solchen Verhaltenszyklen ohne zu große Störung immer wieder, so kann sich beim Kind eine „Kontinuität des Seins" entwickeln, aus der erste Inseln eines *Selbstgefühls* entstehen (Winnicott 1984).

Bettelheim (1967) spricht in diesem Zusammenhang von einer „Humanisierung" des Kindes. Bettelheim betont, daß nicht Füttern, Windelwechseln und Auf-den-Arm-Nehmen das Kind zum Menschen werden lassen, sondern die Erfahrung, daß *sein* Schreien nach Nahrung zu seiner Sättigung führt und es dabei den Zeitablauf bestimmt; erst so werde das Füttern zu einer „sozialisierenden und humanisierenden Erfahrung". Das Kind müsse erleben können, daß *sein* Verhalten eine angemessene Antwort bei der Mutter hervorrufe. Im negativen Falle, wenn das Verhalten des Kindes nichts bewirkt, werde verhindert, daß sein Leben zu menschlichem Leben wird. Das Kind werde entmutigt, mit anderen zu interagieren und zu einer Person zu werden, die aktiv in seiner Umgebung handelt. Bettelheim verwirft aus diesem Grund das Füttern des Kindes nach einem starren Zeitplan: Dies verhindere, daß das Kind seine Wirkung auf die Verhaltensabläufe der Mutter erleben kann.

Die Einstimmung der Mutter ist Voraussetzung dafür, daß diese Entwicklung glückt. Beim Stillen darf sie die Brust nicht zu früh und nicht zu spät anbieten. Kommt sie den Signalen des Kindes zuvor – z. B. weil sie nach mehreren Kindern schon zu routiniert handelt –, nimmt sie dem Kind die Möglichkeit, seine Aktivität als kreativ zu erleben. Kommt sie zu spät, kann das Kind, von Hunger schon überwältigt, zu kreativem eigenem „Handeln" nicht mehr in der Lage sein.

Ziel der Interaktion ist also nicht mehr nur „Trieb"-Entspannung bzw. -Befriedigung. Saugen ist nicht nur triebkonsumierender Akt, in dem das Objekt seine Funktion erfüllt und danach wieder untergeht. Saugen und Stillen sind vielmehr Teil eines komplexen Interaktionsprozesses, in dem Zeichen von Bedürfnis und Bereitschaft, von Wohlbehagen und Anerkennung ausgetauscht werden und eine „Atmosphäre", ein „Klima", eine „Stimmung" im Sinne eines affektiven Kontinuums entsteht, die in Erinnerungsspuren festgehalten wird (v. Uexküll 1952; v. Uexküll u. Wesiack 1988). Diese Stimmung kann in späteren analogen Situationen reaktiviert und differenziert werden. Sie verbindet sich dann mit den inneren Bildern (Repräsentanzen), die allmählich von den Partnern, dem eigenen Selbst und den Beziehungen entstehen.

Eine optimale Abstimmung zwischen Kind und Mutter kann durch vielfältige Einflüsse gestört oder schon im Aufbau behindert werden: Eine aus Disziplin oder Zwanghaftigkeit nach starrem Zeitschema fütternde Mutter wird den Zeichen ihres Kindes nicht gerecht, ein Kind mit Pylorusstenose wird die Fähigkeit seiner Mutter, auf seine Zeichen einzugehen, oft überfordern. Die Folgen für das Kind sind weitgehend unabhängig von der Art der Verursachung: Es kommt nicht ausreichend zu einer „Kontinuität des Seins", es kann sich kein „wahres Selbst" (Winnicott) entwickeln. Vielmehr reagiert das Kind immer nur bruchstückhaft auf Aktionen, auf Übergriffe seiner Umwelt. Aus diesen Reaktionen entwickelt es im Laufe der Zeit eine schützende Hülle, eine Art Fassade aus reaktiven Verhaltensformen. Dieses „falsche Selbst" ermöglicht zwar Anpassung, erfährt sich jedoch nicht als lebendige Einheit mit der Potenz zur Weiterentwicklung.

Diesem *erweiterten Verständnis der Ich-Funktionen* entspricht eine *Akzentverschiebung in der Bewertung der Ziele des Lustprinzips.* Freud hatte immer 2 Ziele dieses Prinzips genannt: ein negatives – „Abwesenheit von Schmerz und Unlust" – und ein positives – „das Erleben starker Lustgefühle" (1930, XIV, S. 433–434), jedoch aus energetischen Überlegungen v. a. die negativen Ziele weiter berücksichtigt. Heute erachten wir auch die positive Erfahrung von Lust durch das Ich als „vital" notwendig für die psychische Entwicklung und die Aufrechterhaltung von Wohlbefinden und Gesundheit. Mit Klein (1976) unterscheiden wir 6 Formen solcher „vital pleasures".

**„Vital pleasures"**

*1) Lust durch Spannungsminderung.* Verminderung von Spannung wird als Vorgang und als Ergebnis lustvoll erfahren; dies gilt zunächst für Hunger und Darmbewegungen, später für Schmerzen beim Zahnen, aber auch für kognitive Vorgänge wie z. B. das Erleben von Unvertrautheit. Die Hilfe der Mutter bei der Verminderung von Spannung trägt zur Festigung der Beziehung und zur Bildung eines Grundvertrauens beim Kind bei. Später finden wir vergleichbare Lust im Falle von Spannungslösung beim Spielen.

*2) Sinnliche Lust.* Durch Stimulation der Körperoberfläche hervorgerufene Lust hat eine andere Qualität als Minderung von Unlust. Wie Freud gezeigt hat, entwickelt sich sinnliche Lust, die wir in der Psychoanalyse als sexuelle Lust bezeichnen, parallel zur körperlichen und kognitiv-affektiven Reifung. In ihrer Verbindung mit Intimität wird sie als Quelle von Beruhigung und Zeichen von Zuneigung erlebt.

Stimulation der Haut ist in einem sehr allgemeinen Sinn ein wichtiger Faktor für die kindliche Gesamtentwicklung. Seit den Versuchen des Hohenstaufenkaisers Friedrich II. ist bekannt, wie deletär sich eine Deprivation dieses Bedürfnisses auswirkt. Die Versuche Harlows mit Rhesusaffen haben eine spezifische Bedeutung der Hautstimulation nachgewiesen: Ohne Mütter aufwachsende Affenkinder benutzen eine warme, mit Stoff überzogene Attrappe als eine Art „Sicherheitsbasis" und ziehen sie einer Drahtattrappe vor, die die Möglichkeit bietet, Milch zu saugen.

*3) Funktionslust.* Diese von Karl Bühler schon 1918 beschriebene Lustform trägt dazu bei, daß „wir das Leben und die Welt als vergnüglich empfinden" (Klein 1976). Diese Lust scheint schon der Säugling zu verspüren, wenn er neugierig ist, Interesse zeigt, greift, lallt, sich bewegt. Säuglinge wirken oft, als würden sie „voller Lust üben" – etwa wenn sie fasziniert ein Mobile in Bewegung setzten. Funktionslust ermöglicht erst, neu auftauchende Funktionen zu entfalten und zu integrieren; sie unterstützt die Entwicklung unserer Fähigkeit, uns körperlich getrennt von anderen zu erleben, und die Entwicklung autogener Kontrolle. Sie ist Vorläufer der „Ich-Autonomie".

*4) Lust an Effektivität.* Als effektiv erleben wir uns, wenn wir den Ablauf von Ereignissen durch unser Eingreifen verändern können. Wenn das Baby nach Gegenständen greift, aufsitzt oder krabbelt, beginnt es, sich selbst als Ursprung dieser Leistung zu erleben: Es entwickelt ein Gefühl, daß es nicht nur körperlich, sondern auch psychisch eine Einheit ist. Die Erfahrung dieser psychischen Autonomie empfindet es als lustvoll. Diese Lust hilft über Frustrationen hinweg: z. B. lernt das Kind während des Abstillens mit Flasche und Löffel umzugehen und so einen neuen Teil seiner Umgebung unter Kontrolle zu bringen. Diese Lustform fördert die Verbindung von Absicht und Wirkung; im Unterschied zur Funktionslust werden eigene Fähigkeiten instrumentell eingesetzt. Ähnlich lustvoll ist es für Kinder, mit Hilfe von Schmutz oder Farbe Spuren zu hinterlassen: Sie hinterlassen Zeichen von sich und üben Kontrolle über die Zuschauer aus. Wird dieses Autonomiestreben unterdrückt, so entstehen Wut und aggressives Verhalten.

*5) Die Lust zu gefallen.* Kinder lieben Personen, die mit ihnen interagieren. Die Freude hieran scheint die Sensibilität für die beim Partner hervorgerufene Lust zu enthalten und so gefühlte und geschaffene Lust zu umfassen. Ein Lachen des Kindes erzeugt eine Antwort der Mutter und verlängert so die Interaktion beider miteinander: Es beginnt ein zirkulärer Prozeß gegenseitiger Vermittlung von Freude und Lust.

Klein betont, daß die Interessen am eigenen Selbst mit den Interessen am anderen enger verbunden sind als bisher angenommen: „Ich bin nicht nur das, was mich befähigt, die Umgebung zu kontrollieren, sondern auch das, was anderen an meinem Sein gefällt."

*6) Lust an der Synthese.* Wir haben Freude an der Entdeckung und/oder Wiederherstellung von Form und von Ordnung. Diese Lust reicht vom Erfolg beim Puzzlespiel bis zur Erfahrung von Sinn. Vorformen dieser „Freude" gibt es schon bei Primaten. Kinder bevorzugen bestimmte Formen; mit etwa 18 Monaten entwickeln sie Sensibilität für Ordnung, Passendes und Fehler. Beim Ordnen werden uns Dinge vertraut, Ordnung bringt begrenzte Vollkommenheit in die Wirrnisse des Lebens. Konstruktion und Erfahrung von Bedeutung und Sinn tragen zur Aufrechterhaltung von Kohärenz und Kontinuität in unserem Selbsterleben bei. In besonders hohem Maße steht diese selbstverstärkende Funktion Künstlern zur Verfügung. Klein erwähnt als Beispiel auch den Beitrag dieser Lustform beim Älterwerden, bei der Lösung der Aufgabe, Vergangenheit, Gegenwart und die schrumpfende Zukunft in einen bedeutungsvollen Zusammenhang zu bringen.

## Das Selbst – ein Regulationssystem

Aus ersten Ansätzen des *Selbst* entwickelt sich in der Erfahrung mit der Lust ein eigenes *Regulationssystem.* Lust und Wohlbefinden hinterlassen Spuren eines positiven Selbstzustands. Aus diesen Spuren bildet sich allmählich ein ideales Selbst bzw. eine ideale Selbstrepräsentanz: Sie ist jenes Bild vom Selbst, das den höchsten Grad von Wohlbefinden herbeiführen würde (Joffe u. Sandler 1967). Hierauf ausgerichtet bildet sich ein psychisches Autoregulationssystem heraus, das versucht, Wohlbefinden und Sicherheit aufrechtzuerhalten. Störungen dieses harmonischen Gefühlszustands entsprechen der Wahrnehmung von Diskrepanzen zwischen seelischen Repräsentanzen; so mißt sich das Selbstwertgefühl am Verhältnis zwischen Selbstrepräsentanz und Repräsentanz des idealen Selbst. Parallel zum Ausgleich intrapsychischer Repräsentanzen gilt es, die Ansprüche des idealen Selbst mit denjenigen der Bezugspersonen und der Außenwelt kompatibel zu halten. Geht diese Kompatibilität verloren – beim Säugling z. B. durch die eigene Entwicklung oder auch durch Wiedererwachen der Eigeninteressen der Mutter –, so stellt sich dem Selbst die schwierige Aufgabe, seine Idealvorstellungen und ihre Repräsentanzen zu verändern und dennoch im Erleben Kontinuität und Einheit aufrechtzuerhalten.

Die Chance, diese komplexe Aufgabe zu lösen, ist beim Kind dann am größten, wenn es der Mutter gelingt, nicht nur dem aktuellen kindlichen Verhalten zu entsprechen, sondern sich auch dessen Entwicklung anzupassen. Frustrationen sollten so geringgradig bleiben, daß sie Entwicklung herausfordern, aber Aktivität nicht blockieren. Wird die schöpferische Aktivität des Kindes auf diese Weise gefördert, wird es immer wieder neue Problemlösungen entwickeln können, ohne unerträgliche Störungen seines Gefühls von Wohlbefinden, Geborgenheit und Sicherheit zu erleiden. Es kann sein Selbst als Quelle gelingender Integration erfahren und erweitern, indem es das Instrumentarium benutzt, das ihm sein Ich zur Verfügung stellt. In diesem Prozeß entwickelt sich sein *Identitätsgefühl.* Dieses besteht aus dem Erleben seiner selbst als autonome Einheit und dem gleichzeitigen Erleben, Teil einer größeren Einheit zu sein. Klein spricht von einer „Wir-Identität" als Teil des Selbst, während im klassischen Ich-Konzept die Autonomie des Individuums im Vordergrund steht. Identität enthält demnach jetzt beides: Autonomie (und damit Getrenntsein) *und* Mitgliedschaft in einer umfasserenden Einheit. Dieses dialektische Aufeinanderbezogensein von Autonomie und Beziehung besteht durch alle Entwicklungsphasen hindurch.

In den von Freud hervorgehobenen traumatischen Situationen droht nicht nur Hilflosigkeit, sondern auch Selbstverlust.

Unter 3.4 werden wir an klinischen Beispielen veranschaulichen, in welchem Ausmaß diese Drohung etwa im Falle eines Objektverlusts pathogen sein kann.

Aufgabe des Selbst ist die Integration von im Leben erforderlichen inneren und äußeren Veränderungen. Orientierungsmaßstäbe für diese Integrationsleistung des Selbst stellen 1) sein Sinn für Kontinuität, 2) sein Sinn für Kohärenz, 3) sein Sinn für Integrität dar (Klein 1976).

„Kontinuität" meint das Erleben, auch im Wandel eine Einheit zu bleiben; „Kohärenz", daß Gedanken und Handeln mit den Bedürfnissen nach Autonomie und Beziehung kompatibel bleiben; „Integrität" meint ein Gefühl für moralische Wahrheit bezogen auf das eigene Fühlen und Handeln.

Das Selbst integriert, indem es emotionales Erleben und Handeln in Bedeutungszusammenhänge stellt. Das Selbst verleiht so einer Abfolge von Ereignissen Sinn. Dies ist seine zentrale Funktion: „Turning happenings into meanings" (Spence 1987).

Die Psychoanalyse als Instrument ärztlichen Verstehens 83

Wir haben ein fast unwiderstehliches Bedürfnis nach Bedeutung und Sinn; wir sehen dies schon daran, wie rasch wir etwa beim Betrachten von Wolken oder Bäumen diesen eine Gestalt zuschreiben, oder an unserem Bedürfnis, nach „kausaler" oder gar „finaler" Erklärung zu suchen.

Die Aufrechterhaltung psychischen Lebens fordert den ständigen Ablauf von Steuerungsvorgängen des Selbstsystems. Die Anpassungs- und Abwehrmechanismen des klassischen psychoanalytischen Konzepts dienen diesen Steuerungsfunktionen. Aus der Perspektive der Selbstpsychologie können sie eine weitere Bedeutung annehmen: Die Verdrängung z. B. läßt sich jetzt als eine Funktion verstehen, die dafür sorgt, daß etwas als nicht (mehr) zum Selbst gehörig definiert wird, obwohl es unbewußt weiter als „mein" erlebt wird. Bevor wir die Vielzahl dieser Regulationsvorgänge besprechen, fassen wir deren Ziele noch einmal zusammen (nach Deneke u. Hilgenstock 1989). Sie bestehen

1) in der Befriedigung von Bedürfnissen und folgen dabei einem Prinzip von Ausgleich oder Ruhe;
2) in der aktiven Suche nach Unruhe und Erregung – damit sind v. a. die Neugier nach unbekannten, andersartigen Erfahrungen sowie die Erprobung und Einübung neuer Fertigkeiten wie neuen Formen des Sehens, Denkens, Erkennens und Sichausdrückens gemeint. Auch diese Suche nach Veränderung ist lustvoll. Die Einführung eines solchen „Unruheprinzips" erfordert vom Selbst zusätzlich, ständig eine Balance zwischen Ruhe und verändernder Unruhe in der Persönlichkeit herzustellen.

Die Befriedigung von Bedürfnissen folgt dem Lustprinzip. Diese Bedürfnisse lassen sich entsprechend den dargestellten Formen der Lust oder zusammengefaßt gruppieren (nach Deneke u. Hilgenstock 1989):

– Sinnlich-körpernahe (sexuelle) oder andere physiologische Bedürfnisse;
– Sicherheitsbedürfnisse: Streben nach vertrauensvollen und stabilen Objektbeziehungen, kognitive Orientierungsgewißheit, Handlungskompetenz;
– stabiles Selbstwertgefühl durch Bestätigung durch andere und durch Übereinstimmung mit unseren Wertvorstellungen;
– Bedürfnisse nach Sinngebung und Sinnerfahrung.

Die Vielfalt der Regulationsvorgänge kann an ihrem Ergebnis verfolgt werden. Deneke u. Hilgenstock (1989) haben sie mit Hilfe eines von ihnen neu entwickelten Fragebogens empirisch untersucht und über

Faktorenanalysen gruppiert. Wegen ihrer großen klinischen Bedeutung stellen wir Ihnen diese Befunde hier tabellarisch zusammen, auch wenn wir sie in diesem Rahmen nicht mehr eingehender erläutern können. Zumindest einige dieser Erscheinungsformen des Selbst werden Ihnen aus der Praxis und dem übrigen Leben bekannt sein. Oft bestimmen sie vom ersten Moment an die Beziehung des Patienten zu uns mit.

Im Kapitel über funktionelle Syndrome (3.4) finden Sie Beispiele für Patienten mit Störungen des narzißtischen Regulationssystems.

*Dimensionen des Selbst und seine Erscheinungsformen.* (Nach Deneke u. Hilgenstock 1989)

---

***Dimension I:*** Das bedrohte Selbst
Das Selbstsystem ist instabil, die Dekompensation kann fortschreiten oder nur mühsam aufgehalten werden; dabei kann das Gefühl aufkommen: „Jetzt ist alles aus".

*1) Das ohnmächtige Selbst:*
Das Selbst wird von massiven Ängsten überflutet, fühlt sich wie ein Kartenhaus, das jederzeit zusammenfallen kann, erlebt Sinnlosigkeit und Leere.

*2) Verlust von Affekt- und Impulskontrolle:*
Stimmungen können sehr plötzlich umschlagen, Gedanken und Gefühle verändern sich sprunghaft, destruktive Impulse drohen durchzubrechen. Es besteht Angst vor Kontrollverlust.

*3) Derealisation/Depersonalisation:*
Erlebnisse von Unwirklichkeit und Entfremdung sollen Distanz zu den bedrohlichen Vorgängen im Selbst herstellen. Das fundamentale Vertrauen auf eine Wendung zum Besseren nimmt mit der Destabilisierung ab. Dieses Vertrauen beinhaltet auch ein Grundgefühl, daß die eigene Person nicht zerfallen und die Liebe zu sich selbst nicht verlorengehen kann.

*4) Kleinheitsselbst:*
Quälende Zweifel am Wert der eigenen Person, tiefe Selbstunsicherheit. Erlebnisse von Scham. Es schützt vor Fremdentwertung.

*5) Negatives Körperselbst:*
Der Körper wird als häßlich oder abstoßend erlebt. Durch die Einengung auf die körperlichen Repräsentanzen wird eine weitergehende Selbstentwertung vermieden.

*6) Soziale Isolierung:*
Es erfolgt eine Flucht vor den Menschen, um sich vor zusätzlichen narzißtischen Kränkungen und Gefährdungen zu schützen.

*7) Archaischer Rückzug:*
Sehnsüchte nach unendlicher Ruhe treten verbunden mit Phantasien auf, sich mit Elementen der Natur zu vereinigen, die sich als weniger enttäuschend und unzuverlässig erweisen sollen als menschliche Objekte nach dem Modell der „primären Liebe" (Balint).

**Dimension II:** Das „klassisch-narzißtische Selbst"
Bestimmend sind ein hohes Maß an Selbstbezogenheit, ausgeprägte Kränkbarkeit, Selbstüberhöhung bzw. -überschätzung, die Funktionalisierung der Objekte für eigene Zwecke und Bedürfnisse.

*1) Das Größenselbst:*
Größenphantasien kompensieren Kränkungen oder die befürchtete Bedrohung der Stabilität des Selbstsystems und vermindern das Erleben von Abhängigkeit von anderen.

*2) Sehnsucht nach idealem Selbstobjekt:*
Die Nähe eines idealen Objektes wird gesucht, die Teilhabe an dessen Macht soll eigene Defizite ausgleichen.

*3) Gier nach Lob und Bestätigung:*
Der übertriebene Wunsch nach Anerkennung ist mit der Phantasie verbunden, daß diese Anerkennung alle eigenen Mängel und Unfertigkeiten überstrahlt.

*4) Narzißtische Wut:*
Die narzißtische Bedrohung nach Kränkung, Verletzung, Beschämung oder Erniedrigung führt zu grenzenlosen, unkontrollierten Wut- und Racheimpulsen; der phantasierte Ausgleich der Verletzung wirkt kompensatorisch, die mit der Wut verbundene Erregung vitalisierend.

**Dimension III:** Das idealistische Selbst

*1) Autarkieideal:*
Eigenverantwortlichkeit und Selbstbestimmung als Verhaltensmaxime werden überbetont und mit hohen Leistungsanforderungen an sich selbst verbunden. Sie kompensieren antizipierte Insuffizienzerfahrungen und Abhängigkeitsgefühle.

*2) Objektabwertung:*
Andere Menschen werden entwertet; eigentlich wird ihre Hilfe und Zuneigung ersehnt, gleichzeitig jedoch Enttäuschung, Zurückweisung, Kränkung oder Erniedrigung befürchtet. Die Entwertung ist der Versuch eines Selbstschutzes. Eigene aggressive Wünsche gegen das entwertete, schlechte Objekt werden so legitimiert.

*3) Wertideale:*
Der Stolz auf die eigenen Wertmaßstäbe bestimmt die Selbstregulation. Dieser Stolz impliziert eine Überlegenheit dieser Maßstäbe und damit die Aufwertung der eigenen Person.

*4) Symbiotischer Selbstschutz:*
Gesucht wird eine störungsfreie Beziehung zu einer gleichartigen Person, die nach dem Muster symbiotischer Verschränkung verläuft. Durch diese Phantasie von konfliktfreier zwischenmenschlicher Nähe und bedingungslosem Vertrauen soll das Selbst im Falle von Enttäuschungen getröstet werden. Hinzu kommt der Wunsch, daß in dieser Beziehung eigene Defizite durch das Objekt ausgeglichen und die Gefahr des Objektverlustes gebannt werden könnten. Die Phantasie wird von einem absolut guten Objekt und einer harmonischen Beziehung zu ihm beherrscht; dabei kann es zu einem Pendeln zwischen der Suche nach einem solchen Objekt und der Flucht vor ihm kommen.

*Dimension IV:* Das hypochondrische Selbst
Die Aufmerksamkeit wird auf den eigenen Körper fokusiert, der wie ein Objekt erlebt und benutzt wird.

*1) Hypochondrische Angstbindung:*
Das Selbst lebt in hypochondrisch-ängstlicher Sorge um körperliche Gesundheit und Integrität. Die diffuse Angst vor dem Zusammenbruch der Selbstregulation wird an spezifische Vorstellungsinhalte gebunden und so eingegrenzt. Glückt diese körperbezogene Angstbindung, so kann sich das Selbst vom körperlichen Bereich wie von einem Objekt distanzieren, die Verantwortung an medizinische Hilfe delegieren, so zugleich Rettungsphantasien mobilisieren und soziale Zuwendung erhalten.

*2) Narzißtischer Krankheitsgewinn:*
Schwäche und drohendes Versagen werden entschuldigt oder verleugnet, Krankheit dafür verantwortlich gemacht.

---

### Der Bezug zu Antonovskys „Sense of coherence"

Schon die Aufzählung dieser typischen Konstellationen in der Regulation des Selbstgefühls zeigt, wie komplex die Aufgabe des Individuums ist, in der Interaktion mit seiner Umgebung und mit sich selbst Kontinuität, Kohärenz und Integrität zu wahren und damit Gesundheit aufrechtzuerhalten.

Es liegt nun nahe zu versuchen, die psychoanalytische Selbstpsychologie mit dem *salutogenetischen Konzept Antonovskys* (1987) zu verbinden. Bei Antonovsky ist Gesundheit mit einer positiven Ausprägung des *Kohärenzsinnes* („sense of coherence") verbunden. Dieser besteht aus 3 Elementen: „comprehensibility", „manageability" und „meaningfulness".

*„Comprehensibility"* meint (wie in Ich- und Selbsttheorie) die Fähigkeit des wahrnehmenden Subjekts, bedeutungsvolle Stimuli aus der Vielzahl von Informationen herauszufiltern, vom bedeutungslosen „Rauschen" zu trennen. Diese Fähigkeit erlaubt es, innere und äußere Reize in geordnete, strukturierte, klare Information zu verwandeln, ihnen Sinn zu geben oder – andersherum gesehen – Orientierung zu ermöglichen. Personen mit dieser Fähigkeit erwarten, diese auch in Zukunft zu besitzen, und sind sicher, daß sie auch später auf sie zukommende Reize entsprechend einordnen und erklären können.

*„Manageability"* steht für die Gewißheit, über ausreichende Ressourcen zur Bewältigung von Anforderungen zu verfügen, die sich aus dieser

Wahrnehmung ergeben. Personen mit hohem Ausmaß von „manageability" haben das Gefühl, den auf sie zukommenden Ereignissen des Lebens gewachsen zu sein. Sie haben immer bedeutsame Lebensbereiche, in denen sie einen Sinn finden und die ihnen das Gefühl vermitteln, daß sich ein Engagement lohnt.

*„Meaningfulness":* Die Fähigkeit, Ereignissen Bedeutung und Sinnhaftigkeit abzugewinnen, wird damit zu einem zentralen Element der Motivation zum Handeln.

Der Kohärenzsinn entspricht also einem Erleben, dauerhaft und dynamisch darauf vertrauen zu können, daß 1) im Verlauf des Lebens innere und äußere Reize strukturiert, vorhersagbar und erklärbar sind, 2) daß Ressourcen für die Bewältigung der hierdurch gestellten Anforderung verfügbar sind und 3) daß diese Anforderungen eine sinnvolle Herausforderung darstellen, ein Engagement wert sind.
Psychoanalytische Selbstpsychologie und „sense of coherence" Antonovskys scheinen weitgehend miteinander kompatibel. Ein positiv ausgeprägter Sinn für Kohärenz würde einem reif entwickelten, flexibel regelnden, in diesem Sinne stabilen Selbst entsprechen. Unseres Erachtens kann der psychoanalytische Verständnisansatz auch dazu beitragen, detailliert und dynamisch zu verstehen, wie der Sinn für Kohärenz entwickelt, aufrechterhalten und nach Störungen wiederhergestellt werden kann. Indem die Psychoanalyse sich darum bemüht, die Interaktion des Individuums mit seiner Umgebung und mit sich selbst zu verstehen – und zu fördern –, trägt sie zur Entstehung und Aufrechterhaltung von Gesundheit bei.

## Literatur

Antonovsky A (1987) Unraveling the mystery of health. How people manage stress and stay well. Jossey-Bass, San Francisco
Bettelheim B (1967) The empty fortress. New York Free Press, New York
Brenner CH (1967) Grundzüge der Psychoanalyse. Fischer, Frankfurt am Main
Breuer J, Freud S (1895) Über den psychischen Mechanismus hysterischer Phänomene. In: Freud S (1952) Gesammelte Werke Bd. 1. Fischer, Frankfurt
Bühler K (1918) Die geistige Entwicklung des Kindes. Fischer, Jena
Deneke F-W, Hilgenstock B (1989) Das Narzißmusinventar. Huber, Bern Stuttgart Toronto
Dolto F (1973) Psychoanalyse und Kinderheilkunde. Suhrkamp, Frankfurt am Main

Ehlers W (1983) Die Abwehrmechanismen. Definitionen und Beispiele. Prax Psychother Psychosom 28:55–56
Freud A (1967) Eine Diskussion mit René Spitz. In: Die Schriften der Anna Freud Bd. IX 2381–2398. Kindler, München (1980)
Freud A (1969) Pubertät als Entwicklungsstörung. In: Die Schriften der Anna Freud Bd. IX 2399–2406. Kindler, München (1980)
Freud S (1900) Die Traumdeutung. Gesammelte Werke, Bd. 1/2; Fischer, Frankfurt am Main
Freud S (1905) Drei Abhandlungen zur Sexualtheorie. GW Bd 5
Freud S (1911a) Die zukünftigen Chancen der psychoanalytischen Therapie. GW Bd 8
Freud S (1911b) Formulierungen über die zwei Prinzipien des psychischen Geschehens. GW Bd 8
Freud S (1912) Ratschläge für den Arzt bei der psychoanalytischen Behandlung. GW Bd 8
Freud S (1913a) Das Interesse an der Psychoanalyse. GW Bd 8
Freud S (1913b) Zur Einleitung der Behandlung. GW Bd 8
Freud S (1914) Erinnern, Wiederholen und Durcharbeiten. GW Bd 10
Freud S (1915) Triebe und Triebschicksale. GW Bd 10
Freud S (1917a) Vorlesungen zur Einführung in die Psychoanalyse. GW Bd 11
Freud S (1917b) Eine Schwierigkeit der Psychoanalyse. GW Bd 12
Freud S (1920) Jenseits des Lustprinzips. GW Bd 13
Freud S (1923a) „Psychoanalyse" und „Libidotheorie". GW Bd 13
Freud S (1923b) Das Ich und das Es. GW Bd 13
Freud S (1925a) „Selbstdarstellung". GW Bd 14
Freud S (1925b) Die Widerstände gegen die Psychoanalyse. GW Bd 14
Freud S (1926) Hemmung, Symptom und Angst. GW Bd 14
Freud S (1927) Nachwort zur „Frage der Laienanalyse". GW Bd 14
Freud S (1930) Das Unbehagen an der Kultur. GW Bd 14
Freud S (1933) Neue Folge der Vorlesungen zur Einführung in die Psychoanalyse. GW Bd 15
Freud S (1937) Der Mann Moses und die monotheistische Religion. GW Bd 16
Freud S (1941) Abriß der Psychoanalyse. GW Bd 17
Gaus E, Köhle K (1990) Psychische Anpasungs- und Abwehrprozesse bei körperlichen Erkrankungen. In: Adler R, Herrmann JM, Köhle K, Schonecke OW, Uexküll T von, Wesiack W (Hrsg) (1990) Lehrbuch der psychosomatischen Medizin. 4. Aufl. Urban & Schwarzenberg, München
Heim E, Willi J (1986) Psychosoziale Medizin II. Klinik und Praxis. Springer, Berlin Heidelberg New York Tokyo
Joffe WG, Sandler J (1967) Kommentare zur psychoanalytischen Anpassungspsychologie mit besonderem Bezug zur Rolle der Affekte und der Repräsentanzenwelt. Psyche 21:728–744
Jones E (1960) Das Leben und Werk von Sigmund Freud Bd I. Huber, Bern Stuttgart
Kächele H, Steffens W (Hrsg) (1988) Bewältigung und Abwehr. Beiträge zur Psychologie und Psychotherapie schwerer körperlicher Krankheiten. Springer, Berlin Heidelberg New York London Paris Tokyo
Klein GS (1976) Psychoanalytic theory. Int Univ Press, New York

Laplanche J, Pontaîis J-D (1972) Das Vokabular der Psychoanalyse. Suhrkamp, Frankfurt am Main

Leigh H, Reiser MF (1982) A general system's taxonomy for psychological defense mechanisms. Int Psychosom Res 26:77–81

Loch (1989) Grundriß der psychoanalytischen Theorie (Metapsychologie). In: Loch W (Hrsg) (1989) Die Krankheitslehre der Psychoanalyse, 5. Aufl. Hirzel, Stuttgart, S 45–47

Moser U (1964) Zur Abwehrlehre: Das Verhältnis von Verdrängung und Projektion. Jahrbuch der Psychoanalyse, Bd III. Huber, Bern, S 56–85

Sandler J (1960) Sicherheitsgefühl und Wahrnehmungsvorgang. Psyche 15:124–131

Spence DP (1987) Turning happenings into meanings: The central role of the self. In: Young-Eisendrath T, Hall JA (eds) (1987) The book of the self. New York Univ Press, New York London, S 131–150

Stierlin H (1975) Die Funktion innerer Objekte. In: Stierlin H (1975) Von der Psychoanalyse zur Familientherapie. Klett, Stuttgart, S 102–118

Uexküll Th von (1952) Untersuchungen über das Phänomen der „Stimmung" mit einer Analyse der Nauesa nach Apomorphingaben verschiedener Größe. Z Klin Med 149:132–210

Uexküll Th von, Wesiack W (1988) Theorie der Humanmedizin. Urban & Schwarzenberg, München

Waelder R (1963) Die Grundlagen der Psychoanalyse. Huber, Bern/Klett, Stuttgart

Weizsäcker V von (1949) Psychosomatische Medizin. Psyche 3:331–341

Winnicott DW (1984, [1]1958) Das erste Lebensjahr. Moderne Ansichten über die emotionale Entwicklung. In: Winnicott DW (1984) Familie und individuelle Entwicklung. Fischer TB, Frankfurt. S 9–26

## 2.4 Anmerkungen zur Entwicklungspsychologie

In Kapitel 2.3 („Die Psychoanalyse als Instrument ...") haben wir ein Verständniskonzept für das System psychischer Prozesse kennengelernt, das die „Interaktion des Individuums mit seiner Umgebung und mit sich selbst" regelt. Dieses für Gesundheit und Krankheit so bedeutsame Regulationssystem hat eine je individuelle Entwicklungsgeschichte. Aus dieser Entwicklungsgeschichte hat Sigmund Freud (1905) aufgrund seiner klinischen Erfahrung v. a. die Entwicklung der Psychosexualität – in der bekannten Gliederung: „orale", „anale", „phallische" und „genitale" Phase – hervorgehoben.

Während der letzten 20 Jahre hat in der Entwicklungspsychologie eine Art Revolution stattgefunden: verbesserte Methoden der Direktbeobachtung (Zeitlupen-Videoaufnahmen) und neuartige lernexperimentelle Anordnungen führten zu Konzepten, die Sie als primärversorgender Arzt kennen sollten: Sie benötigen sie für die Betreuung Schwangerer und die Beratung junger Eltern bezüglich Familienplanung und Kindererziehung. Entwicklungspsychologische Kenntnisse erleichtern Ihnen aber auch das Verständnis neurotischer und psychosomatischer Symptombildung sowie den Zugang zu einer psychotherapeutischen Haltung, die eine psychische Nachentwicklung, einen Ausgleich früh erfahrener Defizite ermöglichen kann.

Im Mittelpunkt entwicklungspsychologischer Betrachtungen steht heute nicht mehr das Kind als Individuum, sondern das „Gefüge aus Welt und Individuum" (Winnicott 1952). Untersucht wird nicht mehr das isolierte Verhalten des Kindes und seine Entwicklung, sondern die Beziehung zwischen dem Kind und seiner Umgebung, der Dialog zwischen dem Kind und seinen Bezugspersonen. Dieser Dialog beginnt mit der Geburt des Kindes; er wird jedoch mitgeprägt durch die Vorgeschichte und das Erleben der Schwangerschaft.

### 2.4.1 Vorgeschichte der Kind-Eltern-Beziehung

#### Wunschvorstellungen – „das Kind im Kopf"

Mütter – aber auch Väter – entwickeln sich auf die Beziehung zu ihren Kindern hin. Kinderwunsch und „mütterliche Kompetenz" haben sich schon seit der eigenen Kindheit unter dem Einfluß der Beziehung zur eigenen Mutter, der Mitversorgung von Geschwistern, dem Spiel mit Puppen geformt, Phantasien vom eigenen Kind haben das Erwachsenwerden begleitet. Während der Schwangerschaft entstehen Vorstellungen vom werdenden Kind, es bildet sich ein „Kind im Kopf" (Bürgin u. Rost 1990). Mit der Geburt ergeben sich verschiedene Konstellationen zwischen wunschbestimmten Erwartungen und der Realität, die die Interaktion zwischen Mutter und Kind mitprägen. Der Umbau von Idealvorstellungen kann mehr oder weniger viel emotionale Arbeit erfordern.

## „Primäre Mütterlichkeit"

Mütter entwickeln während der Schwangerschaft eine erhöhte Sensibilität, die es ihnen ermöglicht, sich sehr weitgehend auf die Eigenart des Neugeborenen einzustimmen.

Winnicott spricht von einem Zustand „primärer Mütterlichkeit" (1965). „Dieses Zustandsbild, das man eine Krankheit nennen müßte, wenn es sich nicht um Schwangerschaft handelte, ist einem Zustand des Entrücktseins ... vergleichbar". „Ich glaube, es ist unmöglich, die Funktion der Mutter in der allerfrühesten Zeit im Leben des Kindes zu verstehen, ohne zu sehen, daß sie fähig sein muß, diesen Zustand erhöhter Sensibilität, fast einer Krankheit, zu erreichen". Dieser Zustand befähigt die Mutter, „sich von Anfang an mitfühlend und einsichtig den Bedürfnissen des Kindes anzupassen, ... auf Kosten aller anderen Interessen nur mit dem eigenen Kind beschäftigt zu sein".

## Primärärztliche Betreuung werdender Eltern

Als primärversorgender Arzt können Sie prophylaktisch für das werdende Kind tätig sein, wenn Sie seine „Empfangswelt" mitgestalten, klärend und beratend für die jungen Eltern tätig sind. Sie werden eine übertriebene Idealisierung des erwarteten Kindes erkennen und diese evtl. reduzieren helfen; sie werden wahrnehmen, wenn äußere Schwierigkeiten oder innere Widerstände die Entwicklung „primärer Mütterlichkeit" behindern. Sie werden darauf achten, daß die Eltern sich während dieser Zeit selbst wohl fühlen, von der Entwicklung nicht überfordern werden.

Insbesondere werden Sie auf Mütter achten, die aus äußeren oder inneren Gründen überfordert sind, eigentlich selbst (noch) einer „Bemutterung" bedürften. Diese eigene Bedürftigkeit, sei sie entwicklungs- oder situationsbedingt, kann die Fähigkeit, sich auf das neugeborene Kind einzustellen, entscheidend blockieren.
So berichtet die Mutter einer schizophrenen Jugendlichen rückblickend: sie habe sich auf diese, ihre zweite Schwangerschaft und – nach der Entbindung – auf die neugeborene Tochter nicht richtig einstellen können, weil zur gleichen Zeit ihre eigene Mutter an einem Karzinom erkrankt und kurz nach der Geburt des Kindes gestorben sei. Mit dem Tod ihrer Mutter sei für sie „die Welt zusammengebrochen", sie habe sich depressiv, ja verstört gefühlt. Die Großmutter hatte den großen Handwerksbetrieb der Familie geleitet und war auch sonst das „Zentrum der Familie" gewesen. Ein von der Mutter angelegtes Fotoalbum, das die schizophrene Patientin mit in die Behandlung bringt, dokumentiert ihren Lebensbeginn – und wohl auch das Verhalten ihrer Mutter:

auf den ersten Seiten dominiert das mit Kränzen überhäufte Grab der Großmutter; das neugeborene Kind und die Beschäftigung mit ihm treten weit dahinter zurück.

### 2.4.2 Das Neugeborene und seine ersten 8 Lebensmonate

Früher hat die isolierte und adultomorphe Betrachtung v. a. die Defizite des Neugeborenen hervorgehoben. Gewiß, allein ist der Säugling nicht lebensfähig. Dieses Bild ändert sich jedoch entscheidend, wenn wir das Kind nicht isoliert, sondern Kind und Mutter als *ein im Wachstum befindliches System* (Köhler 1990) betrachten. Wir erkennen jetzt, daß das Neugeborene keineswegs nur ein passives „Bündel von Reflexen" ist, sondern ein bereits eigenständiges, optimal auf die dyadische Beziehung vorbereitetes Wesen. Es bringt in diese dyadische Beziehung wesentlich mehr mit als seine physiologischen Regungen: Eigenaktivität, Bereitschaft zur Interaktion, die Fähigkeit, Gefühle auszudrücken.

**Das Neugeborene als aktiver und autonomer Partner**

Vergegenwärtigen wir uns kurz zusammengefaßt diese beim Neugeborenen zumindest für kurze Zeitabschnitte bereits erkennbaren Fähigkeiten:

**Eigenaktivität**

Das Neugeborene ist „auf spezifisch menschliche Weise fähig, seine Umwelt differenziert wahrzunehmen und seine Erfahrungen zu einfachen Vorstellungen zu integrieren" (Papousek 1989).

Es sucht visuelle Reize – wohl auch als Stimulans für die Reifung des zentralen Nervensystems. Es tastet mit seinem Blick Gegenstände regelrecht ab. Sein Hauptaugenmerk richtet es auf die Augen des Partners, besonders wenn aus dem Gesicht eine Stimme spricht. Mit 2 Monaten beginnt es, seine Welt räumlich und zeitlich zu gliedern. Ausgehend von der Regelmäßigkeit von Abläufen baut es vorwegnehmende Erwartungen auf und richtet seine Aktivität entsprechend aus (nach Bürgin u. Rost 1990).

Das Neugeborene hat eine Vorliebe für das menschliche Gesicht und die menschliche Stimme. Bald vermag es seine Mutter aufgrund ihrer Physiognomie, ihrer Stimme oder ihres Geruches zu erkennen. Es kann zwischen sich und seiner Umwelt in verschiedenen Sinnesmodalitäten differenzieren: zwischen Selbstberührung und Berührung von außen, zwischen selbsterzeugten Lauten und Lauten aus der Umwelt und v. a. zwischen Erfahrungen, die durch sein eigenes Verhalten bedingt sind und solchen, die davon unabhängig sind. Es ist in der Lage, Wahrnehmungen aus verschiedenen Sinnesbereichen (visuell: die Mutter öffnet den Mund – akustisch: sie produziert dabei einen Laut) zu integrieren und mit seinem eigenen motorischen Verhalten (Öffnen des eigenen Mundes) zu verbinden. Es ist zu transmodaler Wahrnehmung fähig, d. h. es kann z. B. einen unbekannten, blind ertasteten Gegenstand optisch wiedererkennen und vermag bereits in den ersten Lebenstagen komplexe motorische Abläufe (z. B. Herausstrecken der Zunge) zu imitieren (nach Papousek 1989).

Von zentraler Bedeutung für den Umgang mit Neugeborenen ist, daß sie ein sich rasch steigerndes Bedürfnis haben, ihre Umwelt aktiv zu erkunden, sie sich vertraut zumachen, Zusammenhänge zwischen eigenem Verhalten und der Umwelt zu entdecken, aktiv auf die Umwelt einzuwirken (Papousek 1977). Beim Neugeborenen läuft zwar vieles noch langsam und verdeckt ab, dennoch ist es „von den ersten Kontakten an ein weitgehend autonomer, neugieriger und aktiver Partner, der die Qualität der Beziehung mitbestimmt" (Papousek 1989).

Ein wesentlicher Motivationsfaktor ist schon sehr früh die Kontingenz zwischen dem eigenen Tun und dessen Konsequenzen für die Umwelt. Säuglinge verlieren ihr anfängliches Interesse an einem Töne erzeugenden Mobile rasch wieder, wenn ihnen dieses Mobile lediglich von einer anderen Person gezeigt und von dieser bewegt wird. Hat dagegen der Säugling die Möglichkeit, das Mobile selbst anzustoßen, so exploriert er es mit konzentrierter Aufmerksamkeit. Die ersten Erfolge seiner Manipulation führen zu weiterer motorischer Aktivierung und zu impulsiven Lautäußerungen, die zunehmende Kontrolle über das Spielzeug zu freudiger Erregung und zu offenkundigem Vergnügen. Trotz zunehmender Erschöpfung setzt das Kind seine Betätigung fort und äußert weiter Freude an den Erfolgen. Während ein 3 Monate altes Mädchen in der passiven Position nach etwa einer Minute das Interesse verliert, sind im aktiven Fall erst nach 27 Minuten die Grenzen der physiologischen Belastbarkeit erreicht, so daß sich das Kind abwendet (nach Papousek 1989).

## *Bereitschaft für soziale Interaktion*

Bereits das Neugeborene ist fähig, Interaktion mit anderen Menschen zu beginnen, aufrechtzuerhalten und zu beenden. Es hat ein Bedürfnis nach Beziehung und Bindung. Die Eigenständigkeit dieses Bindungsbedürfnisses („attachment" Bowlby 1973; Ainsworth 1985) als Motivationsfaktor gegenüber Nahrungsbedürfnis und Sexualität ist heute gut gesichert. Kommunikative Beziehung wird v. a. im Blickkontakt realisiert und weiter eingeübt. Der Blickkontakt bekommt die Funktion eines „Spiegels"; dabei bestimmt in der Regel das Kind den Rhythmus, in dem die Blicke der beiden Partner sich treffen. Es variiert dieses Spiel durch eine ganze Skala weiterer Äußerungen (Laute und Veränderungen des Gesichtsausdrucks) und gestaltet es so aus. Bald nimmt dieses Spiel den Charakter eines Tanzes „mit verschiedenen Figuren" an.

Dabei sind Kind und Mutter synchron aufeinander abgestimmt, wie Tänzer aufgrund der Choreographie (Stern 1977).

Diese Spiele werden immer nach Bedürfnisbefriedigung, nach dem Stillen möglich. Sie verlaufen in verschiedenen „Figuren". Das Spiel der Blicke wird von einem großen Repertoire anderer Äußerungen, wie Lächeln, Lauten und Bewegungen begleitet. Das Spiel verläuft in „alternierenden" und „koaktiven" Episoden. In den alternierenden Episoden hat jeder „seine Runde", ist mit seiner Aktivität im Wechsel „an der Reihe". Dieser Wechsel ist dem späteren Sprechwechsel in einer Unterhaltung analog und ebenso wie der spätere Sprecherwechsel („turn taking machinery") stellt dieser reziproke Wechsel von Verhaltenssequenzen einen hochkomplexen Prozeß dar: die einzelnen „Runden" dauern nur eine halbe Sekunde, und es bildet sich ein Rhythmus aus, dessen Zyklen äußerst fein aufeinander abgestimmt sind; beide Partner tragen zur Übereinstimmung bei. Diese rhythmische Abstimmung kann als Vorläufer der Dialogbeziehung Erwachsener angesehen werden.

In koaktivem Verhalten – beide Partner verhalten sich gemeinsam: lachen, jauchzen u. ä. – wird die Übereinstimmung intensiv gefühlsmäßig erlebt; als Erwachsener kennen wir Erregung und Bindungsgefühl koaktiver Episoden etwa aus Zujubeln, Anfeuern, Beifallspenden oder gemeinsamen Singen. Zum Gefühl des gegenseitigen Abgestimmtseins bzw. der gegenseitigen Übereinstimmung trägt neben der Struktur des zeitlichen Ablaufs v. a. auch der affektive Inhalt der Äußerungen beider Partner und die Intensität ihrer Beteiligung bei (nach Köhler 1990).

Bei all diesen Abstimmungsprozessen wird deutlich, welch zentrale Bedeutung sich gegenseitig verflechtenden Kommunikationsprozessen im menschlichen Leben von Anfang an zukommt. Vom Gelingen der Entwicklung solcher kommunikativer Kompetenz hängt später unsere Fähigkeit ab, eine „Qualität des Zusammen" mit anderen herzustellen und aufrechtzuerhalten, die die Basis von sich Gesundfühlen und Gesundsein darstellt (vgl. 3.4: „Funktionelle Syndrome ...").

*Emotionalität*

Schon das Neugeborene bringt die Fähigkeit mit, seine Erfahrungen nach affektiven Qualitäten (Lust/Unlust) zu gliedern und dieses Erleben zu äußern. Neugeborene und Säuglinge teilen der Umwelt ihr Interesse oder Desinteresse, ihre Freude am Erfolg, ihre Ambivalenz, Ablehnung und Erschöpfung mit. Die Mutter kann diese Gefühlszustände an Mimik, Stimme und Gesamtverhalten ablesen und ihr

Verhalten so an den kindlichen Zustand, an Aufnahmebereitschaft und Belastbarkeit anpassen (nach Bürgin u. Rost 1990). In diesem Prozeß entwickelt sich zwischen Mutter und Kind eine Zeichensprache.

### Die Fähigkeit von Eltern, sich auf das Neugeborene einzustimmen

Zeitlupen-Videoaufnahmen lassen eine früher ungeahnte Fähigkeit von Eltern erkennen, sich den kindlichen Kommunikationsmöglichkeiten anzupassen. Diese Entsprechung der Eltern verläuft intuitiv, fast unbemerkt, ohne bewußte Kontrolle. Diese Fähigkeit entwickeln Mütter und Väter gleichermaßen – jedenfalls auf der Verhaltensebene (Papousek 1989).

Nur beim Menschen – möglicherweise um die lange Zeit der extrauterinen Abhängigkeit optimal zur Förderung von Kommunikation und Erfahrungsintegration zu nutzen – sind Mütter und Väter gleichermaßen gut für eine Beziehung mit dem Säugling vorbereitet, bei Tieren findet sich keine Entsprechung. Das Baby kann so nicht nur zur Mutter, sondern zu beiden Eltern gleichzeitig intensive und innige Beziehungen entwickeln. Aus dieser Sicht können die Eltern auch durch andere Bezugspersonen vertreten werden, da sich auch bei Nichteltern dieselben Fähigkeiten finden (Papousek 1989).

Ein Beispiel für die unmerkliche Verhaltensabstimmung ist die elterliche Reaktion auf Zeichen des Kindes, die Wachheit signalisieren, z. B. ein nur bei Zeitlupenaufnahmen sichtbares Zucken des Kindes mit den Schultern. Die Eltern entsprechen diesem Signal regelmäßig, obwohl sie es nicht bewußt wahrnehmen (Papousek 1975).

### Frühe Interaktionsformen und die Entwicklung des kindlichen Selbst

Während der ersten 3–4 Wochen lernen die beiden Partner der Dyade (also in der Regel das Kind und seine Mutter) sich kennen, beginnen „ein System wechselseitigen Austauschs auszubilden, innerhalb dessen das Kind anfängt, sowohl seine spezifischen Zustände, nämlich des Non-REM-Schlafes, des REM-Schlafes, der wachen Inaktivität, der wachen Aktivität und des Distress-Schreiens, selbst zu organisieren, die Homöostase aufrechtzuerhalten oder ein gestörtes Gleichgewicht wiederzugewinen *und* dabei zugleich zu wachsen" (Köhler 1990). Die Mutter entwickelt ein Gefühl, ihr Baby zu kennen, das Baby beginnt, erste Erwartungen auszubilden.

Das Baby entwickelt erste Ansätze eines „Selbst".

Die Art, wie sich der Ablauf der Interaktionen im System nach etwa 3 Wochen eingespielt hat, ist ... vergleichsweise eine erste Syntax in der Konversation zwischen Mutter und Kind. Eine Stelle im Ablauf hat eine besondere Bedeutung: der „Spielraum". Nehmen wir an, das Kind ist gebadet, gewickelt und gestillt. Mutter und Kind haben miteinander gespielt. Vielleicht setzt die Mutter es in ein Babystühlchen, so daß es sie in seiner Nähe weiß, obwohl sie selbst derweilen etwas anderes tut. Das Kind ist in einem Gleichgewichtszustand: weder ist es von inneren Bedürfnissen bedrängt, noch nimmt die Mutter das Kind gefangen. Der Spielraum ist in diesem Sinne ein „privater Raum in der Zeit" (Sander), in dem das Kind eine *Wahlmöglichkeit* hat und nicht von innen oder außen determiniert ist. Es kann *seinen* Interessen, *seiner* Aufmerksamkeit nachgehen (Hervorhebung im Original).

Es kann eigene Handlungen in Gang setzen, Initiativen entwickeln und deren Wirkung beobachten. Es kann die Erfahrung einer Kontingenz machen. Wir stehen an der Schwelle der Entwicklung des „Selbst als Agenten" (Köhler 1990).

Die Entwicklung des kindlichen Selbst hängt in diesem sich weiter entfaltenden Umgang entscheidend davon ab, ob sich Mutter und Kind in ihren Intentionen „treffen", ob ihr Verhalten zueinander paßt, ineinandergreift (engl.: „fit" oder „match"). Die Abstimmung betrifft anfangs v. a. die Zyklen von Aufwachen, Füttern und Wiedereinschlafen; gelingt es der Mutter, den physiologischen Abläufen und Bedürfnissen des Kindes zu entsprechen, Spannung rechtzeitig reduzieren zu helfen, so stellen sich beim Kind erste Ansätze eines Gefühls von Sicherheit, Geborgenheit, von Vertrauen („Urvertrauen") ein. Gelingt der Mutter dieses Bemühen um Entsprechung nicht, zwingt sie ihm ihre Interpretationen auf, so kann dies der Beginn eines ständigen Bemühens um gegenseitige Kontrolle werden (nach Köhler 1990).

Mit zunehmender Differenzierung der verhaltensbiologischen Analysen lernen wir, wie komplex die Abstimmungs- und Lernprozesse in dieser Kind-Mutter-Dyade sind. Differenzierte Wahrnehmung, einfühlsame Interpretation, Zulassen kindlicher Initiative und kontingentes Reagieren hierauf begründen einen sich kontinuierlich weiterentwickelnden Prozeß, der die kindliche Erlebnisverarbeitung, Selbstwahrnehmung und Individuation fördert.

So wird beim Füttern nicht nur Nahrung gegeben und aufgenommen, sondern auch Erfahrung vermittelt: die Mutter gibt dem Säugling über begleitende Mundbewegungen Instruktionen, wie er sich beim Aufnehmen der Nahrung verhalten soll; in diese Instruktionen gehen ihre einfühlsamen Vorstellungen darüber ein, was für ihn in der jeweiligen Situation am schwierigsten ist: z. B. das Öffnen des Mundes, der Lippenschluß bei flüssiger Nahrung, das Schlucken bei fester Nahrung oder das Lecken beim ersten Eis u. a. (Papousek 1989).

Umgekehrt orientieren die Eltern sich in diesem Dialog an vielfältigen Signalen des Kindes. Schon aus dem Tonus und der Haltung der Händchen gewinnen sie wichtige Aufschlüsse über Spannungen vor einer unvertrauten oder Entspannung in einer vertrauten Situation; oft berühren sie die Mundregion des Kindes, um sich über seine Befindlichkeit, den aktuellen Zustand von Aufmerksamkeit, Aufnahmebereitschaft und Belastbarkeit zu informieren (Papousek 1989).

In ihrem Interaktionsverhalten passen sich die Eltern dabei an die kommunikativen Möglichkeiten des Kindes an; so wählen sie für den Blickkontakt intuitiv einen Abstand von ca. 20 cm, indem das Kind scharf sieht, und die „En-face-Position"; sprachlich fügen sie sich in den „Lall-Dialog" (Ammensprache) ein. Sie bieten dem Kind die Möglichkeit, Abläufe immer wieder zu wiederholen und fördern so dessen Erlebnisverarbeitung. Von den ersten Kontakten an ahmen sie Mimik und Laute des Kindes nach, spiegeln ihm so Äußerungen seiner selbst zurück, die es wiederum aufgreifen kann. Diese Spiele können wechselseitig, einmal vom Kind und einmal von seinen Partnern in Gang gesetzt werden. Sie ermöglichen den Eltern, die kindlichen Gefühlserregungen nachzuerleben und sich über die Empfindungen mit ihrem Kind zu verständigen. Verhaltensbiologisch gesehen scheint die elterliche Fürsorge darauf angelegt zu sein, das Kind von Anfang an als autonomen Gesprächspartner zu behandeln, seine Intentionalität und seine Selbstwahrnehmung zu unterstützen. Dies bedeutet, daß die Individuation des Kindes – eingebunden in die Entwicklung der Kind-Eltern-Beziehung – bereits im Neugeborenenalter beginnt (Papousek 1989).

Welcher Stellenwert der Wechselseitigkeit in der frühen Kommunikation zwischen Eltern und Säugling zukommt, zeigt ein Experiment, in dem kurzfristig die Kontingenz zwischen dem Verhalten beider ausgeschaltet wird.

Die Eltern wurden gebeten, während eines sonst ungestörten Dialoges mit ihrem 2 Monaten alten Kind für 2 Minuten die Augen zu schließen. Damit konnte die Mutter nicht mehr auf die sichtbaren Signale des Kindes reagieren. Beim Kind zeigte sich daraufhin gespanntes Beobachten, eine Orientierungsreaktion. Es mobilisierte alle Kräfte, bemühte sich mit sonst erfolgreichen Verhaltensformen, die Mutter wieder unter Kontrolle zu bringen. Das kindliche Verhalten endete schließlich mit einem unmißverständlichen Ausdruck von Unbehagen – einem Unbehagen, über das die Mutter beim Öffnen der Augen ganz bestürzt war – und mit deutlichem Protest. Ein anderes Kind reagierte auf die gleiche Situation eher in Form von Hemmung und depressiv getönter Abwendung (Papousek 1989).

In diesem Kurzversuch waren die dramatischen Auswirkungen rasch reversibel; das Ergebnis dieser experimentellen Störungen läßt jedoch ahnen, welche Auswirkungen längere Unterbrechungen oder qualitative Störungen dieser Beziehung haben können. Aus dieser Sicht vermögen wir heute die bekannten Untersuchungen zur Auswirkung der Kind-Mutter-Trennung durch Krankenhausaufenthalte oder durch das Weggeben des Kindes in ein Pflegeheim differenzierter zu verstehen.

Die Abstimmung der mütterlichen Fürsorge auf die kindlichen Verhaltensmöglichkeiten, die Qualität ihres Zusammenpassens, ist für die Entwicklung des kindlichen *Selbst* entscheidend. Wird die zunehmende Entfaltung angeborener kindlicher Fähigkeiten im Dialog mit der Mutter optimal gefördert, so entwickelt sich zunächst ein „Kernselbst" (Stern 1985). Es umfaßt ein Gefühl von Eigenaktivität und ein Erleben von Kohärenz in den psychischen Prozessen und den Bewegungsabläufen, das die Einschätzung der Wahrnehmung, die Gliederung der aufgenommenen Information und die Auswahl von Aktivität entsprechend dem Lust-Unlust-Prinzip mitgestaltet (Bürgin u. Rost 1990). Dieses Kernselbst bildet sich aus den individuellen kindlichen Anlagen, wenn die psychischen Funktionen, die die Mutter für das Kind übernimmt, dessen Intentionen und Bedürfnissen entsprechen und zugleich diese Intentionen und Bedürfnisse differenzieren helfen: während zunächst die Mutter aus dem Verhalten (z. B. dem Schreien) Zustände des Kindes interpretiert (z. B. Hunger, innere Unruhe, Nässe), erwirbt so das Kind langsam selbst die Fähigkeit, Zusammenhänge zu interpretieren, Bedeutungen zu erteilen, d. h. Umgebung für das eigene Wachstum zu benützen, zu assimilieren. Im Verständnisansatz des Situationskreiskonzeptes (vgl. 2.2) wird das Kind mit Hilfe der Mutter zunehmend differenzierte Programme für Bedeutungserteilung und Bedeutungsverwertung entwickeln. Dabei hilft die Mutter ihrem Kind im Rahmen des „symbiotischen Funktionskreises" nicht nur bei Problemanalyse und Problemlösung, sondern ermöglicht ihm auch, sich selbst als integrierendes Zentrum zu erleben.

Wacht das Kind etwa auf und wird („vor Hunger") unruhig, so wird die „genügend gut" (Winnicott) auf das Kind eingestellte Mutter Brust oder Flasche vorwegnehmend so bereithalten, daß das Kind sie mit den Suchbewegungen seines Mundes zu finden vermag. Das Kind kann dann einen Zusammenhang zwischen seiner Intention und deren Folgen erfahren, es erlebt, wie sein Bedarf zu einem in der Beziehung befriedigbaren Bedürfnis wird; es hat sich seine Umwelt aktiv erschlossen, es wurde (an der Brust) fähig zur Bedeutungserteilung: es hat sich die Brust „erschaffen" (Winnicott; vgl. 2.3.3). Verbunden mit solch gelingender Aktivität erlebt das Kind Freude, die es wiederum der Mutter rückvermittelt: ein sich gegenseitig verstärkender emotionaler Kreisprozeß schließt sich: Freude des Kindes und Anerkennung der Mutter – beide beziehen sich auf das Finden der Brust – „passen" zusammen. In der Wiederholung solcher Verhaltenszyklen kann sich beim Kind das Erleben einer „Kontinuität des Seins" (Winnicott) entwickeln, über diesem Erleben entstehen erste Inseln seines Selbstgefühls. Die damit verbundenen positiven Affekte werden zu Aktivatoren für weitere soziale Interaktion, Exploration und Lernen.

Die Verwandtschaft zwischen diesem sich einstellenden Selbstgefühl zu Antonovskys „sense of coherence" (vgl. 2.3.3.) wird Ihnen bereits aufgefallen sein. Wir können jetzt eine Entwicklungslinie erkennen, die vom gelingenden Zusammenspiel zwischen kindlicher Aktivität und sich anpassender mütterlicher Fürsorge über die Entwicklung eines „wahren Selbst" (Winnicott) zum „sense of coherence" und damit zu lebenslanger salutogenetischer Potenz führt.

In diesen symbiotischen Kreisprozessen lernt der Säugling, seine aus dem Körper kommenden Signale zu differenzieren, durch die Differenzierungshilfe der Mutter werden diese „strikt privaten Sensationen, Gefühle und Sinneszeichen, die der Säugling spürt, an Zeichen gekoppelt, die aussagen, was diese privaten Signale der Gesellschaft (repräsentiert durch die Mutter) bedeuten, daß z. B. eine besondere Art Unlust Hunger, eine andere Schmerz und eine dritte Durst bedeutet usw." (v. Uexküll u. Wesiack 1990).

Gleichzeitig findet in diesem Prozeß eine Individuation, eine Differenzierung zwischen Subjekt und Objekt, statt. Während anfangs die Mutter – in einem gewissen Sinn – eher einem bedürfnisbefriedigenden Medium (Balint spricht von einer „Substanz") glich, das „in primärer Liebe" (Balint) eher diffus wie die umgebende Luft gebraucht wurde, wird die Mutter allmählich zum geliebten Objekt, das aktiv umworben, verlassen und wieder aufgesucht werden kann (nach v. Uexküll u. Wesiack 1990).

**Störungen der frühen Entwicklung**

Die dargestellten komplexen Kommunikationsprozesse in der sich entwickelnden Kind-Mutter-Dyade sind anfällig für verschiedene Arten von Störungen: anlagebedingte Besonderheiten oder Krankheiten können die Fähigkeit der Mutter überfordern; Verunsicherungen äußerer Art, neurotische Störungen der Mutter bzw. der Eltern können die intuitive elterliche Anpassung, ein „entspanntes Sich-dem-Kind-Überlassen" beeinträchtigen: „statt einer vertrauten, voraussagbaren Mutter erlebt das Kind eine unverständliche, unberechenbare Mutter; statt Sicherheit, Freude und Vertrautheit erfährt es als Grundbefindlichkeit Angst vor dem Unverständlichen und Mißtrauen; statt Motivation zum aktiven Erkunden und Einflußnehmen depressive Aktivität und Passivität; statt Übung im kommunikativen Umgang mit der Umwelt autistische Vermeidung; statt Einübung in die Individuation im sicheren unterstützenden Hafen einer verläßlichen Beziehung tiefgreifende Mängel in der Selbstentwicklung ebenso wie in der Beziehungsfähigkeit" (Papousek 1989). Solche Störungen der Interaktion werden gehäuft z. B. bei depressiven oder minderjährigen Müttern beobachtet.

Werden die Beziehungen derart gestört, ist die haltende und vor Übergriffen schützende Funktion der Umgebung zu schwach ausgeprägt, so wird es dem Kind nicht oder nur schwer gelingen, eine „Kontinuität des Seins" zu erleben. Die Entwicklung des „wahren Selbst" wird behindert, oft entwickelt sich ein „falsches Selbst", eine Art schützende und verbergende Fassade, ein System von Reaktionen auf Unangepaßtheit und Übergriffe aus der Umgebung. Dieses „falsche Selbst", die Abfolge von Reaktionen kann zwar eine – äußerlich verstandene – Funktionsfähigkeit des Individuums herstellen und aufrechterhalten, ihm mangelt jedoch das Erleben von „Kohärenz". Es mag den inneren Kern eines „wahren Selbst" im Verborgenen schützen, dieses „wahre Selbst" kann sich jedoch nicht harmonisch in Beziehung zur Umgebung entfalten, seine weitere Entwicklung ist blockiert. Ein solches Selbstsystem trägt Instabilität und eine Neigung zu Zusammenbrüchen, insbesondere in kritischen Entwicklungsphasen (z. B. in der Adoleszenz) in sich.

Empirische Studien bestätigen die überragende Bedeutung der Mutter (bzw. eines entsprechendes Partners) für die kindliche Entwicklung in dieser dyadischer Beziehung.

Bei psychisch ausgeglichenen Müttern entwickeln sich sowohl auffallend träge als auch auffallend unruhige Kinder in Richtung normaler Aktivität, bei gestörten Müttern verstärken sich die Abweichungen der Kinder zu den Extremen hin (Escalona 1968).

Kinder, bei denen als Babys ein gelungenes, sicheres Bindungsverhalten zu ihren Müttern festgestellt worden war, vermochten im Alter von 5 Jahren unter anderem besser mit anderen Kindern zu spielen und Konflikte mit Gleichaltrigen selbstbewußter und auch für die Konfliktpartner befriedigender zu lösen als Kinder, deren Bindungsverhalten als Babys als unsicherer eingestuft worden war (Grossmann u. Grossmann 1990).

### Beratung von Eltern während der Säuglingsperiode

Grundkenntnisse dieser Entwicklungsprozesse sind auch für den primärversorgenden Arzt heute nicht nur Voraussetzung dafür, daß er Eltern für und während der Neugeborenen- und Säuglingsperiode fachkompetent beraten kann, sondern erleichtern auch das psychologische Verständnis schwieriger Patienten.

Die Grundlage jeder Beratung wird das Wissen um die fundamentale Bedeutung der Kontinuität einer harmonischen Beziehung zwischen der Mutter (bzw. einem entsprechenden Partner) und dem Kind während dieses Lebensabschnittes sein. Sie können den Eltern helfen, geeignete Rahmenbedingungen für diese Beziehung zu schaffen, die es ihnen ermöglichen, sich ausreichend in die Beziehung zu ihrem Kind einzulassen. Die Mutter bedarf hierfür eines sie entlastenden, geschützten Lebensraumes. Aus dieser Grundforderung lassen sich alle Konsequenzen für die Nutzung familiärer Spielräume und der familienpolitischen Möglichkeiten ableiten.

Obwohl der mütterliche Einfluß auf die kindliche Entwicklung kaum überschätzt werden kann, sollten im Falle einer gestörten Entwicklung Mütter nicht von vornherein als Hauptschuldige, als Sündenböcke angesehen werden. Störungen entwickeln sich immer in der Beziehung, im System; zu ihrer Entstehung können die Konstitution des Kindes oder eine abnorme Verhaltensbereitschaft ebenso beitragen wie die Persönlichkeit des Vaters und Einflüsse weiterer Bezugspersonen. Die Mutter kann durch solche Merkmale ähnlich überfordert werden wie durch eigene (neurotische) Probleme.

Ihrer ärztlichen Beratung im Falle einer „frühen" Beziehungs- oder Entwicklungsstörung kommt nicht nur *psycho*hygienische Bedeutung zu. Diese „frühen" Störungen begründen häufig die sogenannte „Grundstörung" (Balint), eine mangelnde Ausreifung psychischer Funktionen mit der Folge einer biopsychischen Labilität, die oft die Grundlage psychosomatischer Störungen bildet. Gelingt es Ihnen, in solchen Prozessen – meist über die Betreuung der Eltern – erfolgreich zu intervenieren, so sind Sie auch im traditionellen medizinischen Sinn primärpräventiv tätig. Auf die Bedeutung dieser „Grundstörung" werden wir in 3.4 („Funktionelle Syndrome") und 4.1 („Psychotherapie") ausführlicher eingehen.

Abschließend möchten wir Sie noch über den gegenwärtigen Stand der Diskussion informieren, die der Bedeutung von Störungen in frühen Entwicklungsabschnitten für spätere Lebensperioden gilt. Während Psychoanalyse und Verhaltensbiologie eine gelingende Kommunikation zwischen Kind und Mutter während der Säuglingsperiode gleich hoch einschätzen, differieren sie in der Bewertung der Bedeutung von Störungen während dieser frühen Entwicklung für das spätere Leben.

Einerseits ist gesichert, daß viele spätere Störungen auf frühe Kommunikationsprobleme zurückzuführen sind. Andererseits scheinen neuere Untersuchungen zu zeigen, daß der menschlichen Entwicklung eine größere Plastizität und ein höheres Gesundungspotential innewohnen als früher angenommen wurde. Auswirkungen früher Störungen der Kind-Eltern-Kommunikation können durch „protektive Faktoren" weitgehend vermieden bzw. durch „heilende Faktoren" in der weiteren Entwicklung ausgeglichen werden. Als „protektiv" bzw. „heilend" haben sich v. a. Bezugspersonen erwiesen, die die Funktion der Eltern oder eines Elternteils wenigstens zum Teil zu ersetzen vermögen. So kann die Aufnahme in eine Familie sogar die Auswirkungen frühkindlicher Deprivation in Säuglings- oder Kinderheimen kompensieren oder heilen, wenn eine harmonische Abstimmung der Familienmitglieder auf das aufgenommene Kind möglich ist.

Betont sei jedoch, daß diese in der Literatur zum Teil einseitig hervorgehobene „Plastizität" von Kindern dennoch begrenzt ist und daß eine spätere Kompensation des Entbehrten zwar die Ausbildung einer gröberen (psycho)pathologischen Symptomatik verhindern kann, sich mangelhafte Umweltfürsorge dagegen wohl immer – und keineswegs immer korrigierbar – nachteilig auf die Funktionsmöglichkeiten innerseelischer Regulationssysteme und damit auf die Persönlichkeitsbildung und die Lebensmöglichkeiten der Betroffenen auswirkt.

### 2.4.3 Das Kind zwischen dem 8. und 36. Lebensmonat

**Individuationsprozeß und Wiederannäherung**

Die Reifung körperlicher Fähigkeiten und erste Herausbildung psychischer Strukturen – Ich-Kerne und Vorläufer des Über-Ich – sowie erste psychische Repräsentanzen von Bezugsperson und dem eigenen Selbst erlauben eine allmähliche Auflockerung der Kind-Mutter-Dyade. In diesem Prozeß zunehmender Individuation ändern sich auch die Rolle und Funktion der Mutter: während bisher ihr Bemühen um Einstimmung auf, um Orientierung an der Befindlichkeit des Kindes im Vordergrund stand, wird sie jetzt mehr als Sicherheit gebende, Bestätigung liefernde Begleiterin benötigt. Das Kind benutzt die Mutter bei all seinen Unternehmungen als Orientierungshilfe, es versucht damit, Unsicherheiten zu reduzieren. Kriecht das Kind etwa im Zimmer herum und stößt auf eine unvertraute Situation, so schaut es zur Mutter: Freude und Interesse in ihrem Gesicht stimulieren seine exploratorische Aktivität weiter, Angst der Mutter dagegen hemmt sie. In diesen Orientierungsversuchen tauschen Kind und Mutter Bedeutungen aus, bauen an einer gemeinsamen Bedeutungswelt. Mit dem Spracherwerb und der Fähigkeit zur Symbolisierung wird dieser Austausch stark beschleunigt. Spracherwerb und der Aufbau psychischer Repräsentanzen erleichtern die Verselbständigung; das Kind kann allmählich einen inneren Dialog beginnen, da es „Meinungen" der Umwelt internalisiert hat, sich mit Hilfe von Frühformen des Über-Ich zu orientieren vermag. Andererseits geht mit dem Spracherwerb die bisherige Form des Miteinanderseins – im besten Falle die Selbstverständlichkeit gegenseitiger affektiver Einstimmung – verloren; das ursprünglich ganzheitlich Erlebte kann nur zum Teil in die Wortwelt überführt werden. Etwa im Alter von 18 Monaten kommt es in diesem Zusammenhang zu einer Krise im Selbstverständnis des Kindes; es verliert das bisher erreichte Erleben von Geschlossenheit, es kann sich als „entzweit" empfinden (Stern 1985), sich in diesem Sinne eher wieder klein und hilflos erleben. Zu dieser Krise trägt eine entscheidende Umstellung in der kognitiven Entwicklung bei, die Piaget beschreibt: während bisher die Kinder im äußeren Wahrnehmungs- und Handlungsraum agierten und experimentierten, übernimmt jetzt das Vorstellungsvermögen die Führung des Handelns; das Kind erwirbt die Fähigkeit, Handlungsschemata innerlich, „geistig" auszuführen und miteinander zu kombinieren, vor der jeweiligen Handlung in der Vorstellung zu experimentieren. Damit entsteht eine größere Unabhängigkeit und Ungebundenheit gegenüber äußeren, vom Subjekt nur beschränkt bestimmbaren Gegebenheiten; die inneren Repräsentationen der Außenwelt sind unwillkürlich abrufbar. Piaget mißt dieser Entwicklung, die eine schnellere, flexiblere, „intelligentere" Anpassung an neue Situationen erlaubt und der Herausbildung einer eigentlichen Symbolfunktion vorausgeht, den Wert einer „kopernikanischen Wende" in der Entwicklung des Kindes zu.

Aus dem Hilfsbedürfnis, das in dieser Phase erneut entsteht, nähert sich das Kind wieder der Mutter an, man spricht deshalb auch von „Wiederannäherungskrise" bzw. „Wiederannäherungsphase" (Mahler 1978). Für das weitere optimale Gelingen der Entwicklung ist es jetzt wichtig, daß die Mutter diese neuartige Hilflosigkeit verständnisvoll beantwortet und dennoch die bereits entwickelte Autonomie achtet.

**Beratung während Individuations- und Wiederannäherungsphase**

Nicht selten fällt Müttern der Rollenwechsel von der sich einstimmenden Versorgung des abhängigen Kindes zur begleitenden Förderung seiner Individuation schwer. Diese Mütter „verlieren" sozusagen ihr Baby. Der die Familie begleitende Hausarzt kann auf solche Schwierigkeiten achten und solche Mütter in dem erforderlichen Umstellungsprozeß unterstützen. Er wird den Eltern auch mit Information und Rat zur Verfügung stehen, wenn sie angesichts phasenspezifischer Schwierigkeiten und Ängste ihrer Kinder Orientierungshilfe suchen: bei Trotzanfällen im Rahmen der Herausbildung des eigenen Willens, bei Schwierigkeiten der Sauberkeitsgewöhnung, bei Trennungs- und Verlustängsten.

### 2.4.4 Die weitere Entwicklung

Etwa mit dem 36. Lebensmonat ist die zweite, die „psychische Geburt des Menschen" (Mahler 1978) vollzogen. Ist die Entwicklung bis hierher einigermaßen gelungen, so tritt das Kind gut gerüstet in die weiteren Phasen seiner Selbst- und Sozialentwicklung ein.

**Die ödipale Phase (3.–6. Lebensjahr)**

Während – aus psychoanalytischer Sicht – in der oralen und analen Entwicklungsphase v. a. Prozesse der psychischen Strukturbildung im Vordergrund stehen und mißlingende Entwicklung Strukturdefekte hinterläßt, organisiert sich die Entwicklung in der sog. *„ödipalen Phase"* um die psychische Verarbeitung eines Konflikts herum. Dieser Konflikt entsteht in den familiären Beziehungen dadurch, daß im Kind sexuelle Wünsche und Phantasien gegenüber dem gegengeschlechtlichen Elternteil erwachen, die die bisher harmonischen Beziehungen zu beiden Eltern gefährden. Diese von Freud als „Ödipuskomplex" bezeichnete Konfliktkonstellation entwickelt sich langsam mit der Lösung aus der Abhängigkeit in der Zweierbeziehung mit der Mutter und dem Übergang in eine Dreierbeziehung zu beiden Eltern. Das Gelingen dieser „Triangulierung" schafft die Voraussetzung für die spätere Fähigkeit zu mehrseitigen Sozialbeziehungen. Das Aufkommen der sexuellen Wünsche und Phantasien führt dann in dieser Dreierbeziehung zum „Ödipuskonflikt", dessen Lösung eine ubiquitäre Aufgabe menschlicher Entwicklung darstellt. Die Bezeichnung des Konflikts entspricht seiner Größe und Gefahr: Freud hat die Bezeichnung in Anlehnung an die griechische Sagen- und Tragödienfigur des König Ödipus gewählt, der seinen Vater tötete und seine Mutter heiratete und mit ihr Kinder zeugte – ohne von den verwandtschaftlichen Beziehungen zu wissen. Erst die Überwindung der Konkurrenz zum gleichgeschlechtlichen Elternteil ermöglicht die Lösung dieses Konflikts. Gelingt seine Lösung nicht, lebt dieser Konflikt im Unbewußten fort und verstärkt eine evtl. vorhandene Disposition zu neurotischen Entwicklungen. Im Gegensatz zu den Strukturdefiziten bei der sog. „Grundstörung" liegen bei Störungen auf dem Boden des ödipalen Konflikts mehr oder weniger ausgereifte psychische Strukturen vor.

## Latenzzeit (7.–12. Lebensjahr)

Während der ödipalen Phase haben sich die psychischen Strukturen soweit stabilisiert, daß das Kind in hohem Maße zu Lernprozessen fähig geworden ist, in denen es die von der Gesellschaft angebotenen Wissens- und Verhaltensmöglichkeiten allmählich zu übernehmen vermag. Die psychosexuelle Entwicklung verläuft während dieser Zeit in ruhigeren Bahnen, im Vordergrund steht die Entwicklung der Ich-Funktionen und die weitere Reifung des Selbst. Die Einschulung entspricht den Entwicklungsmöglichkeiten zu Beginn der Latenzzeit.

## Pubertät und Adoleszenz

Das körperliche Erwachsenwerden und insbesondere die Reifung der sexuellen Funktionen führen erneut zu einer krisenhaften Entwicklung. Während der Pubertät gilt es, die biologisch bedingten sexuellen Bedürfnisse zu integrieren, eine neue (auch psychosexuelle) Identität zu gewinnen.

Eng mit der Pubertät verbunden, stellt die Adoleszenz die wohl mit am schwierigsten zu bewältigende Entwicklungsphase dar. Die Aufgaben sind vielfältig: zunehmende Trennung vom Elternhaus, Beginn der Berufstätigkeit, Aufbau intimer Beziehungen und Bindung an Lebenspartner, weitergehende Übernahme von Verantwortung für sich selbst und andere. Die genannten Aufgaben stellen hohe Anforderungen an die psychische Integrationsfähigkeit; vorhandene Defizite und Instabilität in den Regulationssystemen des Ich und des Selbst bedingen angesichts dieser Anforderungen häufig eine Dekompensation dieser Funktionssysteme mit der Folge schwerer Krisen und Symptombildungen im psychischen und psychosomatischen Bereich. In diesen Krisen spielt der Kampf zwischen Autonomie und Abhängigkeit oft noch einmal eine zentrale Rolle. Ein häufiger Lösungsversuch besteht während dieser Zeit im Rückzug in die Pseudounabhängigkeit der Autarkie, wie es sich z. B. im Krankheitsbild der Anorexia nervosa besonders ausgeprägt findet.

## Aufgaben des primärversorgenden Arztes

Während der ödipalen Zeit wird der Hausarzt manches Mißverständnis der Eltern durch Information über das regelmäßige Vorkommen der entsprechenden Konflikte und ihre entwicklungsfördernde Bedeutung entschärfen können. Wichtig ist es, den Eltern zu zeigen, daß es nicht um die Erfüllung der ödipalen Wünsche und Phantasien geht, sondern daß es darauf ankommt, daß die Kinder sich mit ihren Partnern über ihre Wünsche auseinandersetzen können. Hilfreich ist gerade die Nichtverführbarkeit des begehrten Partners; ein Entgegenkommen etwa des Vaters gegenüber der Tochter oder gar das Agieren eigener auf die Kinder gerichteter sexueller Wünsche der Eltern würden sich gerade nicht hilfreich, sondern für die weitere Entwicklung oft fatal auswirken. Für die Tochter ist der „beste" Vater zugleich erreichbar und weder verführend noch verführbar, analoges gilt für die Mutter gegenüber dem Sohn.

Während Pubertät und Adoleszenz kann der primärversorgende Arzt häufig schon aufgrund seiner langjährigen Kenntnis der Familie pathologische Entwicklungen frühzeitig erkennen und für rechtzeitige Intervention sorgen. Gerade während dieser krisenhaften Phasen bei jugendlichen Patienten kann er in einzigartiger Weise prophylaktisch und therapeutisch tätig werden.

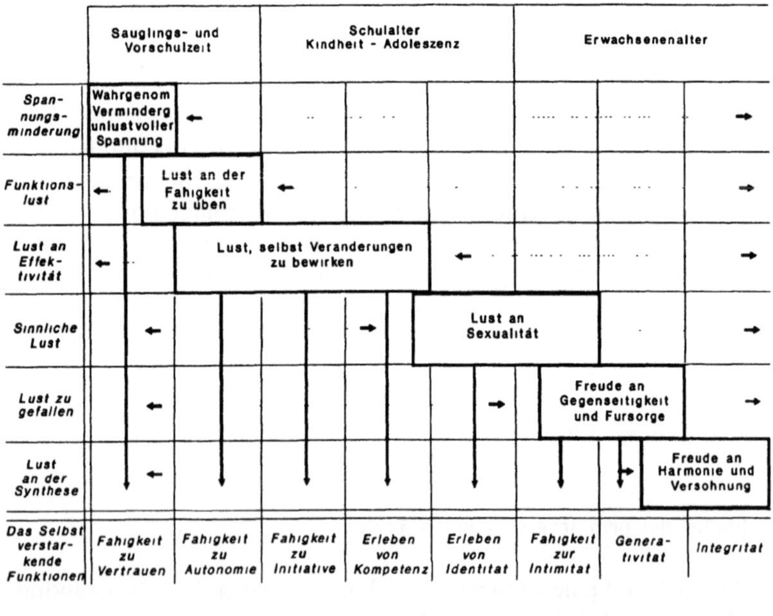

| | Säuglings- und Vorschulzeit | Schulalter Kindheit – Adoleszenz | | | | | Erwachsenenalter | |
|---|---|---|---|---|---|---|---|---|
| Spannungs-minderung | Wahrgenom Verminderg unlustvoller Spannung ← | .. | .. | | | ..... | .. | → |
| Funktions-lust | ← | Lust an der Fähigkeit zu üben ← | . | | | ... | | → |
| Lust an Effektivität | ← | Lust, selbst Veränderungen zu bewirken | | ← | | ..... | | → |
| Sinnliche Lust | ← | | | → | Lust an Sexualität | | | → |
| Lust zu gefallen | ← | | | | → | Freude an Gegenseitigkeit und Fürsorge | | → |
| Lust an der Synthese | ← | | | | | | Freude an Harmonie und Versöhnung | |
| Das Selbst verstärkende Funktionen | Fähigkeit zu Vertrauen | Fähigkeit zu Autonomie | Fähigkeit zu Initiative | Erleben von Kompetenz | Erleben von Identität | Fähigkeit zur Intimität | Generativität | Integrität |

**Abb. 1.** „Vital pleasures" und kritische Entwicklungsperioden. (Nach Klein 1976)

## 2.4.5 Zusammenfassung

Wir konnten in diesem kurzen Abschnitt auf viele Einzelheiten der menschlichen Entwicklung nicht eingehen und haben auf eine Darstellung weiterer Entwicklungsprozesse während des Erwachsenenlebens ganz verzichtet.

Abschließend möchten wir Ihnen jedoch anhand einer schematischen Abbildung noch einen Überblick über das Zusammenwirken der wichtigsten motivierenden Faktoren auf die Ausbildung der psychischen Funktionen und Regulationssysteme während des Lebenszyklus geben (Abb. 1).

## Literatur

Ainsworth MDS (1985) Attachment across the life span. Bull New York Acad Med 61/9:792–812
Antonovsky A (1987) Unraveling the mystery of health. How people manage stress and stay well. Jossey-Bass, San Francisco
Balint M (1970) Therapeutische Aspekte der Regression. Die Theorie der Grundstörung. Klett, Stuttgart
Bowlby J (1973) Bindung. Eine Analyse der Mutter-Kind-Beziehung. Kindler, München
Bürgin D, Rost B (1990) Pädiatrie. In: Adler R, Hermann JM, Köhle K, Schonecke OW, Uexküll T von, Wesiack W (Hrsg) Psychosomatische Medizin, 4. Aufl. Urban & Schwarzenberg, München
Escalona SK (1968) The roots of individuality. Aldine, Chicago
Freud S (1905) Drei Abhandlungen zur Sexualtheorie. (Gesammelte Werke, Bd. 5, Fischer, Frankfurt am Main, 1966ff)
Grossmann KE, Grossmann K (1990) Attachment quality as an organizer of emotional and behavioral responses. In: Marris P, Stevenson-Hinde J, Parkes C (rds) Atachment across the life cycle. Routledge, New York
Klein GS (1976) Psychoanalytic Theory. Int Univ Press, New York
Köhler L (1990) Neuere Ergebnisse der Kleinkindforschung. Ihre Bedeutung für die Psychoanalyse. Forum Psychoanal 6:32–51
Mahler MS, Pine F, Bergman A (1978) Die psychische Geburt des Menschen. Fischer, Frankfurt am Main
Papousek H (1975) Soziale Interaktion als Grundlage der kognitiven Frühentwicklung. In: Hellbrügge T (Hrsg) Fortschritte der Sozialpädiatrie. Urban & Schwarzenberg, München
Papousek H (1977) Entwicklung der Lernfähigkeit im Säuglingsalter. In: Nissen G (Hrsg) Intelligenz, Lernen und Lernstörungen. Springer, Berlin Heidelberg New York
Papousek M (1989) Frühe Phasen der Eltern-Kind-Beziehungen. Ergebnisse der entwicklungspsychobiologischen Forschung. Prax Psychother Psychosom 34:109–122

Stern D (1977) Die erste Beziehung. Klett-Cotta, Stuttgart
Stern D (1985) The interpersonal world of the infant. Basic Books, New York
Uexküll Th von, Wesiack W (1990) Wissenschaftstheorie und Psychosomatische Medizin, ein biopsychosoziales Modell. In: Adler R, Herrmann JM, Köhle K, Schonecke OW, Uexküll Th von, Wesiack W (Hrsg) Psychosomatische Medizin. Urban & Schwarzenberg, München, S 5–38
Winnicott DW (1956) Primäre Mütterlichkeit. In: Winnicott DW (1976) Von der Kinderheilkunde zur Psychoanalyse. Kindler, München, S 153–160
Winnicott DW (1958) Das erste Lebensjahr. Moderne Ansichten über die emotionale Entwicklung. In: Winnicott DW (1984) Familie und individuelle Entwicklung Fischer TB, Frankfurt am Main, S 9–26
Winnicott DW (1960) Ich-Verzerrung in Form des wahren und des falschen Selbst. In: Winnicott DW (1974) Reifungsprozesse und fördernde Umwelt. Kindler, München S 182–199

## 2.5 Anmerkungen zur Lerntheorie und Verhaltenstherapie

Die Kenntnis von Grundprinzipien der *Lerntheorie* hilft dem primärversorgenden Arzt, Störungen des Verhaltens und Störungen psychophysiologischer Abläufe besser zu verstehen. Auch systematische Verhaltenstherapie baut auf lerntheoretischen Modellen auf. Die Bedeutung der *Verhaltenstherapie* in der Behandlung psychogener Störungen nimmt zu. Die Verhaltenstherapie ist eine Domäne entsprechend aus- und weitergebildeter, in eigener Praxis oder in Fachkliniken tätigen Psychologen. Der primärversorgende Arzt wird Verhaltenstherapie kaum selbst durchführen; er sollte jedoch ihre Prinzipien kennen, um seine Patienten beraten zu können.[1]

Ziel *lerntheoretischer Modelle* ist die Erklärung von Verhalten. Dabei wird eine Trennung zwischen beobachtbarem Verhalten, theoretischer Konstruktion und erschlossener Bedeutung vorgenommen. Man kann z. B. beobachten, daß jemand etwas trinkt – das Trinken ist das beobachtbare Verhalten. Schließt man daraus, daß der betreffende „durstig" ist, so erklärt man das Verhalten durch ein theoretisches Konstrukt, den „Trieb" Durst, der nicht beobachtbar ist. Diese Erklärung kann falsch sein: Wird etwa Alkohol getrunken, so kann der

---

[1] Den folgenden Beitrag hat freundlicherweise Herr Priv.-Doz. Dr. O. W. Schonecke, Köln, verfaßt.

„Antrieb" ein anderer sein. Die Rolle derartiger interner, erschlossener Zustände wird nicht geleugnet, der Schluß muß jedoch empirisch stringent sein.

Alles Verhalten, sofern es nicht angeboren oder durch bestimmte körperliche Zustände (z. B. Intoxikation) bedingt ist, ist erworben. Der Erwerb oder die Veränderung von Verhalten vollziehen sich u. a. in einer Regelhaftigkeit, die als „Lernen" bezeichnet wird. Der Vorgang des Erwerbs von Verhalten, das Lernen, ist also interindividuell vergleichbar; das heißt aber auch, daß es individuelle Abweichungen von dieser Regelhaftigkeit gibt, z. B. Unterschiede zwischen Individuen einer Spezies und zwischen solchen verschiedener Spezies. Die Theorien des Lernens haben bisher sicherlich nicht sämtliche Regeln des Lernens aufgeklärt bzw. beschrieben. Dies schränkt jedoch die Gültigkeit der bisher aufgeklärten Regeln nicht ein.

Verhalten ist in einen situativen und individuellen Erfahrungskontext eingebettet. Dies ist auch der Fall, wenn in experimentellen Situationen der Forschung die situativen Bedingungen möglichst konstant gehalten werden, um Einzelaspekte des Lernens zu untersuchen. Im Tierexperiment wird auch versucht, den Erfahrungskontext von Versuchstieren in für relevant gehaltenen Aspekten konstant zu halten (gleiche Aufzuchtbedingungen, Nahrungsaufnahme, Umgang mit den Tieren, Hell-Dunkel-Zeiten usw.).

Das sog. *„klassische Konditionieren"* beschreibt die Beziehung zwischen einem Organismus und Reizen in der Umgebung, die einer angeborenen, der unkonditionierten Reaktion zeitlich vorausgehen. Dabei ist u. a. die regelmäßige Beziehung zwischen den Reizen wichtig, die der Organismus erfassen kann. Signalisiert also ein Reiz Futter, indem er ausreichend häufig zeitlich zusammen mit oder etwas vor dem Futter auftritt, so löst schließlich auch dieser Reiz alleine eine entsprechende Reaktion (Speichelfluß) – die konditionierte Reaktion – aus.

Das sog. *„operante Lernen"* beschreibt die Beziehung zwischen einem Organismus und Reizen in der Umgebung, die auf sein Verhalten folgen, also die Wirkung seines Verhaltens auf die Umgebung (positive, belohnende Konsequenzen, „Verstärkung", oder negative, Verhalten abschwächende Konsequenzen). Auch hier ist die Art der Beziehung zwischen dem Verhalten und den Konsequenzen wichtig, ebenso wie die Art der Beziehung zwischen Reizen, die dem (unkonditionierten) Verhalten vorausgehen.

Nach dem Modell des Funktionskreises würde „klassisches Konditionieren" die Bedeutungskoppelung im Rahmen der Bedeutungserteilung, „operantes Lernen" der Bedeutungsverwertung entsprechen.

*Lernen* ist das Ereignis einer Beziehung zwischen einem Organismus und seiner *Umgebung*, in der der Organismus im Sinne von Th. v. Uexküll (1928) „merkt", in welcher Umgebung er lebt; er lernt die *Regelmäßigkeiten* in seiner Umgebung kennen und kann sich an ihnen orientieren[2]. So stellt es für einen Organismus eine sehr negative und belastende Erfahrung dar, wenn die *Vorhersagbarkeit* von Ereignissen und damit ihre Regelmäßigkeit verloren geht. Dies ist auch dann der Fall, wenn sich jemand an eine neue Umgebung anpassen muß. So weiß man beispielsweise, daß die Inzidenz der Hypertonie in Kulturen größer ist, in denen die Notwendigkeit der Anpassung an sich schnell ändernde Bedingungen besteht, etwa in den Industrienationen oder bei der Stadtbevölkerung im Vergleich zur Landbevölkerung in Afrika.

Infolgedessen ist es nicht verwunderlich, daß sich Organismen *aktiv* ihrer Umgebung zuwenden, um sie kennenzulernen; dies gilt für Ratten ebenso wie für Menschen. Es gibt einen *„explorativen Trieb"*, der dies beinhaltet. So besitzt Information über die Umgebung auch für Ratten belohnenden Charakter, d. h. man kann irgendein Verhalten von Ratten durch derartige Information verstärken. Die Lerntheorie betrachtet Organismen also nicht als passive, auf Außenreize „reflexhaft" reagierende Wesen, sondern als solche, die sich aktiv ihrer Umgebung zuwenden, um sie kennenzulernen. Dieser Vorgang ist bei Kindern sehr deutlich zu beobachten. Man kann bei ihnen den „Spaß" an der Erkenntnis ihrer Umgebung beobachten, wenn sie etwas „merken". Dies gilt besonders auch für die Erfahrung von Kindern (und Erwachsenen), auf ihre Umgebung ein-„wirken" zu können, also für das Erleben eigener Kompetenz im Erleben, daß eigenes Verhalten etwas bewirkt. Der lerntheoretische Ansatz hat zeigen können, daß ein Mangel an Erlebnissen dieser Art in der Entwicklung eines Menschen eine wichtige Bedingung für das spätere Auftreten depressiver Störungen ist (erlernte Hilflosigkeit)[3].

Außerdem ist wohl nur der Mensch in der Lage zu erkennen, daß er zumindest teilweise durch ihn umgebende Reize in seinem Verhalten kontrolliert wird. Diese Erkenntnis gibt ihm die Möglichkeit, sein eigenes Verhalten dadurch zu beeinflussen, daß er die Reize verändert, von denen er weiß, daß sie sein Verhalten kontrollieren. Ein derartiges

---

[2] Vgl. Sicherheitsprinzip und Funktionen des Selbstsystems in der Psychoanalyse und die Fähigkeit zur Orientierung bzw. Strukturierung („comprehensibility") als Teil des „sense of coherence" bei Antonovsky (s. 2.3.3, S. 75 und 76).

[3] Vgl. „Funktionslust" und „Lust und Effektivität" in der Psychoanalyse („vital pleasures", Klein 1976; S. 2.3.3, S. 79).

Verhalten, das durch die *Veränderung der Umgebung* auf die Veränderung des eigenen Verhaltens abzielt, wird als „*Selbstkontrolle*" bezeichnet. So kann ein adipöser Patient, der weiß, daß sein Eßverhalten auch durch Außenreize kontrolliert wird, seine Nahrungsaufnahme selbst kontrollieren, indem er Nahrungsmittel nicht mehr sichtbar in seiner Wohnung aufbewahrt. Der Sachverhalt von Selbstkontrolle in diesem Sinne macht das reziproke und dynamische Verhältnis von Organismus und Umgebung deutlich.

Es ist nun denkbar, daß Verhalten anhand einer Fülle derartiger Prozesse, letztlich durch Orientierung in der für einen Organismus, also auch den Menschen, relevanten Umwelt erworben worden ist. Die *Verhaltenstherapie* geht davon aus, daß auch Verhalten, das aufgrund einer Fehlorientierung dazu führt, daß eine Person in ihrer Umwelt nicht mehr zurechtkommt und darunter leidet (etwa mit unangemessener Angst oder quälenden Gedanken, versagt zu haben), nach den Prinzipien des Lernens erworben worden ist und nach diesen Prinzipien verändert werden kann. Dies trifft auch für körperliche Anteile von Reaktionen zu, beipielsweise erhöhte Muskelspannung im Nacken bei Kopfschmerz (vgl. 3.4).

Die Verhaltenstherapie stützt sich dabei weitgehend auf die Ergebnisse der empirischen Psychologie, die Vorgehensweise ist eine annäherungsweise Anwendung einiger dieser Ergebnisse. Die lerntheoretische Beschreibung dieser Prozesse bezieht sich im wesentlichen auf Regelmäßigkeiten der Beziehungen der beteiligten Elemente (Reize, Reaktionen, Verhalten und letztlich beim Menschen Handeln). Sie bezieht sich in ihren Prinzipien nicht auf den Inhalt des Gelernten, also darauf, was gelernt wird – sowenig wie der Begriff der Addition sich darauf bezieht, ob man Äpfel oder Bleistifte zu Mengen zusammenfaßt. Die Verhaltenstherapie ist daher ganz wesentlich einzelfallorientiert, da für jede einzelne Person bzw. für jeden einzelnen Patienten ermittelt werden muß, welche Lernbedingungen zu welchen Verhaltensergebnissen bzw. Symptomen geführt haben und durch welche verstärkenden Bedingungen ein spezifisches Verhalten oder Symptom bei einem Individuum aufrechterhalten wird.

## Literatur

Schonecke OW (1990) Lernpsychologische Grundlagen für die psychosomatische Medizin. In: Adler R, Herrmann JM, Köhle K, Schonecke OW, Uexküll Th von, Wesiack W (Hrsg) (1990) Psychosomatische Medizin, 4. Aufl. Urban & Schwarzenberg, München

Schonecke OW, Herrmann JM (1990) Psychophysiologie. In: Adler R, Herrmann JM, Köhle K, Schonecke OW, Uexküll Th von, Wesiack W (Hrsg) (1990) Psychosomatische Medizin, 4. Aufl. Urban & Schwarzenberg, München

Schonecke OW, Muck-Weich C (1990) Verhaltenstherapie. In: Adler R, Herrmann JM, Köhle K, Schonecke OW, Uexküll Th von, Wesiack W (Hrsg) (1990) Psychosomatische Medizin, 4. Aufl. Urban & Schwarzenberg, München

Uexküll Th von (1928) Theoretische Biologie, 2. Aufl. Springer, Berlin (Neudruck: Suhrkamp „taschenbuchwissenschaft", Frankfurt am Main 1973)

# 3 Aufgaben und Probleme im Praxisalltag

## 3.1 Neurotisches und psychotisches Verhalten – eine notwendige Differenzierung

Krankheitsbegriffe sind in der medizinischen Wissenschaft, in der Ausbildung und in der Kommunikation zwischen Ärzten unverzichtbar. Der Satz „Frank hat Masern" gibt wesentliche Informationen über Diagnose, Therapie, Krankheitsverlauf und mögliche Komplikationen zum aktuellen Kranksein des Knaben Franz.

Die Regelhaftigkeit von definierten Krankheiten und ihren Verläufen macht rationales ärztliches Handeln überhaupt erst möglich.

Es gibt heute über 30000 bekannte Krankheiten und Syndrome. Dennoch dürfen wir nicht vergessen, daß kein Arzt jemals einer dieser Krankheiten, sondern ausschließlich erkrankten Menschen begegnet und daß es folglich darauf ankommt, zunächst die Individualität des Patienten zu erfassen und dann den theoretischen Krankheitsbegriff in die „Gesamtschau" zu integrieren.

Die Begriffe Neurose und Psychose werden von den Experten nicht übereinstimmend definiert. Für den praktizierenden Arzt ist es dennoch hilfreich, neurotisches Verhalten und Erleben von psychotischem unterscheiden zu können. Als *neurotisch* wird eine Verhaltensauffälligkeit und ein Erleben bezeichnet, welches für den Arzt als überwiegend umwelt- und erlebnisbedingte Störung deutbar ist. Die pathologische Abweichung von einer (fiktiven) Norm ist nur quantitativ bestimmt. Prüfungsangst hat jeder, Panik und Handlungsunfähigkeit vor dem Examen erlebt der Neurotiker. Jede Mutter sorgt sich um ihre Kinder, neurotisch ist eine allgegenwärtige Übersorge, die kaum noch Mutter- (und Kinder-)Glück zuläßt und für beide eine Belastung darstellt.

Neurotisches Verhalten ist meist Folge einer gestörten Kindheitsentwicklung. Infantile Konflikte und Traumen wirken über Jahre und Jahrzehnte hinaus als pathogene Faktoren.

Das vom Vater geschlagene, als Versager ungeliebte Mädchen hat als Frau Selbstwertprobleme und spezielle Schwierigkeiten im Umgang mit Männern. Neurotisches Verhalten ist eine Kompromißbildung, ein Lösungsversuch, der unter dem erwünschten Selbstverwirklichungsniveau bleibt. Häufigstes Symptom bei neurotischen Patienten ist Angst. Sie zeigen gesteigerte Erregbarkeit, gestörten Schlaf; allgegenwärtige ängstliche, negative Erwartung, Versagens- und Unwertgefühle; fehlendes Vertrauen in Mitmenschen, deshalb unfreies Sichanpassen, Unterwerfen, „Funktionierenmüssen", selbstgesetzte Erwartungen der anderen erfüllen müssen, Kontaktschwäche, Angst vor Nähe.

*Phobien* (phobische Neurosen, Angstneurosen; vgl. 3.3.3) sind an einen Gegenstand oder eine Situation gebundene unangemessene Ängste, die rational nicht zugänglich sind und zu einer spürbaren Einschränkung des täglichen Lebens führen: Angst vor weiten Plätzen oder Flächen als Agoraphobie; Angst vor Menschenmassen im Kino, im Kaufhaus oder in der Kirche als Klaustrophobie; Herzphobie oder Aidsphobie als inadäquate Ängste vor spezieller Krankheit, ähnlich dem hypochondrischen Syndrom, dem krankhaften Interesse an Fragen der Gesundheit bei permanentem Sichbedrohtfühlen durch Krankheit.

Diese aus eigener Kraft unkorrigierbaren Ängste können den Patienten so überfluten, daß er in Panik gerät und sofortiger ärztlicher Hilfe bedarf.

Typisches neurotisches Zeichen ist eine auffallende Ich-Bezogenheit: In unangemessener Weise werden Planen und Handeln nur unter dem Aspekt der eigenen Wertigkeit reflektiert.

Von den genannten Erscheinungen ist psychotisches Verhalten abgrenzbar. Dies ist der eigentliche Gegenstand der Psychiatrie und meint Geisteskrankheit, verrückt sein, d. h. einen anderen Standort haben und damit eine „verrückte" Wirklichkeit. Erleben und Deuten unterscheiden sich *qualitativ* vom Gesunden und vom Neurotischen im Sinne des wahnhaften (paranoiden) sowie nicht nachfühlbaren Realitätsverlusts bei Selbst- und Welterleben.

Die psychopathologische Symptomatologie kann sich in einem einzigen Symptom äußern, z. B. in einem Größenwahn bei einem Hochschullehrer, der meint, Jesus zu sein, aber sonst völlig unauffällig seinen Pflichten nachkommt. Häufiger ist jedoch eine Vielfalt der im Krankheitsverlauf wechselnden Symptome, die alle Erlebens- und Äußerungsmöglichkeiten eines Menschen erfassen können: Das äußere Erscheinungsbild, verarmter Bewegungsablauf in Gestik, Mimik und Gang, unangemessenes Verhalten von enthemmter Distanzlosigkeit bis zur abgestorbenen zwischenmenschlichen Beziehung (Autismus); Zerfahrenheit, Ideenflucht, Gedankenentzug oder Beeinflussung von außen durch irdische oder außerirdische Instanzen.

In der psychiatrischen Nosologie werden körperlich begründbare Psychosen von den endogenen Psychosen unterschieden. Beispiele für *organisch bedingte Psychosen* sind: Schwangerschaftspsychose, toxische Psychosen durch Medikamente und Drogen, posttraumatische Psychosen, durch Hypoglykämie oder Hirnerkrankungen ausgelöste Psychosen, Psychosen bei und nach Infektionskrankheiten.

Beispiele für *endogene Psychosen* sind: Psychosen des schizophrenen Formenkreises sowie manisch-depressives Kranksein.

**Merke:**
- Kein psychotisches Symptom ist spezifisch für eine bestimmte Psychoseform.
- Psychotisches Verhalten kann als psychotische Episode nach wenigen Tagen oder Wochen abklingen und nie wieder auftreten, es kann aber auch Monate, Jahre, sogar lebenslang das Leben eines Menschen bestimmen.

Eine zunächst optimistische ärztliche Haltung bei erstmaligem Auftreten von psychotischem Verhalten bei Jugendlichen ist nicht nur berechtigt, sondern Pflicht! Generell gilt, daß bei 2/3 bis 3/4 der Patienten die Schizophrenie gutartig verläuft, d. h. es kommt auch nach langjähriger Krankheit zur Heilung oder zu nur leichten Restpsychosen.

Für den Hausarzt ist eine unerklärbare Veränderung von seit langem gut bekannten, bisher unauffälligen Patienten ein ernstzunehmender Hinweis auf eine Psychose.

Frau G., deren Ehemann vor 5 Jahren an Krebs gestorben war, lebte seit einem Jahr allein in ihrem kleinen Einfamilienhaus, nachdem der 3. Sohn wie seine verheirateten Brüder zu seiner Familie gezogen war. Im letzten Sommer hatte der Hausarzt die Patientin wegen eines Erkältungsinfekts besucht, sie und ihre Wohnung waren unauffällig „wie immer".

Im Winter fuhr der Arzt mit dem Auto in jener Wohngegend von hinten auf eine Frau zu, die bei kaltem Wetter ohne Mantel auf der Straßenmitte hölzern und steif unbeirrbar dahinschritt. Der Arzt erkannte an der Gestalt seine Patientin Frau G. Er mußte über den Bordstein an ihr vorbeifahren, weil sie auf der engen Straße nicht auswich, auf seinen Anruf nicht reagierte; damit stand außer Zweifel: Frau G. war in eine Psychose geraten. Beim Hausbesuch mit zweien der Söhne wurde der Arzt von der Patientin als Terrorist beschimpft, mit dem Aschenbecher beworfen und nur durch resolute Hilfe der Söhne und „Flucht" vor ernstgemeinten tätlichen Angriffen geschützt.

Die Patientin hat nicht mehr aus der Psychose herausgefunden: Sie lebt weiter einsam in ihrem Haus, wird von den Kindern gemeinsam betreut und ist bei Depotneuroleptikagaben ausreichend selbständig.

Der *Borderlinepatient* ist ein Grenzgänger zwischen Neurose und Psychose. Die vielgestaltige Symptomatik mit starken Intensitätsschwankungen der einzelnen Symptome macht nicht nur dem Ungeübten Schwierigkeiten bei der Zuordnung und Therapie der Kranken; deshalb sollten sie stets gemeinsam mit einem hier erfahrenen Psychotherapeuten und, je nach psychotischer Ausprägung, mit einem kundigen Psychiater betreut werden.

Das Borderlinesyndrom hat als diagnostische Kriterien dauerhafte Persönlichkeitsmerkmale wie eine schwere Identitätsstörung.

Leitsymptome sind:
- chronische, frei flottierende Angst;
- Phobien;
- Zwangsgedanken hypochondrischen und paranoiden Inhalts;
- Körperhalluzinationen, bizarre Bewegungsabläufe;
- Depersonalisationserlebnisse als Zerfließen der Ich-Grenzen mit Gefühlen von Unwirklichkeit und Nichtdazugehören;
- Unberechenbarkeit des Verhaltens, zeitweise Impulsivität (Alkohol-Drogenabusus, Kleptomanie, Selbstbeschädigungshandlungen);
- instabile, gleichzeitig jedoch intensive zwischenmenschliche Beziehung bei intensiver Beschäftigung mit perverser Sexualität;
- defekte affektive Zuwendung mit gehäuften unangemessenen, unkontrollierten Wutausbrüchen bei chronischer Gereiztheit;
- chronische Gefühle von Leere und Langeweile, verbunden mit großer Angst vor dem Alleinsein (Rohde-Dachser 1986).

**Literatur**

Rohde-Dachser CH (1986) Das Borderline-Syndrom. Huber, Bern Stuttgart Wien

## 3.2 Über Autonomie und Abhängigkeit, Nähe und Distanz

Menschsein heißt auch lebenslang dem Wechsel von Nähe und Distanz ausgesetzt sein. Dem Streben nach Individuation, dem Bemühen, das Ich durch Abgrenzung zum Du zu definieren, steht die Sehnsucht nach Verschmelzung mit dem Du diametral entgegen. Diese das menschliche Wesen mitbestimmende Polarisierung sollten wir sowohl in unserer Selbstreflexion wie beim Umgang mit den Patienten berücksichtigen. Die Entwicklungsstufen des Kindes einschließlich der Pubertätsphase kann man begreifen als kontinuierlich sich wandelnde Grenzsetzungen, als Ausdruck einer fortschreitenden Individuation bei gleichzeitigem Wissen und prägender Erfahrung vom allgegenwärtigen lustvollen und nährenden mütterlichen (später auch väterlichen) Schutz.

## Über Autonomie und Abhängigkeit, Nähe und Distanz 119

Auch der Erwachsene befindet sich in einem labilen Gleichgewicht: Die Sehnsucht nach symbiotischer Paarbildung wird behindert von der Angst, durch Hingabe, Sichöffnen, Anvertrauen, Verschenken sich selbst zu verlieren, dem anderen ausgeliefert zu sein und eine unabhängige Identität durch Fremdbestimmung zu verlieren. Hier gilt es, Autarkie von Autonomie zu unterscheiden. Autarkie ist der Versuch einer Selbstverwirklichung unter Verzicht auf Austausch mit anderen; dieser oft verzweifelte Versuch der Abgrenzung muß mißlingen und geht auf Kosten anderer, wie bei der Anorexia nervosa.

Autonomie dagegen ist Erleben von Selbständigkeit, das nur im Austausch mit anderen gewonnen wird. Leistungen und Gegenleistungen gehören zusammen. So wird Autonomie des einen zur Autonomie des anderen. Je mehr mein Lebensglück von meiner Liebe zu meinem Gatten, Kind, Freund, zu meiner Arbeit oder meinem Besitz bestimmt wird, um so größer ist gleichzeitig aber auch meine Abhängigkeit von diesen Bezugsobjekten. Es ist schmerzhaft zu erkennen, daß letzte Unabhängigkeit identisch ist mit absoluter Beziehungslosigkeit.

Es bleibt für jeden Menschen eine lebenslange Aufgabe, um eine individuell angemessene Gestaltung von Selbständigkeit und Abhängigkeit bemüht zu sein.

Wie schwer dies ist, berichten die Kinder im Zusammenhang mit ihrem Umgang mit Eltern und Lehrern, Ehepartner über den Umgang mit dem Partner und schließlich die Patienten über den Umgang mit uns Ärzten.

Je bewußter wir unseren eigenen Kampf um Distanz und Nähe wahrnehmen, um so erkennender und hilfreicher ist unser Umgang mit den Problemen der Patienten bei dieser Auseinandersetzung.

Obwohl wir bei jedem Patientenkontakt erneut Nähe und Distanz ausloten müssen, sei noch eine Regel genannt: Je deutlicher der Patient dem hysterischen Formenkreis zuzurechnen ist und lebhaft „agiert", um so nötiger ist es für den Arzt, nicht mitzuagieren, sondern reflektiert Distanz und damit die Arbeitsbeziehung aufrechtzuerhalten. Umgekehrt muß er auf zurückgezogene und abweisende Patienten vermehrt zugehen und sich um sie kümmern. In der Theorie ist dieser Satz leicht einzusehen. In der Praxis verstoßen wir unbewußt fast ständig gegen ihn, denn der lebhaft agierende Patient verführt uns durch seine permanenten Appelle dazu mitzuagieren, während der stille, zurückgezogene oder gar deutlich abweisende Patient auch in uns das Bedürfnis erweckt, ihn in Ruhe zu lassen.

Das Problem von Nähe und Distanz zeigt uns, daß wir nicht einfach spontan aufgrund unserer Gefühle handeln dürfen, sondern diese im Kontakt mit dem Patienten erlebten Gefühle in der Distanz kritisch reflektieren müssen, was wir am besten in Balint-Gruppen lernen können. Hier erlebt der Arzt, wie weit die Gefühle dem Patient durch zu große Distanz fremd bleiben und wann er durch zu viel Nähe an ärztlicher Handlungsfreiheit einbüßt.

## 3.3 Angst und Angstkrankheiten

### 3.3.1 Angst als biopsychosoziales Phänomen

Der Organismus reagiert mit Angst auf Gefahren, die er als nicht bewältigbar einschätzt. Die Gefahr kann von innen oder von außen kommen: Immer drohen der Verlust von Integrität und Sicherheit, die Beeinträchtigung der Fähigkeit zur Orientierung, Steuerung und Kontrolle; gefürchtet werden in der Angst Hilflosigkeit und Selbstverlust (vgl. 2.3).

Die aktuelle Gefahr wird häufig erst durch ihre kognitive und emotionale Assoziation mit traumatischen Situationen während der Kindheit, die zum Erlebnis von Hilflosigkeit geführt hatten, zur angstauslösenden Bedrohung.

Wir nehmen Angst als *Gefühl* wahr, das mit Unruhe, Erregung, einem Empfinden von Enge und mit einer Reihe körperlicher Symptome und Veränderungen einhergeht (vgl. Tabelle 1).

Mit Angst ist eine Erregung des sympathischen Nervensystems verbunden, die zum Anstieg der Herzfrequenz, des Blutdrucks und der Atemfrequenz (Hyperventilation), zur Erhöhung des Muskeltonus und der Hautleitfähigkeit sowie zur Ausschüttung von Katecholaminen führt.

Die Intensität der Angst ist abhängig von der subjektiven Einschätzung der Bedrohung einerseits und der eigenen Bewältigungskompetenz andererseits. Wir unterscheiden *3 Intensitätsbereiche:*

*1) Signalangst:* Sie mobilisiert Anpassungs- und Abwehrfunktionen, die die Bewältigung der Gefahr zum Ziel haben. Sie kann unbewußt bleiben oder sich in Form von „Besorgnis" äußern, die unsere Aufmerksamkeit auf das Problem lenkt. Auch wenn die Angst unbewußt bleibt,

**Tabelle 1.** Körperliche Symptome der Angst. (Mod. nach Radvila 1986)

| Betroffenes Organ(system) | Symptome |
| --- | --- |
| 1) Herz | Unregelmäßiges, rasches oder verstärktes Herzklopfen |
| 2) Gefäße | Blässe oder Erröten in Gesicht und Extremitäten, kalte Akren |
| 3) Muskulatur | Zittern, weiche Knie, motorische Unruhe, Muskelverspannung, Brustschmerzen |
| 4) Respirationstrakt | Beschleunigte Atmung, Gefühl von Enge und Atemnot, Erstickungsangst |
| 5) Gastrointestinaltrakt | Kloßgefühl im Hals, Luftschlucken und Aufstoßen, Erbrechen, Magenschmerzen, Durchfall |
| 6) Vegetatives Nervensystem | Schwitzen, weite Pupillen, Harndrang |
| 7) Zentrales Nervensystem | Schwindel und Ohnmachtsgefühl, Augenflattern, Kopfschmerzen, Schlafstörungen |

kann eine Bereitstellung für phylogenetisch ältere körperliche Reaktionen wie Flucht oder Angriff erfolgen, z. B. können Tachykardie und Hypertonie („Situationshypertonie") auftreten.

*2) Manifeste Angst:* Das Angstgefühl wird wahrgenommen. Je nach Intensität steigert es die Aktivierung des Organismus weiter; die Aufmerksamkeit wird auf die Gefahr fokussiert, der Betroffene angespornt, so rasch wie möglich eine Veränderung der Situation herbeizuführen. Höhere Grade von Angst wirken sich kontraproduktiv aus: Sie schränken Aufmerksamkeit und kognitive Leistungsfähigkeit ein.

*3) Panik:* Die Grenzen der Belastbarkeit sind überschritten, der Organismus fühlt sich von der Angst überwältigt; es drohen Lähmung der Ich-Funktionen und Zusammenbruch der Selbstregulation.

Formen und Ausmaß von Äußerung und Mitteilung der Angst variieren interindividuell und transkulturell. Es gibt eine individuell erworbene Disposition zur Ängstlichkeit; Kulturen bewerten die Äußerung von Angst unterschiedlich und fördern oder blockieren so mögliche Hilfestellung.

Die Psychodynamik der Angst und ihre wichtigsten Formen (Angst vor Objektverlust, Angst vor Liebesverlust, Kastrationsangst und Gewissensangst) haben wir unter 2.3 ausführlich dargestellt.

Zur Illustration der Auswirkungen von Angst eignet sich die „Examensangst". Ihr Ausmaß hängt von der Qualität der Vorbereitung, der Wahrnehmung der gestellten Aufgaben, der Prüfungssituation und des Prüfers ab – eine gesunde Selbsteinschätzung und eine nicht allzu ausgeprägte Disposition zur Ängstlichkeit vorausgesetzt. Wie das Lampenfieber bei der Bühnenangst fördern geringe Intensitätsgrade die Konzentration auf die Prüfungssituation. Höhere Intensität wirkt sich zunehmend kontraproduktiv aus und kann sich zur Panik steigern: Der Prüfling fühlt sich wie gelähmt („Leere im Kopf"); er vermag nicht mehr sachgerecht zu reagieren. Neben schlechter Vorbereitung kommt auch eine neurotische Fehleinschätzung des Prüfers und der Situation als Ursache in Frage. Der Prüfling kann den Prüfer z. B. so sehr mit der früher erfahrenen Übermacht des ödipalen Vaters assoziiert erleben, daß Angst vor Kastration oder weitergehender Vernichtung auftritt.

Prüfungsangst kann sich zu einem Circulus vitiosus steigern: Sorgen um die Leistung besetzen einen Teil der informationsverarbeitenden Kapazität, die dann nicht mehr für die Aufgabenlösung zur Verfügung steht. Die Leistungseinschränkung steigert wiederum die Sorgen. Hinzu kommt, daß die mit Angst verbundenen körperlichen Mißempfindungen ebenfalls Aufmerksamkeit in Anspruch nehmen (Schonecke u. Herrmann 1990).

### 3.3.2 Die Angst des Arztes

In unserem professionellen Tun sind wir ständig mit Unsicherheit, d. h. mit potentiellen Gefahren konfrontiert: In der Diagnostik und bei der Indikationsstellung können wir uns irren, der Krankheitsverlauf kann von der Erwartung abweichen, die Therapie kann scheitern. Dies kann bei uns zu angstinduzierter „Aktivierung" führen, wobei sich ebenfalls mehrere Stufen unterscheiden lassen:

- *Besorgnis* als gerichtete Aufmerksamkeit, die um ein bestimmtes Problem kreist,
- *ängstliche Unruhe,* oft von vegetativen Sensationen begleitet,
- *Panik* mit der Unfähigkeit zu klarem Denken und überlegtem Handeln.

Diese Reaktionsformen gibt es bei allen Menschen – d. h. nicht nur bei Patienten, sondern auch bei Ärzten.

Jeder Arzt, sofern er diese Berufsbezeichnung verdient, ist um seine Patienten besorgt und empfindet oft ängstliche Unruhe, solange er über die Diagnose im Unklaren ist. Das hat die Konsequenz, daß eine Diagnose für den Arzt als Sedativum wirken kann – mit den entsprechenden Gefahren: Ein Arzt, der sich früh auf eine Diagnose festlegt, kann ein Skotom für alles entwickeln, was gegen seine Diagnose spricht. Der Arzt muß daher lernen, ein gewisses Maß an Unsicherheit zu ertragen. Das ist besonders wichtig, wenn das Leiden des Patienten bedrohlich ist und diagnostische und/oder therapeutische Maßnahmen mit Risiko behaftet sind.

In scharfem Gegensatz dazu ist Panik ausgesprochen „kontraproduktiv". Die Vorstellung einer Situation, in der sich der Arzt von der Panik eines Patienten oder der Umgebung anstecken läßt und dadurch die Übersicht verliert, ist ein berufsspezifischer Alptraum. Da wie so oft im Leben auch hier der Übergang von Besorgnis in ängstliche Unruhe und von ängstlicher Unruhe in Panik fließend ist, prägt die Angst vor diesem Alptraum unreflektiert unser gesamtes Ausbildungssystem: Man bemüht sich, künftige Ärzte zu „wissenschaftlicher Objektivität" zu erziehen, und versteht darunter eine Einstellung, die im Kranken ein Objekt sieht, das nach dem Modell einer defekten Maschine gedeutet wird und repariert werden muß. Man erreicht dieses Ziel durch ein Studium, das als konsequentes Desensibilisierungsprogramm konzipiert ist. Der Student lernt schon im Physiologiepraktikum und im Sektionskurs, daß Gefühle nur stören. Daß uns Gefühle wichtige Informationen über unser Gegenüber und die Beziehung vermitteln, in der wir zum anderen und andere zu uns stehen, und daß der Arzt lernen kann, seine Gefühle nicht zu unterdrücken, sondern Abstand von ihnen zu gewinnen, um sie als diagnostisches und therapeutisches Instrument einzusetzen – davon erfahren Medizinstudenten während ihrer Ausbildung zum Arzt gewöhnlich nichts.

Selbstverständlich gibt es auch unter Ärzten ängstlichere und weniger ängstliche Persönlichkeiten. Die Anfälligkeit für Angst- und Panikreaktionen korrelliert stark mit den basalen Gefühlen der Selbstsicherheit bzw. Selbstunsicherheit, die sich in den frühen Phasen der menschlichen Sozialisation konstellieren. Dem generell zu Ängstlichkeit neigenden Arzt sollte deshalb ein Selbsterfahrungsprozeß empfohlen werden. Das gleiche gilt jedoch für den umgekehrten Fall, d. h. für den Arzt, der „durch nichts zu erschüttern" ist; denn viele im Grunde genommen ängstliche Naturen neigen kompensatorisch zu „kontraphobischem" Verhalten, das dem Arzt in vielen Situationen Vorteile bietet, aber dort kontraproduktiv wird, wo es zu Selbstschädigung oder zu Schädigung des Patienten führt.

Ein erfahrener Kliniker und gesuchter Konsiliarius, der zahlreiche Kollegen kennengelernt hatte, meinte einmal, er könne mit allen Arten

124  Aufgaben und Probleme im Praxisalltag

von Ärzten zusammenarbeiten, nur vor einem Arzttypus habe er Angst
– dem sicheren Arzt.

### 3.3.3 Die Angst des Patienten – Angstneurose und Phobien

Krankheit steht immer in einer Wechselwirkungsbeziehung mit Angst. Angst kann an der Genese und/oder am Verlauf von Krankheit beteiligt sein oder als deren Folge auftreten. Schließlich wird auch das Krankheitsverhalten von Angst mitbestimmt, etwa das Meiden von Vorsorgeuntersuchungen, die Verzögerung des Arztrufes auch bei massiven Beschwerden, z. B. bei Herzinfarktpatienten. Dabei erleben wir die Reaktivierung kindlicher Angstformen in aktueller Gefahr oft schon bei kleineren Eingriffen, etwa bei der Venenpunktion, die eine Synkope auslöst. Diese Wechselwirkung zwischen Angst und Krankheit findet sich sowohl bei Störungen mit überwiegend körperlicher als bei solchen mit überwiegend psychischer Symptomatik.

Bei Neurosen und Psychosen spielt Angst eine besonders wichtige Rolle. Wegen ihrer Häufigkeit in der Bevölkerung und im Patientengut des niedergelassenen Arztes gehen wir hier genauer auf die Angstneurose und die Phobien ein. Vor allem die Angstneurose wird zu selten diagnostiziert. Im nächsten Kapitel (3.4) stellen wir die von Angst entscheidend mitbestimmten funktionellen Syndrome dar. Auf die psychiatrischen Krankheitsbilder der Angstpsychose und der Hypochondrie können wir hier nur hinweisen.

**Angstneurose**

Freud beschrieb 1895 folgenden „Symptomenkomplex" als „Angstneurose" (I, S. 313–342):

1) *Allgemeine Reizbarkeit:* Unfähigkeit, zusätzliche Reize von innen oder außen zu ertragen; z. B. Überempfindlichkeit gegen Licht oder Geräusche.
2) *Ängstliche Erwartung:* Sie umfaßt all das, was man als „Ängstlichkeit, Neigung zu pessimistischer Auffassung der Dinge" bezeichnet, geht aber über „plausible Ängstlichkeit hinaus". Die Ängstlichkeit kann die eigene Gesundheit betreffen (Hypochondrie) oder eine Neigung zu Skrupulosität und Pedanterie (Gewissensangst), die sich u. U. zur Zweifelsucht steigert. „Frei flottierende Angst" bestimmt die Auswahl von Vorstellungen und ist „jederzeit

bereit", „sich mit irgendeinem passiven Vorstellungsinhalt zu verbinden".
3) *Angstanfall:* Er entsteht, wenn diese „latente, aber konstant lauernde Ängstlichkeit" plötzlich ins Bewußtsein hereinbricht. Der Angstanfall kann mit körperbezogenen Mißempfindungen und/oder Störungen der Körperfunktionen einhergehen.
4) *Angstäquivalente,* insbesondere *funktionelle Körperstörungen;* sie betreffen:
   - die Herztätigkeit (Herzklopfen, Arrhythmien), Tachykardien;
   - die Atmung (nervöse Dyspnoe, Hyperventilation);
   - Schweißausbrüche, auch nachts;
   - Zittern und Schütteln;
   - Anfälle von Heißhunger;
   - Diarrhöen;
   - Schwindelgefühl, Parästesien;
5) *Nächtliches Aufschrecken* (Pavor nocturnus des Erwachsenen): oft verbunden mit Angst, Dyspnoe und Schweißausbruch.
6) *„Schwindel":* Oft verbunden mit Gefühlen von Schwäche, Unsicherheit und Hinfälligkeit, die bis zur „Ohnmacht" (Synkope) reichen.
7) *Entwicklung von Phobien:* Häufig geht chronische Ängstlichkeit in Verbindung mit Symptomen der Angstneurose der Bildung von Phobien voraus. Diese können physiologischer Bedrohung (Schlangen, Gewitter, Dunkelheit, Ungeziefer), angstauslösenden Situationen (enge Räume, Höhen, öffentliche Plätze) und auch Körpersymptomen, die in Angstzuständen aufgetreten waren („Herzphobie"), gelten.
8) *Störungen der Verdauungstätigkeit:* Brechneigung, Übelkeit, Heißhunger, Neigung zu Diarrhö sind häufig.
9) *Parästhesien und Steigerung der Schmerzempfindlichkeit.*
10) *Chronifizierung und Symptomwandel:* Vor allem Diarrhö, Schwindel und Parästhesien kommen auch chronisch vor. Chronischer Schwindel kann „durch die andauernde Empfindung großer Hinfälligkeit, Mattigkeit und dergleichen vertreten" werden.

Für diesen *angstneurotischen „Verarbeitungsmodus"* (Mentzos 1982) sind Menschen disponiert, deren Ich-Funktionen – v. a. das Selbstregulationssystem und die Objektbeziehung – nicht genügend ausgereift und deshalb labil geblieben sind. Diese Menschen sind in ihrer Selbstsicherheit überstark auf die reale Anwesenheit von Bezugspersonen angewiesen. Eine befürchtete oder reale Trennung von diesen Personen führt zu Gefühlen von Hilflosigkeit, absoluter Verlassenheit und Verzweiflung, zu einer Angst vor dem Zusammenbruch der Selbstregulation, zu einer Angst vor „Selbstverlust" (Mentzos 1982). Diese Angst kann durch das Verhalten der Bezugspersonen ausgelöst werden, ebenso aber durch eigene Autonomiebestrebungen der Patienten (Beispiele s. 3.4).

Wie jede neurotische Symptombildung bringt auch die angstneurotische einen primären Krankheitsgewinn. Die diffuse, nicht erlebbare Angst vor dem Zusammenbruch des Selbst wird wenigstens konkretisiert, erlebbar und vermittelbar und damit leichter zu ertragen. Ein sekundärer Krankheitsgewinn kann über die schützende Zuwendung, evtl. die Rückkehr von Bezugspersonen, entstehen.

Im Umgang mit diesen Kranken geht es uns Ärzten oft wie den Partnern angstneurotischer Patienten: Sie beanspruchen uns oft intensiv, ohne eine eigentliche Beziehung einzugehen. Die Eigenständigkeit der Partner wird in der Beziehung nicht berücksichtigt, die Patienten suchen v. a. Sicherheit. Nicht selten gelingt es ihnen, in der Partnerschaft eine Art Sanatoriumsatmosphäre (Richter 1970) herzustellen. Diese Patienten sind in ihrer Not oft nicht leicht zu verstehen. Dies sollte uns jedoch nicht dazu verleiten, uns auf vorschnell und einseitig propagierte, rein biologisch-psychiatrische Verständniskonzepte („Paniksyndrom") und ebenso einseitige Psychopharmakotherapie zu beschränken (vgl. 3.4).

**Phobien**

Phobie wird die krankhafte Furcht vor bestimmten Situationen oder Objekten genannt. Bekannt sind Klaustrophobie, Höhenphobie, Brückenphobie, Tierphobien, u. ä.

In psychoanalytischer Sicht erfolgt die Symptombildung bei der Phobie über die Abwehrmechanismen Verdrängung und Verschiebung. Angsterzeugende Bewußtseinsinhalte werden verdrängt, die Angst wird auf eine äußere Situation verschoben. Der primäre Krankheitsgewinn liegt bei der Phobie darin, daß der Patient die äußeren angstauslösenden Situationen meiden und so seine Angst eher wieder kontrollieren kann. Die bei der Verschiebung gewählte Situation bzw. der gefürchtete Inhalt kann symbolische Funktion haben; eine Schlangenphobie kann Ängsten vor dem männlichen Genitale entsprechen, die „Symptomwahl" kann jedoch auch über eine Konditionierung (vgl. 2.4) zustande gekommen sein. Vom Gelingen der Angstverarbeitung hängt es ab, ob die phobische Symptomatik isoliert oder – wie häufig – in Verbindung mit angstneurotischen Symptomen auftritt.

Phobische Neurosen bedürfen der Behandlung durch den Fachpsychotherapeuten, der auch die Differentialindikation zwischen psychoanalytischen und verhaltenstherapeutischen Verfahren zu stellen vermag; bei diesem Krankheitsbild können sich beide Verfahren auch ergänzen.

## Literatur

Freud S Über die Berechtigung von der Neurasthenie einen bestimmten Symptomkomplex als „Angst-Neurose" abzutrennen (1895 GW I, S 313–342)

Mentzos S (1982) Neurotische Konfliktverarbeitung. Einführung in die psychoanalytische Neurosenlehre unter Berücksichtigung neuer Perspektiven. Kindler TB, München

Radvila A (1986) Klinische Psychophysiologie. In: Heim E, Willi J (Hrsg) (1986) Psychosoziale Medizin, Bd 2. Springer, Berlin Heidelberg New York Tokyo S 409–423

Richter HE (1970) Patient Familie. Rowohlt, Reinbeck

Schonecke OW, Herrmann JM (1990) Psychophysiologie. In: Adler R, Herrmann JM, Köhle K, Schonecke OW, Uexküll Th von, Wesiack W (Hrsg) (1990) Psychosomatische Medizin, 4. Aufl. Urban & Schwarzenberg, München

## 3.4 Funktionelle Syndrome:
### Der organgesunde Kranke in der Sprechstunde

„... aber die Medizin hat damit
nichts zu tun
wie die Medizin überhaupt nichts
mit dem Menschen zu tun hat
verstehen Sie
dieser Irrtum geehrter Herr
weil die Medizin überhaupt nichts mit dem Menschen zu tun
haben kann
das wird nicht begriffen
und stößt naturgemäß geehrter Herr
auf vollkommene Ablehnung
der Mensch interessiert die Medizin überhaupt nicht
es handelt sich um eine Wissenschaft
von den Organen
nicht um eine solche von den Menschen
das Gewebe ist das Interessante geehrter Herr
nicht das darunter
oder dahinter
oder wie immer
die Werkzeuge sind durchaus keine philosophischen ..."

(Bernhard 1972)

Weiss (1952, mündliche Mitteilung) untersuchte in Philadelphia alle Patienten mit „big charts" – Krankengeschichten, die mehr als 2 englische Pfund wogen – nach. Diese Patienten litten meist unter funktionellen Syndromen; vielfältige diagnostische Maßnahmen hatten ihre Beschwerden nicht zu erklären, alle therapeutischen Bemühungen diese nicht ausreichend zu lindern vermocht; die Kranken erschienen immer wieder aufs neue und wurden immer wieder – z. T. apparativ aufwendig – durchuntersucht.

### 3.4.1 Ihr Erfolg (oder Mißerfolg) hängt (auch) von Ihrer Theorie ab

„Kranke ohne Krankheit", Patienten mit funktionellen Syndromen, gehören für Sie als primärversorgenden Arzt zum „täglichen Brot"; sie machen wenigstens 20–30% aller Kranken aus, die Ihre Hilfe suchen. Nur von Grippekranken werden Sie häufiger in Anspruch genommen. Patienten mit funktionellen Syndromen leiden erheblich, sowohl unter ihren Beschwerden als auch unter den krankheitsbedingten Einschränkungen ihrer Lebensmöglichkeiten. Durch Arbeitsausfall und Ausgaben für diagnostische und therapeutische Maßnahmen verursachen sie zudem hohe Kosten. Dennoch „haben" diese Kranken keine „Krankheit": Unsere biomechanische Medizin hält für diese Störungen kein Verständniskonzept bereit. Wie bewältigen wir dieses Defizit unserer Wissenschaft und unsere eigene hieraus resultierende Verunsicherung in der Praxis? Wir verleugnen: Wir behandeln Patienten mit funktionellen Syndromen entweder so, als hätten sie doch eine körperliche Störung („forme fruste" einer Organkrankheit, Überbewertung von Zufalls- oder Nebenbefunden), oder wir gliedern sie aus dem medizinischen Versorgungssystem aus, als „hypochondrisch", „hysterisch", „psychisch überlagert" – oder auch als „simulierend". So wie sie sind, passen sie jedenfalls nicht zu unseren Theorien.

Auch eine unvermittelte Zuweisung dieser Kranken in das psychiatrische oder psychosomatisch-psychotherapeutische Versorgungssystem führt nur selten weiter: sie leiden ja unter vielfältigen körperbezogenen Beschwerden und fühlen sich als „psychisch Kranke" unverstanden, ja gekränkt. Im übrigen ergeht es ihnen in diesem System oft nicht besser als im biomechanischen: Sie sind einer psychotherapeutischen Behandlung – zumindest anfangs – oft nur schwer zugänglich und werden dann auch hier leicht abqualifiziert: als „phantasiearm", „alexithym" (unfähig, Gefühle wahrzunehmen und auszudrücken), „mechanistisch-automatistisch denkend", „nur eingeschränkt erlebnisfähig", von „konformistischem Verhaltensstil".

Unsere ärztliche Ineffizienz bei diesen Kranken ist erstaunlich; noch erstaunlicher ist allerdings der Mangel an Problembewußtsein – eine Folge der Praxisferne der Universitätsmedizin. Die wissenschaftliche Entwicklung wird vom Bedarf der sich immer weiter spezialisierenden Kliniken geleitet; die in der Primärversorgung häufigen Probleme werden dagegen kaum erforscht. Das Scheitern der biomechanischen Medizin in diesem Bereich und seine z.T. verheerenden Folgen für die Patienten werden so kaum wahrgenommen: Fehldiagnosen und Fehlbehandlungen sind häufig; sie führen zu iatrogener Chronifizierung, Abhängigkeit von Psychopharmaka und nichtindizierten Operationen.

Liebe Kolleginnen und Kollegen, angesichts dieses Defizits unserer medizinischen Wissenschaft werden Sie verstehen, warum wir Ihnen dieses Buch nicht als „Fortbildungsmöglichkeit", sondern als Anregung zum „*Um*denken" anbieten. Leider erfordert dieses *Um*denken, diese Erweiterung unseres Verständnisansatzes, mehr Aufwand; wir bitten Sie, uns in diesem Kapitel auch auf der letzten Strecke unserer theoretischen Überlegungen noch zu folgen und dann zu prüfen, ob sich unser biopsychosozialer Verständnisansatz im Umgang mit Ihren

Patienten mit funktionellen Syndromen auch in Ihrer täglichen Praxis so bewährt, wie wir es hoffen.

Diese Überlegungen werden Ihnen auch das Verständnis salutogenetischer und pathogenetischer Prozesse bei anderen Kranken, u. a. bei Depressiven und Süchtigen, erleichtern, die wir in späteren Abschnitten darstellen.

### 3.4.2 Definition

Als *„funktionelle Syndrome"* bezeichnen wir Störungen des Befindens und körperbezogene Beschwerden, denen Krankheitswert zukommt, jedoch keine pathologischen Organveränderungen zugrunde liegen. Die Diskrepanz zwischen subjektiven Beschwerden und objektivem Befund ist dabei entscheidendes Kriterium.

*Synonyme:* „psychovegetative Störungen" (Jores 1973; Ermann 1987) und die älteren Bezeichnungen „vegetative Dystonie", „vegetative Neurose".

Aus biopsychiatrisch dominierten Klassifikationssystemen (DSM III) wird neuerdings auch „Somatisierungssyndrom" übernommen, obwohl mit „somatization" nur eine kleinere Untergruppe chronifizierter funktioneller Syndrome gemeint ist. (Auch die Klassifizierungssysteme werden von in Kliniken tätigen Psychiatern entwickelt: sie werden der Situation in der Praxis nicht gerecht [Goldberg et al. 1989].)

Dagegen bezeichnet „larvierte Depression" eine *endogene* Depression ohne depressive Symptomatik. Dieser Begriff wird – insbesondere in der Werbung – unzulässig als Synonym für „funktionelles Syndrom" gebraucht!

### 3.4.3 Erscheinungsbild

Kranke mit funktionellen Syndromen klagen meist ausführlich und mit Nachdruck. Sie führen ihre Beschwerden selbst oft auf organische Störungen zurück. Die Beschwerden werden oft unscharf charakterisiert, sie sind schlecht abgegrenzt und können sich rasch verändern; schon Thomas Sydenham (1680) wies auf ihren „proteus- und chamäleonartigen" Charakter hin. Die Klagen können sich dabei auf das Gesamtbefinden und auf einzelne Körperbereiche beziehen. Wir unterscheiden:

*Allgemeinbeschwerden:* Am häufigsten sind diffuses Mißbefinden, Müdigkeit, Erschöpfung, Schlafstörungen, Niedergeschlagenheit, depressive Verstimmung, innere Unruhe, Gereiztheit, Konzentrationsschwierigkeiten und Angst. Wichtig ist zu wissen, daß es dem Patienten oft schwerer fällt, Beschwerden und Symptome im psychischen Bereich wahrzunehmen und/oder mitzuteilen als solche im körperlichen.

Diese Allgemeinbeschwerden können die Betroffenen in ihren Lebensmöglichkeiten erheblich einschränken: Ihre gelegentlich extrem ausgeprägte Irritierbarkeit durch Außenreize (beginnend bei Licht und Schall bis hin zu sozialen Situationen) kann ebenso zum Rückzug beitragen wie ihre als zu gering erlebte „Vitalität"; es kann so zu einem „Leben auf Sparflamme" kommen.

*Lokalisierte körperbezogene Beschwerden:* Nach dem Betroffensein einzelner Körperbereiche wurden Bezeichnungen für einzelne funktionelle Syndrome gebildet. Angaben zur relativen Häufigkeit liegen für den Bereich der inneren Medizin vor (Abb. 1).

Sie sollten solche Einteilungen nach Leitbeschwerden allenfalls als Orientierungshilfe ansehen, sich aber gedanklich nicht auf einzelne, abgegrenzte „funktionelle Krankheitsbilder" fixieren – wie wir dies aus der „Organmedizin" gewöhnt sind. Nirgends gilt nämlich mehr als bei funktionellen Beschwerden, daß der „ganze Mensch" betroffen ist: Neben Leitsymptomen bestehen immer vielfältige weitere Beschwerden und Probleme. Versuchen Sie, die geklagten Beeinträchtigungen und körperbezogenen Beschwerden vielmehr im Zusammenhang mit den psychischen Regulationsvorgängen und den sozialen Beziehungen Ihrer Patienten zu betrachten.

So klagen Patienten mit „Reizdarm" auch über Globusgefühl (88%), Brennen in der Herzgegend (87%), über Kopf- und Rückenschmerzen, erschwerte Atmung, Müdigkeit, Depression und Angst. Kranke mit funktionellen Oberbauchbeschwerden leiden auch häufig unter vollständiger Erschöpfung oder Müdigkeit (78%), Rückenschmerzen (76%) und Kopfschmerzen (60%) und klagen schon bei kleinen Anlässen über psychische Erregbarkeit (43%) (Sloth u. Jorgensen 1988).
 Patienten mit einer Herzneurose klagen über Angst und zahlreiche Allgemeinsymptome, aber auch über Beschwerden im Bereich des Magen-Darm-Trakts (63%; Richter u. Beckmann 1973). Bei einem Teil der Kranken stehen mehr die psychischen, beim anderen die körperbezogenen Beschwerden im Vordergrund.
 Zu wenig bekannt sind „neurologische" Manifestationen von Angstanfällen. Neben Störungen der Herztätigkeit und der Atmung, Schweißausbrüchen, Zittern und Schütteln sowie Diarrhöen beschreibt schon Freud (1895) bei der Angstneurose Anfälle von lokomotorischem Schwindel und Parästhesien.

## 132　Aufgaben und Probleme im Praxisalltag

- allgemeines funktionelles Syndrom (19%)
- Kopfschmerzsyndrom (10%)

- Rückenschmerzsyndrom
- Atemsyndrom (9%)
- kardiovaskuläres Syndrom (21%)

- abdominelles Syndrom (41%)
- Oberbauchsyndrom (24%)
- Unterbauchsyndrom (17%)
- Urogenitalsyndrom

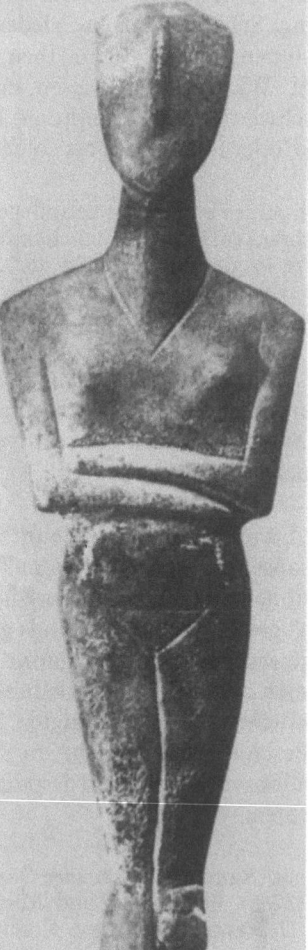

- Spannungskopfschmerz
- Migräne

- Sehstörungen
- Stimmstörungen
- Globusgefühl

- Hyperventilation
- Herzneurose, Herzphobie

- Reizmagen, Reizgalle
- Reizkolon, Obstipation
- Diarrhö
- Reizblase, Prostatapathie
- Pelvipathie
- Zyklusstörungen
- Sexualstörungen

**Abb. 1.** Verteilung funktioneller Syndrome in einer medizinischen Poliklinik (n = 21 500). (Nach Cremerius 1968)

Wir unterscheiden weiter zwischen *akuten funktionellen Reaktionen oder Symptomen* und *chronischen funktionellen Syndromen*. Viele Menschen reagieren in Belastungssituationen mit funktionellen Beschwerden. Meist klingen diese mit dem Rückgang der Belastung jedoch wieder ab. Diesen Störungen kommt häufig kein Krankheitswert zu.

Funktionelle Syndrome 133

Wir möchten Ihnen nun zunächst das Erscheinungsbild funktioneller Reaktionen und funktioneller Syndrome an 3 Beispielen illustrieren. Wir beginnen mit funktionellen Störungen, die 2 Wissenschaftler betrafen, als sie sich anschickten, die überlieferten Verständnissysteme ihrer Wissenschaft in Frage zu stellen, als sie begannen, sich aus dem Zusammenhang der Kultur ihrer Zeit zu lösen.

*Beispiel 1*

*Charles Darwin* litt unter einer kurzdauernden unangenehmen, letztlich jedoch harmlosen *Störung seines Befindens,* als er als 22jähriger im Herbst 1831 nach dem Abschied von zuhause 2 Monate in Plymouth auf die endgültige Abfahrt der „Beagle", auf den Beginn der zunächst auf 3 Jahre geplanten Weltreise warten mußte, deren Ergebnis eine „kopernikanische" Veränderung des Menschenbilds sein sollte. Im Überschwang seiner Vorfreude hatte Darwin an Kapitän Fitzroy geschrieben: „Mein Leben wird damit zum zweiten Mal beginnen und der [der Abreisetermin] wird für mein übriges Leben wie ein Geburtstag sein." Nun war das Schiff bei vorausgegangenen Versuchen bereits zweimal durch heftige Stürme zurückgetrieben worden. Darwin berichtet in seinen Lebenserinnerungen: „Die 2 Monate in Plymouth waren die elendsten, die ich je erlebt habe, obwohl ich mich in verschiedener Hinsicht angestrengt beschäftigte. Bei dem Gedanken, meine ganze Familie und alle meine Freunde eine so lange Zeit zu verlassen, verfiel ich in eine *sehr betrübte Stimmung,* und das Wetter schien mir ganz unaussprechlich trübe. Ich wurde auch *durch Herzklopfen und Schmerzen in der Herzgegend beunruhigt* und war, wie so viele unwissende junge Leute, besonders als einer mit oberflächlichen medizinischen Kenntnissen, überzeugt, daß ich einen Herzfehler hätte. Ich konsultierte aber keinen Arzt, da ich damit rechnete, von ihm hören zu müssen, daß ich zur Reise untauglich sei, und ich war doch entschlossen, unter allen Umständen zu fahren."

*Beispiel 2*

63 Jahre später berichtet *Sigmund Freud* über verwandte, jedoch intensiver ausgeprägte und *länger dauernde Beschwerden.* Freud hatte sich während dieser Zeit auf eine innere Entdeckungsreise begeben. Er hatte seine Selbstanalyse begonnen und war dabei, das Verständnis vom Menschen ähnlich einschneidend wie Darwin zu verändern. Er schreibt am 19. 04. 1894 an seinen Freund Wilhelm Fließ, der ihm empfohlen hatte, wegen seiner *Herzbeschwerden* das Rauchen aufzugeben. „Bald nach der Entziehung kamen leidliche Tage, in denen ich auch anfing, den Stand der Neurosenfrage für Dich niederzuschreiben; da kam plötzlich ein großes Herzelend, größer als je beim Rauchen, tollste Arrhythmie, beständige Herzspannung – Pressung – Brennung, heißes Laufen in den linken Arm, etwas Dyspnoe von verdächtig organischer Mäßigung, das alles eigentlich in Anfällen, d. h. über 2/3 Tages in continuo erstreckt, und dabei ein Druck auf die Stimmung, der sich im Einsatz der gangbaren Beschäftigungsdelirien durch Toten- und Abschiedsmalereien äußerte."

Auch Freud löste sich in dieser Zeit von den herrschenden Verständniskonzepten in seinem Fachbereich und damit zwangsläufig auch von seinen Kollegen und Freunden. Seinem Freund und geistigen Begleiter Wilhelm Fließ gegenüber klagt er über seine zunehmende Isolation: „Ich bin hier ziemlich allein mit der Aufklärung der Neurosen. Sie betrachten mich so ziemlich als einen Monomanen, und ich habe die deutliche Empfindung, an einem der größten Geheimnisse der Natur gerührt zu haben." Und etwas später, bezogen auf die unbefriedigende Aufnahme seiner Entdeckungen: „Es macht einen irre und etwas bitter" (21. 05. 1894; Freud 1986).

*Beispiel 3*

*Krankheitswert* hat das chronische funktionelle Syndrom eines *45jährigen Bauunternehmers*. Auch *seine* bisher selbstverständlich-harmonische Verschränkung mit seiner Umwelt hat sich gelockert: Teils hat er die Veränderung initiiert, teils hat er sie passiv erfahren müssen. Er leidet unter *Anfällen von funktionellen Herzbeschwerden und Todesangst*. Diese Anfälle schränken ihn in seiner Arbeitsfähigkeit erheblich ein. Fahrten zu seinen Baustellen muß er dieser Anfälle wegen unterbrechen; er meidet Autobahnen, um eher Ortschaften nahe sein zu können, in denen er Ärzte vermutet. Auf Spaziergängen muß er in der Nähe seines Wagens bleiben. Er umkreist diesen in konzentrischen Kreisen, den Radius wählt er jeweils nach seinem Befinden. Jede längere Abwesenheit von zuhause wird ihm unerträglich. Seine Angst gilt dabei ganz der Erkrankung des Herzens: Er fürchtet, wegen dieser Krankheit seinen Beruf ganz aufgeben zu müssen. Besonders belastet ihn, daß seine Beschwerden von seiner Umwelt nicht verstanden werden; er klagt darüber, daß auch seine Frau ihn als Simulanten behandle. Sie weigert sich offenbar, seinem Rückzugsverhalten und Anklammerungsbedürfnis zu entsprechen.

Die Beschwerden dieses Patienten traten nach dem Tod seiner Mutter und einer etwa gleichzeitig vorgenommenen entscheidenden Vergrößerung seines Betriebs auf. Die Betriebsvergrößerung hat eine vermehrte Abhängigkeit von Mitarbeitern und innere Unsicherheit mit sich gebracht.

Aus der Vorgeschichte ist von Bedeutung, daß der Patient in der Entwicklung seiner Selbständigkeit entscheidend behindert wurde: Er hatte schon sehr früh als Kind auf den schlechten Gesundheitszustand seiner Mutter, die unter Depressionen litt, Rücksicht nehmen müssen.

Dieser Patient war auf die ursprüngliche Größe seines Betriebs eingestellt; solange hatte er eine sichere „ökologische Nische". Die Vergrößerung der Firma führte zu Verunsicherung und einem Gefühl von Überforderung – auch wenn er sie mit initiiert hatte. Mit dem Tod der Mutter muß er den noch immer erwarteten Ausgleich für den frühen Mangel an Unterstützung und die Belohnung für seine Anpassung an die Bedürfnisse der Mutter endgültig abschreiben. Hinzu kommt, daß die Ehefrau des Patienten sich offenbar weigert, eine diesen Bedürfnissen entsprechende (Ersatz)rolle zu spielen.

Wenn Sie ein weiteres Beispiel lesen möchten, empfehlen wir Ihnen die Transkription des Erstgesprächs mit dem herzneurotischen Lebensmittelvertreter unter 4.1.

## 3.4.4 Epidemiologie

*Gesamtbevölkerung*

*Funktionelle Symptome* sind außerordentlich häufig, jeder 2. verspürt mindestens 1mal wöchentlich eines.

In Mannheim wurde eine Zufallsstichprobe von 600 Bürgern der Altersgruppe von 25 bis 50 Jahren untersucht: 96% hiervon klagten über „psychogene Beeinträchtigungen" während der vorausgehenden 7 Tage, 48% über funktionelle Symptome, die von harmlosen Mißempfindungen bis zu schwerer Beeinträchtigung reichten (in abfallender Folge: Kopfschmerzen, allgemeine innere Unruhe, Oberbauchbeschwerden, Schlafstörungen, Ermüdungserscheinungen). Nach einer Bewertung dieser Beschwerden wurden 26% der Probanden als „Fälle" (Kranke) eingestuft, 11,6% litten v. a. unter funktionellen Syndromen. Diese waren häufiger als Psychoneurosen (7,2%), Persönlichkeitsstörungen (5,7%) und Süchte (1,5%; Schepank 1987; Tress et al. 1990).

Für eine ländliche Bevölkerung fanden Dilling et al. (1984) in Oberbayern – ebenfalls bezogen auf die letzten 7 Tage – 11,3% behandlungsbedürftige neurotische und psychosomatische Erkrankungen. Hier waren funktionelle Syndrome seltener als Neurosen; im Vordergrund standen auf den Magen-Darm-Trakt bezogene Beschwerden, danach folgten herzbezogene Klagen. Die im Vergleich zur Mannheimer Studie niedrigeren Zahlen können sowohl auf tatsächlichen Unterschieden zwischen Land und Großstadt als auch auf dem etwas unterschiedlichen methodischen Vorgehen beruhen.

*Gesunde*

Die Häufigkeit funktioneller Syndrome bei Gesunden (subjektiv und objektiv) überrascht und konfrontiert uns auch mit der Frage, wie wir Gesundheit definieren sollen.

Von Uexküll (1959) verglich Gesunde und Poliklinikpatienten hinsichtlich 9 Beschwerden: Kopfschmerzen, Schwindelgefühle, Herzklopfen, Herzschmerzen, Schweißneigung, Zittern, innere Unruhe, Müdigkeit und Oberbauchbeschwerden. Fast 70% der Gesunden gaben mindestens ein Symptom aus diesem Bereich „funktioneller Syndrome" an. Im Unterschied zu den Patienten waren die Beschwerden bei den Gesunden jedoch weniger stark ausgeprägt und traten seltener auf (Tabelle 1).

**Tabelle 1.** Störungen des Befindens durch funktionelle Beschwerden (Kopfschmerzen, Schwindelgefühl, Herzklopfen, Herzschmerzen, Schweißneigung, Zittern, innere Unruhe, Müdigkeit, Oberbauchbeschwerden), beobachtet in der Poliklinik Gießen. (Nach v. Uexküll 1959)

|  | Mindestens 1 von 9 Beschwerden (Angaben in %) | |
|---|---|---|
|  | überhaupt | stark und häufig |
| Alle Patienten (n = 7825) | 93 | 78 |
| Patienten mit funktionellen Syndromen (n = 1992) | 98,9 | 92,1 |
| Gesunde (n = 573) | 68 | 33,4 |

## Arztpraxen

Alle Studien bestätigen Ihre täglichen eigenen Erfahrungen: *Psychogene Störungen* haben insgesamt 15–50% aller Patienten. Wie Sie erwarten werden, sind dabei allerdings die Unterschiede zwischen den einzelnen Praxen erheblich (Tabelle 2). Funktionelle Störungen wurden dabei meist noch nicht als Untergruppe definiert.

In Manchester wurde Inanspruchnahme primärversorgender Ärzte durch Patienten mit *funktionellen Syndromen* genauer erfaßt (Goldberg u. Bridges 1988): 15 Familienärzte wurden gebeten, die Diagnosen aller

**Tabelle 2.** Psychische Erkrankungen (psychosomatische Störungen) in Arztpraxen

| Arztpraxen | Häufigkeit (%) | Autoren |
|---|---|---|
| 13 Allgemeinpraxen (Mannheim; n = 1026) | 33,2 | Zintl-Wiegand et al. 1980 (Punktprävalenz) |
| 8 Allgemeinpraxen (Oberbayern) | 32 (13,8–55,6) | Dilling u. Wyerer 1978 |
| Allgemeinärzte (London; n = 14697) | 12,4 (2,5– > 30) | Shepard et al. 1966 (Einjahresprävalenz) |
| 15 Familienärzte (Manchester) | 19 (funktionelle Störungen) | Goldberg u. Bridges 1988 (Punktprävalenz; neue Patienten) |

neu Erkrankten nach einem festgelegten System (entsprechend DSM III) zu dokumentieren. Forschungspsychiater untersuchten diese Patienten nach. 19% von ihnen hatten akute oder subakute funktionelle Syndrome! Dabei war die diagnostische Unsicherheit der Hausärzte bei diesen „somatisierenden" Kranken bemerkenswert: Sie hatten das funktionelle Syndrom nur bei 48% der Patienten „zutreffend" diagnostiziert.

*Polikliniken*

Hier sammeln sich Patienten mit funktionellen Syndromen, die zur weiteren Abklärung – oft mit aufwendiger biotechnischer Methodik – überwiesen wurden. Sie eröffnen das Gespräch wörtlich oder sinngemäß mit: „Mein Arzt weiß nicht mehr weiter ..." Wie groß ihr Anteil ist, zeigt eine Untersuchung an der Gießener Universitätspoliklinik: 25,5% von 7825 konsekutiven Patienten der Klinik hatten überhaupt keinen pathologischen Untersuchungsbefund. Von Uexküll (1959) ordnet diese Gruppe den „reinen funktionellen Syndromen" zu.

Die Angaben in der Literatur schwanken in Abhängigkeit von der fachlichen Ausrichtung und der Zuweisungspraxis (Tabelle 3). Besonders sorgfältig haben Kaufmann u. Bernstein (1957) ihre Befunde erhoben. Sie untersuchten Patienten, die Hausärzte dem Beratungsdienst einer New Yorker Großklinik zugewiesen hatten, weil es ihnen nicht gelungen war, die Krankheiten zu klären. Ein funktionelles Syndrom wurde erst dann diagnostiziert, wenn auch nach 5 Konsultationen mit einem Zeitaufwand von insgesamt 10 h und Hinzuziehung aller Spezialisten keine organische Ursache für die Beschwerden gefunden werden konnte. Dies traf für 81,4% der untersuchten 1000 Kranken zu.

Tabelle 3. Funktionelle Syndrome in Polikliniken

| Fach | n | [%] | Autoren |
|---|---|---|---|
| Neurologie (Wien) | 70000 | 39,3 | Hoff 1953 |
| Innere Medizin (Gießen) | 7825 | 25,5 | v. Uexküll 1959 |
| Innere Medizin (München) | 21500 | 14,3 | Cremerius 1968 |
| Innere Medizin (New York) | 1000 | 81,4 | Kaufmann u. Bernstein 1957 |

**Tabelle 4.** Funktionelle Beschwerden bei psychogenen Beschwerden (Mannheimer Feldstudie nach Schepank 1987)

| Frauen (n = 100) [%] | | Männer (n = 56) [%] | |
|---|---|---|---|
| Ermüdung, Erschöpfung | 43 | Oberbauchbeschwerden | 39 |
| Kopfschmerzen, Migräne | 41 | Schlafstörungen | 38 |
| Schlafstörungen | 40 | Unterbauchbeschwerden | 21 |

*Soziodemographische Merkmale*

*Frauen* leiden in der Mannheimer Feldstudie bis zu 2mal häufiger unter funktionellen Syndromen als Männer. Die Beschwerden von Männern und Frauen scheinen sich qualitativ zu unterscheiden (Schepank 1987; vgl. Tabelle 4).
   Funktionelle Störungen beginnen nicht selten in der Adoleszenz, am häufigsten aber im 3. und 4. Lebensjahrzehnt. Um das 40. Lebensjahr erreichen sie einen Gipfel. Im *Alter* werden funktionelle Syndrome anscheinend seltener. Diese Abnahme ist bisher nicht erklärt; wahrscheinlich machen die mit dem Alter zunehmend häufiger werdenden organischen Erkrankungen die „Funktion" funktioneller Syndrome überflüssig.
   In niedrigen *Sozialschichten* sind funktionelle Syndrome häufiger.

*Verlauf (Tabelle 5)*

Funktionelle Syndrome tendieren zur Chronifizierung. Dabei ist die *Syndrompersistenz* hoch; dies gilt sowohl für längerfristig beobachtete klinische Patientengruppen als auch für die „Fälle" epidemiologischer Studien.
   Ein *Symptomwandel* führt am häufigsten zu einer neurotischen Erkrankung. Dies weist auf enge Verbindungen zwischen diesen beiden Symptomklassen hin, die wir nicht zu scharf gegeneinander abgrenzen sollten.
   Der *Übergang in eine Organkrankheit* ist selten; diese Gefahr besteht nur bei Patienten mit Oberbauchbeschwerden (Ulkus) und bei kardiovaskulären Beschwerden (Hypertonie).
   *„Spontanheilungen"* sind sehr selten.

**Tabelle 5.** Verlauf funktioneller Syndrome (Angaben in %)

| Verlauf | Medizinische Poliklinik (n = 371, 9–11 Jahre; Cremerius 1968) | Mannheimer Feldstudie (n = 600, 3 Jahre; Tress et al. 1990) |
|---|---|---|
| Spontanheilung | 8 | 30 |
| Syndrompersistenz | 45 | ⟩ 53 |
| Anderes funktionelles Syndrom | 8 | |
| Neurosen | 21 | 17 |
| Organerkrankung im funktionell gestörten Bereich | 11 | |
| Andere Organerkrankung | 2 | |
| Psychosomatische Erkrankung | 11 | |

In der Mannheimer Bevölkerungsstudie wird mehr das Auf und Ab im Gesundheitszustand, nicht eine Heilung erfaßt: die Forscher mußten einen Meßpunkt festsetzen, um „Fälle" und „Nichtfälle" zu trennen.

## *Iatrogene Chronifizierung/„Patientenkarrieren"*

Zwischen der Manifestation der Symptomatik und der korrekten Diagnosestellung mit entsprechender therapeutischer Konsequenz vergehen durchschnittlich immer noch *7 Jahre!* Dies gilt jedenfalls für später stationär aufgenommene Patienten (Tabelle 6). Während dieser Zeit findet eine zunehmend schwerer rückgängig zu machende *Fixierung* des Krankheitsbildes statt. Hinzu kommt häufig eine *Schädigung* der Kranken durch Fehlbehandlung: v. a. durch Verordnung abhängigmachender Psychopharmaka und Durchführung nichtindizierter chirurgischer Eingriffe.

Eine Nachuntersuchung der Mayo-Klinik an 235 Patienten mit „nervösem Erschöpfungszustand" 6 Jahre nach Diagnosestellung ergab, daß bei 94% der Kranken wiederum keine organischen Schäden vorlagen. Im Verlauf der 6 Jahre waren jedoch an 200 Patienten 289 verschiedene Operationen durchgeführt worden (Macy u. Allen 1949)!

Von 800 Patienten, die sich wegen Angstanfällen und Agoraphobien („Paniksyndrom") an ein psychologisches Institut wandten, hatten 70% mindestens eine, meist jedoch schon mehrere Behandlungen hinter sich, aber nur 4% waren entsprechend dem heutigen Erkenntnisstand therapiert worden (Margraf u. Schneider 1990).

## Aufgaben und Probleme im Praxisalltag

**Tabelle 6.** Dauer der Symptomatik vor Beginn der Psychotherapie

|  | Psychosomatische Fachklinik (BRD; n = 100); Reimer et al. 1979) (Jahre; Monate) | Psychosomatische Fachklinik (Bad Dürkheim; n = 1154; Sturm u. Zielke 1988) (Jahre) |
|---|---|---|
| Erstkonsultation eines Arztes | m. 2; 10<br>f. 2; 5 | |
| Erkennen der Psychogenese | m. 8; 0<br>f. 10; 1 | |
| Beginn adäquater Therapie | m. 9; 5<br>f. 10; 5 | 7,04 |
| Arbeitsunfähigkeit | | 40,4 Wochen<br>38,3% > 1 Jahr |

Für Österreich zeigt eine Untersuchung der psychosomatischen Abteilung der Wiener Psychiatrischen Klinik ähnliche Verhältnisse, wie sie in der Bundesrepublik Deutschland bestehen: Patienten mit funktionellen Beschwerden hatten vor der Aufnahme einer stationären psychosomatischen Behandlung bereits eine Verweildauer von 6,1 Jahren im medizinischen Versorgungssystem bei durchschnittlich 63 Kontakten mit Ärzten bzw. Krankenhäusern (Ringel 1985).

*Lebensqualität*

Erste Untersuchungen verdeutlichen, daß wir die Einschränkung der Lebensqualität dieser Kranken bisher nicht ausreichend wahrgenommen haben.

In einer epidemiologischen Untersuchung in den USA erwiesen sich Patienten mit Angstanfällen („panic disorder") als gesundheitlich und sozial ebenso stark beeinträchtigt wie Patienten mit endogener Depression („major depression"). Zu dieser Beeinträchtigung tragen neben körperbezogenen Beschwerden und emotionalen Störungen Alkohol und Drogenmißbrauch, erhöhte Wahrscheinlichkeit von Suizidversuchen, Probleme in der Ehe und den übrigen sozialen Beziehungen sowie finanzielle Abhängigkeit bei. Die Patienten nehmen wegen ihrer emotionalen Probleme die verschiedenen Einrichtungen des Gesundheitssystems, einschließlich der Notaufnahme von Krankenhäusern, häufiger in Anspruch, ihr Verbrauch an Psychopharmaka ist erhöht (Markowitz et al. 1989).

## Kosten

Patientenkarrieren bedeuten individuelles Leid, aber auch hohe Kosten. Die Kranken der psychosomatischen Fachklinik Bad Dürkheim (Sturm u. Zielke 1988) waren vor der Aufnahme durchschnittlich 40,4 Wochen arbeitsunfähig, bei 38,3% der Kranken betrug die Arbeitsunfähigkeit mehr als ein Jahr! In den USA verursachen Patienten mit funktionellen Syndromen *6- bis 14mal höhere Kosten* pro Person als die übrige Bevölkerung (Tabelle 7). Die häufig durchgeführte Hospitalisierung erweist sich dabei meist als nicht indiziert; bei 450000 Krankenhaustagen entstehen für diese Patienten Kosten von 250 Mio. Dollar jährlich.

**Tabelle 7.** Kosten im Gesundheitssystem. (Nach Smith et al. 1986)

|  | Bevölkerung USA, 15–64 Jahre, pro Person/Jahr | Patient/Jahr (n = 41) |
|---|---|---|
| Sämtliche Gesundheitskosten | 543 $ | 4700 $ (9mal) |
| Krankenhaus | 385 $ | 2382 $ (6mal) |
| Arzt | 123 $ | 1721 $ (14mal) |
| Tage im Krankenhaus |  | 7,6 |
| Bettlägerig (Tage im Monat vor Diagnosestellung) | 0,48 | 7 |
| Arbeitsunfähig |  | 82,9% |

In der Bundesrepublik Deutschland verursachten unbehandelte oder fehlbehandelte Patienten mit Angststörungen – darunter viele mit funktionellen Syndromen – und mit Depressionen in einem Untersuchungszeitraum von 7 Jahren 3mal so hohe Kosten im Gesundheitssystem wie Patienten, die in spezifische psychotherapeutische oder psychiatrische Behandlung gegangen waren.

Erstere benutzten den Hausarzt 2,5mal so häufig und intensiv wie die Personen der behandelten Vergleichsgruppen. Ihre Arbeitsunfähigkeitszeiten waren drastisch erhöht (Wittchen u. v. Zerssen 1988). Die Untersucher führen diese Befunde v. a. darauf zurück, daß die Hausärzte der Patienten die Störungen nicht angemessen erkannten und/oder es unterließen, sie zum Facharzt zu überweisen.

## 3.4.5 Vom Wohlbefinden zur Befindensstörung

Wir möchten Ihnen nun vorschlagen, das *biopsychosoziale Verständniskonzept* auf die Probleme von Patienten mit funktionellen Syndromen so anzuwenden, wie wir es in diesem Buch bisher dargestellt haben. Wir beginnen also nicht mit Überlegungen zur Pathogenese funktioneller Störungen, sondern stellen zunächst einige Fragen im Sinne des salutogenetischen Konzepts.

**Wie erreichen wir Wohlbefinden und erhalten es aufrecht?**

Wir haben früher gesagt, daß Gesundheit nicht ein für alle Mal vorhanden sei, sondern ständig erzeugt, aufrechterhalten oder wiederhergestellt werden müsse. Wir ergänzen jetzt: Wir fühlen uns gesund, wenn unsere Interaktionen mit unserer Umgebung und uns selbst auf allen Integrationsebenen gelingen. *Wohlbefinden* tritt ein, wenn wir *mit unserer Umgebung harmonisch zusammenwirken,* unsere Rolle sich mit der Rolle anderer ergänzt, jeder unserer Leistungen eine Gegenleistung anderer entspricht. In einer solchen harmonischen Verschränkung mit der Umwelt, einer derartigen *sozialen Integration,* fühlen wir uns gleichzeitig – so paradox dies immer noch klingen mag – *autonom:* Wir erleben – im Sinne Antonovskys (1987) –, daß unsere Ressourcen den gestellten Anforderungen entsprechen und wir in der Lage sind, diese aktiv zu bewältigen und den „Ereignissen" Sinn abzugewinnen. Wohlbefinden zeigt uns dieses Gelingen (als Zeichen) an: Sind unsere Leistungen harmonisch mit den Gegenleistungen unserer Umwelt abgestimmt, finden wir zu unserer Rolle passende Gegenrollen, kommt uns die Umwelt in diesem Sinne „entgegen", läßt sie sich von uns „gebrauchen", so können die Austauschprozesse im Situationskreis ungestört ablaufen. Wir leben dann in einer *gemeinsamen Wirklichkeit,* die uns wie eine zweite (soziale) „Haut" einhüllt, die uns wie angemessen paßt, und nirgends „drückt".

Dieser Verständnisansatz mag Sie immer noch zu abstrakt und fremd anmuten. Für das Verständnis von Patienten mit funktionellen Syndromen und für unseren ärztlichen Umgang mit ihnen ist er jedoch von zentraler Bedeutung; deshalb versuchen wir, ihn *möglichst anschaulich* und an der eigenen Erfahrung nachvollziehbar darzustellen.

Sie haben eine solche Verschränkung vom Individuum und Umwelt schon in früheren Kapiteln als lebensnotwendige Voraussetzung für das *Neugeborene* und Kleinkind kennengelernt: die *„genügend gute Mutter"* (Winnicott 1958) ist so auf ihr Kind eingestimmt, daß sie seine noch unreifen Funktionen derart zu ergänzen vermag, daß sie ihm gleichzeitig ein harmonisches biopsychisches Funktionieren auf dem jeweils erreichten Entwicklungsstand und eine Weiterentwicklung von Eigeninitiative mit dem Erleben von Autonomie ermöglicht.

Auch für uns Erwachsene ist das Erleben von Wohlbefinden und Autonomie an harmonische, in Gegenseitigkeit abgestimmte soziale Beziehung gebunden. Sie können sich die Bedeutung dieser Aussage im einzelnen erschließen, wenn Sie ein Experiment von Christian u. Haas (1949) in Gedanken nachvollziehen. Wir zitieren diese Vertreter der „Heidelberger Schule" einer „anthropologischen Medizin" im Original, weil sich auch in der sprachlichen Formulierung ihr Bemühen um die Begründung einer Beziehungsmedizin niedergeschlagen hat.

Die Autoren ließen 2 Personen an der 2griffigen Baumsäge bzw. einer entsprechenden experimentellen Anordnung zusammenarbeiten. Die Partner hatten die Säge „auf harmonische Weise unter verschiedenen Erschwerungen zu bedienen". Die Meßwerte wurden fortlaufend registriert. In dieser *Zusammenarbeit* wurde sowohl die *Erlebnisseite* des Tuns als auch die *Objektivität des Vollzugs* analysiert. Die Autoren erhielten folgende Ergebnisse:

a) Fundierend für die Zusammenarbeit ist die *Gegenseitigkeit*, d. h. Partner A überantwortet nicht einfach sein Tun dem Partner B zu dessen Aneignung, sondern handelt in der Voraussicht, daß sein Tun wieder auf ihn zurückkommen kann. Ebenso Partner B. Keiner entzieht sich einer Rückbindung zum anderen, sondern ermöglicht diese Rückbindung seinerseits. Das Verhalten ist immer derart geformt, daß das Tun des einen vom anderen aufgenommen, erwidert und unterstützt werden kann. Dazu gehören auch Vorgriffe und Überschneidungen dergestalt, daß einer dem anderen gewissermaßen (wie in der Sprache) das „Wort aus dem Mund nimmt": Was A für B tut, tut B für A. Das Spiel, die Arbeit (das Verhalten) ist *für* beide und nicht *zwischen* beiden.
b) Die beteiligten Personen sind nicht *autonom:* Die gegenseitig verbindliche Arbeitsweise gilt strenggenommen nur für das relative Verhalten der Beteiligten, nicht aber für die absoluten Anteile des Partners, der partnerseits aufgewandten Kräfte. Das heißt, ein Partner kann für sich allein bei gemeinsamer Arbeit durchweg ein Drittel oder Viertel mehr oder weniger leisten als der andere. Im *Vollzug* der gemeinsamen Arbeit *merkt dies keiner* der Beteiligten. Die Größe der Beteiligung schwankt objektiv erheblich, aber der Unterschied wird unbemerkt vom Gegensubjekt vollkommen *ausgeglichen.* Daraus folgt die überraschende Tatsache: Ob jemand in einer Gemeinschaftsarbeit „fleißig" oder „faul", ob „voreilig" oder „träge" ist, das ist keineswegs vom Individuum *allein* her festzustellen, sondern hängt vom Gegensubjekt ab. Arbeitsmoral, Temperament und Reaktionsform sind hier keine individuellen Konstanten, sondern Eigenschaften, die von *beiden* Partnern *gemeinsam* entschieden werden. Es ist wie im sprachlichen Dialog: Ob einer ergiebig ist, oder ob es ihm die Sprache verschlägt, ist weitgehend Sache des

Partners; und die Einfälle des einen hängen auch davon ab, ob sie ihm der andere zu entlocken vermag.
c) Die Solidarität gründet in *Selbstverborgenheit* voneinander: Im Vollzug einer zügigen Zusammenarbeit verschwinden die Partner gewissermaßen voreinander, keiner kann den Gegenspieler vom eigenen Selbst trennen, jeder ist Glied eines *Arbeitsganzen,* dessen Rolle er spielt. Objektiv führt zwar einer, aber er weiß und merkt es nicht; objektiv ist einer der Geführte, und auch dann hält er das gegnerische Tun unbewußt für eigenes Tun. Deswegen ist das Gewählte, Getane und Empfundene vermeintlich immer man selbst.

Auch dann, wenn Partner A *absichtlich* seinen Beitrag zur gemeinsamen Arbeit erheblich ändert, gleicht B dies in weiten Grenzen spontan und völlig unbemerkt aus. Die Verstrickung in der Sozietät ist also *selbstverborgen.* Gerade dann, wenn beide Beteiligten sich auf dem Höhepunkt einer gekonnten Zuammenarbeit maximal selbständig erleben, zeigt die Analyse, daß beide objektiv in strenger Gegenseitigkeit der Abläufe verbunden sind. Daraus folgt, daß bei dem gemeinsamen Tun das Erlebnis freier Selbständigkeit nur dadurch gewonnen wird, daß die *Gegenseitigkeit* des Tuns objektiv erreicht ist. Die subjektive Selbständigkeit des einzelnen entspricht also genau derjenigen Selbständigkeit, die er dem anderen insgeheim gibt, und die der andere auch positiv annimmt. Sie kann nicht aufgezwungen werden, sondern muß in *gegenseitiger Freiheit* angenommen sein (Christian 1952 S. 154, zit. nach Christian 1989, Hervorhebungen im Original).

Vielleicht haben Sie diese Befunde in Gedanken bereits mit ihrem Alltag verknüpft; wenn Sie Ihre Aufmerksamkeit darauf einstellen, werden Sie überall im Leben analoge Verschränkungen von Leistung und Gegenleistung, von Rolle und Gegenrolle entdecken: wenn Ihnen Unternehmungen gelingen, wenn Sie sich in Ihrem „Element" fühlen oder wohl wie der sprichwörtliche „Fisch im Wasser".

Diese Verhältnisse lassen sich besonders gut beim *Sport* und in der *Kunst* erleben und gedanklich nachvollziehen.

Das Tennisspiel verlangt „eine vollkommene Koordination von Körper und Seele im Zwei-Personen-Verhältnis" (Christian 1989). Um einen mit 150 km/h heranfliegenden Ball auf die hundertstel Sekunde genau zu treffen, müssen Rhythmus und Bewegungsgefühl sowie inneres Gleichgewicht, „aber auch die abstimmenden Einstellungen auf den Partner" stimmen (Christian 1989). Bei Mannschaftsspielen wie Fußball sind Spielzüge dann besonders schön und erfolgreich, wenn einzelne Spieler sich „blind verstehen".

Dies gilt mindestens ebenso für den Paartanz in all seinen Formen; er erfordert eine „duale Gemeinschaft", in der die eigene Bewegung, ja schon jeder Ansatz zur Bewegung vom Partner nicht reflektiert, sondern unmittelbar aufgefangen wird, „indem sie in dessen Leiblichkeit hinein sich fortsetzt und aus ihr in die eigene zurückkehrt, so daß der Führende ebenso geführt sich fühlt wie der Geführte, wobei dieser Unterschied, obschon vorhanden, dennoch untergeht im Erleben der tätigen Einigung von Zweien" (v. Gebsattel, nach Christian 1989).

Jedem in einer Gruppe Musizierenden ist diese Abstimmung und im Falle eines Gelingens das gleichzeitige Erleben von Bezogen- und Autonomsein bekannt. Auch schon das Hören harmonischer Verschränkung im musikalischen Ablauf vermag eine angenehme Stimmung und auch Wohlbefinden auszulösen.

Gelingen von „Bipersonalität" ist auch Voraussetzung jeder *partnerschaftlichen sexuellen Beziehung* bis hinein in die physiologischen Prozesse. Der Ablauf der sexuellen Erregung läßt sich nur als „Funktionseinheit" von „weiblichen" und „männlichen" Elementen verstehen:

> ... wobei jedes Element nicht nur seine Bedeutung für die eigene Befriedigung und den eigenen Funktionsablauf hat, sondern immer schon auf die Erregung des Partners und dessen Funktionsablauf bezogen ist. Daher liegen auch die am leichtesten störbaren, d. h. sensibelsten Funktionen bei Mann und Frau an verschiedenen Stellen, so daß die Gesamtstörbarkeit des Sexualablaufs geringer ist, als wenn Mann und Frau in der gleichen Phase ihren verwundbaren Punkt hätten (Matussek 1955, nach Christian 1989).

Aber auch schon im *Verhältnis zur unbelebten Umgebung* können wir oft erleben, daß sich Wohlbefinden und Autonomiegefühl einstellen, wenn es uns gelingt, Leistung und Gegenleistung harmonisch abzustimmen, in diesem Sinne eine individuelle Wirklichkeit aufzubauen, eine uns angepaßte „Nische" in unserer Umgebung zu finden.

Denken Sie an Sportarten wie Skilauf oder Surfen. Als Skifahrer kennen Sie vielleicht das Gefühl einer gelingenden Abstimmung mit dem befahrenen Gelände – günstige Wetter- und Schneeverhältnisse, gute körperliche Form und „Stimmung" vorausgesetzt: Selbst Hänge voller „Buckel" entsprechen plötzlich dem eigenen Rhythmus; Erhebungen und Täler scheinen genau im richtigen Moment aufzutauchen, um den Schwungbewegungen „dienen" zu können, als wäre der Hang für uns gemacht. Wir erleben ein ausgeprägtes Gefühl von Autonomie, Wohlbefinden stellt sich ein. Analoges können wir im Spiel mit Wellen und Wind beim Segeln oder Surfen erleben.

An den genannten Beispielen können wir uns auch verdeutlichen, daß diese harmonischen Verschränkungen von Leistung und Gegenleistung in ständigen Regelprozessen aufrechterhalten bzw. nach Störungen über „Ausgleichsbewegungen" wiederhergestellt werden müssen. Im *Situationskreiskonzept* heißt dies, daß die Umgebung durch Bedeutungserteilung und -verwertung ständig zu subjektiver Umwelt assimiliert, in das System Organismus-Umwelt aufgenommen werden muß. Gelingt die Bedeutungsverwertung nicht mehr, so muß die Bedeutungserteilung über Akkommodationsvorgänge modifiziert werden, d. h. das Individuum sich um Anpassung an die Umgebung bemühen.

Diese Vorgänge können wir uns an den bisher dargestellten Beispielen noch einmal verdeutlichen:

Leidet ein Partner an der Baumsäge an einer extrapyramidalen Bewegungsstörung (Morbus Parkinson), so zeigt sich, daß der gesunde Partner nicht um jeden Preis sein normales Verhalten durchsetzt, sondern spontan die normale Arbeitsform zugunsten einer anderen opfert: „Meist übernimmt er spontan einige Glieder der Arbeitsaktes und überläßt dem Kranken die ‚einfacheren' Glieder."
„So zieht z. B. der ... Bewegungsgestörte ... bei einer rhythmisch alternierenden Arbeit das Arbeitsobjekt nur taktmäßig an sich und überläßt dem Gesunden Umlenkung und Rückführung oder übernimmt nur die Abbremsung an den Wendepunkten und überläßt alles andere dem gesunden Partner." In diesen Versuchen zeigte sich, „daß sich Gesunde und Kranke in der Zusammenarbeit so aufeinander einzustellen vermögen, daß im Zusammenspiel die pathologische Funktion bestmöglichst ausgeglichen wird" (Christian 1989).

Hieraus ergibt sich für Christian eine *Konsequenz für den Krankheitsbegriff* in der Medizin: „Der Kranke ist nur in dem Maße krank, indem er der Zuwendung seiner Mitmenschen ermangelt. Was ihm fehlt, ist nicht nur, was ihm mangelt, sondern auch, was die anderen ihm versagen. Der *Begriff Krankheit* ist in dieser Sicht kein individueller, sondern ein *sozialanthropologischer*" (Christian 1989).

Während in Beziehungen Störungen auch durch komplementäre Leistungen vom Partner ausgeglichen werden können, lassen sich im Verhältnis zur unbelebten Umgebung Störungen nur durch Akkommodationsleistungen des Individuums selbst kompensieren.

Beim Skilaufen können widrige äußere Verhältnisse, wie Vereisung eines steilen Hangs und schlechte Sicht, unser Gefühl von Sicherheit und Wohlbefinden gefährden; unsere Ausgleichsbewegungen bestehen – in Abhängigkeit von unserem Können – darin, daß wir aus flottem Schwingen regressiv in eine frühere Abfahrtstechnik („Schneepflug", „Abrutschen") zurückfallen. Der vorher „freundliche" Hang wird jetzt zur Bedrohung, unser Wohlbefinden ist womöglich von Angst beeinträchtigt; die veränderte Abfahrtstechnik stellt jedoch auf einem niedrigeren Niveau wieder Sicherheit her.

### Was führt zu Störungen des Befindens?

Störungen des Befindens sind Folge von und Zeichen für *Störungen* der Qualität des „Zusammen", *der Qualität sozialer Integration* – so lautet unsere Hypothese.

Aus den zitierten epidemiologischen Untersuchungen geht hervor, daß solche Störungen auch bei Gesunden häufig, wenn auch in leichterem Ausmaß auftreten. Gesunde können diese Störungen jedoch in einem salutogenetischen Prozeß über „*Ausgleichsleistungen*" korrigieren. Sie sind eher in der Lage, ihre Hilfsbedürftigkeit auszudrücken und so soziale Unterstützung zu finden; z. B. können sie soziale Gegenrollen auf einem regressiven (in der sozialen Entwicklung früheren) Niveau nutzen, sich von anderen etwa vorübergehend nach dem Muster einer Kind-Mutter-Beziehung helfen lassen und so die soziale Integration aufrechterhalten. Andere dagegen neigen in ähnlichen Situationen eher dazu, sich in Autarkie und Einsamkeit zurückzuziehen – und erkranken.

Die Gefahr sozialer Desintegration können wir als eine Störung kommunikativer Abstimmung, als eine Störung des sozialen Austauschs von Zeichen, beschreiben.

> Was A (mit seinem Verhalten bzw. mit seiner Leistung) als Zeichen sendet, ist gleichzeitig eine unbewußte Frage an B (nach der Adäquatheit des Zeichens). Was B (mit seinem Verhalten bzw. seiner Leistung) als Zeichen sendet, ist gleichzeitig eine Antwort (als Gegen-Leistung) auf die Frage von A – und vice versa. Wird diese Rückkoppelung, diese Verschränkung im Austausch unterbrochen, so zerfällt die bisherige gemeinsame Wirklichkeit; damit verliert das Individuum seine Einpassung in die Umgebung, es muß sich neu orientieren, es verliert aber auch die bisherige, ständige Anerkennung seiner Leistung (v. Uexküll 1990).

Mit dem Verlust der Beziehung zur Umwelt wird auch die Beziehung zu sich selbst, die Regulation des Selbstsystems, gestört.

Mikroanalysen des averbalen und verbalen Kommunikationsverhaltens zeigen zunehmend, daß die Regulationsprozesse in sozialen Systemen wenigstens so komplex sind wie im physiologischen Bereich. Sie können sich dies verdeutlichen, indem Sie sich vergegenwärtigen, wieviele Abstimmungsprozesse Sie im Laufe eines Tages im beruflichen und familiären Bereich über Blickkontakte, Kopfnicken etc. (mit)vollzogen haben und wieviel Bestätigung Sie selbst dabei erhielten.

*Soziale Desintegration* wird dann *pathogen,* wenn ein *Ausgleich* über kommunikative Prozesse oder regressiven Rollenwechsel *nicht mehr möglich* ist. Damit verändert sich die bisherige Wirklichkeit so einschneidend, daß deletäre Folgen auftreten können.

Am deutlichsten sind die Wirkungen sozialer Desintegration beim Säugling und *Kleinkind.* Der *Verlust der Mutter* bzw. ungenügende Bemutterung können sich katastrophal auswirken (s. unter 2.4).

Allgemein bekannt geworden sind seit den Untersuchungen von Spitz mögliche Folgen längerer Heimaufenthalte mit unzureichender personaler Betreuung. Im *Tierversuch* wurden bei solchen Beobachtungen gewonnene Hypothesen systematisch geprüft. Bei Ratten schädigt die Trennung der Jungen von ihrer Mutter die Ausreifung physiologischer Regulationsvorgänge: Weiner (1989) und sein Mitarbeiter Hofer fanden, daß bei Ratten, die am 15. und 22. Lebenstag von ihrer Mutter getrennt werden, u. a. die Regulation der Körpertemperatur, der motorischen Aktivität, des Schlafs, der Herz- und Atmungsaktivität und die hormonale Regelung betroffen sind und sich als spätere Folgen unter Belastung gastrische Erosionen, hoher Blutdruck, Tachykardie, Störungen des Wachstums, der Immunsuppression und der Katecholaminsekretion ausbilden können (Meyer 1989).

Bereits 1897 hat E. Durkheim nachgewiesen, daß das Suizidrisiko bei nur geringgradig integrierten Mitgliedern einer Gesellschaft am höchsten ist. Inzwischen liegt eine Vielzahl von Untersuchungen über die *gesundheitlichen Folgen sozialer Desintegration,* die Folgen eines Zerfalls gemeinsamer Wirklichkeit vor.

Am ausgeprägtesten sind die gesundheitlichen Beeinträchtigungen nach *Partnerverlust:* Noch 1 Jahr nach Verwitwung fühlen sich 45% der Betroffenen tief deprimiert; Suizidversuche und tatsächliche Suizide liegen erheblich über der Erwartung (Weiner 1989). Die Sterblichkeitsraten von Geschiedenen und Unverheirateten liegen in unterschiedlichen Ländern wie USA, Finnland und Schweden über denen Verheirateter, wenn alle anderen Risikofaktoren kontrolliert werden. Innerhalb der verschiedenen Merkmalsgruppen (z. B. Männer gegenüber Frauen) ist das relative Risiko sozial Isolierter immer größer (Weiner 1989).
*Umgekehrt* hat die Einbindung in das *soziale Netz* einer Familie, eines Freundeskreises *protektive Wirkung* auf die Gesundheit: Bei Kontrolle aller anderen Risikofaktoren (Alter, Alkohol, Rauchen, Bewegungsmangel) hatten von 6928 Erwachsenen diejenigen mit der schwächsten sozialen Bindung im Verlauf von 10 Jahren eine 3fach erhöhte Mortalität gegenüber einer Vergleichsgruppe sozial besser Integrierter (Berkman u. Syme 1979)

Mit beginnender Desintegration aus unserer Umwelt treten bei uns *Mißstimmung,* Ärger, depressive und ängstliche Gefühle und diffuses Unwohlsein auf. Diesen *Folgen sozialer Disharmonie* kommt wiederum auch *Zeichencharakter* zu: Sie sollen uns und unsere Umgebung auf die Störung aufmerksam machen, unsere psychischen Regulationssysteme aktivieren und unsere Bezugspersonen über unsere Bedürfnisse verständigen; sie fordern beide Seiten dazu auf, die frühere Qualität des „Zusammen" wiederherzustellen.

## 3.4.6 Von der Störung des Befindens zu funktionellen Syndromen

Funktionelle Körpersymptome können durch Störungen auf „tieferen" Integrationsebenen ausgelöst werden: Eine Virusinfektion kann ebenso zur Entstehung funktioneller Herzbeschwerden beitragen wie Nikotingenuß oder Nikotinentzug oder auch körperliche Überanstrengung: Wir sprechen von *symptomatischen* funktionellen Syndromen. Häufig sind funktionelle Symptome jedoch Folge und Ausdruck nicht mehr auszugleichender Disharmonien in sozialen Beziehungen: Wir sprechen von *essentiellen* funktionellen Syndromen. Störungen auf mehreren Ebenen können sich verbinden: Symptomatische funktionelle Syndrome können im Rahmen sozialer Desintegration in einem Circulus vitiosus aufgegriffen und erst so pathologisch verarbeitet werden; z. B. kann „Herzklopfen" als Folge beschleunigter Herzaktion während einer Anstrengung in einer Trennungssituation angstvoll wahrgenommen, schließlich mit Trennungs- bzw. Verlustangst assoziiert und so zu einer „Herzphobie" umgestaltet werden.

**Determinanten sozialer Desintegration**

*Auslösende Situationen*

„Auslösend" für funktionelle Syndrome ist meist eine Störung der sozialen Integration, die Auflösung des Zustands eines „harmonischen Zusammen". Sie kann durch fremdbestimmten *Verlust*, aber auch durch eigene *Entwicklungsschritte,* z. B. Trennung in der Adoleszenz, Heirat, Geburt von Kindern, beruflichen Aufstieg, zustande kommen. Zur Pathogenese bzw. zum Scheitern der Salutogenese tragen dann weitere Bedingungen wie Merkmale des Ausdrucks- und Kommunikationsverhaltens sowie der Gesamtpersönlichkeit bei.

Diese Bedingungen wirken im Sinne einer *„Ergänzungsreihe"* zusammen. Den einzelnen Anteilen kann bei gleichem Gesamtergebnis jeweils unterschiedlicher Stellenwert zukommen: Bei einer schweren Störung der Persönlichkeit kann schon eine – von außen betrachtet – geringfügig erscheinende auslösende Situation eine starke Wirkung ausüben; umgekehrt kann eine einschneidende Lebensveränderung auch bei einer stabilen Persönlichkeit funktionelle Beschwerden auslösen.

Bei der Bewertung der „auslösenden Situation" kommt es also auf die individuelle *Bedeutung* des Ereignisses an; nur wenn sie eruiert und geklärt wird, können wir die *Reaktion* des Patienten verstehen.

Hinkle u. Wolff (1958) versuchten die Beobachtung zu klären, daß Krankheiten nicht gleichmäßig die Bevölkerung betreffen, sondern sich bei bestimmten Personengruppen häufen; die Gruppe der öfters Erkrankten bleibt über viele Jahre hinweg konstant. Diese Gruppe unterscheidet sich von Vergleichsgruppen nicht hinsichtlich objektiv erfaßbarer psychologischer und sozialer Faktoren. Die Unterschiede werden einer Klärung erst zugänglich, wenn der „*subjektive Faktor*" in die empirische Forschung eingeführt wird. Das Individuum reagiert auf seine soziale Umwelt entsprechend seiner jeweils individuellen Einschätzung. Von dieser Hypothese ausgehend, ließen die Autoren unabhängige „Rater" sorgfältig zusammengetragene biographische Daten von Personen einschätzen, die aus politischen Gründen aus ihrem Heimatland Ungarn in die USA geflüchtet waren. Die Rater sollten auf einer 5-Punkte-Skala einschätzen, inwieweit ein Individuum seine jeweilige Lebenssituation – über mehrere zurückliegende Jahre – als befriedigend oder nichtbefriedigend interpretierte. Die medizinischen Daten waren den Ratern nicht bekannt. Es ergab sich eine statistisch signifikante Krankheitshäufung für die Jahre, in denen die Untersuchten nach Ansicht der Rater ihre Lebenssituation als unbefriedigend wahrgenommen hatten. Gesündere Personen hatten ihre – häufig nicht günstigeren Lebensumstände – dagegen viel positiver eingeschätzt.

Den in Abschn. 3.4.3 angeführten Berichten Darwins und Freuds ist gemeinsam, daß beide im Aufbruch begriffen waren, beide begannen, sich aus der selbstverständlichen Übereinstimmung mit dem zeitgenössischen Denken, aus einer mit den Zeitgenossen geteilten gemeinsamen Wirklichkeit zu lösen und nach neuen Konzepten für das Verständnis unserer Wirklichkeit zu suchen. Verunsicherung, Unruhe und auch Angst am Beginn einer solchen Unternehmung sind einfühlbar. Auch der Wissenschaftler benötigt für die Aufrechterhaltung seines Wohlbefindens eine ständige positive Rückkoppelung mit anderen. Auch für ihn bedeutet die Unterbrechung des Aufeinandereingestimmtsein eine oft nicht leicht zu bewältigende Störung.

Auf die Diskussion einer Verbindung der auslösenden Situation mit weiteren Bedingungen verzichten wir hier. So spricht manches dafür, daß auch Darwins Persönlichkeit am Auftreten und der Art der Beschwerden beteiligt gewesen sein könnte; in den späteren Lebensjahren litt er an chronischen, wahrscheinlich funktionell bedingten abdominellen Beschwerden. Freuds herzbezogene Beschwerden traten erstmals evtl. nach einem grippalen Infekt auf und waren wohl auch eine Reaktion auf Nikotin bzw. Nikotinentzug. Wir können hier auch nicht darauf eingehen, ob Freud „objektiv" Anlaß hatte, sich in der Wissenschaft isoliert zu fühlen, oder ob es sich „nur" um ein Isolationsgefühl handelte, das als ein Symptom einer „schöpferischen Krankheit" (Ellenberger 1973) aufgefaßt werden könnte.

**Besonders deutlich können wir die gesundheitlichen Folgen sozialer Desintegration oft bei Gastarbeitern oder Einwanderern aus einem anderen Kulturkreis beobachten.** So treten in der Bundesrepublik Deutschland bei Gastarbeitern aus Südeuropa gehäuft funktionelle Oberbauchbeschwerden auf, nachdem sie 3–6 Monate „in der Fremde" zugebracht haben (Meyer 1981).

Wirksam ist nicht nur der Verlust der früheren Integration in der Heimat, sondern auch das Erleben der Integrationsschwierigkeiten im Gast- oder Aufnahmeland. Berichte Deutschsprachiger, die aus dem 3. Reich in kulturell nahestehende Länder emigrierten, verdeutlichen uns die schon hierbei auftretenden gravierenden Probleme:

Die österreichische Dichterin Hilde Spiel (1989) beschreibt, wie bei allem Bemühen, sich in die englische Gesellschaft zu integrieren, „unsere Fähigkeit zur Anpassung an die englische Lebensform völlig bei den Weihnachtsbräuchen" versagte: „Das Fest nicht am Abend zu feiern, den Christbaum bei Tageslicht zu entzünden, neben den schönen Christmas Carols nicht auch die eigenen Lieder zu singen, war uns unmöglich." Hilde Spiel fühlte sich zwar im englischen PEN, dem Verband der Schriftsteller, aufgenommen und war „britische Bürgerin" geworden, ihre Hausgehilfin erkannte sie jedoch nicht als „Engländerin" an. „Es traf uns ins Herz, als sie ihren Abgang mit den Worten begründete: ‚Manchmal kam ich mir vor, als wäre ich nicht in England, als wäre ich in einem fremden Land.'"

Bedingung sozialer Integration ist nicht nur das Bemühen des einzelnen um Abstimmung von Leistung und Gegenleistung; Leistung und Gegenleistung müssen in komplexe sozial bzw. kulturell vorgegebene Muster eingebettet werden, die wir früh internalisiert haben. Denken Sie an die Selbstverständlichkeit der Abstimmung eines Gesprächs in der „Muttersprache" und die Vielfalt der Merkmale, die in diese Abstimmung eingehen. Treffen wir in der Fremde andere Muster an, kann der Aufbau sozialer Beziehungen wesentlich schwerer fallen.

In England während des 2. Weltkriegs stationierte amerikanische Soldaten erlebten die englischen Mädchen als sexuell überraschend leicht zugänglich. Umgekehrt behaupteten die Mädchen, amerikanische Soldaten seien übertrieben stürmisch. Wie kann dieser Widerspruch verstanden werden? Eine kulturanthropologische Untersuchung zeigte, daß die Annäherung – vom Kennenlernen bis zum Geschlechtsverkehr – in England ebenso wie in Amerika etwa 30 verschiedene Verhaltensformen durchläuft; die Reihenfolge des Ablaufs ist in den beiden Kulturbereichen jedoch verschieden. In den USA kommt das Küssen z. B. relativ früh, etwa auf Stufe 5, in England erst relativ spät, etwa auf Stufe 25. Wurde also eine Engländerin von ihrem Soldaten geküßt, fühlte sie sich um einen großen Teil des von ihr als „richtig" erlebten Paarungsverhaltens betrogen und mußte sich entscheiden, ob sie sich dem Partner sexuell hingeben oder die Beziehung an diesem Punkt abbrechen sollte. Entschied sie sich für die Hingabe, so paßte dies für den Amerikaner nicht in das „Frühstadium" der Beziehung, er erlebte es als schamlos. Diese kulturell festgelegten Verhaltensformen sind nicht bewußt, deshalb können die Partner solche Konflikte auch nicht lösen; wahrgenommen wird nur, daß „etwas" nicht zueinander paßt, die „Abstimmung" nicht gelingt (Mead 1944, nach Watzlawick et al. 1969).

## 152 Aufgaben und Probleme im Praxisalltag

Im folgenden Beispiel ist die pathogene Entwicklung beim Verlassen der Herkunftskultur eng mit einer familiären und persönlichen Problematik verbunden.

Eine 19jährige *Türkin* erkrankt in folgendem Konflikt an einer stationär behandlungsbedürftigen hartnäckigen Urtikaria: Während eines Urlaubs in der Türkei hatten ihre Eltern sie zur Verlobung mit einem Türken überredet, den sie kaum kannte – nachdem sie jahrelang gegen ein solches Vorhaben Widerstand geleistet hatte. Nach der Rückkehr in die Bundesrepublik Deutschland kündigt sie die anstehende Hochzeit wieder auf. Während der folgenden heftigen Auseinandersetzungen mit den Eltern tritt ein Rezidiv der Urtikaria auf. Den Konflikt zwischen ihren Wünschen und dem Druck der Normen ihrer Herkunftsfamilie erlebt sie besonders zugespitzt. Sie fühlt sich für den Zusammenhalt ihrer Familie verantwortlich, nachdem 6 Geschwister gestorben waren und eine jetzt 5jährige Schwester geistig und körperlich behindert ist. Für den Fall, daß sie die von den Eltern gewünschte Heirat verweigert, befürchtet sie den Ausschluß aus dem Familienverband („Ich bin dann nicht mehr ihre Tochter"). Hier endet auch ihr Vorstellungsvermögen: „Wohin dann ..?" Die Symptomatik bessert sich vorübergehend, als es ihr gelingt, über den älteren Bruder die Mutter für die Auflösung der Verlobung zu gewinnen und zögernd auch der Vater nachgibt. Die weitere Entwicklung wird mit davon abhängen, ob sich ihre Interessen mit der Wiederherstellung einer harmonischen Beziehung zum Vater als vereinbar erweisen.[1]

Im Fall des unter 3.4.3 beschriebenen 45jährigen Bauunternehmers läßt sich die auslösende Situation folgendermaßen bewerten:

Der „Erfolg" – die Vergrößerung des Betriebs – hat für ihn auch die Bedeutung eines Verlusts. Verunsicherung und an ihn gestellte Anforderungen nehmen zu; gleichzeitig stirbt die Mutter, auf die er sich unter Verzicht auf eigene Entwicklungstendenzen eingestellt hatte; die Hoffnung auf die Belohnung hierfür, ein harmonischeres Eingehen der Mutter auf seine Bedürfnisse, ist endgültig gescheitert. Die innere Abhängigkeit, das Leben in Beziehungen der Vergangenheit, behindert die Umstellung auf die gegenwärtige Situation. Seine alten Wünsche bestimmten das Erleben der Wirklichkeit und behindern die Assimilations- und Akkommodationsvorgänge im Verhältnis zur aktuellen Umwelt.

### *Die Mittlerrolle der Affekte*

Organismus und Umwelt sind über emotionale Prozesse verbunden. Affekte spiegeln sich gleichzeitig in körperlichen Reaktionen, in unserem Denken und sozialen Handeln wider. Sie werden von physiolo-

---

[1] Dieses Beispiel verdanken wir Herrn Dr. med. M. Steinbrecher, Köln.

gischen Veränderungen, v. a. des vegetativen Nervensystems, sowie einer Innervation der Skelettmuskulatur begleitet und bestimmen unser Ausdrucksverhalten mit. Wir können diese Komponenten wahrnehmen, evaluieren und benennen (Sänger-Alt et al. 1989).

So kann eine äußere Bedrohung Angst auslösen, die u. a. mit Herzklopfen einhergeht. Die Beschleunigung der Herzaktion und eine erhöhte Anpassung der Muskulatur fassen wir als Bereitstellungsreaktion für Kampf oder Flucht auf. Die Entscheidung zur Aktion hängt von der Bewertung und Situation und – in einer sozialen Situation – vom weiteren Verhalten der anderen auf unser Ausdrucksverhalten und unsere ersten Reaktionen ab.

Affekte liefern uns so Informationen über unser psychophysisches Funktionieren und signalisieren zugleich anderen unser Befinden und unsere Bedürfnisse. Für die Korrektur von Befindensstörungen ist das Funktionieren dieses Signal- und Austauschsystems von großer Bedeutung. Empirische Untersuchungen zeigen nämlich, daß Patienten, die unter funktionellen Syndromen leiden, in ihrer Fähigkeit *eingeschränkt* sind, *Affekte wahrzunehmen* und *anderen mitzuteilen.* Bisher wurde das emotionale Ausdrucksverhalten v. a. an Patienten mit funktionellen Rückenschmerzen (Sänger-Alt et al. 1989) und Spannungskopfschmerzen (Traue 1989) untersucht. Es war bei diesen Kranken gegenüber Vergleichspersonen signifikant vermindert. In die gleiche Richtung weisen Befunde über den Zusammenhang zwischen Zufriedenheit in sozialen Beziehungen und Kommunikationsverhalten.

Ehepaare, die ihre Beziehungen positiv einschätzen, zeigten in Rollenspielen mehr nonverbale Kommunikation (z. B. Blickkontakt, Berührung) als unzufriedene Paare. Die Äußerung positiver Affekte liegt bei den zufriedenen Paaren ebenfalls signifikant höher. Unzufriedene Ehepaare sind im übrigen weniger gut in der Lage, über nonverbale Zeichen inhaltlich zweideutige Mitteilungen zu enkodieren und dekodieren (nach Traue 1989). Groen (mündliche Mitteilung) gelang es, aufgrund der Einschätzung solcher Kommunikationsmerkmale auf Videofilmen, die spätere Gefährdung der Beziehung von Ehepaaren in signifikantem Ausmaß vorherzusagen.

Eine gute Orientierung an den eigenen emotionalen Prozessen scheint ein Schutzfaktor vor Krankheit zu sein:

Studenten wurden nach sich ständig wiederholenden Gedanken („Grübeln") befragt; diejenigen, die in diesen spontanen Gedanken näher an ihren emotionalen Prozessen orientiert sind, haben im Jahr vor der Befragung seltener einen Arzt aufgesucht als diejenigen, die auf einem weiter von diesen Prozessen entfernten „niedrigem" Niveau grübeln z. B. ständig über den Ablauf der nächsten Stunden nachdenken.

Menschen mit schlechtem Kontakt zu den eigenen Emotionen und geringer Fähigkeit, diese anderen zu signalisieren, haben weniger Chancen, sich anbahnende Störungen zu bemerken, Ausgleichsbemühungen einzuleiten und/oder bei anderen zu induzieren.

Der *verbale Austausch* muß ergänzend hinzukommen: Nur wer über belastende Ereignisse spricht, kann dauerhaft Mitgefühl erzeugen und soziale Unterstützung erhalten. Erst die Mitteilung ermöglicht einen Austausch von Gefühlen und Gedanken und damit eine Strukturierung und Reorganisation der eigenen Gedanken und Gefühle, d. h. eine weitergehende Verarbeitung der erlebten Ereignisse. Gesprächspartner können zusätzlich noch praktischen Rat und konkrete Hilfestellungen geben.

So überrascht es nicht, daß Personen, die einen Partner durch Unfall oder Selbstmord verloren, um so mehr grübeln und um so häufiger erkranken, je weniger sie bereit sind, zu Freunden über diesen Verlust zu sprechen. Ähnliches gilt für Personen, die vor dem 17. Lebensjahr ein schweres Trauma (Scheidung der Eltern, Tod eines Elternteils, Sexualtrauma oder ähnliches) erlitten: Bei ihnen finden sich als Gruppe später signifikant mehr körperliche Beschwerden (Krankheiten, Kranken- und Klinikaufenthaltstage) als bei Nichttraumatisierten. Die höchsten Werte hat jedoch die Gruppe, die wenig über die Traumen spricht (Pennebaker, nach Traue 1989).

Für die Entstehung von Befindensstörungen und funktionellen Symptomen ist ein weiterer Aspekt von Bedeutung: Es besteht eine *inverse Beziehung zwischen emotionaler Expressivität und physiologischer Reaktivität.*

Die individuelle Ausprägung dieses Verhältnisses scheint z. T. angeboren zu sein. Schon Neugeborene mit geringer emotionaler Expressivität zeigen gegenüber solchen mit ausgeprägtem Ausdrucksverhalten bei Belastungen stärkere physiologische Reaktionen, z. B. Veränderungen der Herzfrequenz. Die „expressiven" Babys reagieren insgesamt weniger stark auf Stressoren. Bei ihnen bleiben die Mittelwerte der Herzfrequenz niedriger; werden sie körperlich irritiert, schreien sie rascher. Ihr Gesichtsausdruck kann besser identifiziert werden. Sie imitieren das Ausdrucksverhalten des Versuchsleiters korrekter. Insgesamt sind sie sozusagen „streßresistenter". Ihre Expressivität führt schon während der ersten Lebensmonate zu vermehrter sozialer Interaktion mit ihren Eltern. Im Vorschulalter sind sie beliebter; ihre Expressivität ermöglicht es ihnen dabei z. B. allein über den Gesichtsausdruck ihr Spielzeug gegenüber den Konkurrenten zu verteidigen (nach Traue 1989).

Die inverse Beziehung zwischen Emotionalität bzw. Expressivität und psychophysiologischer Reaktivität (Elektromyogramm, Herzfrequenz, elektrodermale Aktivität) findet sich durchgängig auch bei erwachsenen Personen.

## Funktionelle Syndrome 155

*Neurotische Persönlichkeitsstruktur als Risikofaktor*

Einige in der psychoanalytischen Neurosenlehre charakterisierte Persönlichkeitsstrukturen erschweren eine harmonische soziale Integration mehr als andere und/oder bedingen eine erhöhte Anfälligkeit des Organismus für Störungen in den sozialen Beziehungen. Gemeinsam sind diesen Störungen die Folgen einer Behinderung der kindlichen Entwicklung, die Balint (1956) als *„Grundstörung"* zusammengefaßt hat: Verschiedenartige frühkindliche Mangelerfahrungen haben zu einer unzureichenden Ausdifferenzierung psychischer Strukturen und damit psychischer Regulationssysteme geführt; ihr entspricht eine ausgeprägte Labilität des gesamten Organismus mit einer erhöhten Anfälligkeit in Belastungssituationen.

Für das Verständnis funktioneller Syndrome sind v. a. 3 Ausprägungen dieser Persönlichkeitsstörung von Bedeutung: 1) abhängige Persönlichkeit, 2) narzißtische Persönlichkeit und 3) Persönlichkeit mit einem „falschen Selbst". Gemeinsam ist diesen Persönlichkeiten, daß sie sich in ihren Beziehungen überstark an einer – meist frustrierenden – Vergangenheit orientieren und daß sie noch stark an frühere Bezugspersonen und Umweltverhältnisse gebunden und von diesen abhängig sind. Die Entwicklung eines dem Kern ihrer Person entsprechenden Selbstsystems und von Autonomie war in diesen Beziehungen nicht ausreichend möglich. Aus therapeutischen Überlegungen differenzieren wir diese 3 Störungen, bitten Sie aber auch, auf verbindende, gemeinsame Merkmale zu achten.

*1) Abhängige Persönlichkeiten*

Sie sind auf die ständige *reale Präsenz* wichtiger *Bezugspersonen* angewiesen, von denen sie v. a. Schutz und Versorgung erwarten. Diese Erwartungen sind analog den kindlichen Bedürfnissen in den Beziehungen zur Mutter während der *oralen* Entwicklungsphase strukturiert. Sie leiden unter *Trennungs-* und/oder *Verlustängsten*. Mit diesen Ängsten sind Vorstellungen oder Phantasien verbunden, die den Erlebnissen des von der Mutter verlassenen Säuglings, d. h. extremer *Hilflosigkeit* entsprechen. In Panik und Todesangst der Patienten lebt diese frühkindliche Existenzbedrohung wieder auf.

Abhängige Personen sind häufig noch *überstark* an ihre Mütter oder entsprechende mütterliche Personen gebunden. Sie kleben an solchen Beziehungen, versuchen sie trotz aller Störungen aufrechtzuerhalten oder wiederherzustellen – obwohl oder gerade weil diese in der Kindheit unbefriedigend waren. Sie sehnen sich immer noch danach, früher nicht erhaltene *Zuwendung, Unterstützung, Versorgung* doch noch zu bekommen; dabei verleugnen sie, wie enttäuschend diese Beziehungen in der Realität verlaufen sind. Um ihr Ziel zu erreichen, bemühen sie sich oft in besonderen Maße um *Anpassung* an die Forderungen anderer; dies bedingt gleichzeitig eine weitgehende *Unterdrückung* ihrer (Frustrations)aggression.

Schon als *Kinder* mußten sie *Strebungen nach Unabhängigkeit* und Verselbständigung zurückstellen, um Zuwendung, Verständnis und Hilfe zu bekommen. Autonomiebestreben führte bei ihren Bezugspersonen eher zur Drohung mit *Liebesentzug* und Verlassenwerden. Die Mütter dieser Patienten waren oft aufgrund eigener Verlassenheit, depressiver Verstimmung oder körperlicher Krankheit nicht in der Lage, eine eigenständige Entwicklung des Kindes ausreichend zu fördern: Sie neigten eher dazu, expansive Entfaltung und aggressive Impulse einzuschränken. So entwickelten die späteren Patienten eine eher passive Versorgungshaltung mit der Tendenz, sich in Gefahrensituationen zurückzuziehen. In ihren *Beziehungen* suchen sie *Anlehnung und Versorgung*. Entspricht der Partner diesen Bedürfnissen, kann in der Familie eine Art „Sanatoriumsklima" entstehen. Verläßt der Partner diese komplementäre Position und stellt seinerseits Anforderungen, führt dies zur Labilisierung der Beziehung und damit zur Labilisierung der psychischen Regulation: Oft folgt jetzt der Ausbruch der Symptomatik.

Abhängigkeitsbedürfnisse können *offen* geäußert werden oder aus der Verborgenheit demonstrativer *Pseudounabhängigkeit* wirken. Einfühlbare Schamgefühle gegen „kindliche" Abhängigkeitswünsche können zu trotziger Selbstbehauptung und Rückzug in Autarkie beitragen. Als Ärzten begegnet uns diese Haltung nicht selten in der scheinbar arroganten Zurückweisung von Hilfsangeboten. Dann ist es wichtig, die verborgenen Bedürfnisse und die abgewehrten aggressiven Impulse zwar wahrzunehmen, zunächst aber dem Patienten zu ermöglichen, sein „Gesicht zu wahren".

Hier zunächst ein Beispiel für offene Abhängigkeit aus der eigenen Praxis. Die Geschichte eines Kranken mit Pseudounabhängigkeit finden Sie am Ende dieses Abschnitts.

Eine 30jährige Kindergärtnerin leidet an einem Morbus Crohn und multiplen funktionellen Syndromen. Diese Erkrankungen traten wenige Monate nach dem Tod ihrer Mutter auf. Die Mutter litt an einem metastasierenden Mammacarzinom, die Patientin hatte sie aufopferungsvoll gepflegt, soweit dies die Entfernung der Wohnorte und ihr Beruf zuließen.

Von Geburt an hatte die Patientin an einer Pylorusstenose gelitten; während des ersten halben Jahres war sie mangelernährt und untergewichtig. Ihre Ernährung muß der Mutter extreme Geduld abverlangt haben, es wird für sie schwer gewesen sein, den Hunger des Kindes zu stillen und dem „Speikind" auch sonst gerecht zu werden. Nach einem halben Jahr bildete sich die Symptomatik zurück, die Patientin wurde rasch übergewichtig. Spätestens sei dem 3. Lebensjahr war sie ein auffallend „braves", zurückgezogenes, überangepaßtes Kind. Soweit sie sich erinnern kann, erlebt sie sich v. a. einsam. In der Adoleszenz fühlte sie sich überstark an zu Hause, v. a. an die Mutter gebunden; sie hatte große Schwierigkeiten, zur Ausbildung aus dem kleinen Heimatort wegzuziehen. Sie erinnert sich noch an ihren damaligen Kampf zwischen Bindung und Lösung und ihr seinerzeitiges Erleben: Sie würde diesen Kampf, der auch ein Kampf um Befreiung von den elterlichen Normen bzw. ihren Unterwerfungen unter diese war, nicht bestehen. Sie wurde krank; eine perforierte Appendizitis führte schließlich zu einem halbjährigen Krankenhausaufenthalt. Seitdem litt sie immer wieder unter Bauchschmerzen; retrospektiv ist nicht zu entscheiden, wie weit es sich dabei bereits um eine Manifestation des Morbus Crohn oder um auch heute bestehende funktionelle Beschwerden handelte.

Ihre eigenen Versorgungsbedürfnisse befriedigt sie indirekt; sie partizipiert an der Versorgung der von ihr zu betreuenden Kinder, mit denen sie sich stark identifiziert. Ein Maß hierfür sind ihre Klagen über die Nachlässigkeit von Kolleginnen; in diesen Anklagen wird auch ihre abgewehrte Frustrationsaggression deutlich spürbar. Nebenher versorgt sie aufopfernd den verwitweten Vater. Als dieser sich wieder verheiratet, gerät sie in eine Krise mit Verschlimmerung ihrer Symptomatik. Jetzt erst sucht sie psychotherapeutische Hilfe.

Die sehr klagsame Patientin thematisiert in der Therapie ihre Wünsche und Ängste. Ihr Wunsch, ich solle nur für sie vorhanden sein, führt zu illusionären Verkennungen und Enttäuschungen; immer wieder versucht sie, das Ende der Stunde hinauszuschieben und leidet entsprechend intensiv unter Ferienunterbrechungen. Langsam wird parallel hierzu deutlich, wie stark sie sich noch mit ihrer Mutter verbunden fühlt. Die Mutter ist für sie eigentlich noch nicht gestorben; so spricht sie etwa davon, „an den Weihnachtsfeiertagen nach Hause" zu fahren. Wenn ihr einmal kritische Gedanken zu ihrer Mutter kommen, empfindet sie tagelang starke Schuldgefühle, so als würde sie durch Distanzierung erst den Tod der Mutter herbeiführen.

Die frühkindliche Behinderung der Nahrungsaufnahme dürfte selbst bei einer sehr zugewandten Mutter das Gefühl von Hilflosigkeit, passivem Überwältigtwerden und eigener Ineffektivität hinterlassen haben. Der reale Tod der Mutter hat diese frühe Traumatisierung unbewußt reaktiviert und entsprechend massive aktuelle Ängste ausgelöst. Jetzt genügten weder die kompensatorische Bedürfnisbefriedigung im Beruf noch der Schutz ihres verständnisvollen und fürsorglichen Ehemanns, um diesen Verlust auszugleichen.

Eine überstarke Bindung, eine Fixierung an frühe Bezugspersonen, wirkt sich auch auf die psychosexuelle Entwicklung aus. Spätere Partnerbeziehungen werden als zu den alten Bindungen konkurrierend erlebt oder nach dem Muster der frühen Beziehungen gestaltet. Dies erschwert den Aufbau harmonischer Beziehungen und kann zu massiven Ängsten führen.

Ein 40jähriger Studienrat leidet seit 15 Jahren unter funktionellen herzbezogenen Beschwerden und Angstzuständen. Diese Symptomatik verschlimmert sich dramatisch unmittelbar vor dem Einzug in das anläßlich seiner Verheiratung erbaute Haus. Der Patient läßt – zwanghaft, übergenau kontrollierend und mißtrauisch, wie er ist – 3 Gruppen von „Pendlern" unabhängig voneinander kommen, sie sollen die Erdstrahlen im Haus untersuchen. Sie finden alle eine „gefährliche Kreuzung von Erdstrahlen" genau im Bereich der Ehebetten. Zunächst kauft der Patient verschiedene „Abschirmgeräte", bald entwickelt er solche selbst und versucht, sie zum Patent anzumelden; u. a. überzieht er die ganze Kellerdecke mit einem Gespinst von Kupferdrähten. Diese Abschirmmaßnahmen helfen jedoch immer nur für jeweils 2 Wochen. Eine dauerhaftere Milderung seiner Beschwerden tritt erst ein, als die Betten in verschiedene Zimmer gebracht werden.

Bei diesem Patient darf es aus neurotischen Gründen nicht zu harmonisch verschränkten, engen partnerschaftlichen Beziehungen kommen; er muß sich „abschirmen". Nähewünsche mobilisieren gleichzeitig die Angst, vereinnahmt zu werden – wie früher von der Mutter; gleichzeitig sind wegen der fortbestehenden intensiven Bindung an die Mutter Nähewünsche und sexuelle Bedürfnisse nicht vereinbar. Die Gefahr wird dabei nach außen projiziert, ihre Rückkehr durch die Abschirmmaßnahmen zu verhindern versucht. Die funktionellen Beschwerden ermöglichen eine Distanzierung und damit eine Minderung der Angst; hierin liegt der „primäre Krankheitsgewinn".

Diese Form der Distanzierung ist ungewöhnlich. Wenn Sie jedoch bei ihren Patienten mit funktionellen Syndromen darauf achten, werden Sie häufig erfahren, daß sie gerade dann nicht die Hilfe ihrer Partner oder Partnerinnen suchen können, wenn sie sich schlecht fühlen. Viele entfernen sich vom Partner, wenn etwa nachts der Angstanfall auftritt und sie „eigentlich" das Bedürfnis hätten, sich hilfesuchend anzuklammern; statt dessen ziehen sie sich in ein anderes Zimmer zurück und bleiben so mit ihren Symptomen und ihrer Angst allein. Sie schämen sich ihrer Abhängigkeitswünsche oder vermeiden Konflikte; deshalb können sie soziale Beziehungen nicht ausreichend salutogenetisch nutzen.

### 2) *Narzißtische Persönlichkeiten*

Sie leiden unter einem *labilen Selbstwertgefühl*, unter der Diskrepanz zwischen *„Vollkommenheit"* forderndem *Selbstideal* und realer Selbsteinschätzung. Bei ihren Bezugspersonen suchen sie ständig *Bestätigung und Anerkennung* und erwarten Idealisierung. *Ihre Angst gilt Ablehnung* *und Kränkung* und daraus resultierender Selbstverunsicherung. Sie leiden dann unter *Hoffnungslosigkeit,* dem Gefühl, sich nicht selbst helfen zu können und nicht über die nötigen Ressourcen für die Bewältigung der Situation zu verfügen. Letztlich droht die *Angst* vor einem *Zusammenbruch des Selbstregulationssystem,* in diesem Sinne dem (psychischen) Tod. Es fällt ihnen schwer, harmonische Partnerbeziehungen aufzubauen und aufrechtzuerhalten. *Partner* sollen für sie v. a. eine *Funktion erfüllen:* Sie sollen die eigene Person aufwerten, die eigenen Ressourcen vermehren und die Selbstidealisierung unterstützen. Partner werden ständig *bewertet,* wie gut sie diese Funktionen erfüllen. Darüber hinaus kommt ihnen (im Extremfall) kein eigenständiger Wert zu. Erfüllen sie diese dienende Funktion nicht ausreichend, so verfallen sie der *Entwertung.* Ihr Versagen kann heftige *aggressive Affekte* („narzißtische Wut") auslösen. Diese massive Entwertung anderer soll dem befürchteten Zusammenbruch des eigenen Selbst ebenso entgegenwirken wie Wut und Zorn, die eine „Abreaktion" (auf Kosten anderer) erlauben.

Es ist wichtig, sich eine Vorstellung vom oft überwältigenden Ausmaß narzißtischer Wut zu bilden, um die Beschwerden solcher Patienten verstehen zu können. Vielleicht kennen Sie Melvilles *Moby Dick.* Der Affekt, mit dem Captain Ahab den weißen Wal verfolgt – und dabei umkommt –, entspricht narzißtischer Wut (Henseler 1983).

Narzißtische Persönlichkeiten klagen oft darüber, daß sie im Leben *keinen Sinn* finden können. Diese Klagen treten v. a. dann auf, wenn sie bereits alle Möglichkeiten, in Beziehungen und im Beruf Anerkennung zu finden, ausgeschöpft haben und – meist altersbedingt – bei sich selbst immer mehr Unvollkommenheit wahrnehmen.
    Als Kind hatten narzißtische Persönlichkeiten oft nur eine bestimmte Funktion zu erfüllen – vom Trost bei Krankheit oder Partnerverlust bis zur Rolle eines Ersatzpartners. So hatten sie eine Funktion, konnten aber in ihrem Leben keinen Sinn entwickeln, da sie nicht als „um ihrer Selbst willen" geliebt wurden.

Eine 38jährige Lehrerin berichtet, daß ihre Krankheit während einer Schwangerschaft auftrat, die Anlaß zur Heirat war. Bald darauf habe der Mann sich von ihr scheiden lassen. Heute sehe sie keinen Sinn mehr in ihrem Leben. Sie lebe nur für ihren jetzt 7jährigen Sohn. Wenn es ihn nicht gäbe, würde sie in ihren depressiven Gefühlen untergehen und sich ganz ihren Selbstmordideen ausgeliefert fühlen. Ihr Sohn hat – dies ist ihr bewußt – die Funktion, sie am Leben zu halten.

## 160   Aufgaben und Probleme im Praxisalltag

Beim folgenden Patienten war ich davon überrascht, wie wirksam sich das Verständnis seiner Selbstregulationsstörung (vgl. unter 2.3) erwies.

Ein 57jähriger Wissenschaftler wurde unter dem Druck funktioneller Syndrome vorzeitig pensioniert. Seit 6 Jahren leidet er an funktionellen herzbezogenen Beschwerden, Angstanfällen („Todesangst") und Phobien (u. a. Höhenphobie), daneben unter leichter Erschöpfbarkeit, nachlassendem Erinnerungsvermögen und einem Gefühl von Koordinationsschwierigkeiten bei Bewegungen. Vor 3 Jahren traten vorübergehend anfallsartige Sehstörungen – Gesichtsfeldeinengung und „Ausfaserung" des Bildes und den Rändern – auf; diese Störungen bildeten sich wieder zurück. Seit 2 Jahren seien nun neue Beschwerden eskaliert: Neben einem zunehmenden allgemeinen Krankheitsgefühl beklagt er Konzentrationsstörungen und unangenehme Sensationen im Kopf („Leeregefühl"). *Anfallsweise Kopfschmerzen* („als würde ein Klotz im Kopf verrutschen") seien von Benommenheit und *Artikulationsstörungen* gefolgt: Er könne dann nicht mehr sprechen, sondern nur noch „bellen" und fühle sich zeitweilig wie gelähmt. Der Patient lebt mit seiner Ehefrau weitgehend zurückgezogen, seine frühere Produktivität (20 Bücher) ist total erloschen, er kann kaum mehr systematisch lesen. Etwa zur gleichen Zeit erkrankt seine Frau an einer schweren „endogenen" Depression, die intensiv mit Antidepressiva behandelt wird.

Am Ende zahlreicher internistischer, neurologischer (einschließlich der Untersuchung des Glukosestoffwechsels im Gehirn mittels Positronenemissionstomographie) und psychiatrischer Untersuchungen steht der Befund einer allenfalls minimalen Verminderung der Hirndurchblutung; dennoch wird als wahrscheinlichste Ursache eine vorzeitige Involutionsdepression bei Hirndurchblutungsstörungen diagnostiziert und der Patient auch entsprechend informiert.

Der Patient erscheint mir tatsächlich stark verlangsamt, ich erlebe ihn jedoch v. a. als zur Resignation depressiv verstimmt. Seine ausgeprägte Reflexionsfähigkeit, seine Intelligenz und Bildung stehen in krassen Gegensatz zu seiner Leistungsfähigkeit. Sein *Anspruchsniveau* in allen Lebensbereichen ist ebenso beeindruckend wie erdrückend. Als Hochschullehrer hatte er mehrere Lehrstühle und mehrere Gastprofessuren im Ausland inne. Er ist am *Ideal* der deutschen Klassik orientiert, entwertet dabei vielfach die deutsche Gegenwart, idealisiert französischen Lebensstil usw. Seine Erscheinung ist perfekt elegant, seine Kleidung vollkommen: sportlich-englisch, bis in letzte Details geschmackvoll abgestimmt, dabei „bemerkenswert" dezent.

Ich verfolge die Hypothese, daß es sich bei den anfallsweisen Kopfschmerzen um eine atypische Migräne („basiliäre Migräne") handeln könnte, bei einer schweren Störung der Selbstregulation.

Zunächst fällt die *Beziehungsproblematik* auf: Außer zur Ehefrau ist von intensiven Beziehungen nicht die Rede. Kinder wollte das Paar nicht. Der Patient hat keine Schüler, die noch zu ihm in Beziehung stehen. Eigentlich habe er das ganze Leben über niemanden gefunden, „der ihm gleichzeitig in intellektueller und gefühlsmäßiger Hinsicht hätte etwas geben können". Mit Ausnahme von 1–2 weltberühmten Kollegen werden alle anderen *entwertet*. Schon als Junge hätten ihn die anderen immer als kühl-distanziert, überheblicharrogant erlebt, er habe kaum Anschluß zu Gruppen Gleichaltriger gefunden.

Auch mich läßt er seine Überlegenheit fein, aber deutlich spüren. Meine spontane Anerkennung seiner tatsächlichen Kompetenz tut ihm sichtlich gut.

Zu seiner *gesundheitlichen Dekompensation* hätten zunächst Auseinandersetzungen an einer Universität, dann die schwere depressive Erkrankung seiner Frau und schließlich Tod seiner 83jährigen Mutter beigetragen.

Innerhalb der *therapeutischen Beziehung* zu mir erweist sich die *Kränkbarkeit* des Patienten als besonders bedeutsam. Ich achte sorgsam auf die unvermeidbaren Verletzungen und die allerersten Anzeichen von Störungen, Enttäuschungen und Kränkungsreaktionen. So gelingt es auch, dem Patienten selbst Zugang zu seinem Erleben und Verhalten zu ermöglichen; er beginnt, auch das Auftreten der „schweren" Anfälle, die ihn „völlig außer Gefecht setzen", zu beobachten. Eines Tages zieht sich seine Frau beim Aufhängen von Vorhängen eine Beule am Kopf zu. Als sie ins Wohnzimmer kommt und er von der Verletzung hört oder diese wahrnimmt, tritt schlagartig die Kopfschmerzsymptomatik auf, „als ob ein schweres Gewicht im Kopf verrutscht". Während seines Berichts fällt ihm ein, daß dem Auftreten der körperlichen Symptomatik „blitzartig" ein Gedanke vorausgegangen war: „Sie wird doch nicht sterben; wenn sie stirbt, bin ich total verlassen." Ich spreche ihn auf den wohl unterschlagenen Zorn an. Daraufhin ergänzt er zustimmend: Sein erster Gedanke sei gewesen: „Wenn sie schon verletzt ist, soll sie doch gleich sterben." Über die Heftigkeit seiner aggressiven Impulse, das Ausmaß seiner *(narziẞtischen) Wut,* ist er völlig überrascht. Er kann darüber nicht sprechen, weil er sich für diese „Primitivität und Vulgarität" intensivst schämt; sie widerspricht seinem Selbstideal zu sehr.

Bald wird der *Zusammenhang zwischen den „Anfällen" und seiner Artikulationsstörung* deutlich. In einer ähnlichen Situation treten erstmals keine Kopfschmerzen mehr auf, statt dessen entlädt sich anfallsartig ungehemmt eine Flut „unflätiger" *Schimpfworte* auf seine Frau. Er schämt sich hierfür so sehr, daß er sich weigert, mir diese Schimpfworte zu berichten. Jetzt werden die Anfälle seltener; wenn sie noch auftreten, verlaufen sie wesentlich milder. Der Patient beginnt sich frischer zu fühlen und nimmt – nachdem wir alle denkbaren Verletzungen und Kränkungen vorwegnehmend besprechen – allmählich alte Beziehungen wieder auf. Schließlich bewältigt er ohne Schwierigkeiten einen großen Umzug, der mit einer erheblichen Verkleinerung seiner Wohnung verbunden ist. Er verbringt ein Sommerhalbjahr an verschiedenen Orten im Ausland und fühlt sich schließlich in der Lage, einen „leichten" Arbeitsauftrag für ein halbes Jahr in einem ferngelegenen Land zu übernehmen.

Die Reisen unterbrechen die Therapie. Vorher fragt mich der sonst eher kühl distanzierte Patient noch unter Tränen, ob ich bereit wäre, ihn nach seiner Rückkehr unter einer neuen Zielvorstellung weiter zu behandeln: er wünsche sich so sehr, seine Beziehungsfähigkeit zu verbessern und „einen 2. Anfang im Leben" zu machen. Nach den Ferien – vor der Übernahme der neuen Aufgabe – besucht er mich. Er fühlt sich einigermaßen leistungsfähig und weitgehend beschwerdefrei. Erst auf meine direkte Nachfrage berichtet er, was mich am meisten überrascht: Die schwere *Depression seiner Frau* habe sich vollkommen zurückgebildet!

Hier wird deutlich, in welchem Ausmaß die Ehefrau und andere Bezugspersonen die Funktion haben, die Selbstregulation des Patienten zu unterstützen. Erfüllen sie diese Funktion ineffizient, sucht er nach ergänzenden Partnern.

Früher pendelte er zwischen einer Freundin in fernen Ländern und seiner Frau hin und her („der ideale Zustand"). Sein Älterwerden – Symptome einer Prostatahyperthrophie, Ersatz von Zähnen durch eine Prothese – bedeutet für ihn einen tiefen Einschnitt und gefährdet zusätzlich das Funktionieren dieses *Beziehungsgefüges.* Der Tod der Mutter führte schließlich zur Dekompensation des Systems *und* der beiden Partner.

*3) Personen mit einem „falschen Selbst"*

Ihr Handeln und Erleben wird nicht primär durch eigene Bedürfnisse und Wünsche bestimmt, nicht von einem integrierenden Selbst gesteuert. Sie *leben ständig in der Reaktion, befürchten Übergriffe* anderer auf ihre Person und haben zum Schutz davor eine *„Fassadenpersönlichkeit"* errichtet. Vor allem ist ihre Fähigkeit unterentwickelt, Beziehungen entsprechend den eigenen Bedürfnissen zu gestalten.

Bei ihnen besteht eine Diskrepanz zwischen einer ausreichend guten Entwicklung von Ich-Funktionen und dem Zustand des Selbstsystems: Sie *funktionieren* bei entsprechender Intelligenz oft besonders gut im beruflichen Bereich, leben aber nicht aus einer inneren Integriertheit, ermangeln des Gefühls von Kohärenz.

In ihrer frühen Beziehung zur Mutter konnten sie nicht ausreichend eine „Kontinuität des Seins" erfahren, die ihnen erlaubt hätte, sich spontan entsprechend dem eigenen inneren „Kern" zu entwickeln, ihr „wahres Selbst" (Winnicott) zu entfalten. Während sie „funktionieren", versuchen sie immer gleichzeitig, ihr „wahres Selbst" vor Übergriffen zu schützen, etwa wie die Nuß ihren Kern durch die Schale. Von Anfang an lernten sie, ihre Bedürfnisse und Affekte an den Reaktionen anderer zu orientieren. Oft wirkten sie so in ihrer Vitalität eingeschränkt, manchmal im Wesen „unecht", nicht als Person hinter Äußerungen und Tun stehend. Ihre *Angst* gilt der Bedrohung, dem *Untergang des geschützten Selbstkerns* und damit der (psychischen) *Vernichtung.* Sie können nicht eigentlich leben und auch – in einem menschlichen Sinn – nicht eigentlich sterben.

Im Erstgespräch mit einer *45jährigen Patientin* habe ich den Eindruck, daß sie sich an jeder meiner Bewegungen, an jedem Blick orientiert. Gegen Ende der Stunde denke ich daran, bald auf die Uhr zu sehen; die Patientin kommt mir zuvor und meint, jetzt sei wohl die Zeit um. So vermeidet sie, verletzt zu werden; dies beherrscht sie perfekt: Auch körperlich empfinde sie keine Schmerzen, z. B. beim Zahnarzt. *Gegen jede Form von Übergriffen* hat sie sich *gewappnet.* Ihre eigenen Bedürfnisse und Wünsche gingen dabei jedoch verloren. Sie spricht davon, daß sie diese „konserviert habe"; während der Kindheit für die Jugend, dann für die Zeit der Ausbildung, für die Zeit nach der Heirat, für die Zeit bis zum Erwachsenwerden der Kinder, schließlich für die Zeit, wenn ihr Mann endlich aus dem Haus gehe.

Ihre Bedürfnisse habe sie nur „konservieren" können, indem sie eigentlich nie in der Gegenwart gelebt habe; in ihrer Vorstellung habe sie immer nur „Rollen" von begrenzter Dauer übernommen; z. B. die Lehrzeit im Ausland mit (befristetem) Einlassen in die fremde Sprache und Lebensweise, die Rolle als Mutter (nur nachts, wenn sie lesen konnte, sei sie bei sich gewesen), die Rolle als Ehefrau, der sie meist eine Beziehung zu einer Geliebten gegenüberstellen mußte (die wiederum v. a. auch Schutzfunktion hatte).

Als sie ihren Mann nach ihrer hervorstechendsten Eigenschaft fragt, antwortet er: „das Ausmaß Deines *Bedürfnisses nach ‚Ungestörtheit'* ".

Ich bin in der Behandlung oft unsicher, ob sich das Konservierte noch beleben kann; manchmal kommt mir die Vorstellung von Mumien. Die Patientin träumt – zur Zeit ihres Geburtstags, sie ist im Sternzeichen der Fische geboren – von Fischen, die zunächst aus einem Wasserbecken in einen Kübel gebracht werden und schließlich ganz ohne Wasser sind. Beim Aufwachen tröstet sie sich: Die abstrakte Form dieser Fischtypen (Plattfisch und Kugelfisch) bliebe auch erhalten, wenn man sie sich nur vorstelle: Kreis und Kugel.

In einem weiteren Traum wird sie „versehentlich" bei einer Treibjagd von ihrem Vater erschossen. Sozusagen neben ihren Überresten – eigentlich nur eine Hülle aus Stoff – tröstet sie den Vater über sein Mißgeschick; ihr Affekt, ihr Leben bleiben abgespalten.

Ihre *Mutter* erinnert sie als ziemlich *beziehungslos*. Die Patientin wurde in einer von ihrem Vater geleiteten Klinik geboren. Die Mutter ließ sie ohne äußeren Grund etwa 3 Monate im Neugeborenenzimmer, wo sie von den Säuglingsschwestern versorgt wurde. Als sie 6 Monate alt war, vermerkte die Mutter in ihrem Tagebuch eine positive Entwicklung ihres Kindes, beklagte jedoch, daß es oft außerhalb der für die Fütterung vorgesehenen Zeiten heftig schreie: „Da gilt es, hart zu bleiben."

In der *Partnerbeziehung* schildert sie Beziehungslosigkeit und Übergriffe des Ehemanns, die sie schon unmittelbar nach der Heirat bemerkt habe. Er betrügt sie zunehmend offen und kränkend, sie erlebt jedoch auch dies nicht als „schmerzlich", bis sie schließlich körperlich erkrankt. Es dauert 17 Jahre, bis sie auf Trennung drängt und anfängt, sich entsprechend ihrer Ausbildung ein eigenes Berufsfeld zu schaffen. Im *Beruf* vermag sie die Bedürfnisse ihrer Kunden so sehr zu erspüren, daß diese gelegentlich sagen, sie bräuchte sich gar nicht so weitgehend in sie einzufühlen. Anderseits ist diese Fähigkeit wohl auch eine der Voraussetzungen ihres zunehmenden Erfolgs.

Die 3 dargestellten Formen von Persönlichkeitsstörungen können im einzelnen die Person sehr unterschiedlich durchdringen; immer haben diese Patienten daneben jedoch auch gesunde Persönlichkeitsanteile. Gemeinsam und zentral ist den 3 Störungen die Bindung an die Vergangenheit und die Entfremdung von den eigenen Bedürfnissen, Wünschen und Emotionen. Abhängige schränken ihre Bedürfnisse und Wünsche sowie die Äußerung ihrer Gefühle ein, um akzeptiert zu werden, und passen sich so an. Narzißten können ihre Bedürfnisse vorübergehend um ihrer Anerkennung willen z. T. zurückstellen. Patienten mit einem falschen Selbst „vergessen" sie viel weitgehender bzw. differenzieren sie während der Kindheit schon gar nicht aus, um Übergriffe zu reduzieren und so ihr wahres Selbst effektiver schützen zu können.

Als der zuletzt dargestellten Patientin einmal während der Behandlung „nichts einfällt", assoziiert sie: Dies sei wie früher beim Vater. Damals habe sie Erlebtes nicht nur nicht mehr berichten wollen, sondern tatsächlich vergessen, ja noch weitergehend von vornherein auf die Verwirklichung von Wünschen und Absichten verzichtet, um dem Vater nichts erzählen zu müssen und so Kritik und Übergriffe vermeiden zu können. Danach versucht sie zu klären, wie weit sie auch in der Psychotherapie wieder nur eine neue Rolle als „Kranke" spiele – und ihr Kern weiter ausgeklammert bleibe. Dabei klärt sich eine Krise am Anfang der Behandlung: Nach 3 Monaten – vor der Weihnachtsunterbrechung – wurde die Patientin hektisch aktiv, wirkte beunruhigt, zeitweise verwirrt, fast psychotisch anmutend. Sie wolle die Behandlung schnell hinter sich bringen und Abhängigkeit und damit in ihrem Erleben verbundene Schmerzen (Unterbrechung während der Weihnachtspause) vermeiden.

## „Der geheimnisvolle Sprung vom Seelischen ins Körperliche"

Wir versuchen, die Hypothese zu belegen, daß funktionelle Syndrome eine Folge mißglückter sozialer Beziehungen sind. Bisher haben wir die Auswirkungen sozialer Desintegration im psychischen Bereich verfolgt. Jetzt folgen wir der *„Abwärtsbewegung" in den körperlichen Bereich*. Wir nehmen an, daß Sie hierbei von uns Antworten auf mindestens *5 Einzelfragen* erwarten:

1) Warum somatisieren diese Patienten überhaupt? Warum klagen sie über körperbezogene Beschwerden, nicht nur über Angst, depressive Verstimmung, Enttäuschung und Wut?
2) Wie kommt es zur oft so ausgeprägten Diskrepanz zwischen Befinden und Befund?
3) Über welche Wege, welche „Mechanismen" verläuft der „geheimnisvolle Sprung vom Seelischen ins Körperliche"?
4) Gibt es eine spezifische Disposition für bestimmte funktionelle Syndrome?
5) Unterscheidet sich die Pathogenese bei Patienten mit funktionellen Syndromen von derjenigen bei Organkranken?

### *1) Warum „somatisieren" Patienten?*

*„Somatisierung" führt zu sozialer und psychischer Entlastung.* Unsere *Kultur* hat, wie viele andere, für körperlich Kranke eine besondere Rolle

geschaffen, die mit sozialer Entlastung verbunden ist: Körperlich Kranke werden für ihren Zustand und seine Folgen nicht verantwortlich gemacht; sie werden sozial nicht als minderwertig eingestuft, zumindest nicht während der akuten Krankheitsphase. In der Krankenrolle unterliegen sie keiner Schuldzuweisung, Scham erübrigt sich. Psychische Krankheit ist dagegen auch in unserer Kultur (noch) eher stigmatisierend. Die Betonung körperbezogener Beschwerden bei Befindensstörungen ermöglicht es, an der sozialen Entlastungsfunktion der Rolle körperlich Kranker teilzuhaben. Sie erspart Selbstanklage und vermindert so auch die Intensität depressiver Reaktionen. Dies alles bildet den „primären Krankheitsgewinn". Hinzu kommt der sekundäre Krankheitsgewinn: Versorgungswünsche bzw. Ansprüche haben in Verbindung mit körperlichen Beschwerden eher Aussicht auf Erfolg.

*Psychodynamisch* wirkt sich die Somatisierung, die Abwärtsbewegung ebenfalls entlastend aus. Nicht lösbare *Konflikte* werden *gebannt, zugehörige Affekte gebunden.* Mit der Beachtung körperbezogener Beschwerden treten Konflikte und Emotionen in den Hintergrund: Nicht mehr die auf die Störung sozialer Integration bezogene Angst wird schließlich wahrgenommen, sondern nur noch die begleitende körperliche Funktionsänderung, z. B. die Beschleunigung der Herzfrequenz oder die Veränderung der Darmmotilität. Die Angst kann sich allerdings sekundär wieder mit der Wahrnehmung dieser Veränderungen verbinden: Sie bezieht sich dann jedoch auf die Funktion des Herzens oder des Darms; die psychischen Funktionssysteme und die Beziehungen werden entlastet: Befürchtet wird nicht mehr soziale Desintegration, nicht der Verlust der Zuneigung des Partners im Konfliktfalle, etwa bei der Verfolgung eigener Wünsche oder auf aggressive Reaktionen hin. Die Angst ist vermindert, evtl. Beruhigung erreicht, *die Person bleibt funktionsfähig* (primärer Krankheitsgewinn). Der *Preis* hierfür besteht allerdings in den körperbezogenen Beschwerden und ihren möglichen Folgen. Gewinn verspricht dagegen die Aktivierung von Hilfsbereitschaft (sekundärer Krankheitsgewinn).

In der biomechanischen Fachliteratur werden Sie über „testpsychologische" Untersuchungen von Patienten mit funktionellen Syndromen lesen, in denen diese als *„psychisch unauffällig"* imponieren. Sie verstehen jetzt, warum diese Aussage Folge einer Fehlinterpretation und damit wertlos ist: Die Patienten haben sich im Prozeß der Symptombildung und den Preis körperbezogener Beschwerden gerade um psychische Unauffälligkeit bemüht – und dieses Ziel erreicht. Probleme, Konflikte und hierauf bezogene Emotionen wurden auf diese Weise selbst- und fremdverborgen – entsprechend niedrig sind die Werte etwa auf psychiatrischen Symptomlisten!

Für die ärztliche Beurteilung und Behandlung ist ein solches Verständnis der Symptombildung von großer Bedeutung. Wir erfahren, daß wir nicht mit der ursprünglichen Störung, nicht mit der „authentischen Krankheit" (Balint 1956) konfrontiert sind, sondern mit dem *Ergebnis eines Verarbeitungsprozesses,* evtl. dem Ergebnis eines „Selbstheilungsversuchs" (Kahn 1977). Weil die Patienten oft erst dann zu uns kommen, wenn dieser Selbstheilungsversuch gescheitert ist oder zu scheitern droht, stehen wir oft vor einer gewissermaßen paradoxen Aufgabe: Wir sollen Kranke von „einer Heilung heilen" (Kahn). Wir müssen also oft erst Zugang zur ursprünglichen Störung, der Störung sozialer Integration finden.

Soziale und psychodynamische Entlastung durch die Symptombildung sind bei den beschriebenen Persönlichkeitsstörungen z. T. spezifisch miteinander verbunden. Für *Abhängige* vermindert die Symptombildung Trennungsgefahr und vergrößert die Befriedigungsmöglichkeit von Versorgungsbedürfnissen. *Narzißtische Personen* finden als (körperlich) Kranke eher Anerkennung, sie können Schamgefühle eher vermeiden. Bei beiden können die körperbezogenen Beschwerden z. T. die Rolle enttäuschender Bezugspersonen einnehmen: Jetzt gilt der Herzfunktion die Aufmerksamkeit (und der Wunsch nach Kontrollierbarkeit), die früher der Mutter oder einer anderen enttäuschenden Bezugsperson gegolten hat.

Der Prozeß der Symptombildung führt allerdings nicht nur zur sozialen und psychischen Entlastung, er enthält auch *Gefahren*. Die eher passive Schon- und Versorgungshaltung und der Rückzug aus sozialen Beziehungen bedingen oft weitere Frustrationen; über einen Circulus vitiosus kann so der ganze Prozeß chronifiziert werden.

## *2) Wie kommt es zur Diskrepanz zwischen Befund und Befinden?*

Auch Sie werden im Praxisalltag denken: je gravierender der Befund, desto ausgeprägter die Symptomatik und umgekehrt. Es fällt uns nicht leicht, uns von der Vorstellung einer solchen quantitativen Relation zwischen auslösenden Bedingungen und Symptomausprägung freizumachen. Immer wieder irritiert uns, daß bei funktionellen Syndromen eine solche Relation nicht besteht. Hier sind vielmehr die *subjektive Wahrnehmung körperlicher Funktionsänderungen* und die kognitive und emotionale *Verarbeitung dieser Wahrnehmung* wirksam.

Die *Funktionsänderung* kann als Folge einer Noxe, einer körperlichen Erkrankung, einer Überanstrengung auftreten, aber auch als Begleitreaktion eines heftigen Affekts, z. B. als Begleitreaktion von Angst oder einem aggressiven Impuls. Die an sich harmlose körperliche

Funktionelle Syndrome 167

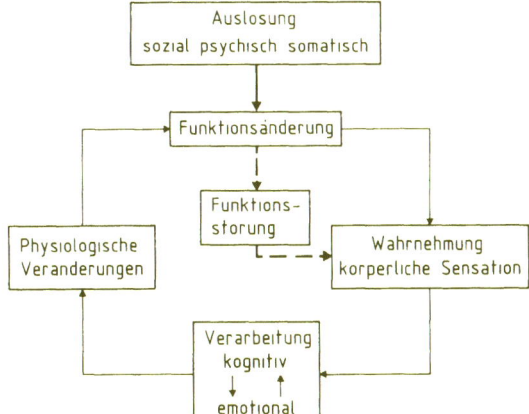

**Abb. 2.** Circulus vitiosus in der Symptombildung funktioneller Symptome. (Nach Th. v. Uexküll 1962)

Sensation – z. B. Herzklopfen – kann in Abhängigkeit von Merkmalen der Situation und/oder der Persönlichkeit übersensitiv wahrgenommen werden. Diese Wahrnehmung kann mit früherer eigener oder fremder Gefährdung (z. B. Herztod in der Familie) assoziiert und zu einer Gefahrvorstellung ausgearbeitet werden. So entstehende Angst kann über weitere physiologische Veränderungen, z. B. Adrenalinausschüttung – Beschleunigung der Herzaktion – Erhöhung des Blutdrucks – Mißempfindung („Herzklopfen"), weiter verstärkt werden etc. Eine harmlose Funktionsänderung kann so über einen *Circulus vitiosus* zu gravierenden Beschwerden führen (Abb. 2).

Als Beispiel geeignet sind auch die Abläufe bei der *Hyperventilation:* Sie kann ebenso gut durch Angst ausgelöst wie willkürlich induziert werden. Vermehrte Abatmung von $CO_2$ führt zur Serumalkalose; über die Bindung von Kalziumionen an Serumproteine – es sind weniger freie Serumproteine verfügbar – kommt es zu einer erhöhten Erregbarkeit peripherer Nerven: So können Dysästhesien im Perioralbereich und Karpopedalspasmen auftreten. Die Wahrnehmung dieser Symptomatik kann Angst hervorrufen, diese Angst und von ihr ausgelöste Vorstellungen können den dargestellten pathophysiologischen Prozeß und das Engegefühl im Brustbereich weiter steigern usw. (Meyer 1987).

### 3) *Wie kommen Symptome zustande?*

Die Frage nach dem „geheimnisvollen Sprung vom Seelischen ins Körperliche" (s. Freud; vgl. Deutsch 1959) ist heute Gegenstand intensiver Forschung. Für die klinische Praxis dienen uns 2 Verständnisansätze:

### a) *Funktionsänderungen und körperbezogene Beschwerden entstehen aus unspezifischer Aktivierung, Bereitstellungsreaktionen für Handlungen und Affektäquivalenten*

Die Auflösung sozialer Beziehungen erfordert eine Umstellung des Gesamtorganismus. Die psychophysiologische *Aktivierung* beginnt mit der sog. *Orientierungsreaktion*.

Diese besteht in einer unspezifischen Desynchronisation im gesamten Kortex, einem Ansteigen der Hautleitfähigkeit, einer biphasischen Reaktion der Herzfrequenz (Erniedrigung unmittelbar nach dem Reiz, danach Anstieg), einer Erhöhung der Muskelaktivität, einer Erhöhung der Atemfrequenz, einer Vasodilatation im Kopfbereich sowie einer Vasokonstriktion in den Fingern. Der Organismus wendet sich, z. B. durch eine Kopfdrehung, zur Reizquelle hin (Schonecke 1990).

Auf diese Aktivierung kann eine *Bereitstellung* für Handlungen folgen, insbesondere für Angriff oder Flucht. Die Bereitstellungsreaktion ist Teil des Versuchs, sich in der veränderten Situation durch eigene Aktivität zu behaupten; sie umfaßt eine weitere Aktivierung des neuromuskulären Systems, eine Beschleunigung der Herzaktion mit Blutdruckerhöhung, eine Beschleunigung der Blutgerinnung u. a. Kommt es nicht zur Handlung, wird diese Aktivität durch unbewußte Verbote bzw. soziale Regeln ganz oder teilweise blockiert; so können diese Bereitstellungsreaktionen länger anhalten, z. B. kann eine Situationshypertonie auftreten und sich daraus evtl. eine essentielle Hypertonie entwickeln.

In Beziehungsstörungen können heftige Affekte mit ihren physiologischen Anteilen auftreten, wir sprechen von *psychophysiologischen Begleitreaktionen:* Scham kann zu Erröten, Zorn zur Konstriktion von Hautgefäßen, Beschleunigung der Herzaktion und/oder Erhöhung der Darmmotilität führen. Können diese Affekte nicht geäußert, nicht abreagiert werden, so kann die Begleitreaktion isoliert fortbestehen und sich in einem Circulus vitiosus chronifizieren – analog zur Bereitstellungsreaktion.

Alle so entstandenen Funktionsänderungen können im Rahmen des beschriebenen Circulus vitiosus zur Entstehung von funktionellen Syndromen beitragen.

### b) *(Hysterische) Konversion*

Konversionssymptome stellen eine spezielle Gruppe funktioneller Syndrome dar; auch ihnen entspricht kein pathologischer Organbefund, auch sie sind prinzipiell reversibel. Sie betreffen v. a. Funktionen der willkürlichen Motorik (z. B. Lähmungen), der Sinneswahrnehmung (z. B. „hysterische" Blindheit) und des Bewußtseins („hysterische Synkope"). Sie haben *Ausdruckscharakter*. Ein Konflikt zwischen einem (verbotenen) Wunsch und seiner Abwehr wird analog dargestellt, oft symbolisch verdichtet, kommuniziert – etwa wie im Scharadespiel. Der ursprüngliche Wunsch wird dabei entstellt und so entschärft. Mit dem Symptom wird der Umgebung gleichzeitig der Wunsch nach Hilfe signalisiert.

Konversionssymptome können bei allen Persönlichkeitsstrukturen auftreten, ihre frühere Verbindung mit hysterischer Psychopathologie ist heute nicht mehr aufrechtzuerhalten. Konversionssymptome sind nicht seltener geworden, allerdings ist ihr Erscheinungsbild heute oft unauffälliger.

Das konversionsneurotische Symptom stellt einen *Kompromiß* zwischen den ursprünglichen (Trieb)wünschen und diesen entgegenstehenden Forderungen des Über-Ich und/oder der äußeren Realität dar. Es kann dann auftreten, wenn das Ich (noch) nicht über genügend entwickelte Programme verfügt, um die abgewehrten Wünsche in der Realität, v. a. in den gegebenen Beziehungen, zu realisieren oder ganz auf sie zu verzichten. Meist behindert eine Bindung an die Vergangenheit, z. B. ein kindlicher Beziehungswunsch im Rahmen des ödipalen Konflikts, die Weiterentwicklung aktueller, v. a. erotisch-sexueller Beziehungen.

Das Konversionssymptom ist also ein Resultat komplexer Ich-Leistungen. Unter den Abwehrmechanismen spielen Verdrängung und Regression wichtige Rollen: Der Patient agiert unbewußt auf einem früheren infantilen Integrationsniveau. Die Bedeutung sprachlicher Verständigung nimmt ab, diejenige analoger Kommunikation („Scharadezeichen" und Symbole) zu; zugleich werden die Ungefährlichkeit der eigenen Wünsche und das Hilfsbedürfnis signalisiert.

Beispiel: Der unter 4.1 beschriebene Taxifahrer mit Schmerzen in den Schultern und Zittern in Armen und Händen ist nicht nur arbeitsunfähig; er verbirgt auch seine Aggressivität im Symptom.

Solange es dem Ich gelingt, mit Hilfe des Konversionssymptoms den Konflikt zu „lösen" und ihn zugleich vor dem eigenen Bewußtsein und den anderen zu verbergen, *erscheinen* die Patienten *angstfrei* und wirken ruhig, im Verhältnis zur Bewegtheit ihrer Lebensszene auch ein wenig gleichgültig („belle indifference"). Reicht die Verdrängung des Konflikts nicht aus, so kann das Bewußtsein sich noch weitergehend vom

Geschehen dissoziieren, wie in der „hysterischen" Synkope oder in psychogenen Entfremdungszuständen.

Eine *17jährige Büroangestellte* wird innerhalb von 10 Tagen 6mal mit dem Notarztwagen wegen einer am Arbeitsplatz aufgetretenen Bewußtlosigkeit *(Synkope)* in die Klinik gebracht.
Die Bewußtlosigkeit tritt jedesmal nach kurzer Unruhe mit Flimmern vor den Augen ein; sie dauert meist ca. 15 min., gelegentlich aber auch bis zu 2 h. Beim Erwachen fällt das rasche und heftige Atmen der Patientin auf. Sie klagt jetzt über Kopfschmerzen, die innerhalb von 1–2 h wieder abklingen. Bei allen internistischen und neurologischen Untersuchungen ergibt sich kein pathologischer Befund.
Zustände von Übelkeit, Zittern am ganzen Körper mit „Weichwerden in den Knien" und Flimmern vor den Augen traten erstmals vor 2 Jahren während einer Auseinandersetzung mit den Eltern auf. Sie hatten der Patientin verboten, weiter mit ihrem Freund auszugehen. Damals klangen die Beschwerden nach kurzem Ausruhen ohne weitere Folgen wieder ab.
Jetzt erlebt sie mit Beginn der Symptomatik „starke Aufregung", verbunden mit einem Gefühl von Hilflosigkeit und ohnmächtiger Wut. Die Bewußtlosigkeit folgt rasch auf diesen Unruhezustand. *Auslösend seien Auseinandersetzungen mit ihrem Vorgesetzten*. Gegen ihn könne sie sich nicht durchsetzen. Seit dem Weggang einer älteren Arbeitskollegin fühle sie sich alleingelassen, den Angriffen von Mitarbeiterinnen und Vorgesetzten ausgeliefert. Am Arbeitsplatz erlebt sie sich zwar als besonders erfolgreich, aber isoliert. Zuhause in der elterlichen Familie fühlt sie sich unterdrückt: v. a. behinderten sie die rigiden elterlichen Moralvorstellungen im Umgang mit Gleichaltrigen. Insbesondere ihre *Mutter* übe in solchen Auseinandersetzungen mit Hilfe ihres Gesundheitszustands – sie leidet an nicht näher abgeklärten Herzbeschwerden – Druck aus. Vor einem Jahr habe sich die Mutter in einer solchen Auseinandersetzung mit ihr einen „Herzinfarkt" geholt; sie zog sich für 3 Monate ins Bett zurück, nahm jedoch keinen Arzt in Anspruch. Der Vater ist krankheitsbedingt Frührentner. Bis zur Pubertät war die Beziehung zu ihm eng, jetzt erlebt sie ihn als distanziert.
Im Verlauf einer Kurzpsychotherapie klärt sich der *pathogene Konflikt*. Er steht v. a. im Zusammenhang mit der *psychosexuellen Entwicklung* in der *Adoleszenz*. Jetzt tritt erstmals auch eine Synkope zu Hause auf: Die Mutter hatte der Patientin einen abendlichen Spaziergang mit ihrem Freund verboten. Im sich anschließenden Streit über diese als unnötig erlebte Einschränkung droht die Patientin, von zu Hause auszuziehen. Ihre Überraschung ist vollkommen, als der Vater diesem Wunsch gelassen zustimmt. Als darauf auch der Bruder ankündigt, ausziehen zu wollen, verliert sie plötzlich das Bewußtsein.
Konflikt und Symptom stellen sich auch in der *Übertragungsbeziehung* zum Arzt ein. Synkopen treten wiederholt kurz vor der Therapiestunde auf. Die Patientin kommt nicht zur Stunde; der Psychotherapeut wird statt dessen auf die Aufnahmestation gerufen, wohin die Patientin als „Notfall" eingeliefert worden war: Jetzt wird deutlich, wie sie im Symptom ihren neurotischen Konflikt zwischen ödipaler psychosexueller Bindung an den Vater und Wünschen nach erwachsenen Partnerbeziehungen „löst" bzw. das Bewußtwerden ihrer Wünsche vermeidet. Zunächst hatte sie diese Wünsche in die

Arbeitssituation übertragen: Mit dem Weggang der älteren, mütterlichen Kollegin begann sie, den Chef als für ihre Wünsche „frei", die Situation als erotische Versuchungssituation zu erleben. Analoges lösen Zuwendung und Interesse des Arztes aus: Die Synkope schützt sie vor dieser *Versuchung*. Die Mutter hatte sie in diesem Konflikt zugleich als Schutz, aber auch als Hindernis für ihre auf den Vater gerichteten Beziehungwünsche erlebt. Diese Ambivalenz zwischen Wünschen und Abwehr trug zu den Befürchtungen bei, mit der Befriedigung ihrer Wünsche den Tod der Mutter verschulden zu können.

Die Patientin gewinnt zunehmend *Einsicht* in ihren Beitrag zum regelhaften Ablauf der häuslichen Auseinandersetzungen. Sie lernt, ihre Unabhängigkeitswünsche durchzusetzen. Ihr Bewegungsfreiraum vergrößert sich. Vorübergehend reagiert sie depressiv. Das Nachgeben des Vaters interpretiert sie zunächst als Desinteresse an ihr (als ödipaler Partnerin). Nach einer Phase des Rückzugs kann sie mit Gleichaltrigen freien Kontakt aufnehmen und bleibt nach der 10stündigen Kurztherapie beschwerdefrei.

Die Bildung eines Konversionssymptoms vermag zwar (vorübergehend) Konflikte zu entschärfen, für die Funktionsfähigkeit der Gesamtperson kann sich dieser regressive Lösungsansatz jedoch deletär auswirken. Nur eine frühzeitige und gezielte ärztlich-psychotherapeutische Intervention vermag dann eine Chronifizierung der Symptomatik und ihre Folgen zu verhindern.

Ein *26jähriger Musikstudent* ist seit einem halben Jahr wegen *Verkrampfungen* im Bereich der *Gesichtsmuskulatur* und der Zunge unfähig, sein Instrument zu blasen. Er hatte geplant, Orchestermusiker zu werden.

Die eingehende *fachneurologische Untersuchung* ergibt keinen pathologischen Befund. Versuche mit Entspannungs- und Muskelaufbauübungen haben keine Wirkung.

Im *Erstgespräch* wirkte der Patient auf mich tief deprimiert, ja *resigniert*. Seine Karriere als Musiker hat er abgeschrieben und eine Tätigkeit als Hilfsarbeiter in einem Lager angenommen. Eine Rehabilitation hält er für unmöglich, selbst im Falle einer Besserung der Symptomatik dauere der „Aufbau" von Gesichtsmuskulatur und nervaler Koordination zu lange. Vorgeschichte und Art der Symptomatik und der Übertragungsbeziehung sprechen für ein Konversionssymptom. Ich fasse die Befunde aus der 20stündigen Kurzpsychotherapie zusammen. Das Symptom soll den *Konflikt mit dem Adoptivvater* „lösen". Der Patient ist von ihm innerlich zu sehr abhängig, als daß er sich offen aggressiv mit ihm auseinandersetzen und so eine eigene stabile, männliche Identität erwerben könnte.

Er wurde vorehelich geboren. Während der ersten zweieinhalb Lebensjahre betreuten ihn seine leiblichen Eltern abends und nachts, tagsüber versorgten ihn die Pflegeeltern, die ihn dann adoptierten. Der Adoptivvater ist der Bruder der leiblichen Mutter. Insbesondere vom Adoptivvater fühlte sich der Patient nur unter Bedingungen akzeptiert; er bemühte sich extrem, sich an die Wünsche und Normen seines Adoptivvaters anzupassen: So dürften sich seine Schüchternheit und Aggressionshemmung entwickelt haben, die ihren Ausdruck auch in seiner leisen, fast flüsternden Sprache findet.

Die *Störung* entwickelte sich während der Vorbereitungen auf den 50. Geburtstag seines Adoptivvaters. Dieser ist Bläser in einem berühmten Orchester und angesehener Lehrer für sein Instrument. Der Vater hat sich große Mühe gegeben, ihn an „seinem" Blasinstrument auszubilden. Der Patient nahm dieses Engagement zwar wahr, litt jedoch unter der Kritik und „Entwertung" des Vaters sehr; danach habe er sich jedes Mal wütend und hilflos gefühlt. Seinen Zorn habe er nur anfangs „in der Musik ausleben" können. Schließlich habe er das Instrument gewechselt. Das neue Instrument wird jedoch in Orchestern wesentlich seltener benötigt und bietet so schlechtere Berufschancen. Für den Festtag hatte er, wie zahlreiche Schüler seines Vater, einige Stücke vorbereitet. Er war an diesem Tag jedoch erstmals vollständig unfähig zu spielen.

Gleichzeitig mit dem Beginn der Therapie ist der Patient zuhause ausgezogen und hat Beziehungen zu einer Freundin begonnen. Sein Wunsch nach Autonomie und nach Auseinandersetzung mit dem ödipalen väterlichen Partner bestimmt auch die Übertragungsbeziehung: Er muß „alles selbst machen". Mir kommt die Rolle eines aufmerksam anerkennenden Begleiters zu, mit dem er sich bei Gelegenheit als Modell jeglicher Autorität auseinanderzusetzen sucht. Bald findet er aus seiner regressiven Rückzugsposition heraus und beginnt, auch real mit den Adoptiveltern seine Konflikte auszutragen. Von ihrer verständnisvollen Haltung ist er sehr überrascht. Er beginnt wieder, auf seinem Instrument zu üben. Das Symptom löst sich jedoch erst vollständig, als der Konflikt mit dem Adoptivvater einigermaßen gelöst scheint. Jetzt ist der Patient erstaunt, wie schnell er wieder den früheren Stand seines Könnens erreicht – und überschreitet. Er meint, er würde jetzt besser spielen als zuvor. Während er früher an schwierigen Stellen seinen Vater als „inneren Dirigenten" wahrgenommen habe, fühle er sich jetzt in der Lage, freier („aus mir heraus") zu phrasieren und könne sein Spiel so eigenständiger und geschmeidiger gestalten – er ist sozial bezogener *und* autonomer geworden.

## 4) Gibt es eine „psychosomatische Disposition"?

Im Abschnitt über emotionale Expressivität haben wir referiert, daß es offensichtlich eine Disposition gibt, die mit darüber entscheidet, ob in Belastungssituationen Reaktionen ausgeprägter im psychischen oder im physischen Teilsystem auftreten. Diese angeborene Disposition unterliegt Lernprozessen, insbesondere während der Kindheit. Das Resultat bestimmt die Art unserer Reaktivität lebenslang mit. Innerhalb der physiologischen Reaktionen scheint es eine gewisse *Spezifität* zu geben.

Patienten mit funktionellen kardiovaskulären Syndromen reagieren unter Belastung v. a. mit Veränderungen im Herz-Kreislauf-System, Kontrollgruppen stärker mit anderen Parametern (Schonecke 1987). Analoge Befunde individueller Psychophysiologie finden sich auch bei Patienten mit funktionellen Rückenschmerzen (Traue 1989).

Ungelöst ist das Problem einer spezifischen Zuordnung körperbezogener Beschwerden und psychosozialer Konflikte. Wir vertreten die Auffassung, daß diese Zusammenhänge *für jeden Patienten individuell* geklärt werden müssen – auch wenn sich auf Gruppenebene („durchschnittlich") z. T. solche Beziehungen ergeben mögen:

Herzneurotiker leiden häufig unter Verlust- und Trennungsängsten, Patienten mit funktionellen Oberbauchbeschwerden häufig unter unbefriedigten oralen Bedürfnissen, Frustrationsaggression und narzißtischer Wut. Die Beziehungsprobleme von Patienten mit Unterbauchbeschwerden und Prostatapathie liegen auch im sexuellen Bereich. Bei Patienten mit Spannungskopfschmerzen sind Selbstbehauptungsprobleme in Beziehungen häufig.

Es lohnt sich, die eigene Wahrnehmungsfähigkeit und Ausdrucksfähigkeit gegenüber dem Patienten mit Hilfe der *„Weisheit der Sprache"* zu schärfen. In vielen *„körperbezogenen Redewendungen"* haben sich Beobachtungen über den Sprung vom Seelischen ins Körperliche niedergeschlagen. In Tabelle 8 geben wir eine Zusammenstellung solcher Redewendungen wieder.

## 5) *Wie unterscheiden sich funktionelle Syndrome und Organkrankheiten hinsichtlich der biopsychischen Genese?*

Sie werden sich in diesem Kapitel, v. a. bei den Krankengeschichten, öfter gefragt haben: Warum kam es bei diesem Patienten zum funktionellen Syndrom und nicht zu einer Organerkrankung? Um es vorwegzunehmen: Wir können diese Frage heute nicht endgültig beantworten. Oft wird die Art des „körperlichen Entgegenkommens" eine entscheidende Rolle spielen. Wir wissen heute noch zu wenig, u. a. über die immunologischen Prozesse in der Patho- und Salutogenese vieler Krankheiten und über ihre zentralnervöse (Mit)steuerung. Auch aus biomechanischer Sicht gilt ja: Die Ätiopathogenese der meisten Krankheiten ist ungeklärt.

Aus der klinisch-psychotherapeutischen Erfahrung können wir jedoch sagen, daß *bei Organkrankheiten die soziale Desintegration* oft *ausgeprägter* ist und die *psychischen Regulationsvorgänge gestörter* erscheinen als bei Patienten mit funktionellen Syndromen. Vielleicht haben Sie sich gefragt, woran die Patientin litt, anhand deren Krankengeschichte wir über die Problematik eines „falschen Selbst" berichteten: Sie war an einer schwer behandelbaren Colitis ulcerosa erkrankt.

**Tabelle 8.** Körperbezogene Redewendungen. (Aus Hansen u. Vogeler 1981)

| Affektäquivalent | Körpermotorische Erscheinungen | Körperteile und Körpervorgänge im übertragenen Sinne |
|---|---|---|
| Etwas bereitet mir Kopfschmerzen | Kopf hoch! | Etwas auf die eigene Kappe nehmen |
| Etwas steigt mir zu Kopfe | Den Kopf (nicht) hängen lassen | Mir fällt die Decke auf den Kopf |
| Da bleibt keine Auge trocken | Jemanden die Stirn bieten | Mir raucht der Kopf |
| Etwas treibt mir die Tränen in die Augen | Seinen Kopf hinhalten | Sand in die Augen streuen |
| Verschnupft sein | Umsichtig sein | Etwas ist mir ein Dorn im Auge |
| Jemanden nicht riechen können | Große Augen machen | Viel um die Ohren haben |
| Etwas schmeckt mir nicht | Gute Miene zum bösen Spiel machen | Jemanden in den Ohren liegen |
| Mein Hals ist wie zugeschnürt | Die Nase rümpfen | Auf einem Ohr taub sein |
| Etwas bleibt mir im Hals stecken | Mund und Nase aufsperren | Einen guten Riecher haben |
| Frosch im Hals, Kloß im Hals | Ein langes Gesicht machen | Die Nase voll haben |
| Mit Hängen und Würgen | Die Zähne zusammenbeißen | Sich den Mund verbrennen |
| Da bleibt mir die Spucke weg | Verbissen sein; sich durchbeißen | Ein Blatt vor den Mund nehmen |
| Das Herz schlägt mir bis zum Hals | Verkniffener Mund | Jemanden über den Mund fahren |
| Mir bleibt das Herz stehen | Die Zunge im Zaum halten | Jemanden auf den Zahn fühlen |
| Etwas drückt mir das Herz ab | Halsstarrig, hartnäckig | Sich etwas aufhalsen |
| Mich trifft der Schlag | Einen steifen Nacken haben | Etwas hängt mir zum Hals raus |
| Atemberaubend, atembeklemmend | Verantwortung auf den Schultern tragen | Nackenschläge |
| Es verschlägt mir den Atem, die Sprache | Jemandem die kalte Schulter zeigen | Schwach auf der Brust sein |
| | Sich auf etwas versteifen | Einen langen Atem haben |
| | | Seinem Ärger Luft machen |

## Funktionelle Syndrome 175

Da bleibt mir die Luft weg
Vor Angst in die Hose machen
Wut im Bauch haben
Etwas zum Kotzen finden
Etwas erstmal verdauen müssen
Sauer sein, stänkern
Mir geht etwas an die Nieren
Mir läuft die Galle über
Gift und Galle spucken
Da sträuben sich mir die Haare
Mir juckt das Fell (der Pelz)
Etwas geht mir gegen den Strich
Ich fühle mich nicht wohl
  in meiner Haut
Blaß vor Neid, rot vor Wut
Blei in der Gliedern haben
Kalte Füße bekommen
Mir schlottern die Knie
Etwas geht mir durch Mark und Bein
Blut und Wasser schwitzen

Rückgrat haben
Halt' dich gerade, steif, senkrecht!
Vom Schicksal gebeugt, geknickt sein
Niedergeschlagen sein
Sich den Bauch vor Lachen halten
Sich in die Brust werfen
Mit stolz geschwellter Brust
Halt' an dich!
Reiß' dich zusammen!
Von seinen Ellbogen Gebrauch
  machen
Mit geballten Fäusten
Etwas im Griff haben
Sich durchsetzen
Die Arschbacken zusammenkneifen
Einen guten Stand haben, gut dastehen
Für etwas gerade stehen
Auf wackeligen Füßen stehen
Von einem Fuß auf den anderen treten
Jemanden zu nahe treten

Sein Herz verlieren, verschenken
Mit gebrochenem Herzen
Sein Herz ausschütten
Jemandem das Rückgrat brechen
Sich ein Loch in den Bauch ärgern
Frisch von der Leber weg
Mir ist eine Laus über die Leber
  gelaufen
Auf glühenden Kohlen sitzen
Etwas geht mir unter die Haut
Aus der Haut fahren
Mit heiler Haut davonkommen
Jemandem unter die Arme greifen
Seine Hände in Unschuld waschen
Jemanden mit Samthandschuhen
  anfassen
Jemandem auf die Finger schauen
Auf großem Fuße leben
Jemandem die Füße küssen
Auf eigenen Füßen stehen

In salutogenetischer Betrachtung liegt der *entscheidende Unterschied* in der *Funktion* funktioneller Syndrome: Zwar kommt es zu einer „Abwärtsbewegung", zwar reagiert der Körper mit, gerade über diese Mitreaktion werden jedoch Probleme und Konflikte entschärft und eine tiefergehende Schädigung des Organismus, eine weitere „Abwärtsbewegung" zur Organerkrankung vermieden.

### 3.4.7 Diagnostisches Vorgehen

Sie haben gesehen, daß die psychosozialen Konstellationen bei Patienten mit funktionellen Beschwerden vielfältig sind, daß es sich um *keine homogene Patientengruppe* handelt. Bei jedem Patienten ist eine *individuelle Klärung* erforderlich! Das Vorgehen haben wir in den Abschnitten 1.1 und 2.1 bereits im einzelnen dargestellt. Auch bei Patienten mit funktionellen Beschwerden werden wir die Genese der Beschwerden im Rahmen der Interaktion zwischen dem einzelnen und seiner Umwelt klären. In der *Anamnese* werden wir in besonderem Maße auf die *Qualität der zwischenmenschlichen Beziehungen* sowie auf zeitliche Zusammenhänge zwischen dem Auftreten der Beschwerden und Störungen in diesen Beziehungen achten.

Voraussetzung für ein biopsychosoziales Vorgehen in Diagnostik und Therapie ist, daß *der Patient* sich in der Beziehung zu seinem Arzt von Anfang an *wohl und verstanden fühlt*. Wie können Sie dieses Ziel im Erstkontakt erreichen?

#### *Der Beginn der „Sprechstunde"*

Vermitteln Sie dem Patienten, daß Sie *jetzt* für ihn da sind, *Zeit für ihn haben*. Eröffnen Sie das Gespräch mit einer *offenen Frage*, etwa: „Was führt Sie zu mir?" Lassen Sie den Patienten *erzählen*, er wird Sie auf seine Art und in seinem Tempo in seine individuelle Wirklichkeit mitnehmen, Ihnen seine Beschwerden im Kontext von Lebensereignissen, Beziehungsproblemen und Emotionen zu vermitteln suchen. Unterbrechen Sie die Erzählung erst einmal nicht, vermitteln Sie vielmehr lediglich Ihr Interesse und Verständnis durch Kopfnicken und Interjektionen (Ja; hm, hm ...). Haben Sie das Gefühl, daß der Patient Ihre Unterstützung benötigt, so greifen Sie seine letzte Aussage bestätigend und/oder fragend auf (wörtlich, zusammenfassend oder den emotionalen Anteil). Ihre ärztliche Leistung besteht in dieser Phase überwiegend im Zuhören und im Mitdenken, d. h. im Bilden von

Hypothesen. Warten Sie Pausen geduldig ab – auch sie haben eine Funktion. Tolerieren Sie Unvollständigkeiten der Erzählung, vermerken Sie Auslassungen und logische Sprünge für die spätere Klärung. Beginnen Sie mit klärenden Fragen erst, wenn der Patient seine Sicht einigermaßen abgerundet dargestellt hat. Fassen Sie vorher zusammen, was Sie vom Patient wahrgenommen haben, so daß er ihr Verständnis korrigieren oder ergänzen kann und weiß, was Sie aufgenommen haben.

Das *Eröffnungsangebot* des Patienten ist immer *umfassender* und ganzheitlicher, als wir es in unseren Verständnissystemen abzubilden vermögen. Gehen Sie wie beschrieben vor, so wird ihre Reduktion das Bild nicht zu sehr verzerren. Sie werden auf diese Weise eine annähernd vollständige Geschichte der für den Patienten wesentlichen Beschwerden und seiner weiteren Symptome erhalten. Sie werden Hinweise auf Verbindungen dieser Beschwerden mit belastenden Lebensereignissen, Beziehungsproblemen und emotionalen Zuständen nicht übersehen. Sie haben im Gespräch das Ausdrucks- und Mitteilungsvermögen des Patienten und seine Beziehungsfähigkeit kennengelernt. In groben Umrissen werden Sie über die familiäre und berufliche Situation des Kranken informiert sein. Schließlich werden Sie auch erfahren, welche Vorstellung er selbst sich über Wesen und Ursachen seiner Beschwerden gemacht hat. An schwierigen Gesprächsstellen haben Sie beobachtet, welche Themen er meidet und wie er mit Problemen umgeht.

Manche von Ihnen werden dies alles selbstverständlich finden, andere werden vielleicht entgegnen, daß ein solches Vorgehen unter den gegebenen *Praxisbedingungen* kaum durchführbar sei und außerdem nicht bezahlt werde. Wir wissen, daß der Anspruch hoch ist, er sich aber realisieren läßt – und dann *Zeit spart*. Allerdings läßt sich dieses Vorgehen nicht ausreichend in einem Buch vermitteln, sondern erfordert *Einübung,* am besten mit Hilfe von Videoaufnahmen und/oder Rollenspielen, jeweils mit Gruppendiskussionen (s. unter 5.2).

Parallel zur *Anamneseerhebung* konzentrieren wir uns auf unser 2. diagnostisches Instrument, die *Analyse der Patient-Arzt-Beziehung.* Sie bemerken im Gespräch bald, ob der Patient Sie als Arzt benutzt, es zu einer harmonischen Verschränkung Ihrer beider Rollen kommt, ob er flexibel auf Ihre Fragen reagiert oder nur ein festes Programm abspult. In der Regel gestalten Patienten auch ihre Beziehung zum Arzt *nach dem Muster ihrer früheren Beziehungen* – wenn wir dies zulassen.

Bei Abhängigen können z. B. Verlust- und Trennungsängste bzw. Anklammerungswünsche die Beziehung mitbestimmen. Sie kennen sicher Patienten, die sich am Ende der Sprechstunde nicht von Ihnen zu trennen vermögen, denen

## 178 Aufgaben und Probleme im Praxisalltag

immer noch etwas einfällt, die dabei vom Hundertsten ins Tausendste kommen und die gleichzeitig ihre Verletzbarkeit so deutlich signalisieren, daß Sie sich gehemmt fühlen, das Gespräch zu beenden.

Anders stellt sich der Kranke in folgendem Beispiel dar:

Der 40jährige Patient nimmt beim Hausarzt Platz, deutet auf seine Brust, klagt über herzbezogene Beschwerden und sagt ein wenig drängend: „Ich lege eigentlich Wert darauf, einmal gründlich durchuntersucht zu werden."
Dieser Kranke versucht zu bestimmen, was der Arzt für ihn zu tun hat, er versucht, die Situation nach seinen Bedürfnissen zu definieren, und wirkt zunächst energisch. Bei seinem Arzt ruft er eine gewisse Gereiztheit hervor. Er tendiert im Gespräch dazu, den großen und erheblich übergewichtigen Patienten eher kleinerzumachen (er unterschätzt die Größe und überschätzt das Gewicht) und in seine Schranken zu weisen. Er führt die vom Patienten gewünschten Untersuchungen durch, aber – zur Überraschung des Arztes – der Patient kommt nicht wieder, um sich über die Befunde zu informieren. Verschiedene Beobachtungen machen es wahrscheinlich, daß der Patient zur Gruppe der pseudounabhängigen Personen gehört, sich seiner Abhängigkeitsbedürfnisse schämt, sie durch sein forsches Verhalten überkompensiert. Die „Szene" beim Arzt – sie wird sich im Leben in analoger Weise oft wiederholen – offenbart gleichzeitig seine große Verletzbarkeit. Im Abschn. 4.1 „Psychotherapie in der Primärversorgung" finden Sie weitere Beispiele dafür, wie sich die Abhängigkeitsproblematik schon während des Erstkontakts in der Patient-Arzt-Beziehung abbildet.

Für narzißtische Persönlichkeiten ist oft allein schon die Tatsache kränkend, daß sie zum Arzt gehen müssen, auf ihn angewiesen sind.

Ein 45jähriger Studienrat betritt zum ersten Mal mein Sprechzimmer. Von der Tür geht er direkt auf ein Bild an der Wand zu. Er beklopft das Bild – es ist ein Druck von Hundertwasser – und meint: „Einen echten können Sie sich auch nicht leisten." Lächelnd, aber auch vorsichtig, erwartet er meine Reaktion.

*Anamnese und Beziehungsdiagnostik* werden ergänzt durch die *Analyse der Gegenübertragungsreaktionen*. Durch Patienten mit funktionellen Syndromen fühlen wir uns leicht irritiert. Hierzu trägt die Diskrepanz zwischen Beschwerden und Befunden bei; v. a. aber spüren wir die neurotischen Ängste und Ansprüche, die infantilen Bedürfnisse nach Versorgung, Halt, Anerkennung, das narzißtische Bedürfnis nach Idealisierung und nehmen das unechte, „hysterische" Verhalten wahr.
Adler gelang es über die Einstufung dieser Gegenübertragungsreaktionen beim Abhören von Tonbandaufnahmen von Schmerzpatienten, Kranke mit Konversionsschmerz von organisch Kranken signifikant zu unterscheiden (Radvila 1990, mündliche Mitteilung).

Anamnese, Beziehungsdiagnostik und Analyse der Gegenübertragungsreaktion liefern Ihnen die Daten für die *positive Diagnose* „funktionelles Syndrom". Für die *Bildung erster Hypothesen* werden Sie folgende Informationen nutzen: eine *zeitliche Kontingenz* zwischen belastenden Lebensereignissen oder Beziehungsstörungen und dem Auftreten der Beschwerden. Wahrscheinlicher werden solche Hypothesen, wenn in einer *Ergänzungsreihe* mehrere Elemente zusammenpassen: Verlust einer Bezugsperson bei abhängiger Persönlichkeit und Unfähigkeit zu emotionaler Verarbeitung, ähnliche Symptomatik in der Familie.

Für die *differentialdiagnostischen Überlegungen* hat schon die *Symptomschilderung* Hinweischarakter: Funktionelle Syndrome sind eher unscharf abgegrenzt. Oft werden sie vor dem Hintergrund allgemeinerer Symptome im psychischen Bereich geschildert: innere Unruhe, Konzentrationsschwierigkeiten, Erschöpfungsgefühl, Schlafstörungen, Angst und depressive Verstimmung. Daneben bemerken Sie häufig sog. *„Randsymptome"* im somatischen Bereich: Globusgefühl, Parästhesien, Zittern, salvenartiges Aufstoßen. Die geklagten *Beschwerden* können *zahlreich* sein. Muster und Art ihres Auftretens können *wechseln*. Oft lassen sich die Beschwerden lange zurückverfolgen. Auch die Art der Beschwerdeschilderung läßt vorsichtige Rückschlüsse zu. Die *Klagen* von Patienten mit funktionellen Beschwerden sind *ausführlich* und reich ausgestaltet, wirken manchmal dramatisch. Dagegen verleugnen Patienten mit organischen Erkrankungen ihre Beschwerden häufig, minimieren sie in ihrer Schilderung.

Funktionelle Syndrome werden *nicht durch den „Ausschluß" einer Organkrankheit diagnostiziert*. Dennoch ist die sorgfältige körperliche und apparative Untersuchung immer erforderlich. Einmal durchgeführt, sollte sie allerdings nur bei zwingender Indikation und nicht auf den angstbestimmten Wunsch des Patienten hin wiederholt werden; eine solche Wiederholung trägt nicht selten zur Chronifizierung funktioneller Syndrome bei.

Trotz allen Bemühens um eine positive Diagnose und den Ausschluß von Organerkrankungen läßt sich *diagnostische Unsicherheit* nicht immer ausschalten. Für den primärversorgenden Arzt ist es wichtig, abwarten und Unsicherheit ertragen zu können. Fehldiagnosen entstehen am häufigsten, wenn Unsicherheit zu vorschneller Festlegung führt.

Wird eine Psychotherapie vereinbart, so läßt sich ein *überzeugender Nachweis* – für den Arzt und Patient – für das Vorliegen eines funktionellen Syndroms oft im Therapieverlauf führen. Hier kann ein Zusammenhang zwischen situativen Belastungen und/oder Beziehungsproblemen und der Ausprägung der Symptomatik erkennbar werden. *Endgültig Klarheit* für den Arzt und Einsicht beim Patienten entsteht dann, wenn im Rahmen der therapeutischen Beziehung die Symptomatik wieder ihren ursprünglichen Zusammenhang mit beziehungsbedingten Konflikten gewinnt, wenn etwa die Herzbeschwerden oder funktionell bedingte Durchfälle bei Störungen der Patient-Arzt-Beziehung auftreten: in der „Realität", z. B bei der Trennung am Ende der Sprechstunde oder vor einem Urlaub; aber auch im Zusammenhang z. B. aggressiver Phantasien gegenüber dem Arzt während der Stunde. Klingen die Beschwerden nach der Bearbeitung entsprechender Erlebnisse, Konflikte und Phantasien wieder ab, so ist der Zusammenhang besonders überzeugend. Es ist nicht nur ein „bonmot", wenn gesagt wird, daß in der Psychotherapie die Diagnose oft nicht vor, sondern erst nach der Therapie gestellt wird.

*Fehldiagnosen* sind – wie auch sonst in der Medizin – nicht immer völlig vermeidbar; bei dem geschilderten Vorgehen – und entsprechender klinischer Erfahrung – sind sie jedoch wesentlich seltener als bei den üblichen Ausschlußverfahren. Die Angst vor Fehldiagnosen sollte niemals zu sinnloser Wiederholung aufwendiger Körperuntersuchungen führen. Die Vorstellung, eine gewünschte Nachuntersuchung könne durch den Nachweis fehlender Symptome therapeutisch wirken, ist gewöhnlich falsch.

Oft wird – als „Schreckgespenst" – das angebliche Übersehen eines Hirntumors durch Psychotherapeuten zitiert. Niemand ist ganz vor solchen Fehlern geschützt. Unvergleichlich häufiger werden jedoch die psychosozialen Probleme der Kranken nicht erkannt.

### 3.4.8 Die Schwierigkeit der Patienten mit funktionellen Syndromen, ärztliche Hilfe in Anspruch zu nehmen

In Ihrer täglichen Praxis wird Ihnen immer wieder die Diskrepanz zwischen den intensiven Klagen dieser Patienten und ihrem Zögern, Ihr ärztliches Hilfsangebot anzunehmen, auffallen. Dies kann natürlich an der Art Ihres Angebots liegen, meist hat diese Diskrepanz ihre Ursache jedoch in der Psychodynamik der Patienten. Unser Verständnisansatz vermag diese Diskrepanz zu erklären.

Diese Kranken haben für die Lösung ihres Grundproblems – ihre unbefriedigenden Beziehungen – keine ausreichende Hilfe finden können. Die Erfahrung, daß sie auf sich selbst angewiesen sind, reicht oft bis in die frühe Kindheit zurück. Die Bildung des funktionellen Syndroms ist ihre eigenständige Leistung; so haben sie die schwierige Situation bewältigt. Reicht dieser Selbstheilungsversuch nicht mehr aus, droht er zu scheitern, „müssen" sie den Arzt aufsuchen und fühlen sie sich wegen ihres Scheiterns beschämt. Hinzu kommt die Befürchtung, der Arzt könne die bisherige eigene Leistung in Frage stellen, das ursprüngliche Problem, den ursprünglichen Konflikt und die hiermit verbundene Angst wiederbeleben, alte Wunden aufreißen.

Deshalb ist es wichtig, das Kranksein des Patienten erst einmal nicht als ein Defizit, als ein Versagen zu betrachten, sondern *als Leistung anzuerkennen*. Es geht um eine Einstellung, die dem Patienten vermittelt, daß wir einerseits anerkennen, daß er versucht hat, seine Probleme selbst zu bewältigen, ihn aber doch für die Fragestellung gewinnen wollen, ob seine derzeitige Bewältigungsform schon die optimale ist, ob der Preis hierfür nicht zu hoch ist. Krankheit als Lösungsversuch aufzufassen, heißt ihre Funktionen im einzelnen zu verstehen suchen. Eine solche Einstellung erleichtert es uns auch, diese Patienten mit ihren unentwegt wiederholten Klagen über ihre Beschwerden (und die damit verbundenen Anklagen, daß wir die Beschwerden nicht zu beseitigen vermögen) zu ertragen. Umgekehrt wird die Bereitschaft der Patienten zunehmen, sich in die Beziehung zu uns einzulassen; sie werden weniger befürchten, daß wir ihre Leistung übersehen, uns störend zwischen sie und ihr Symptom stellen, ihnen dieses Beziehungssubstitut ersatzlos wegnehmen wollen.

### 3.4.9 Therapie und Rehabilitation

Wir nehmen an, daß auch Sie der Auffassung sind: Die Behandlung Kranker mit funktionellen Beschwerden ist *Aufgabe des primärversorgenden Arztes*. Hierfür sprechen schon die Häufigkeit dieser Störungen und die Notwendigkeit einer „ganzheitlichen" psychosomatischen Therapie. Die erforderlichen Fähigkeiten sind lehr- und lernbar; die Effektivität entsprechender Fortbildungskurse ist nachgewiesen (Gask et al. 1989).

Ziel der Therapie ist es, dem Kranken zu ermöglichen, unterbrochene salutogenetische Prozesse fortzusetzen, Umgebung wieder in individuelle Wirklichkeit zu verwandeln, d. h. vor allem soziale Integrationsprozesse wieder aufzunehmen. Hierdurch soll aus der „Abwärtsbewegung" in die Störung von Körperfunktionen eine heilende „Aufwärtsbewegung" mit Lösung der Beziehungsprobleme werden können.

## „Geplantes" Vorgehen

Wir schlagen Ihnen ein systematisches Vorgehen in einzelnen Schritten vor.

### 1) Einfühlen

Versuchen Sie, sich in die *Not* des Patienten einzufühlen. Be-Handlung setzt Nähe zum Leiden des Kranken voraus. Patienten mit funktionellen Syndromen sind krank. Simulanten sind *extrem* selten.

Patienten mit funktionellen Syndromen sind rasch enttäuscht, wenn wir sie nicht als „richtig" krank akzeptieren. Ein Arztwechsel ist dann häufig die Folge. In einer amerikanischen Studie hatten 70% von Patienten mit funktionellen Herzbeschwerden bereits mehr als 10 Ärzte wegen dieser Beschwerden konsultiert!

### 2) Verstehen

Versuchen Sie, die pathogenetischen und salutogenetischen Prozesse zu verstehen. Rationale Therapie setzt ein solches Verständnis, mindestens aber die Bildung von *Hypothesen* voraus, die im weiteren Verlauf geprüft werden können. Folgen Sie unserem Verständnisansatz, so werden Sie v. a. Störungen der sozialen Integration, Störungen des „harmonischen Zusammen" sowie Reaktionen, v. a. „Ausgleichbewegungen", auf diese Störungen beachten. Sie werden die Symptombildung als Lösungsversuch, als Leistung des Kranken zu verstehen suchen und prüfen, inwieweit diese Leistung als Selbstheilungsversuch interpretiert werden kann. Sie werden den Erfolg der Symptombildung bewerten, zwischen erreichtem Gewinn und unerwünschten Lasten abwägen.

Dabei kann es vorkommen, daß uns – und vielleicht auch dem Patienten – funktionelle Beschwerden unter den gegebenen Bedingungen als bestmögliche Lösung erscheinen: Die Kranken können – noch – kompensiert leben, wenn auch um den Preis einer gewissen Beeinträchtigung. Es ist dann zu prüfen, welche Maßnahmen diesen Zustand stabilisieren, welche ihn verschlechtern könnten.

## 3) *Informieren*

Informieren Sie die Patienten mit funktionellen Beschwerden sorgfältig über ihre Befunde. Aussagen wie: „Ich gratuliere Ihnen, Sie haben nichts" helfen selten weiter. Gelingt es uns, uns in die Not des Patienten einzufühlen und den Ablauf der Symptombildung zu verstehen, so werden wir auch einen Weg finden, den Kranken über diese Zusammenhänge so zu informieren, daß er sie ebenfalls verstehen und vielleicht auch akzeptieren kann.

Am *Anfang* steht die ausdrückliche *Anerkennung der Beschwerden* als Leiden; gelegentlich können wir etwa hinzufügen: „Bei solchen funktionellen Störungen sind die Beschwerden oft stärker als bei Organerkrankungen" und dies mit einem konkreten Vergleich illustrieren.

Bei der weiteren Information gehen wir vom Krankheitsverständnis des Patienten, von seiner „subjektiven Physiologie" bzw. Psychophysiologie aus, knüpfen mit unseren Erklärungsansätzen hieran an. Wir werden dabei dem Kranken Erklärungskonzepte anbieten, die Lebensereignisse, emotionale Reaktionen und psychophysiologische Prozesse mit dem Auftreten der Beschwerden verknüpfen. Es lohnt sich, über ein Repertoire solcher Erklärungsansätze zu verfügen. Wir stellen hier einige zusammen (nach Goldberg et al. 1989).

### *„Angst"*

Vor allem 3stufige Erklärungen bewähren sich – vom Gefühl über ein pathogenetisches Konzept zum Symptom; beispielsweise: „Wer Angst bekommt, sezerniert mehr Adrenalin ins Blut; Adrenalin beschleunigt den Herzschlag, dies führt zu Herzklopfen". Oder: „Sorgen können Darmkontraktionen verstärken, diese können zu Bauchschmerzen führen."

### *„Depression"*

Wir können alle Anzeichen für eine depressive Verstimmung zusammenfassen und mit dem Leitsymptom verbinden. Beispielsweise: „Wenn Sie depressiv verstimmt sind, ändert sich Ihre Schmerzschwelle, Sie nehmen dann schon geringere Schmerzen wesentlich intensiver wahr". Oder: „Wenn Sie ängstlich und depressiv sind, nehmen Spannungen in der Nackenmuskulatur, die Ihren Kopf aufrecht halten soll, zu; dies kann zu Kopfschmerzen führen."

## Aufgaben und Probleme im Praxisalltag

*„Muskelspannung"*

Oft genügt es, wenn wir Patienten an Schmerzen erinnern, die auftreten, wenn sie einen schweren Koffer tragen. Nötigenfalls können wir aber auch eine Demonstration durchführen: Wir bitten den Kranken, mit ausgestrecktem Arm schwere Bücher zu halten und ermöglichen ihm so die Wahrnehmung spannungsbedingter Muskelschmerzen.

*„Lebensereignisse"*

Wir versuchen, die vom Patienten vorher beschriebenen belastenden Lebensereignisse mit den geklagten Beschwerden zu verbinden.

*„Beschwerden im Hier und Jetzt"*

Auch die Untersuchungssituation ist eine Belastungssituation. Wir fragen deshalb die Patienten sehr genau danach, wie ihre Beschwerden in der aktuellen Situation sind und besprechen mit ihnen, wie sie diese Situation erleben.

*„Projektion"*

Wir fragen, ob sonst jemand in der Familie unter ähnlichen Beschwerden leidet. Dabei kann sich ergeben, daß der Patient sich mit einer bestimmten Person identifiziert hat. Häufig vermag er Zusammenhänge zwischen Belastung und ihrer Verarbeitung zu Symptomen an einer anderen Person leichter zu verstehen: Hat zum Beispiel auch die Mutter Kopfschmerzen, so können wir ihn danach fragen, in welchen Situationen bei der Mutter die Kopfschmerzen auftreten.

Bei diesem Vorgehen versuchen wir uns immer wieder rückzuversichern, ob der Patient unseren Ansatz „verstanden" hat, ob er unsere Hypothese bestätigen kann oder nicht. Treffen unsere Annahmen zu, so fallen ihm dann oft selbst weitere Symptome und Zusammenhänge ein. Dabei werden wir – entsprechend unserem Verständnis von der Psychodynamik der Symptombildung – nicht erwarten, daß er unseren Verständnisansatz rasch und vollständig übernehmen kann oder gar, daß die Symptomatik jetzt rasch verschwindet. Wir orientieren uns vielmehr an einem übergeordneten Ziel: Wir versuchen, den Patienten für die weitere therapeutische Zusammenarbeit als aktiven Partner zu gewinnen.

Funktionelle Syndrome 185

### 4) Verbales Intervenieren in der Arzt-Patient-Beziehung

Haben Sie Mut, selbst ärztlich-psychotherapeutisch tätig zu sein! Als primärversorgender Arzt werden Sie dabei Ihr Vorgehen zunächst v. a. an den auslösenden Bedingungen der Störung orientieren. Sie werden versuchen, dem Verunsicherten Halt, dem Gekränkten Verständnis und Unterstützung, dem am Konflikt Gescheiterten Beratung anzubieten. Nach einem schweren Verlust werden Sie zulassen, daß der Kranke Sie vorübergehend als Ersatzbezugsperson benutzt. Im Gespräch wird der Patient oft aufgestaute Affekte äußern können, Sie ermöglichen ihm so emotionale Entlastung. Hauptziel der Beziehungstherapie ist es jedoch, die Patienten am Modell der Beziehung zu ihrem Arzt die Persönlichkeitsanteile kennenlernen zu lassen, die ihre soziale Integration auch sonst behindern. So können sie fähig werden, ihre Beziehungsprobleme (wieder) selbst zu lösen.

Ihre Interventionschancen als primärversorgender Arzt sind besonders günstig, wenn Sie die Störung „in statu nascendi" erkennen. Bei der Indikationsstellung hilft Ihnen die Orientierung am Verhältnis zwischen auslösender Situation und Ausprägung der neurotischen Störung: Ist die auslösende Situation gravierend, werden Sie den Patienten eher selbst behandeln; ist die neurotische Störung ausgeprägt und chronifiziert, werden Sie ihn eher an einen Fachpsychotherapeuten überweisen.

### Indikation

Übernehmen Sie selbst die Behandlung, so wird es zunächst darum gehen, den erlittenen Verlust oder die erfahrene Kränkung emotional verarbeiten zu helfen und neue Perspektiven im Gespräch zu gewinnen; in einer solchen unterstützenden Beziehung können jedoch auch Konflikte und tiefergehende Persönlichkeitsstörungen zumindest erkannt und evtl. auch bearbeitet werden (s. unten 4.1).

Vielleicht haben Sie jedoch Bedenken, Patienten – v. a. solche mit einer Abhängigkeitsproblematik – könnten sich zu intensiv und dauerhaft an Sie „klammern". Dies kommt nicht oder nur für sehr kurze Phasen vor, wenn Sie Ihre Hilfe im Rahmen eines durchdachten Verständniskonzepts anbieten. Auch schwer gestörte Patienten mit funktionellen Syndromen sind ja nicht in all ihren Persönlichkeitsanteilen gleichermaßen gestört; fast immer haben sie auch ausreichend „erwachsene" psychische Funktionen. Sie haben zwar den Wunsch, sich intensiv zu „sättigen"; nach ihrer (Teil)befriedigung können sie sich jedoch aber (fast) immer auch wieder entfernen, wie auch bisher im

Leben. Schließlich möchte jeder „erwachsen" und selbständig sein oder (wieder) werden.

## 5) Beeinflussen pathophysiologischer Prozesse

Sie können den in der Bildung funktioneller Syndrome wirksamen Circulus vitiosus auch im physiologischen Bereich unterbrechen: die Gabe von β-Blockern kann bei funktionellen Herzbeschwerden, Tachykardie und Situationshypertonie unangenehme herzbezogene Sensationen vermindern; so kann es gelingen, den Spielraum für körperliches Training zu erweitern, wenn Bewegungsmangel aus Angst und Hemmung zur Einschränkung der Funktionsbreite und damit der Störbarkeit beigetragen hat. Gleichzeitig kann auf diesem Weg auch die Möglichkeit einer verhaltenstherapeutischen Auseinandersetzung mit phobischen Ängsten in der angstauslösenden Situation verbessert werden.

Analoges gilt u. a. für Wärme, Massage und v. a. für Entspannungsverfahren bei pathologischen Muskelverspannungen.

## Gefahren bei der Behandlung funktioneller Syndrome

### 1) Chronifizierung durch nicht indizierte Maßnahmen

Wir empfehlen Ihnen, auf nicht streng indizierte Untersuchungen und die unnötige *Wiederholung der Untersuchung* von Körperfunktionen zu *verzichten.* Diese Empfehlung gilt auch für die Verordnung von Medikamenten, die nicht indiziert sind, den Patienten jedoch an die Vorstellung einer organpathologischen Genese seiner Störung fixieren könnten, z. B. Nitro- oder Digitalispräparate bei funktionellen Herzbeschwerden. Irrationale diagnostische und therapeutische Maßnahmen werden häufig vom Patienten induziert und von uns aus Unsicherheit aufgegriffen.

### 2) Vorsicht mit Psychopharmaka

Diese Warnung gilt einem nicht ausreichend rationalen Einsatz dieser Medikamente. Vor allem Tranquilizer vom Benzodiazepintyp werden viel zu häufig und zu lange verordnet. Wenn überhaupt (bei funktionellen Störungen), so sollten sie nie ohne *gleichzeitige Psychotherapie*

Funktionelle Syndrome 187

verschrieben werden! Möchten Sie mit Hilfe von Tranquilizern initial Angst mindern, eine gewisse Beruhigung erreichen, so verordnen Sie sie – mit dem Patienten abgesprochen – nur für *wenige Tage* und immer in einer *feststehenden Dosierung* (s. unten 4.6).

Eine Verordnung „nach Bedarf" (nach Ausprägung der Symptomatik) unterstützt Lernprozesse in unerwünschter Richtung: Patienten erhalten bzw. nehmen das Wohlbefinden vermittelnde Medikament immer dann, wenn Beschwerden auftreten; dies fördert ein vermehrtes Auftreten der Beschwerden!

Wägen Sie die *Nebenwirkungen* gegen die fraglichen Wirkungen ab.

Nach einer 1. Phase subjektiv angenehmer Wirkung – v. a. Angst und Schlaflosigkeit verschwinden – beginnt schon nach wenigen Wochen eine 2. Phase mit objektiv negativen Wirkungen auf die seelischen Funktionen, während der Patient subjektiv sich erst nach Monaten in einer 3. Phase, schlechter fühlt: Nervosität und Depressivität nehmen jetzt wieder zu, mitmenschliche Teilnahmefähigkeit und Interessen ab, die Bewegungssteuerung verschlechtert sich, der Schlaf wird schlechter und kürzer, die Patienten verlieren an kognitiver Präsenz (Knapp 1989).
Psychopharmaka können – z. T. dosisabhängig – die Lebensqualität vermindern. Sie können das Sexualleben und dadurch die Partnerbeziehung beeinträchtigen. Bei der Dauermedikation von Depotneuroleptika wird oft eine emotional-kognitive Nivellierung beobachtet; auch und gerade bei niedriger Dosierung können Spätfolgen, v. a. Dyskinesien auftreten (Wittchen u. v. Zerssen 1988).

Bedenken Sie aber v. a. die große Gefahr der Entwicklung von Mißbrauch und *Abhängigkeit* nach Einnahmen von Tranquilizern.

Auf den Umfang des Problems machen schon die Verkaufszahlen und ihr weiterer Anstieg aufmerksam: In der BRD wurden 1985 insgesamt 515 Mio. Tagesdosen verkauft, 1988 schon 638 Mio (Knapp 1989).
In der oben erwähnten amerikanischen Studie hatte jeder Patient mit funktionellen Herzbeschwerden im Durchschnitt bereits 10000 Einheiten Tranquilizer konsumiert.
Die Intensität der Abhängigkeitsproblematik von Tranquilizern wurde lange unterschätzt. Der Ausstieg aus dieser Abhängigkeit ist oft schwieriger, quälender und langwieriger als der Entzug von Alkohol. „Absetzen" unter ambulanten Bedingungen mißlingt meist (Knapp 1989). Dabei kann Abhängigkeit auch bei niedriger Dosierung auftreten. Entzugssymptome können sich mit den Beschwerden der ursprünglichen funktionellen Syndrome vermischen (s. unter 4.6).

## Spezielle psychotherapeutische Verfahren

Diese Verfahren werden Sie als primärversorgender Arzt wahrscheinlich nicht selbst anwenden; Sie sollten sie jedoch kennen, um Ihre Patienten beraten zu können. Wir ordnen diese Verfahren nach ihren Zielen.

### Verbesserung der Wahrnehmung von Befindensstörungen

Wer Veränderungen seines Wohlbefindens früh wahrnimmt, kann rechtzeitig intervenieren und so eigentlichen Störungen vorbeugen. Im Rahmen von körperbezogenen Psychotherapieverfahren, u. a. in der „funktionellen Entspannung" nach Fuchs (Müller-Braunschweig 1990), kann diese Fähigkeit verbessert werden. Eine sonst nicht wahrgenommene Erhöhung der Muskelspannung in (ebenfalls nicht wahrgenommenen) Belastungssituationen kann mit Hilfe *intelligenter Biofeedbackgeräte* wahrnehmbar gemacht werden. Eine Reflexion der Belastungssituation und Minderung der Muskelanspannung mit Hilfe von Entspannungsübungen könnte sich anschließen (Traue 1989).

Auch ohne solchen Bezug zur Belastungssituation haben sich bei funktionellen Kopf- und Rückenschmerzen Entspannungsverfahren, wie die *progressive Muskelrelaxation nach Jacobson,* bewährt. Auch das autogene Training (nach Schultz) kann sinnvoll sein. Übende können erleben, daß sie bis ins Vegetativum hinein Körperfunktionen selbst mitsteuern können. Diese Entspannungsverfahren sollten in der belastenden Situation angewandt werden können, andernfalls wird ihre Wirkung für die Situationen zweifelhaft.

### Verbesserung der Ausdrucks- und Mitteilungsfähigkeit

Lernen Patienten, ihre Gefühle besser wahrzunehmen und mitzuteilen, so werden sich ihre sozialen Abstimmungsmöglichkeiten verbessern. Das Üben emotionaler Ausdrucksfähigkeit erwies sich in ersten systematischen Ansätzen bei funktionellen Beschwerden als vielversprechend (Traue 1989).

### Verbesserung der Fähigkeit, soziale Beziehungen aufzubauen

*Gruppentherapieverfahren* können Einzelpsychotherapie spezifisch ergänzen. Neben verbaler Therapie können auch übende Verfahren in der Gruppe hilfreich sein, die zum Ziel haben, Abstimmungsprozesse in

Beziehungen zu verbessern. Hier hat sich v. a. die *konzentrative Bewegungstherapie* (Müller-Braunschweig 1990) bewährt.

In *psychosomatisch-psychotherapeutischen Fachkliniken* können die genannten Therapieverfahren, individuell auf den einzelnen Patienten abgestimmt, miteinander kombiniert werden.

### 3.4.10 Ergebnisse psychotherapeutischer (Mit)behandlung von Patienten mit funktionellen Syndromen

Wir wissen heute, daß Psychotherapie die Prognose dieser Kranken entscheidend zu bessern vermag (vgl. Abschn. 4.1). Ihre Wirkung ist bei frühzeitiger Anwendung am besten. Dies gilt sowohl für die psychotherapeutische Behandlung durch den primärversorgenden Arzt als auch für die Behandlung durch den Spezialisten.

Wir referieren 2 Studien, die auch zur Information Ihrer sicherlich oft zögernden Patienten beitragen können.

Svedlund (1983) prüfte in einer kontrollierten Studie die Verbindung von konservativer Behandlung mit Psychotherapie an 101 ambulanten Patienten mit Reizdarmsyndrom. Die Psychotherapie wurde auf jeweils 10 h im Verlauf von 3 Monaten begrenzt. Sie sollte sich auf den Umgang mit Belastungen und emotionalen Problemen konzentrieren. Der Verlauf erwies sich in der Gruppe mit kombinierter Behandlung sowohl unmittelbar nach Abschluß der 3monatigen Therapiephase als auch nach der 15monatigen Gesamtuntersuchungszeit als in allen Dimensionen wesentlich günstiger als in der Vergleichsgruppe ohne Psychotherapie. Die Autoren betonen, daß die angewandte Psychotherapieform auch von primärversorgenden Ärzten durchgeführt werden kann.

Dührssen (1972) untersuchte in Berlin AOK-Patienten, die v. a. unter Angst und funktionellen Herzbeschwerden litten, 5 Jahre vor und 5 Jahre nach Abschluß einer analytischen Psychotherapie. Nach Abschluß der Behandlung ging die Zahl der vorher stark erhöhten Krankenhausaufenthalte auf die Hälfte des Durchschnittswerts aller AOK-Versicherten zurück (Tabelle 9).

*Verminderung von Kosten durch rationales ärztliches Vorgehen*

Abschließend möchten wir Sie auf eine Untersuchung hinweisen, die zeigt, daß ein rationales Vorgehen dazu beitragen kann, unnötige Krankenhausaufenthalte zu vermeiden und so die Behandlungskosten drastisch zu senken.

Smith jr. et al. (1986) führten mit Patienten mit funktionellen Beschwerden ein psychiatrisches Interview durch und berieten die in der Studie zuweisenden Hausärzte im Anschluß daran in einem Anschreiben. Sie empfahlen den

**Tabelle 9.** Ergebnisse psychoanalytischer Therapie *(PSA)*. (Nach Dührssen 1972)

| Patienten | n | Krankenhaus-aufenthalte (Tage/Patient/Jahr) |
|---|---|---|
| Patienten im Jahrfünft vor der PSA | 125 | 26,09 |
| Patienten im Jahrfünft nach der PSA | 125 | 5,90 |
| Patienten vor der Anamnese im Jahrfünft vor 1958 | 100 | 25,55 |
| Patienten auf der Warteliste im Jahrfünft nach 1958 | 100 | 23,91 |
| AOK-Versicherte im Jahrfünft vor 1958 | 100 | 10,04 |
| AOK-Versicherte im Jahrfünft nach 1958 | 100 | 11,7 |

**Tabelle 10.** Ergebnisse psychiatrischer Konsultationen. (Nach Smith jr. et al. 1986)

| | Ausgangs-wert | Therapie-phase 1 | Therapie-phase 2 |
|---|---|---|---|
| Krankenhaustage | | | |
| Therapiegruppe (n = 19) | 6,4 | 2,0 | 2,8 |
| Kontrollgruppe (n = 19) | 9,2 | 12,0 | 6,8 |
| Arztbesuche | | | |
| Therapiegruppe (n = 19) | 13,2 | 16,4 | 11,2 |
| Kontrollgruppe (n = 19) | 12,8 | 16,8 | 12,8 |
| Medizinische Versorgungskosten (Mittelwerte im Quartal in $) | 765 | 148 | 158 |

primärversorgenden Kollegen, ihre Patienten regelmäßig einzubestellen, um so eine Eskalation der Beschwerden als Begründung für den Arztbesuch vermeiden zu helfen. Sie baten die Hausärzte, ihre Patienten bei diesem Termin körperlich zu untersuchen und wenn irgend möglich eine Klinikeinweisung zu vermeiden. Dieses Vorgehen führte bei den Therapiegruppen zu einer signifikanten Verminderung der Krankenhaustage und zu einer erheblichen Kostenminderung (Tabelle 10). Der Gesundheitszustand der Patienten hatte sich dabei im Durchschnitt nicht verändert.

## Literatur

Antonovsky A (1987) Unraveling the mystery of health. How people manage stress and stay well. Jossey-Bass, San Francisco

Balint M ($^5$1980, $^1$1956) Der Arzt, sein Patient und die Krankheit. Klett, Stuttgart

Berkman LF, Syme SL (1979) Social networks, host resistance and mortality. Am J Epidemiology 109:186

Bernhard T (1972) Der Ignorant und der Wahnsinnige. Suhrkamp, Frankfurt am Main

Christian P (1952) Das Personenverständnis im modernen medizinischen Denken. Mohr, Tübingen

Christian P (1989) Anthropologische Medizin. Springer, Berlin Heidelberg New York Tokyo

Christian P, Haas R (1949) Wesen und Formen der Bipersonalität. In: Weizsäcker V von (Hrsg) Beiträge aus der allgemeinen Medizin, Heft 7. Enke, Stuttgart

Cremerius J (1968) Die Prognose funktioneller Syndrome. Enke, Stuttgart

Deutsch F (ed) (1959) On the mysterious leap from the mind to the body. Internat Univ Press, New York

Dilling H, Weyerer S (1978) Epidemiologie psychischer Störungen und psychiatrischer Versorgung. Urban & Schwarzenberg, München

Dilling H, Weyerer S, Castell R (Hrsg) (1984) Psychische Erkrankungen in der Bevölkerung. Enke, Stuttgart

Dührssen A (1972) Analytische Psychotherapie in Theorie, Praxis und Ergebnissen. Vandenhoeck & Ruprecht, Göttingen

Durkheim E (1897) Le suicide. Paris

Ellenberger HF (1973) Die Entdeckung des Unbewußten. Huber, Bern

Ermann M (1987) Die Persönlichkeit bei psychovegetativen Störungen. Springer, Berlin Heidelberg New York Tokyo

Freud S (1986) Briefe an Wilhelm Fließ 1887–1904. Fischer, Frankfurt am Main

Freud S (1895) Über die Berechtigung, von der Neurasthenie einen bestimmten Symptomenkomplex als „Angstneurose" abzutrennen. (Gesammelte Werke, Bd 1; Fischer; Frankfurt am Main, 1966ff; S 313–376)

Gask L, Goldberg D, Porter R, Creed F (1989) The treatment of somatization: evaluation of a teaching package with general practice trainees. J Psychosom Res 33:697–703

Goldberg D, Bridges K (1988) Somatic presentations of psychiatric illness in primary case settings. J Psychosom Res 32:137–144

Goldberg D, Gask L, O'Towd T (1989) The treatment of somatization: teaching techniques of reattribution. J Psychosom Res 33:689–695

Hansen O, Vogeler K (1981) Körperbezogene Redewendungen in der Therapie psychosomatischer Patienten. Therapiewoche 31:943–948

Henseler H (1983) Moby Dick – Überlegungen zur narzißtischen Wut. Jahrb Psychoanalyse 15:269–289

Hinkle LE jr., Wolff HG (1958) Ecologic investigations of the relationship between illness, life experiences and social environment. Ann Intern Med 49:1373–1388

Hoff H (1953) Verh Dtsch Ges Inn Med 26

Jores A (1973) Der Kranke mit psychovegetativen Störungen. Vandenhoeck & Ruprecht, Göttingen
Kaufmann MR, Bernstein S (1957) A psychiatric evaluation of the problem patient. J Am Med Assoc 163/2:108–111
Khan Masud R (1977) Anmerkungen zu einer Epistemologie des Heilungsprozesses. In: Selbsterfahrung in der Therapie. Kindler, München, S 114–120
Knapp (1989) Leserbrief Neue Züricher Zeitung. Dezember 1989
Macy Allen. Zitiert aus Weiss E, English OS (1949) Psychosomatic Medicine. Philadelphia London
Margraf J, Schneider S (1990) Panik, Angstanfälle und ihre Behandlung; 2. Aufl. Springer, Berlin Heidelberg New York Tokyo
Markowitz JS, Weissman MM, Quelette R et al. (1989) Quality of life in panic disorder. Arch Gen Psychiatry 46:984–992
Mentzos S (1982) Neurotische Konfliktverarbeitung. Kindler, Taschenbuch, München
Meyer AE (1981) Die Psychosomatik der Kranken mit Störungen des oberen Verdauungstraktes. In: Jores A (Hrsg) Praktische Psychosomatik, 2. Aufl. Huber, Bern, S 146–158
Meyer AE (1987) Das Leib-Seele-Problem aus der Sicht eines Psychosomatikers. Psychother Med Psychol 37:367–375
Meyer AE (1989) Zur Psychologie der Trennung: Tierversuche in der psychosomatischen Medizin. Psychother Med Psychol 39:106–109
Müller-Braunschweig H (1990) Körperorientierte Psychotherapie. In: Uexküll T von et al. (Hrsg) Psychosomatische Medizin, 4. Aufl. Urban & Schwarzenberg, München, S 349–361
Reimer Ch, Hempling L, Dahme B (1979) Iatrogene Chronifizierung in der Vorbehandlung psychogener Erkrankungen. Prax Psychother Psychosom 24:123–133
Richter HE, Beckmann D (1973) Herzneurose. Thieme, Stuttgart New York
Ringel E (1985) Der fehlgeleitete Patient. Fahalten, Wien
Sänger-Alt C, Steimer-Krause E, Wagner G, Krause R (1989) Mimisches Verhalten psychosomatischer Patienten. Z Klin Psychol 18:243–256
Schepank H (1987) Psychogene Erkrankungen der Stadtbevölkerung. Springer, Berlin Heidelberg New York Tokyo
Schmitz S (1982) Charles Darwin – ein Leben. Autobiographie, Briefe, Dokumente. dtv, München S 62–63
Schonecke OW (1987) Psychosomatik funktioneller Herz-Kreislauf-Störungen. Springer, Berlin Heidelberg New York, Tokyo
Schonecke OW (1990) Lernpsychologische Grundlagen für die psychosomatische Medizin. In: Adler R, Herrmann JM, Köhle K, Schonecke OW, Uexküll T von, Wesiack W (Hrsg) Psychosomatische Medizin. Urban & Schwarzenberg, München S 108–130
Shepherd M, Cooper B, Brown AC, Kalton G (1966) Psychiatric illness in general practice. Oxford University Press, Oxford
Sloth H, Jorgensen LS (1988) Chronic non-organic upper abdominal pain: diagnostic safety and prognosis of gastrointestinal and non-intestinal symptoms. Scand J Gastroenterol 23:1275–1280

Smith GR jr., Monson RA, Ray DC (1986) Psychosomatic consultation in somatization disorder: a randomized controlled study. N Engl J Med 314:1407–1413

Spiel H (1989) Die hellen und die finsteren Zeiten. Erinnerungen 1911–1946. List, München

Sturm J, Zielke M (1988)„Chronisches Krankheitsverhalten". Die klinische Entwicklung eines neuen Krankheitsparadigmas. Prax Klin Verhaltensmed Rehabil 1:17–27

Svedlund J (1983) Psychotherapy in irritable bowel syndrom. A controlled outcome study. Acta Psychiatr Scand 67 [Suppl. 306]

Sydenham T (1680) Brief an Dr. Cole. In: Sämtliche medizinische Schriften. Ulm (1838)

Traue HC (1989) Gefühlsausdruck, Hemmung und Muskelspannung unter Streß. Verhaltensmedizin myogener Kopfschmerzen. Hogrefe, Göttingen

Tress W, Manz R, Sollors-Mossler B (1990) Epidemiologie in der psychosomatischen Medizin. In: Adler R, Herrmann JM, Köhle K, Schonecke OW, Uexküll Th von, Wesiack W (Hrsg) Psychosomatische Medizin. 4. Aufl. Urban & Schwarzenberg, München

Uexküll Th von (1959) Die funktionellen Symptome in der Praxis. Psyche 12:481–496

Uexküll Th von (1962) Funktionelle Herz- und Kreislaufstörungen. II. Internistentagung Jena-Halle-Leipzig. VEB Thieme, Leipzig

Uexküll Th von (1990) Funktionelle Syndrome. Ein biopsychosoziales Verständnismodell. Unveröffentliches Manuskript

Uexküll Th von, Köhle K (1990) Funktionelle Syndrome in der Inneren Medizin. In: Adler R, Herrmann JM, Köhle K, Schonecke OW, Uexküll Th von, Wesiack W (Hrsg) Psychosomatische Medizin. 4. Aufl. Urban & Schwarzenberg, München S 689–502

Watzlawick P, Beavin JH, Jackson DD (1969) Menschliche Kommunikation. Huber, Bern

Weiner H (1987) Some unexplored regions of psychosomatic medicine. Psychother Psychosom 47:153–159

Weiner H (1989) Eine Medizin der menschlichen Beziehungen. Psychother Med Psychol 39:96–102

Weiss E (1952) mündl. Mitteilung von v. Uexküll

Winnicott DW (1952) Anxiety associated with insecurity (Dt. Übersetzung in: Winnicott DW, 1976, Von der Kinderheilkunde zur Psychoanalyse, Kindler Stuttgart)

Winnicott DW (1984, [1]1958) Das erste Lebensjahr. Moderne Ansichten über die emotionale Entwicklung. In: Winnicott DW (1984) Familie und individuelle Entwicklung. Fischer TB, Frankfurt am Main S 9–26

Wittchen H-U, Zerrsen D von (1988) Verläufe behandelter und unbehandelter Depressionen und Angststörungen. Springer, Berlin Heidelberg New York Tokyo

Zintl-Wiegand A, Cooper B, Krumm B (1980) Psychisch Kranke in der ärztlichen Allgemeinpraxis. Beltz, Weinheim Basel

## 3.5 Der depressive und suizidale Patient

Die Depression unserer Patienten gehört zu den Erkrankungen, die uns oft zutiefst beschäftigen; die uns dabei bewegenden Gedanken lassen sich nicht mühelos abschütteln. Wir haben Zugang zu dem persönlichsten Bereich des Kranken, der seine ganze Hoffnung, oft die letzte, in uns setzt. Diese Erwartung der Patienten schafft dann leicht auch in uns Ängste, die zu Abwehrreaktionen führen können, wie die Ausrede, „keine Zeit zu haben".

Über eine Klassifikation von Störungen des Affekts herrscht bis heute keine Einigkeit. Die Fremd- und Selbstbewertung von Stimmungslagen ist zwar tendenziell übereinstimmend möglich, unterliegt in individuellen, konkreten Urteilen jedoch färbender Subjektivität.

Ein differenzierender Sprachschatz hilft dem Arzt, die Befindlichkeit seines Patienten zu erfassen und angemessen zu intervenieren. „Schlechte Laune", Mißstimmung, Verstimmtsein, Unlust haben, Traurigsein, sich matt und abgeschlagen fühlen, dies alles gehört zum normalen, gesunden menschlichen Erleben und Reagieren. Jeder kennt von sich solche negativen Gestimmtheiten, die von vorübergehender Dauer sind und oft ein negatives Erlebnis als auslösenden oder zumindest beteiligten Faktor erkennen lassen.

Je stärker die depressive Färbung der Grundstimmung ist, je länger sie besteht, je weniger sie als angemessen erscheint und je hilfloser ein Mensch sich ihr ausgeliefert fühlt, um so mehr sollte an eine krankhafte Verstimmung im Sinne einer Depression gedacht werden.

Nur die Wahrnehmung aller Signale des Patienten ermöglicht, seine dunkle Welt zu erfassen. Alles an ihm ist niedergeschlagen: seine schlaffe Haltung, die arme Mimik und Gestik, die leise und wortarme Sprache, die vernachlässigte Kleidung, Körper- und Haarpflege.

Schwer ist es für Angehörige, Krankenschwestern und Ärzte, die Fülle von lebensverneinenden Qualitäten beim Patienten wahrzunehmen, ohne sich „anstecken" zu lassen: Hoffnungslosigkeit, Resignation, Lebensangst, Selbstzweifel bedrücken jeden Menschen. Wir werden nicht oder schlecht mit dieser Bedrohung fertig. Der Depressive ist eine Herausforderung für uns, weil er uns nicht zu Leben verführt, sondern die uns allen innewohnende Bedrohung mißglückten Lebens demonstriert.

Nur ein multifaktorielles Erklärungsmodell macht alle Interventionsmöglichkeiten verfügbar. Bei der Entstehung einer Depression sind genetische, biochemische, psychologische und soziale Faktoren wirksam, bei jedem Patient in unterschiedlicher Gewichtung.

Für den Arzt in der Praxis ist es wenig ergiebig, einen depressiven Patienten lediglich psychiatrisch oder nur nach einer neurosentheoretisch definierten Depressionsform einzuordnen. In einem biopsychosozialen Ansatz dagegen wird er alle ihm als wirksam erkennbaren Faktoren in sein therapeutisches Konzept einbauen: Der biologische, sog. endogene Anteil einer Depression verlangt kompetenten psychopharmakologischen Einsatz eines Antidepressivums. Der reaktive, erlebnisbedingte Anteil wird durch ein mitfühlendes, stützendes, Hoffnung und Zuversicht aufbauendes Gespräch wirkungsvoll angegangen. Verborgene Zusammenhänge, Wünsche und Ängste können in diesen Gesprächen erhellt werden.

Die Wahrnehmung und angemessene Gewichtung der sozialen Wirklichkeit eines depressiven Patienten hilft, ihn nicht nur besser zu verstehen, sondern weist auch in die Richtung, wo Arzt und Patient gemeinsam um eine Änderung bemüht sein müssen.

Die *Manie* ist eine besondere Verlaufsform der Depression. Im Vordergrund stehen Antriebssteigerung, Unruhe, unbeherrschbare, unkontrollierbare Erregung, Hochgefühle, Selbstüberschätzung als Größenwahn, Gereiztheit und Aggressivität. Wegen der fehlenden Krankheitseinsicht ist oft stationäre Behandlung, notfalls durch Zwangseinweisung, erforderlich (Notfalltherapie s. unter 4.2)

Der an Depression Leidende kommt in den meisten Fällen mit einem körperlichen Krankheitssymptom in unsere Praxis. In ihm kann Krise und Angst stecken, aber auch schon Verdrängung, um auf diese Weise mit der Problematik fertig zu werden. Dann ist es unsere Aufgabe, im Gespräch Angst, Krise und Verdrängung aufzuspüren.

## *1. Patientenbeispiel*

Die langjährige Patientin, eine 45jährige Hausfrau, kam über 2 Jahre mit Kopfschmerzen, depressiven Verstimmungszuständen und Schlafstörungen in die Praxis. Alle diagnostischen und therapeutischen Maßnahmen wie auch die Hinzuziehung eines Neurologen brachten keine Veränderung des Krankheitszustands. Erst ein sehr spätes Gespräch mit dem Eheman, den die Veränderung seiner Frau und der Gedanke an einen Hirntumor beunruhigten, gab Einblick in den psychosozialen Hintergrund. Was war geschehen? Fast zugleich mit dem Umzug aus der jahrzentelang bewohnten Wohnung in der dörflichen Vorstadt in ein neues Hochhausviertel mit moderner Wohnkultur traten Schlafstörungen und bald Kopfschmerzen auf, die zu den häufigen Arztkontakten führten. Bei einem folgenden Abendgespräch mit der Patientin wurde der Verlust durch die neue Wirklichkeit deutlich: Vereinsamung durch Mangel an Kontakten bis hin zu den kleinen Geschäften um die Ecke.

Die bald erreichte Möglichkeit des Tauschs der neuen mit der alten Wohnung brachte schon nach Wochen das völlige Verschwinden aller angebotenen körperlichen Symptome. Bei dieser Patientin hatte der Arzt das körperliche Angebot der Patientin angenommen und die somatische Ebene zunächst nicht verlassen. Erst Informationen aus dem psychosozialen Umfeld lösten das erforderliche Gespräch aus, das die Befreiung der Patientin von einem 2 Jahre dauernden Krankheitsgeschehen möglich machte. Bei dieser Gelegenheit erscheint es wichtig, darauf hinzuweisen, daß Menschen immer dann mit Niedergeschlagenheit reagieren, wenn sie für sie wichtige Ziele nicht erreichen konnten und wichtige Bedürfnisse nicht befriedigt bekamen, wodurch ihre Fähigkeit zur „Salutogenese" (vgl. S. 7) empfindlich gestört wurde.

Freud weist darauf hin, daß die psychodynamische Ursache für Depressionen oft in folgender Konstellation gefunden werden kann: Ein Kind reagiert auf das Gefühl, von der Mutter nicht genügend versorgt und geliebt zu werden, mit Wut. Da es durch Äußerung dieser Wut die Zuneigung der Mutter noch weiter verlieren würde, beginnt es die Aggression gegen das eigene Selbst zu richten. Diese „Wendung gegen die eigene Person", die Autoaggression, kann man bei den meisten Depressiven beobachten; man hat dieses Phänomen auch als „gefrorene Wut" beschrieben. Auch in der sog. „erlernten Hilflosigkeit" des Depressiven können wir noch sehr gut die versteckte Aggressivität wahrnehmen.

In der Therapie ist es daher immer ein erheblicher Fortschritt, wenn es gelingt, den Depressiven nicht nur in seinem „Sosein" anzunehmen, sondern auch seiner latenten Aggressivität die Möglichkeit zu verschaffen, sich gegen äußere Objekte zu richten; was bedeuten kann, daß der vorher so bequeme Patient jetzt unbequem geworden ist. Dieses therapeutische Ziel wird nicht nur in geduldiger Interaktion zwischen Arzt und Patient, sondern häufig auch in Selbsthilfegruppen recht gut erreicht. Der Arzt sollte sich nicht dadurch entmutigen lassen, daß der Patient zunächst jede Hilfe ablehnt, weil dies ein wesentlicher Bestandteil seines Krankseins ist.

## 2. *Patientenbeispiel*

Ellen, eine 22jährige Krankenschwester, war dem Arzt seit Jahren bekannt. Sie konnte nicht mehr schlafen, hatte keine Freude mehr an ihrer sonst so befriedigenden Arbeit, hatte an Gewicht abgenommen und mußte seit Wochen das Essen immer wieder erbrechen. Über das traurige Gesicht rann plötzlich ein Tränenstrom, in dem ihre Worte erstickten. Ihr Arzt erinnerte sich an den Satz: „Man sieht durch eine Träne mehr als durch ein Teleskop." Das Gespräch brachte Einblick in schwere familiäre Erschütterungen und den jüngsten

Verlust einer Partnerschaft. So entstand das Bild einer tiefen Traurigkeit mit suizidalen Gedanken. Diese Patienten sind schwerkrank, der tödliche Ausgang ist keine Seltenheit. Es erfolgte die Einweisung in eine psychosomatische Klinik, die nach Monaten eine Heilung brachte.

Bei der Depression, auch bei der Manie, die zu den selteneren Erkrankungen in der Allgemeinpraxis zählt, kann der Suizidgefährdete den Arzt vor die oft schwierige und auch juristisch bedeutsame Entscheidung stellen, ob eine ambulante Behandlung noch verantwortbar oder eine Krankenhauseinweisung erforderlich ist.

Der *Suizid* ist eine gegen das eigene Leben gerichtete Handlung mit tödlichem Ausgang, unabhängig davon, ob der Tod geplant war oder nicht.

Suizidphantasien und Suizidhandlungen sind in der Regel eine Reaktion auf eine Veränderung, die nicht bewältigt werden konnte. Wir verstehen dieses Verhalten als einen verzweifelten trotzigen Versuch, psychisch zu überleben. Ziel der vorbewußten Phantasie ist die Wiederherstellung eines harmonischen Zustands, etwa nach dem Muster kindlicher Paradiesvorstellungen, und nicht der Tod: Trotz einer gegen das eigene Leben gerichteten Handlung besteht oft die nicht immer bewußte Erwartung zu überleben. Die meisten Menschen, die Suizidhandlungen begehen, wollen wohl weder sterben noch leben. Sie wollen beides gleichzeitig in oft unterschiedlicher Intensität. Man kann kaum von Menschen in schweren Krisensituationen erwarten, daß sie klar wissen, was sie wirklich wollen. Zugleich haben Suiziddrohung und Suizidhandlung Appellcharakter, sie sind ein dringender Hilferuf. Wird der Hilferuf zur Erpressung, gilt es für Angehörige und Arzt, sich als nicht erpreßbar zu zeigen. Der sog. Bilanzsuizid ist selten.

Man darf davon ausgehen, daß kaum eine menschliche Situation *allein* eine Suizidhandlung zur Folge haben muß. Immer ist auch eine Prädisposition anzunehmen, die in der Geschichte des Individuums, in seiner bio- und psychosozialen Situation zu suchen ist.

Der gesunde Mensch hat normalerweise eine Fülle von Möglichkeiten, sein Leben zu gestalten. Dieses Gefühl geht dem Kranken im präsuizidalen Zustand verloren (vgl. Helmchen u. Hippius 1986). Er fühlt sich umzingelt, behindert, er sieht keine Zukunft mehr für sich. Dazu kommt die dynamische oder affektive Einengung. Sie läßt nur noch die Entwicklung der Persönlichkeit in eine einzige Richtung zu, die der Lebensverneinung und Selbstzerstörung. Der Kranke verliert die Vorstellung, „daß alles auch noch einmal anders werden könnte". Er hört auf zu kämpfen und wird immer weniger zugänglich. Gelegentlich kann sogar unmittelbar vor dem Suizid der Eindruck einer besonderen

Ausgeglichenheit, ja Heiterkeit entstehen. Der Entschluß zum Suizid hat alle Probleme „gelöst".

Die dynamische Einengung hat dann oft den Verlust zwischenmenschlicher Beziehungen zur Folge, sie werden verdünnt und bedeutungslos. Der Bezogenheitsverlust wird zum Existenzverlust. Eine Patientin schilderte ihre Isolierung so:
„Ich gehe diese Straße – einsam Schritt um Schritt. Es kommt niemand mir entgegen – und es geht niemand mit."

*Zwei Patientenbeispiele*

Anja, eine Studentin, wurde von ihren Eltern in die Praxis gebracht. Das große schlanke Mädchen saß dem Arzt gegenüber, ihr Gesicht war blaß, bewegungslos, die Augen matt und ohne Ausdruck. Alles an ihr war Traurigkeit, tiefe Hoffnungslosigkeit. „Ich kann nicht mehr leben," kam nach langer Zeit von ihren Lippen.

Im Fall von Anja ist das Suizidrisiko besonders hoch, da frühere Suizidversuche und Suizid in der Familie bekannt sind. Aber auch direkte oder indirekte Suiziddrohungen und Äußerungen konkreter Vorstellungen über Vorbereitung oder Durchführung eines Suizids müssen als Hinweis auf eine besondere Gefährdung beachtet werden. Bei gutem Vertrauensverhältnis sollten Suizidale in 1- bis 2tägigem Abstand in die Praxis bestellt und ihnen die Gewißheit gegeben werden, daß man jederzeit, auch nachts, telefonisch erreichbar ist. Depressive und ihre Familien erfordern eine besondere Aufmerksamkeit durch ihre Ärzte. Die Angehörigen müssen ausreichend über Wesen und Behandlung der Erkrankung aufgeklärt werden; denn meist wird die Depression mißverstanden und nur als normale Verstimmung durch Sorgen und Streß angesehen. So reagieren Angehörige auf die Apathie des Kranken oft mit Ermunterung zu Aktivitäten, zu Urlaub, zu gesellschaftlichen Veranstaltungen und erreichen damit gerade das Gegenteil.

Depressive, die die Fähigkeit verloren haben, ihre Gefühle auszudrücken, werden leicht durch Vorwürfe über ihre Zurückgezogenheit verletzt. So bedeutet die Depression für die Angehörigen auch oft eine schwere Bürde, die viele Emotionen auszulösen vermag. Es wechseln Mitleid mit Gereiztheit, Sorge mit Zorn; daraus resultiert leicht Unsicherheit mit der Folge inkonsequenten Handelns.

Die Annahme, daß nur endogen Depressive wie die Patientin Anja suizidal sind, ist eine gefährliche Fehleinschätzung. Das Risiko eines

Suizids hängt nicht so sehr von der nosologischen Zuordnung ab als vielmehr von der Psychodynamik der Depression. In der Tiefe der Depression, wie bei Anja, ist die Hemmung meist so groß, daß kaum eine Suizidhandlung stattfindet. Die Anfangs- und Endphase einer Depression bedeuten ein höheres Risiko.

Beim „präsuizidalen Syndrom" kommt es zur Einengung der Wertewelt. Es kommt zu tendenziös gefärbten Lust- und Unlustreaktionen, die nicht mehr der Wirklichkeit der angebotenen Werte entsprechen. So positiv und schöpferisch die Kraft menschlicher Phantasie sein kann, so zerstörerisch ist sie im „präsuizidalen Status". Als besonders gefährlich erweist sie sich für den Kranken, wenn sie in Form von Zwangsgedanken auftritt.

Ist es dem Arzt gelungen, in der Begegnung mit dem Kranken ein tragfähiges Verhältnis aufzubauen, kann der Patient ihm auch seine Todesgedanken äußern; dann erst kann der Arzt versuchen, dieses Gefühl der Auswegslosigkeit aufzulösen.

Schon allein die Möglichkeit, die gegen die eigene Person gerichtete Aggression in Worte zu kleiden, kann eine Entladung und damit eine Verminderung der Suizidgefahr bedeuten.

Der Hausarzt, der seine Patienten kennt, kann auch, aber in kleinen Schritten, neue Phantasien wecken, die das Leben mit neuen Inhalten wieder lebenswert machen.

Im Patientenbeispiel der Studentin Anja hat die Aufdeckung einer künstlerischen Begabung in Form der Umsetzung von Phantasien in Tonplastiken dem Arzt die Möglichkeit gegeben, zunehmend bei der Kranken Erfolgserlebnisse zu schaffen. So entstand anstelle der Passivität eigenes aktives Wirken. Es entwickelte sich statt der Leibfeindlichkeit intensives Leiberleben.

So können auch Arbeits- und Beschäftigungstherapien, autogenes Training und gymnastische Übungsbehandlungen positive Entwicklungen erreichen.

## *Ein Gegenbeispiel*

Eine 30jährige Lehrerin, schon seit Jahren in hausärztlicher Betreuung, kommt in eine stark besuchte Abendsprechstunde. Sie klagt über Durchfälle und Leibschmerzen. Angesichts der vielen Patienten bittet sie nur um ein Rezept. Der Arzt gibt ein Rezept und bittet um telefonische Nachricht. Nach 2 Tagen bittet die Schwester der Patientin dringend um einen Besuch in der Wohnung der Patientin, die allein wohnt und auf telefonischen Anruf nicht reagiert. Der Arzt findet die Patienten bewußtlos bei flacher Atmung und kleinem Puls in Seitenlage in Erbrochenem liegend. Der fast tödliche Suizidversuch erfordert eine monatelange Krankenhausbehandlung. Im ersten Gespräch der Patientin mit ihrem Hausarzt zeigt sich, daß das somatische Angebot an jenem Abend ein verzweifelter Hilferuf war.

So kann es im Ablauf einer Praxisroutine auch geschehen, daß der Hilferuf eines Kranken untergeht.

Die Depression gehört zu den häufigsten seelischen Erkrankungen. Durch ein partnerschaftliches Gespräch ist der diagnostische Zugang für den Hausarzt zu erfragen. In der Sprache unseres Patienten, den wir vielleicht schon lange begleiten, versuchen wir zu erfahren, ob er sich ausgebrannt und innerlich leer fühlt. Sind sein Denken oder seine Entscheidungsfähigkeit erschwert? Wie erlebt er seine Gefühle, Trauer, Freude? Hat er noch Pläne für die Zukunft? Was bedeuten für ihn noch Familie und Beruf? Sind Schlaf, Appetit und Sexualität gestört? Meint er, sein Leben sei sinn- und wertlos? Hat er schon einmal daran gedacht, sich zu töten und auf welche Weise? Sind diese und ähnliche Gedanken morgens schlimmer als abends, weist dies auf den endogenen Anteil der Erkrankung hin. Wenn der Patient wie gelähmt, ohne Hoffnung und vitalen Antrieb in den Morgen erwacht, müssen wir ein endogenes depressives Geschehen in Erwägung ziehen. Endogen kann es gerade dann sein, wenn wir aus der Biographie wissen, daß ein Elternteil, Schwester oder Bruder, auch weitere Verwandte, suizidale Handlungen begangen haben. Dann kann eine begleitende Langzeitpharmakotherapie nach Absprache mit dem Fachkollegen hilfreich sein. Das Erfassen der endogenen Komponente darf jedoch nicht dazu führen, uns nur noch auf die Pharmakotherapie zu verlassen. Kielholz u. Adams (1984) haben diese Neigung vieler Ärzte gegeißelt und gemeint, es genüge ja schließlich auch nicht, einem Ertrinkenden einen Rettungsring zuzuwerfen, ohne sich darum zu kümmern, ob er diesen auch erreichen und mit seiner Hilfe an Land gezogen werden könne.

Weiter oben haben wir die Neigung des Depressiven zu Autoaggression erwähnt. Die radikalste und folgenschwerste Form der autoaggressiven Handlung ist zweifellos der Suizid. In der Bundesrepublik Deutschland sterben jedes Jahr ebensoviele oder sogar mehr Menschen durch eigene Hand wie durch den Verkehr. Es gab 1988 10815 Suizide und 7905 Verkehrstote. Dabei muß man noch bemerken, daß sich sehr wahrscheinlich auch unter den Verkehrstoten eine beträchtliche, aber natürlich unbekannte Zahl von sog. „kaschierten Suiziden" befindet.

Die beste Suizidprophylaxe scheint uns eine gute Patient-Arzt-Beziehung zu sein. Der Arzt darf beim Suizidgefährdeten dem Thema Suizid nicht nur nicht ausweichen, er muß es direkt ansprechen. Er wird dann die Erfahrung machen, daß die reale Suizidgefahr in dem Maße abnimmt, in dem es gelingt, mit dem Patienten auch über Details des geplanten Suizids zu sprechen. Wichtig ist es, die aggressiven, die autoaggressiven und die Rachephantasien des Patienten deutlicher zu erfassen und ihm dabei auch die Zusammenhänge verständlicher werden zu lassen. Der Patient gewinnt dadurch an Entscheidungsfreiheit und Selbstbewußtsein und ist nicht mehr der Gefangene seiner bewußten und unbewußten Phantasien.

Es ist sehr wichtig, dem Patienten zu vermitteln, daß man als Arzt bereit ist, ihm bei der Lösung seiner Probleme behilflich und in Krisenzeiten stets für ihn erreichbar zu sein, daß aber die letzte Entscheidung über Leben oder Tod bei ihm selbst liegt. Diesem Restrisiko kann und darf sich der Arzt nicht entziehen. Eine Klinikeinweisung ist nur und v. a. dann indiziert, wenn der Arzt den Eindruck hat, daß die endogene Komponente der Depression seines Patienten so sehr überwiegt, daß dieser die Kontrolle über sein Leben z. Z. weitgehend verloren hat und doch durch eine intensive stationäre Therapie eine entscheidende Besserung zu erwarten ist.

Schließlich sollen wir immer daran denken: Bei den depressiven und suizidalen Menschen geht es nicht nur darum, daß sie überleben, sondern daß sie mit dem neugewonnenen Leben auch etwas anzufangen vermögen.

## Literatur

Helmchen H, Hippius H (1986) Psychiatrie in der Praxis 3: Präsuizidales Syndrom nach Ringel. MMV Medizin Verlag, München, S 101

Kielholz P, Adams C (1984) Pharmakotherapeutische Stolpersteine. In: Kielholz P, Adams C (Hrsg) Vermeidbare Fehler in Diagnostik und Therapie der Depression. Deutscher Ärzteverlag, Köln, S 107

### 3.6 Der trauernde Patient

Wer fröhlich sein will, muß auch traurig sein können. Ärzte sollten die beim Patienten wahrgenommene Trauer ansprechen, damit der Patient sie ausspricht.

Eine 42jährige Patientin klagte beim Arzt über Jucken zwischen den Zehen. Für den diagnostizierten Fußpilz wurde ein Antimykotikum verordnet. Vor 3 Jahren war der Ehemann an einem Bronchialkarzinom nach $1^{1}/_{2}$jährigem leidvollem Krankenlager gestorben. Beispielhaft hatte die Ehefrau ihren Mann gepflegt und schließlich den Sterbenden betreut. Der Arzt sah die sympathische, sportliche Frau traurig vor sich sitzen, 3 Jahre nach dem Tod ganz in Schwarz gekleidet. „Warum müssen Sie uns immer noch zeigen, daß Sie nur 'trauernde Witwe' sind, Frau B.?"
„Ich würde meinen Mann und unsere Ehe verraten, wenn ich je wieder fröhlich sein könnte." Wenige Gespräche über ihre Ehe, ihre Verantwortung und ihr Recht dem Toten gegenüber, ihre ehrliche theoretische Bereitschaft, im umgekehrten Fall dem Ehemann bei ihrem Tode nach 3 Jahren ein neues Glück mit einer neuen Partnerin zu wünschen, ein wachsendes Vertrauen dem Toten gegenüber, ermöglichten der Patientin erfolgreiche Trauerarbeit: Im Sommer erschien sie in buntem Sommerkleid, durfte lachen und sich fröhlich zeigen. Im Herbst berichtete sie von einer beglückenden Freundschaft zu einem Mann.

Die ärztliche Aufgabe bei der Trauerarbeit läßt sich in 2 Stufen gliedern: Auf der 1. Stufe werden der Verlust, der Schmerz, die Trauer bejaht, als angemessene Reaktion nicht weggeredet und nicht „weggespritzt." Diese Phase der Trost- und Hoffnungslosigkeit am Rande der Verzweiflung muß durchlebt werden.

Die 2. Stufe (mit fließenden Übergängen von der 1.) ist die Chance zur ärztlichen Hilfe, zu Beistand und Rat: Trost, Hoffnung, Zukunft sollen wieder ins Blickfeld des Trauernden geholt werden; kein Verlust, kein Trauma zwingt zur lebenslangen Trauer – Lebenswillen und Kraft, Phantasie und Reife der Persönlichkeit von Arzt und Patient können den Weg aus der Trauer heraus erleichtern.

Der lebenslange Konflikt im Menschen, sein Wunsch nach symbiotischer Verschmelzung einerseits und Individuation andererseits, zeigt sich auch in der Trauerarbeit. Darunter versteht man den Prozeß, der zu der Fähigkeit führt, mit einem „Objektverlust" fertig zu werden. „Objekte" sind in erster Linie nahestehende Personen (Beziehungspersonen), die durch Krankheit, Tod, Scheidung oder andere Ereignisse verloren wurden. Im weiteren Sinne werden zu „Objekten" aber auch andere für den Betreffenden wichtige Dinge gerechnet, wie Berufsaussichten, Ämter, Prestige oder körperliche Fähigkeiten und Vorzüge; so kann z. B. ein Körperteil, der durch Unfall oder Operation verloren wird, den psychischen Notstand verursachen.

Voraussetzung dafür, daß Trauerarbeit beginnen kann, ist, so seltsam es klingt, das Vorhandensein des verlorenen Objekts. Damit ist gemeint, daß eine Ablösung stattgefunden haben muß, nach der das Objekt nicht mehr als entscheidender Teil des Selbst erlebt wird. Die Beziehung zu einem nahestehenden Menschen (Mutter, Partner) kann sich auf die als selbstverständlich (und damit nicht bewußt) erlebte Erfüllung von Wünschen beschränken. Wenn die Ablösung vom Objekt in der Kindheit nicht stattgefunden hat, können wichtige Bezugspersonen, mit denen wir durch „primäre Liebe" (nach Balint) verbunden bleiben, weniger oder gar nicht als eigenständige „Objekte" wahrgenommen werden (so wie wir die Luft zum Atmen nicht als „Objekt" wahrnehmen), sie erscheinen als Teil unseres Selbst, so daß ihr Verlust wie ein „Selbstdefekt" erlebt wird. Um diesen „Defekt" als Leidensursache auszuschalten, zu überwinden, müssen wir uns zunächst in der Trauerarbeit des „Objektcharakters" der Bezugspersonen bewußt werden, ehe Trauerarbeit beginnen kann. Um Trauerarbeit überhaupt leisten zu können, muß eine reifere Objektbeziehung gelungen sein.

So wie erfolgreiche Trauerarbeit den Verlust, die Kränkung, die Verletzung überwinden hilft, macht verweigerte oder abgebrochene Trauer krank oder führt in eine Depression. Es ist lohnend, mit dem Patienten den Weg zurückzuverfolgen bis zum Ereignis, das die Trauer ausgelöst hat. Es ist für Patient und Arzt überraschend, wie befreiend es sein kann, wenn erstmals Jahre oder Jahrzehnte zurückliegende seelische Verletzungen aus- und angesprochen werden; dann zeigt sich, daß sie bis in die Gegenwart hinein pathogen wirksam geblieben, ja sogar für die aktuell mißglückten Weltbezüge bestimmend sind. Immer wieder treffen wir bei diesem Vergegenwärtigen der Vergangenheit auf eine Mutter, die ihr Kind selten in die Arme oder auf den Schoß genommen hat, und dem Kind nicht die Nähe, Geborgenheit und Liebe zu zeigen vermochte, die jedes Kind sucht und für eine gesunde Entwicklung mehr braucht als gutes Essen, Süßigkeiten, neues Spielzeug und neue Kleider. Uns begegnen Väter, die hinter Büchern, Zeitungen und Arbeit dem Kind unerreichbar blieben, Väter, die ihre eigene mißglückte Welt- bzw. Lebensgestaltung durch ständig strafende, fordernde Erziehung der Kinder vergeblich zu kompensieren suchten. Wir hören von Geschwistern, die mehr geliebt und gefördert wurden als unser Patient. Wir erfahren von nicht verwirklichten Berufswünschen, enttäuschender Freundschaft, Partnerschaft und Ehe. Nicht nur das An- und Aussprechen dieser „bösen" Vergangenheit ist wichtig, sondern das Einüben von Anerkennung und Annehmen dieser bisher verleugneten, verdrängten Wirklichkeiten. Die Trauerarbeit macht es möglich, daß wir uns als reif und stark erleben, trotz und mit diesen alten Wunden eine neue Wirklichkeit zu gestalten, die unabhängiger von der nun bearbeiteten Vergangenheit ist. Wohltuend und hilfreich ist ein Gespräch in ärztlicher Verschwiegenheit, wo unsere Patienten „verbotene" Trauer aussprechen dürfen.

Ein 67jähriger Rentner, früher Betriebsschlosser, kam überraschend häufig mit Bagatellerkrankungen und atypischen Anfällen von Luftnot über Wochen in die Sprechstunde. Endlich bekam der Patient die Chance zur Mitteilung des Schicksalsschlags: Jahrelang hatte der Patient seiner älteren, verwitweten, steinreichen Schwester die Alltagsprobleme an ihrem 60 km entfernten Wohnort gelöst. Ein Vermögen von 10 Mio. DM hatte der Ehemann der Kirche vermacht, Besitz im Werte von 2 Mio DM wollte die kinderlose Schwester dem Bruder und einzigem engen Verwandten für seine treuen Dienste vererben. Bei guter Gesundheit hatte die Schwester die Fertigung einer notariellen Testamenturkunde stets vor sich hergeschoben. Ihr unerwarteter und plötzlicher Tod ließ eine nachträglich gerichtlich festgestellte Testamentsklausel im Testament des Schwagers wirksam werden: Bei Fehlen eines eigenen Testaments fiel das Restvermögen des Ehepaars auch an die Kirche. Das Eingeständnis des Arztes, daß ihm schon beim Zuhören die Luft wegbleibe, erlaubte dem Patienten, offen über das entgangene Erbe zu weinen und sich bei den nächsten Arztbesuchen immer mehr mit seinem „Beinahe-Millionärsein" auszusöhnen. Schließlich konnte sich der Patient mit kleinen witzigen, ironischen Bemerkungen „Luft machen", und seine Praxiskontakte wurden wieder so selten wie früher. Die Million war von einem Selbstobjekt zum Objekt geworden.

Als verboten, als „böse" wird manchmal der als Erlösung erlebte Tod von Hinterbliebenen gewertet. Nach jahrelanger, aufopfernder Pflege in einem 24-h-Einsatz bei Krebskranken oder Siechen kann das Gespräch über den beispielhaften Einsatz und die bisherigen Opfer zugunsten des Kranken das „schlechte Gewissen" über den „Erlösungstod" beruhigen; nicht fehlen sollte das offene Werten der Lebensqualität des Verstorbenen, wie der Hinweis auf die nur durch den Tod verhinderten weiteren Qualen. Diese nur scheinbar banalen Hilfen sind auch wirksam beim Tod eines Partners in einer zerrütteten Ehe: Ein jahrelang unterdrücktes Leid an der Seite eines Alkoholikers wird durch den Tod des Süchtigen beendet; die neue Freiheit, die aufkeimende neue Freude am Leben steht im Widerspruch zur normativ erwarteten Trauer des verwitweten Ehepartners. Es ist eine lohnende ärztliche Aufgabe, unsere Patienten in dieser Ambivalenz der Gefühle stützend zu beraten und die Widersprüchlichkeit der Situation zu relativieren.

Es fehlt nicht an Moral und Ethik, wenn die bisherige Pflicht dem Toten gegenüber dem Recht der Überlebenden weicht. Uns scheint, es fehlt heute an Orientierung, um dem Trauernden eine Hilfe für eine „angemessene" Trauer durch Sittenkodex und Brauchtum zu geben. Früher blieb der Tote bis 3 Tage im „Trauerhaus", die Familie, die Verwandten, Freunde und Nachbarn nahmen Abschied vom Toten. Die Witwe trug im „Trauerjahr" schwarz, der Mann eine kleine schwarze Schleife; es gab feste Regeln, daß öffentliche Freuden für diese Zeit verboten waren. Die Trauer war so eingebettet in eine allgemein anerkannte Ordnung. Sterben, Tod und Tote gehörten zur erlebten Wirklichkeit.

Heute stirbt man einsam im fremden „Sterbezimmer" eines Krankenhauses, oder der Tote wird noch vor Ablauf der gesetzlichen 4-h-Frist (dem Eintreten von sicheren Todeszeichen) aus der Wohnung ins Totenhaus geschafft. Solange der Tod geleugnet wird, kann er nicht betrauert werden.

## 3.7 Der „schwierige" Patient

Ärztliches Selbstverständnis, Berufs- und Standesrecht wie gesellschaftliche Erwartungen geben jedem Menschen das Recht, jeden Arzt zu jeder Zeit im Rahmen der von ihm übernommenen Aufgaben um Hilfe und Rat in gesundheitlichen Belangen zu bitten. Weder Geschlecht, Alter, soziale Stellung, Rasse, Religion, politischer Standort noch der Grad der persönlichen Sympathie sollen ärztliches Interesse und ärztliche Hilfsbereitschaft beeinflussen.

Dieses hochgesteckte Ziel ist nicht von jedem Arzt zu jeder Zeit bei jedem Patienten uneingeschränkt erreichbar. Wir sind und bleiben Menschen, die auf Menschen „menschlich" reagieren: Die einen können wir nicht riechen, mal wörtlich, mal im übertragenen Sinne. Herrn Meyer kann ich nicht mehr hören mit seinen brutalen politischen Ideen, Frau Schmidt geht mir auf die Nerven mit ihren hysterischen Ängsten, ihren Eifersuchtsszenen und dem Verwöhnen der Kinder. Herrn Schulze möchte ich am liebsten rausschmeißen, wenn er mal wieder alles besser weiß, vom Zettelchen ein vom Nachbarn empfohlenes, falsch geschriebenes Medikament abliest und seine Verordnung verlangt. Und vieles interessiert mich überhaupt nicht, ist töricht, ja dumm, was die Patienten einem so alles erzählen und ist unnütz für die Diagnosesuche. Aus dem einen bekommt man kaum ein Wort heraus, der andere redet und man weiß dennoch nicht, was er eigentlich will.

Wer möchte bezweifeln, daß es schwierig ist, ein guter Arzt zu sein! Was von uns erwartet wird, ist, daß wir bei jedem Patientenkontakt bemüht sind, nicht den Patienten, sondern unsere jeweilige Aufgabe für schwierig zu halten.

Wir können nicht alle Patienten mögen, aber in jedem etwas Positives entdecken. Wertend verurteilen ist unärztlich; wahrnehmen, beobachten, verstehen, um annehmen zu können, ist ärztliche Verpflichtung.

Folgende Bemerkungen zum Verstehen der sog. schwierigen Patienten mögen hilfreich sein:

Es gibt den Patienten, der in wechselnden Abständen in die Praxis kommt, um den Arzt die Wirkungslosigkeit der verordneten Maßnahmen mitzuteilen und um ihm in verschlüsselter oder deutlicherer Form seine angebliche Unfähigkeit vorzuhalten.

Von diesem Typus gibt es Varianten. Eine ist der unfolgsame Patient, der sich – zugegeben oder nicht zugegeben – nicht an die Verordnungen hält, aber trotzdem in der Sprechstunde erscheint. Eine andere Variante ist der gut informierte Patient, der über die diagnostischen und therapeutischen Möglichkeiten seines Leidens genauestens aufgeklärt ist. Alle diese Patienten sind in Gefahr, in die Kategorie der unsympathischen Patienten zu geraten. Sie bringen den Arzt häufig in den Konflikt, den Wünschen des Patienten nachzugeben und neue Untersuchungen zu veranlassen, den Patienten (wieder) zu einem Spezialisten oder nur (neuerlichen) Durchuntersuchung in die Klinik zu überweisen.

In dieser Situation ist es wichtig, 2 Widersprüche im Verhalten des Patienten zu sehen:

1) Ihre Anhänglichkeit. Warum kommt der angeblich von dem Arzt so enttäuschte Patient immer wieder zu ihm? Es wäre doch sehr einfach, einen neuen Kollegen aufzusuchen.
2) Die fehlende Verschlechterung des Krankheitsbilds oder Leidenszustands. Es haben in der Zwischenzeit keine neuen Untersuchungen, Kuraufenthalte oder Operationen stattgefunden.

In diesen Fällen bietet sich die Interpretation an, daß der Patient die Möglichkeit, über sein Befinden zu klagen, braucht, um sein psychisches Gleichgewicht aufrechtzuerhalten. Oft steckt der Wunsch, die Zuverlässigkeit und Sicherheit des Arztes zu prüfen, hinter einem solchen Verhalten. Der Patient möchte wissen, wie sicher sich der Arzt seines Urteils ist, um sich selbst wieder sicher fühlen zu können. Würde der Arzt dem (unberechtigten) Wunsch des Patienten nach neuen Untersuchungen oder Änderung der Verordnungen nachgeben, könnte er in Gefahr geraten, das Vertrauen des „unfolgsamen", „unsympathischen", und „gut informierten" Patienten zu verlieren. Die „Schwierigkeit" eines Patienten beruht also nicht so sehr, jedenfalls nicht ausschließlich, in seiner Problematik, sondern in uns; nämlich in unserer mangelnden Fähigkeit zu verstehen, was er mit seinem von uns nur schwer zu akzeptierenden Verhalten eigentlich ausdrückt.

Der Begriff „Koryphäenkillersyndrom" wird den Patienten nicht gerecht, die an der Stütze, die sie suchen, rütteln müssen, um sich von ihrer Festigkeit zu überzeugen.

## 3.8 Der Süchtige, der Hausarzt und das soziale Netz

**Merke:**

1) Alkoholkrankheit ist ein Symptom einer psychosozialen Fehlentwicklung, das anscheinend bei einer genotypisch bestimmten Gruppe von Menschen gehäuft auftritt.
2) Entstehungsursache ist die Kielholz-Trias: Persönlichkeit – Milieu – Droge.
3) Alkoholkrankheit ist ein in definierten Stadien ablaufender *Krankheitsprozeß*, der in die Chronizität münden kann.
4) Dieser Krankheitsprozeß kann ganz verschiedene Entwicklungsgeschwindigkeiten haben.
5) Mindestens jeder 10. Patient in der Hausarztpraxis ist selbst oder über einen Angehörigen vom Suchtproblem betroffen.
6) Aufgaben des Hausarztes: Erkennen – Motivieren – Nachsorgen.
7) Wie andere chronische Krankheiten verläuft die Alkoholkrankheit in Schüben, auch nach einer Rehabilitation.
8) Medikamente sind bei der Behandlung des Alkoholikers die seltene Ausnahme.
9) Ohne übende Gruppentherapie keine Rehabilitation.
10) Alles mit dem Alkoholkranken, möglichst wenig für den Alkoholkranken, nichts ohne oder gar gegen den Alkoholkranken tun!

# Aufgaben und Probleme im Praxisalltag

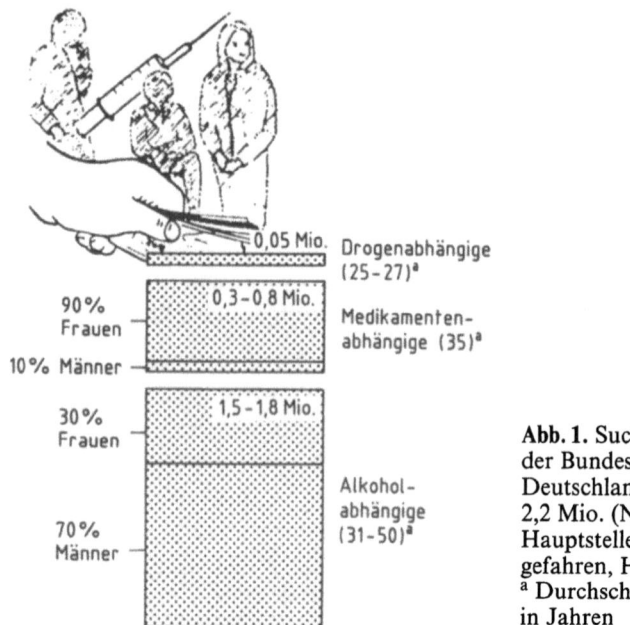

Abb. 1. Suchtkranke in der Bundesrepublik Deutschland: insgesamt 2,2 Mio. (Nach Deutsche Hauptstelle für Suchtgefahren, Hamm)
[a] Durchschnittsalter in Jahren

Der Prozentsatz an Alkoholikern in der Gesamtbevölkerung müßte sich im Klientel der hausärztlichen Praxis widerspiegeln – dem ist keineswegs so!
Die letzten Studien im deutschsprachigen Raum ergaben eine Prävalenzrate für behandlungsbedürftige Alkoholabhängigkeit bei Männern von 7,1% und für dauerhaft Alkoholgefährdete von 14,9% bei Männern und 1,3% bei Frauen (Dilling u. Weyerer 1986). Darüber hinaus ist der Alkoholkranke ein Teil seines sozialen Systems, auf das er reagiert und das auf ihn reagiert. Nehmen wir diese „Koalkoholiker" mit in unsere Denkweise auf, so ist es nicht übertrieben zu sagen, daß mindestens 10–15% unserer Patienten vom Alkoholproblem beeinträchtigt werden. Leider sind es jedoch nur 0,3% der Patienten, bei denen in der Allgemeinpraxis ein Alkoholproblem angesprochen wird (Dreibholz 1974). Diese Diskrepanz erklärt sich aus mangelndem Wissen um diese Erkrankung. Daraus entsteht eine pessimistische Grundeinstellung, die zu schlechter Motivation gegenüber alkoholkranken Patienten führt. Ähnlich ist die Problematik, aber ganz anders sind die Zahlen bei Drogen- und Medikamentenabhängigen (vgl. Abb. 3).

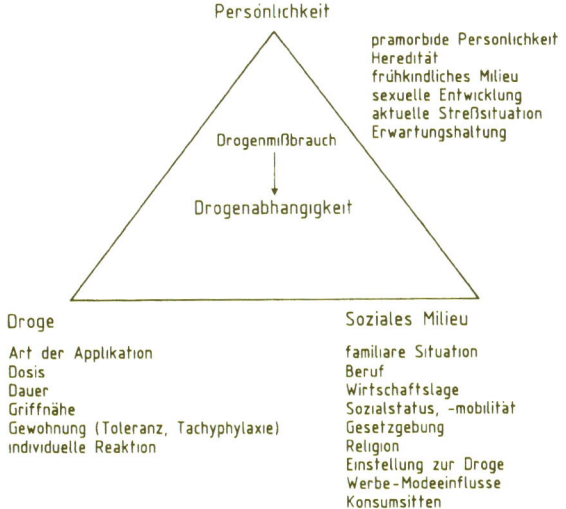

**Abb. 2.** Kielholz-Trias der Entstehungsursachen der Drogenabhängigkeit. (Nach Kielholz u. Adams 1984)

## Entstehung der Sucht

Die eigentlichen Ursachen für die Entstehung süchtigen Verhaltens sind noch nicht geklärt. Nur soviel wissen wir: Jeder Sucht liegt eine mehrdimensionale Störung zugrunde.

Die *Kielholz-Trias* (Abb. 2) zeigt das multifaktorielle Bedingungsgefüge, das bei jedem Suchtkranken anders aussehen kann. Immer jedoch sind es die 3 Komponenten: das Individuum, sein soziales Milieu und die Droge selbst, die bestimmen, ob ein Mensch in eine Abhängigkeit gerät oder nicht. Zur Ergänzung: Immer gehören zeitbedingte, soziokulturelle Faktoren zu diesen Parametern.

In unserer Gesellschaft und in unserer Zeit hat das Trinken – wie auch früher – kommunikative Funktionen. Unsere Trinksitten sind großzügig, sie gewähren dem einzelnen viele Möglichkeiten, sein eigenes Trinkverhalten zu motivieren und abweichende bzw. krankhafte Bedürfnisse nach Alkohol im Konsens mit der Gesellschaft zu befriedigen. Die Prokopftrinkmenge reinen Alkohols hat sich seit Kriegsende vervierfacht, sie beträgt z. Z. um 12 l/Jahr, das entspricht etwa 110 l Wein.

Da in bestimmten Familien Alkoholiker gehäuft auftreten, liegt der Verdacht auf Mitwirkung von Erbfaktoren nahe. Offenbar spielt die

Struktur der Persönlichkeit und ihr Enzymmuster eine Rolle in der Determination des Alkoholrisikos. In unserer Bevölkerung gibt es zwischen 3 und 20% Träger einer atypischen Alkoholdehydrogenase in der Leber; bei Trägern dieses Enzymmusters ist das Auftreten von Vitamin-$B_6$-Mangelzuständen begünstigt, was zu schnelleren Organschäden und zur Bildung von suchtstimulierenden zerebralen Alkaloiden zu führen scheint. Tierexperimente zeigen, daß es im limbischen System Schmerz-/Lustzentren gibt, in denen sog. Opiatrezeptoren gehäuft vorkommen. So sollen körpereigene, morphinähnliche Alkaloide als sog. Endorphine in den chemischen Rezeptorarealen dieser Hirnstrukturen angreifen. Ihre euphorisierende und schmerzlindernde Wirkung ähnelt der des Morphins. Nach Injektionen solcher Alkaloide in den Hirnliquor trinken Ratten in der freien Wahlsituation wesentlich mehr Alkohol als Kontrolltiere. Es wird also vermutet, daß diese Opiatrezeptoren der Lustzentren und die körpereigene Endorphinproduktion für die Entstehung der Sucht eine besondere Bedeutung haben könnten. Das limbische System ist aber auch Substrat für die Steuerung der Motivations- und Triebsysteme in unserem Körper und somit mitverantwortlich für unsere Grundbefindlichkeit.

In der Familie sollen unsere Kinder heranwachsen zu selbständigen, freien Persönlichkeiten, die mutig in der Lage sind, mit den Schwierigkeiten des Lebens fertigzuwerden. Dazu gehören Zutrauen zu sich selbst und das Gefühl der Sicherheit; es gilt die Angst vor Hindernissen zu überwinden. Jede Veränderung in einem Familienmitglied verursacht aber Veränderungen in jedem anderen und in der gesamten Familie. Es ist also leicht denkbar, daß in diesem labilen Gleichgewicht Gewähren und Versagen durch die Mutter den Entwicklungsbedürfnissen des Säuglings entsprechen oder ihm zuwiderlaufen. Etwas später – etwa im 2. Lebensjahr – löst sich das Kind aus dieser engen Bindung an die Mutter, aber es macht auch Trennungsängste durch. Die verinnerlichten frühen Beziehungserfahrungen prägen dann die Phantasie des Kindes und die spätere Fähigkeit, Lust und Unlust, Spannungen sowie Gefühle überhaupt zu beantworten und zu regulieren.

Mit diesem Wissen sollten im Erziehungsstil alle unnötigen Abhängigkeiten vermieden und unseren Kindern immer wieder die Chancen eingeräumt werden, eigene Erfahrungen zu sammeln. Bewußt oder unbewußt vermittelte oder selbst gefundene Verhaltensweisen sind für unsere Kinder erst dann verbindlich, wenn sie durch eigene Erfahrung bestätigt wurden. Wenn aber Angst und Spannung den Erziehungsstil in unseren Familien deformieren und ungenügender, unehrlicher oder überfordernder Affektaustausch die Kinder nicht oder falsch an Schwierigkeiten heranführt, entsteht eine Abhängigkeit von der

Bezugsperson, die dann wieder Angst und Unsicherheit auslöst. Es muß dann ein unwirklicher Bezug zur Umwelt entstehen.

Obwohl es also keine angeborene Sucht gibt, kann die Rekonstruktion einer Entwicklungsgeschichte bis zu den Großeltern und noch weiter zurück Aufschlüsse geben über die Stabilität des Gleichgewichts einer Familie. Reagierte der Großvater bereits auf Probleme mit einer Flucht in den Alkohol, wie wurde dadurch der Werdegang der Eltern geprägt, gab es in der Verwandschaft häufiger psychische Erkrankungen, war der Süchtige ein Wunschkind bzw. unerwünscht?

Die Beantwortung solcher Fragen fällt Hausärzten nicht schwer. Durch den kontinuierlichen Charakter der Tätigkeit haben wir einen wesentlichen Einfluß auf die Familien unseren Praxen und diese wiederum auf uns. Ob wir es wünschen oder nicht, wir werden in Interaktionen zwischen Familienmitgliedern einbezogen und werden zu einem Teil der Familie. Wer also sonst als der Hausarzt hätte eher die Möglichkeit, Fehlentwicklungen im sozialen Umfeld seiner Patienten zu registrieren – Fehlentwicklungen, die v. a. durch die prägende Vorbildfunktion der Ursprungsfamilie entstehen können?

Zur Kielholtz-Trias gehört auch die Droge selbst, ihre Griffnähe, Dosis und Dauer der Einnahme. Die individuelle Reaktion des Organismus auf den Alkohol z. B. sowie Phänomene der Gewöhnung spielen eine Rolle, damit Mißbrauch und körperliche sowie psychische Abhängigkeit entstehen können.

An dieser Stelle etwas über die angeblich „weiche" Droge Haschisch: Wie bei jeder Droge, auf die der menschliche Körper mit Toleranzentwicklung reagiert, gibt es auch für Haschisch eine bestimmte Schwellendosis, eine notwendige Applikationsfrequenz und -dauer. Doch selten werden diese bei unseren Gelegenheitskonsumenten überschritten. So ist die Suchtentwicklung bei Haschisch unerheblich. Dennoch ist der Gebrauch von Haschisch nicht harmlos: Die spezifische Wirkung des THC (Tetrahydrocannabinol) liegt in der Erzeugung eines Rauschzustands mit dem Gefühl der Entspannung, der von Alltagsproblemen ablenkt und als angenehme Apathie und Euphorie erlebt wird. Benutzen gerade heranwachsende junge Leute regelmäßig diese Substanz, so kann es zu einer Befindlichkeitsänderung kommen, die man als „primäres, pharmakogenes Amotivationssyndrom" beschreiben kann (Dornbush et al. 1976). Es entsteht keine eigentliche Drogenabhängigkeit – der Haschischkonsum kann ohne fremde Hilfe aufgegeben werden –, sondern die Bereitschaft, andere psychotrope Substanzen auszuprobieren. Das Problem und Risiko des Haschischkonsums liegt primär nicht im Abhängigkeitspotential des THC, sondern in den sekundären Auswirkungen der erlebten Reaktionen und in dem gelernten Verhalten, Drogen zu verwenden (Coper 1985).

Ganz ähnlich verhält es sich mit den Benzodiazepinen, deren Verordnungshäufigkeit seit 1982 leicht rückläufig ist. Sie haben ein deutliches Abhängigkeitspotential, doch sehen wir in der Praxis eher selten schwere Entzugssyndrome. Wichtig aber ist die Lähmung der Persönlichkeitsentfaltung (Salutogenese), die durch langfristige Einnahme von Benzodiazepinen entsteht.

**Krankheitsverlauf**

Die Entwicklung süchtigen Verhaltens kann wie jeder Kranheitsprozeß in definierten Stadien mit unterschiedlicher Geschwindigkeit über Jahre und Jahrzehnte verlaufen.

Am Anfang einer Fehlentwicklung steht die *„Broken-home-Situation"*, die nicht zu Vertrauen, zu Urvertrauen, sondern zu Mißtrauen des Jugendlichen führt. Dabei muß „broken home" nicht heißen, daß eine Familie durch Scheidung oder Tod zerfallen war, vielmehr können auch andere krankmachende Ursachen und Lebensereignisse Familienmitglieder und ihre Beziehungen zerbrochen haben. Menschen, die in einer solchen Atmosphäre aufgewachsen sind, leiden schnell an einem Mangelerleben in bezug auf ihren Selbstwert! Sie verfügen nicht über wirksame Abwehrstrategien zur Bewältigung von Schmerz, Angst, Wut, und auch mit dem 4. Grundgefühl der Freude und Liebe können sie schlecht zurechtkommen. So befinden sich solche Menschen oft schon anläßlich alltäglicher Streßsituationen in einem Zustand der Ohnmacht und der Hilflosigkeit. Hinzu kommt eine verbale Kommunikationsstörung bei ungenügend entwickelter Fähigkeit, Gefühle auszudrücken und Probleme mit Phantasie zu lösen. So entsteht eine andauernde Selbstwert- und Beziehungskrise und zumindest in der Spätpubertät eine Identitätsdiffusion, die den jungen Menschen heute in irgendwelche Gruppen hineintreibt, die ihm helfen sollen, sein Bedürfnis nach Selbstbestätigung von außen zu erfüllen. Geschieht das nicht, so kommt es zum Erleichterungstrinken und später zum heimlichen Trinken. Der Alkohol dämpft das Unbehagen und die unerträglichen Spannungszustände, und er vermittelt im Rausch ein grandioses Selbstbild. Soweit die *voralkoholische Phase*. Auf dem Wege der Toleranzentwicklung kommt es zu immer kürzeren „positiven Wirkungen" des Alkohols, bis die negativen Entzugssymptome überwiegen; es entsteht eine zunehmende Abhängigkeit. Die Unfähigkeit, mit dem Trinken wie andere aufzuhören, entwickelt Schuldgefühle. Irgendwann tritt der erste Kontrollverlust ein, und damit beginnt die *kritische Phase* der Alkoholkrankheit. Rationalisieren, Erklären, Entschuldigen wechselt ab mit Imponiergehabe, Rückfälle mit Perioden völliger Abstinenz. Das Denken und Handeln kreist immer nur um das eine Thema Alkohol, sämtliche anderen Interessen gehen verloren, mit ihnen die Freude. Äußerliche Sorgen entstehen durch Verlust des Arbeitsplatzes und durch Schulden, körperlicher Verfall beginnt durch Vernachlässigung der Ernährung. Der Patient merkt dies am morgendlichen Zittern, der Notwendigkeit des Morgentrunks und der Beeinträchtigung des Denkens. Es kommt zur Isolierung und zur Entsozialisierung. Der Alkoholkranke solidarisiert sich mit Menschen, die er eigentlich für unter seinem Niveau hält. Indem das Trinken den Charakter von Besessenheit annimmt, beginnt die *chronische Phase* in ihr Endstadium zu treten. Irgendwann brechen die Alkoholalibis und das Erklärungssystem zusammen. Es bleibt dem Alkoholkranken nichts übrig, als seine vollständige Niederlage im Teufelskreis zuzugeben:

Warum trinkst Du? Weil ich mich schäme.
Warum schämst Du Dich? Weil ich trinke.

**Diagnostik**

Nach den eingangs zitierten Prävalenzraten muß man in der Praxis damit rechnen, daß mindestens jeder 10. unserer Patienten Probleme mit dem Alkohol hat. Sie kommen und präsentieren uns irgendein Symptom, meist Schmerzsymptome. Ich werde dann sorgfältig die somatische Diagnostik durchführen, und außer einer Triglyceriderhöhung, einer leichten γGT-Erhöhung wird meistens kein nennenswerter Befund zu erheben sein. Oft genug kommt der Alkoholkranke in einem relativ frühen Stadium der Erkrankung zu einer Routineuntersuchung, und bei der Befundbesprechung führe ich dann das „erste γGT-Gespräch". Ohne nennenswert in den Patienten einzudringen – ehrliche Antworten würde ich jetzt sowieso nicht erhalten –, interpretiere ich den leicht pathologischen Befund und verabrede mit dem Patienten eine 3- bis 4wöchige Alkoholkarenz. In den meisten Fällen hat der Alkoholkranke diese zeitlich begrenzte Abstinenz schon versucht und ist bis zu einem gewissen Grade auch damit zurechtgekommen. Insofern ist er gern bereit, diesen Versuch zu wiederholen, um sich und mir zu beweisen, daß er ja kein Alkoholiker ist. Meine Leistung bezüglich dieses Vertrags wäre dann, ihn als Nichtalkoholiker anzuerkennen. Dies wird nicht ausgesprochen, vielmehr versuche ich, den Begriff

Ehrlichkeit ins Gespräch zu bringen und erwarte von ihm, daß er bei Nichteinhalten dieses Vertrags unverzüglich kommt, um mit mir die Situation, in der er getrunken hat, zu besprechen.

Dieses 2. Gespräch wäre dann unergiebig, weil meistens die Werte gebessert sind und damit das Ziel des Alkoholkranken erreicht wäre, wenn nicht vorher mit Hilfe meiner Mitarbeiter oder dadurch, daß die Angehörigen des Patienten, die ja meistens auch in meiner Behandlung sind, mir mehr Informationen hätten zukommen lassen, die das Bild abrunden.

Das *Partnergespräch* zeigt, wie der Alkoholiker in der kritischen Phase in der Familie immer unerträglicher wird. Hier versucht die Familie zunächst, interne Lösungen zu finden aus Angst vor der öffentlichen Stigmatisierung. Die Suche nach einer Lösung kann sich über Jahre hinziehen, wobei ganz erstaunliche Fertigkeiten zum Minimieren, zum Rationalisieren und zur Übernahme von Verantwortung von allen Familienmitgliedern erworben werden. Es entsteht dann sehr leicht über Jahre hinweg ein Gleichgewicht mit einem Sündenbock auf der einen Seite und den übrigen Familienmitgliedern auf der anderen, die ängstlich versuchen, nach außen ihre Hilflosigkeit, Wut und Scham zu verbergen. Mit dieser Alkohollüge wird in der Familie oft lange die Sucht des Patienten stabilisiert und alle Beteiligten geraten in eine Koabhängigkeit. Diese Koalkoholikerschaft verlängert so die Sucht des Betroffenen, bis meistens am Arbeitsplatz der vermehrte Alkoholkonsum, die verminderte Leistungsfähigkeit, das häufige Zuspätkommen oder Fehlen, die gehäuften Verletzungen oder Krankmeldungen nicht mehr ertragen werden und Anlaß zum Gespräch oder zum Rausschmiß darstellen. Die dann eintretende Arbeitslosigkeit und die vielfältigen Schwierigkeiten dürfen aber nicht verwechselt werden: Sie sind Wirkungen der Alkoholkrankheit und nicht Ursache für gelegentlich vermehrtes Trinken! Der Umgang mit den Drittinformationen muß sehr subtil sein, der Alkoholiker soll den Hausarzt nicht als Angreifer erleben.

Oft genug kann sich die Reihenfolge $\gamma$GT-Gespräch und informatives Partnergespräch auch umkehren.

Kommt der Alkoholiker nach verabredeter Zeit zur Befundkontrolle, zum „zweiten $\gamma$GT-Gespräch", kann ich jetzt in besserer Kenntnis seines sozialen Umfelds anders auf ihn eingehen. Ich werde noch einmal gründlicher und gezielter die Anamnese erheben, dabei kommen gehäuft folgende Symptome zutage: Inappetenz, Magen-Darm-Beschwerden, Leistungseinbuße, Durchschlafstörungen, quälende Träume, Schwitzen beim Erwachen, unklare Schwindelzustände, Schwäche in den Beinen, Taubheitsgefühl in den Extremitäten, Störung der

Partnerbeziehung und der Libido, Konzentrationsschwäche, Vergeßlichkeit, morgendlicher Tremor.

In Kenntnis dieser Zusammenhänge und des Elends, das sich dahinter verbirgt, muß mit einer gewissen Betroffenheit aller der nächste Schritt stattfinden und wenn möglich als *Familiengespräch:*

Die Eheleute und am besten auch die Kinder sollten zur Intervention kommen – zu einem Gespräch, in dem der Alkoholkranke sich seiner Situation und seiner Krankheit bewußt werden muß. Das kann nicht nur auf der verbalen Schiene ablaufen: es muß auch nonverbal dem Patienten deutlich werden, daß seine Familie nicht mehr bereit ist, weiter zu leiden. Ziel dieser Intervention muß es sein, den Beginn einer Veränderung herbeizuführen. Oft ist es ausreichend, den Patienten in eine Gruppe zu bekommen, dabei ist es nicht notwendig, daß er „entgiftet" dorthin geht. Auch ein „nasser" Alkoholiker ist in der Lage, in der Gruppe Erfahrungen zu machen. Oft genug muß diese Intervention zunächst zur stationären Einweisung führen.

Gelingt diese diagnostisch-therapeutische Strategie nicht so reibungslos, wie hier geschildert, so besteht ein weiterer Ausweg darin, den Partner des Patienten zu motivieren, eine Angehörigengruppe, etwa die „Alanon", zu besuchen. Die Anonymen Alkoholiker (AA) sind eine zwanglose, weltweite Gemeinschaft von Männern und Frauen aus allen Berufs- und Gesellschaftsschichten, die sich regelmäßig treffen, um nüchtern zu werden und ihre Nüchternheit zu erhalten. Die einzige Voraussetzung für die Zugehörigkeit zu dieser Gemeinschaft ist der Wunsch, mit dem Trinken aufzuhören. Durch das Erlebnis der Ehrlichkeit und der spürbaren Hoffnung in dieser Gruppe verändert sich der nichttrinkende Partner in kürzester Zeit so, daß der Alkoholkranke dies bemerkt und unsicher wird. Das vorher „verclinchte" Familiensystem fängt an einzubrechen. Offensichtlich verhält sich der Partner dann so, daß ein Sog entsteht, der irgendwann den Betroffenen mitreißt und ihn zum eigenen Gruppenbesuch veranlaßt. Der Patient muß begreifen, daß Alkoholismus eine Krankheit, und zwar eine sich chronifizierende, todbringende Erkrankung ist, und er muß begreifen, daß diese Erkrankung gestoppt werden kann. Ist auf diesem Weg die Motivation für die Gruppe erreicht und geht der Partner in die Gruppe, so ist der 1. Schritt der therapeutischen Bemühungen des Hausarztes abgeschlossen.

Der nächste Schritt ist die subtile *Erstellung eines Therapieplans,* der am ehesten in Kooperation zwischen Hausarzt und Beratungsstelle gelingt; immer ist die familiäre Gesamtsituation ausschlaggebend für die nächsten Schritte:

- Ist die Familie aufs äußerste strapaziert,
- ist die Situation durch den drohenden Arbeitsplatzverlust aufs äußerste angespannt,
- wechseln Weinen und Schimpfen im Interventionsgespräch einander ab und
- ist ein ruhiger Zugang zu den Fakten nicht möglich,

so wird eine stationäre Entgiftung sinnvoll sein mit dem Ziel, eine stationäre Entwöhnungstherapie gleich anzuschließen. Ist aber vielleicht durch einen längeren Gruppenbesuch die Familie gefaßt auf die sich verändernde Situation und ist lediglich der Alkoholkranke unter Spannung, weil die Reduzierung der Dosis Entzugserscheinungen machte, so pflegen wir nach einem Befindlichkeitsscore (Ratingscale nach Palestine 1973) zu entscheiden; dabei werden vegetative Symptome wie Übelkeit, Erbrechen, Appetitlosigkeit, Verlangen nach Alkohol, allgemeine Reizbarkeit, Halluzinationen, Verwirrtheitszustände, Ataxie, Agitiertheit, Desorientiertheit, Tremor, unverständliches Sprechen, Schwitzen, Herzklopfen, Benommenheit, Schlafstörungen, Angst, Durchfälle, Kopfschmerzen beurteilt, um eine Prädelir- und Delirgefahr auszuschließen. Gelegentlich ist es notwendig, eine medikamentöse Hilfestellung zu geben, dabei dürfen keine Präparate mit Suchtpotential verwendet werden, um ein Umsteigen von der „Pulle zur Pille" zu vermeiden (Abb. 3).

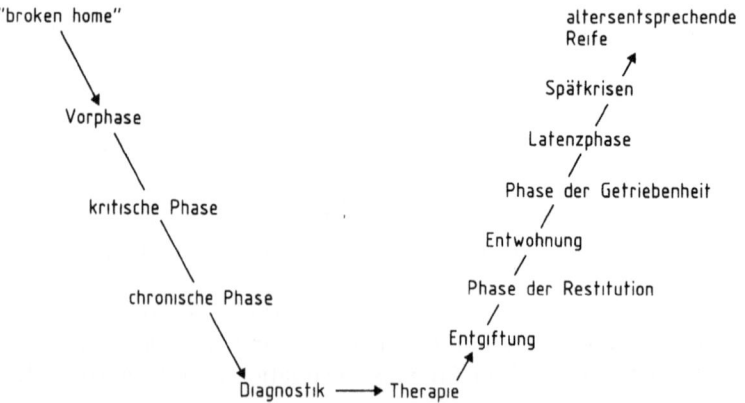

**Abb. 3.** Diagnostische und therapeutische Schritte

## Rehabilitation

Die *Entzugsphase* dauert etwa 2 Wochen, sie wird gefolgt von der *Phase der Restitution,* in der der Patient vornehmlich mit Hilfe der Gruppe lernt, seinen Krankheitsprozeß besser zu begreifen. Hier ist der Erfahrungsaustausch mit gleichartig Betroffenen von großer Wichtigkeit. Die Gefahr besteht darin, daß der Patient nach leicht durchgemachtem Entzugssyndrom sich überschätzt, in dieser Überschätzung die Krankheitseinsicht behindert ist und dadurch der Rückfall gebahnt wird. In dieser Restitutionsphase ist es notwendig, etwa vorhandene Organschäden zu behandeln, um möglicherweise der ersten wirklichen Krise in der *Phase der Getriebenheit* – etwa nach 10 Wochen – zuvorzukommen. Auch hier ist der regelmäßige Gruppenbesuch so hilfreich, weil die sehr sensible Gruppe dem Patienten klarmachen kann, was ihn erwartet. Hier wird sich auch entscheiden, ob der Therapieplan ohne eine stationäre Entwöhnung ausreichend war oder ob dann zu diesem Zeitpunkt – etwa nach einem Vierteljahr Abstinenz – der Entschluß zur stationären Therapie gefaßt werden sollte. Es folgt dann ab dem 2. Vierteljahr nach Abstinenzbeginn die *Latenzphase,* in der ebenfalls regelmäßiger Gruppenbesuch angezeigt ist zur Verstärkung der Motivation zur Abstinenz und zum besseren Umgang mit den eigenen Gefühlen. Wichtig ist für uns Hausärzte das Wissen um die *Spätkrisen,* die innerhalb von 2 Jahren eintreten und zu Rückfällen führen können.

Wir möchten um Verständnis werben für den *Rückfall.* Man sollte ihn nicht resignativ als Versagen der Therapie oder des Therapierten auffassen, sondern vielmehr als ein Hinweis für die Verbesserungsbedürftigkeit der Lebenssituation des Betroffenen. Man soll sie als neue Arbeitssituation werten! So wird dem Patienten erleichtert, nach dem Rückfall sich wieder dem Gespräch zu stellen. Unabdingbar wichtig dabei sind das Verständnis und die Hilfe des Partners beim Rückfall.

Die zunehmende Kapazität der Betten in angesehenen Fachkliniken erlaubt auch einen großzügigeren Umgang mit der stationären Einweisung. Hier ist darauf zu achten, daß möglichst nicht verwöhnende therapeutische Einrichtungen mit Langzeitprogrammen gewählt, sondern eher kurz- und mittelfristige Therapien bevorzugt werden (12 Wochen).

„Erkennen" und „Motivieren zur Veränderung" waren bisher 2 wichtige Aufgaben des Hausarztes in der Behandlung der Alkoholkrankheit. Die „jahrzehntelange Nachsorge" ist die 3. Aufgabe.

Ausgehend von der Kenntnis, daß eine Sucht nicht zu heilen ist, aber zu stoppen, wird der Suchtkranke sein Leben lang aufmerksamer seinen

Tag gestalten müssen, als der Durchschnittsmensch das tut. Er wird sich fragen müssen, ob er intensiv genug lebt, d. h. ob er seine Gefühle wahrnimmt, und ob er gelernt hat, mit Unbehagen als Ausdruck von Selbstwertkrisen umzugehen. Alkoholkranke suchen bei ihrem Arzt eine dauerhafte Beziehung und Verständnis, Solidarität und Zuversicht, einen Platz, wo sie sich nicht – auch nach einem Rückfall nicht – verbergen müssen, wo sie nicht eine Rolle spielen müssen, voll ohnmächtiger Wut und ohne Lebenssinn und -kraft. Hausärzte müssen lernen, die Alkoholkrankheit als einen dynamischen Krankheitsprozeß zu verstehen, wie ein Fieber, das in der Lage ist, anzuzeigen, daß die Persönlichkeitsentwicklung nicht abgeschlossen ist oder stagniert.

Die Alkoholkrankheit ist eine chronische Krankheit, die in Schüben verlaufen kann.

All dieses Bemühen setzt voraus, daß Hausärzte eine positive Einstellung dazu erwerben. Dies geschieht aufgrund stabilen Wissens und zunehmender Erfahrung und mit einer veränderten Einstellung unsererseits zu psychotropen Substanzen. Dies gilt für Nikotin, für Medikamente, dies gilt für den Alkohol (vgl. Abb. 1). Unsere eigene, auch in der Öffentlichkeit demonstrierte Einstellung zu diesen Alltagsdrogen wird es unseren Patienten erleichtern, sich uns vertrauensvoll zu öffnen.

**Literatur**

Coper H (1985) Biologie der Sucht. Zum Abhängigkeitspotential von Cannabis. Springer, Berlin Heidelberg New York Tokyo

Dilling H, Fichter MM, Kellnar S, Weyerer S (1986) Zur Epidemiologie des Alkoholismus. Med Welt 23:752–757

Dornbush RL, Freedman AM, Fink M (eds) (1976) Chronic cannabis use. Ann NY Acad Sci, p 282

Dreibholz J, Haehn KD, Hildebrandt GS, Kossow KD, Sturm E (1974) Häufigkeiten von Krankheitsbezeichnungen in 5 Allgemeinpraxen. Allgemeinmed Int 3:21–25

Kielholz P, Adams C (Hrsg) (1984) Vermeidbare Fehler in Diagnostik und Therapie der Depression. Deutscher Ärzteverlag, Köln Löwenich

Palestine MC (1973) Drug treatment of the alcohol withdrawal syndrome and delirium tremens. Quart J Stud Alc 34:185–193

## 3.9 Der unheilbar Kranke und der Sterbende – „Wahrheit am Krankenbett"

### Instrumentelle und kommunikative Arbeit

Medizin ist wissenschaftlich-systematische Auseinandersetzung mit Krankheit, Sterben und Tod. Unser hohes, mit der Arztrolle verbundenes Ansehen rührt auch aus dieser von der Gesellschaft an uns delegierten Konfrontation mit dem Tod. Dabei bleibt unbeachtet, daß uns die Medizin als Wissenschaft, wie sie bisher etabliert ist, für den Umgang mit Todkranken und Sterbenden kaum Hilfen zur Verfügung stellt. Der Tod ist in der Heilkunde nur Endpunkt von Krankheit, nicht Bezugspunkt in einem Verständnissystem. Das medizinische Verständnissystem beschäftigt sich bei Krebskranken allein mit pathologischen Gewebeprozessen und auf diese bezogene instrumentelle Interventionen wie Chemotherapie, Bestrahlung und Operation. Gefühle, die bei Kranken und ihren Ärzten auftreten, werden in der Medizin als Wissenschaft nicht nur nicht bedacht, sondern systematisch ausgeschaltet. Dieser wissenschaftlichen Reduktion entspricht die Ausbildung: Der Medizinstudent lernt den menschlichen Körper zuerst an der Leiche kennen. Unsere Patienten leiden jedoch auch unter Gefühlsreaktionen, unter Ängsten und Depressionen; wir selbst werden bei ungünstigem Krankheitsverlauf vermehrt mit der Begrenzung unserer therapeutischen Möglichkeiten und auch mit unserer eigenen Endlichkeit konfrontiert. Therapeutische Mißerfolge können uns verunsichern oder kränken, unerwünschte Nebenwirkungen der Therapie können bei uns Schuldgefühle auslösen, die Konfrontation mit dem Tod kann auch in uns Todesängste mobilisieren. Unsere Gefühlsreaktionen können uns behindern, offen und sensibel auf unsere Patienten einzugehen.

Als Ärzte haben wir neben instrumenteller Arbeit so immer auch „Gefühlsarbeit" bzw. „kommunikative Arbeit" zu leisten. Erst Medizinsoziologen (Strauss et al. 1980) haben diese Qualität unserer Arbeit ausdrücklich benannt; geleistet wird diese Arbeit von Ärzten schon immer; allerdings wurde bisher eine fachliche Kompetenz für kommunikative Arbeit beim Arzt meist unreflektiert vorausgesetzt, als würde sie ihm bei der Entscheidung zu seinem Beruf wie selbstverständlich zufallen. In der Ausbildung wird diese Kompetenz nicht vermittelt, sondern oft noch explizit als „ärztliche Kunst" aus dem Bereich des Lehr- und Lernbaren ausgegliedert. In einer biomechanischen Medizin ist eine solche Reduktion konsequent; in einer biopsychosozialen Medizin sind dagegen instrumentelle und kommunikative Arbeit

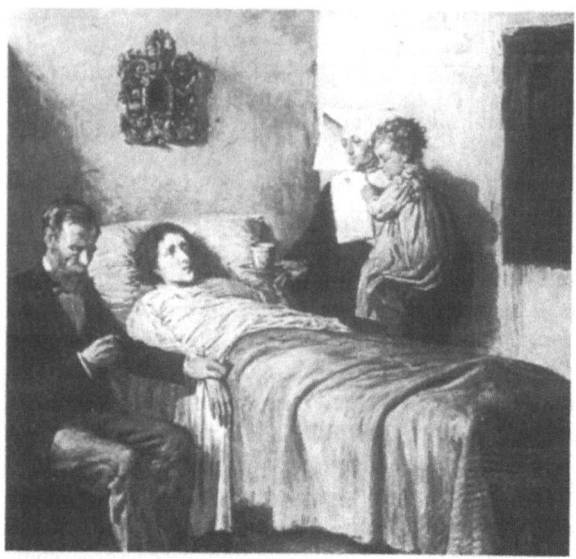

**Abb. 1.** Pablo Picasso: „Ciencia y Caridad" („Wissenschaft und Nächstenliebe"), 1897. (Museo Picasso, Barcelona; © VG Bild-Kunst, Bonn, 1990)

untrennbar miteinander verbunden, in der Diagnostik ebenso wie in kurativer und palliativer Therapie: Inzwischen ist durch empirische Untersuchungen auch überzeugend nachgewiesen, daß auch die Fähigkeit des Arztes zu kommunikativer Arbeit systematisch geschult und in das ärztliche Handeln integriert, d. h. professionalisiert werden kann.

Diese Problematik vermag das Bild „Nächstenliebe und Wissenschaft" (Abb. 1) des 16jährigen Picasso zu veranschaulichen:

Der Arzt sitzt rechts von der Sterbenden. Er ist von der Kranken abgewandt, fühlt den Puls, blickt auf sein Instrument. Der Arzt zählt – Kommunikation würde ihn beim Messen stören; sein Bemühen gilt der Objektivierung pathologischer Veränderungen. Links von der Sterbenden steht die Krankenschwester. Sie reicht der Patientin etwas zu trinken, sie sorgt für sie, ist an ihren subjektiven Bedürfnissen und so eher an ihrer Gesundheit orientiert. Das Kind auf ihrem Arm, zu dem die Kranke aufblickt, symbolisiert Mütterlichkeit und Emotionalität. Auch die Schwester übt in ihrer Ordenstracht eine Berufsrolle aus; diese Rolle erscheint jedoch noch nahe der Alltagsrolle der Mutter, weniger spezifisch, weniger professionalisiert als die Rolle des Arztes.

In unserem ärztlichen Alltag müssen wir meist diese beiden Rollen in unserer Person integrieren, instrumentelle und kommunikative Arbeit in unserem Handeln verbinden:

Eine 24jährige Patientin, die an Morbus Hodgkin im Terminalstadium leidet, klagt bei ihrer Ärztin über andauernde Müdigkeit und sagt in diesem Zusammenhang: „Ich möchte doch nicht immer schlafen." Die Ärztin steht nun vor der Aufgabe, diese Klagen und im Zusammenhang der Klagen auch den Satz „Ich möchte doch nicht immer schlafen" auf mehreren miteinander verflochteten Ebenen zu klären und entsprechende Hilfestellungen für die Kranke zu entwickeln.

1) Die Müdigkeit kann Folge des Fortschreitens des Krankheitsprozesses sein.
2) Die Müdigkeit kann Folge bzw. Nebenwirkung der Chemotherapie und damit des ärztlichen Tuns sein.
3) Die Müdigkeit der Patientin kann Ausdruck einer depressiven Reaktion im Rahmen ihrer Krankheitsverarbeitung sein.
4) Der Satz „Ich möchte doch nicht immer schlafen" kann auch die Todesangst der Patientin andeuten.

Während die Ärztin die Klagen der Patientin bedenkt, wird sie von den mitenthaltenen Anklagen emotional betroffen sein: Die Klage über die Müdigkeit kann auch die Anklage enthalten, daß sie den Krankheitsprozeß nicht aufzuhalten vermag und daß ihre Behandlung unangenehme Nebenwirkungen mit sich bringt.

Was benötigt nun die Patientin von ihrer Ärztin, was kann die Ärztin für sie tun?

Zunächst benötigt die Patientin in ihrer neuen Situation Orientierungshilfe. Sie benötigt v. a. Information zum Krankheitsverlauf, zur Therapie, zu deren Wirkungen und Nebenwirkungen. Die Ärztin wird versuchen, zunächst die Vorstellungen und Phantasien der Patientin zu erfahren und dann mit ihren Informationen – evtl. korrigierend – hieran anknüpfen. Sie stärkt so die Ich-Funktionen und die Autonomie der Patientin: Sie kann bei ihrer Behandlung mitdenken und evtl. mitentscheiden. Strukturierte Gefahren erzeugen weniger Angst als diffus phantasierte.

In einer solchen von Verständnis getragenen Beziehung wird sich die Ärztin von versteckten oder offenen Vorwürfen der Patientin nicht irritieren lassen. Diese Vorwürfe rühren v. a. aus der Enttäuschung darüber, daß sich die Krankheit nicht heilen läßt; sie gelten in der Regel nicht der Person der Ärzte. Für die Patientin ist es von zentraler Bedeutung, daß sie die Beziehung auch dann als tragfähig erleben kann, wenn sie vom Behandlungsverlauf enttäuscht ist und Kritik äußert. In einer solchen Situation sollten wir sorgfältig eigene Tendenzen beachten, den Kranken auszuweichen, etwa wenn sie Fragen an uns stellen; nach allen vorliegenden Untersuchungen nimmt diese Tendenz unsererseits mit Verschlechterung der Prognose der Patientin zu.

Die Patientin benötigt v. a. eine Unterstützung ihres krankheitsbedingt verminderten Selbstwertgefühls. Sie erlebt ihre abnehmende körperliche Leistungsfähigkeit als drohende Wertlosigkeit. Spricht die Ärztin hierüber mit ihr, so zeigt sie ihr schon, daß sie nicht abgeschrieben, aus der Gemeinschaft der Lebenden nicht ausgeschlossen ist. Eine Klärung der aktuellen Bedürfnisse und Wünsche der Patientin kann sich anschließen.

Oft entscheidet der Umgang mit alltäglichen Bedürfnissen darüber, ob die verbliebene Lebenszeit als lebenswert erlebt wird oder nicht. Die Beziehung zur Ärztin kann so dazu beitragen, die Bedrängnis zu vermindern, Hoffnung aufrechtzuerhalten und so evtl. auch eine Sinnfindung zu ermöglichen.

Die Ärztin wird auch Todesangst dadurch zu mindern vermögen, daß sie den entsprechenden Äußerungen nicht ausweicht, daß sie bereit ist, sich etwa die Suizidphantasien der Patientin anzuhören, und im einzelnen auf ihre Befürchtungen eingeht; diese Befürchtungen gelten ja meist nicht dem Tod, sondern betreffen die Art des Sterbens: die Furcht vor unerträglichen Schmerzen, vor dem Ersticken, vor dem Alleingelassenwerden.

Im Verlauf des Gesprächs informiert die Ärztin die Patientin ausführlich; gleichzeitig versucht sie geduldig, auf ihre depressiven Gefühle und die angedeuteten Ängste einzugehen. Die Patientin scheint die bereits längere Zeit bestehende Beziehung jetzt wieder aufs neue daraufhin zu prüfen, ob sie sich in ihr aufgehoben fühlen kann; danach kann sie ihre Verleugnung zurücknehmen. Jetzt äußert sie offen ihre Befürchtungen und spricht über ihre depressive Verstimmung. Die Ärztin kann jetzt auf diese Gefühle eingehen und die Kranke in ihrer Trauer unterstützen; dies ermöglicht wiederum der Kranken, sich konkreter im einzelnen mit ihrer Situation auseinanderzusetzen; jetzt geht es ihr darum zu klären, was sie noch selbst in ihrem Haushalt tun kann bzw. inwieweit sie auf die Hilfe anderer angewiesen ist. So wird es ihr möglich, einerseits den Bereich ihrer Autonomie neu zu bestimmen, andererseits Hilfe angemessen anzunehmen.

Die Gefühlsarbeit mit der Ärztin hat Trauer über den Verlust von Lebensspielraum ermöglicht. Jetzt erst wird die Patientin wieder fähig, sich auf die ihr verbliebenen Lebensmöglichkeiten einzustellen, ihren Alltag wieder zu gestalten und ihre Zeit zu strukturieren. So kann auch angemessene Hoffnung wieder aufkommen. Depressive Verstimmung dagegen war gleichbedeutend mit dem Verlust dieser Fähigkeiten und dem Verlust von Hoffnung. In salutogenetischer Perspektive könnte man erwarten, daß mit der Zunahme eigener Gestaltungs- und Strukturierungsmöglichkeiten das „Kohärenzerleben" der Patientin und damit ihre Widerstandsressourcen zunehmen werden.

**Die psychische Situation Krebskranker**

Krankheitsbedingte Veränderungen und Todesbedrohung beeinträchtigen Krebskranke und andere lebensgefährlich Erkrankte auf allen körperlichen, seelischen und sozialen Funktionsebenen (mod. nach Heim u. Willi 1986):

1) Körperliche Integrität und Wohlbefinden
   - Behinderung, Funktionseinbußen, Einschränkung von Befriedigungsmöglichkeiten,
   - Schmerzen und andere Beschwerden als Folge von Krankheit und/oder Therapie.
2) Emotionales Gleichgewicht
   - Angst als Folge der Lebensbedrohung,
   - Depression als Reaktion auf Verluste.

3) Selbstregulation
   a) Selbstkonzept:
      – Körperbild bzw. Körperschema,
      – Handeln: Autonomie, Struktur von Lebenssituation und Zeitablauf (und damit der Zukunft),
      – Beziehung: Wahrnehmung der eigenen Rolle in Familie und Beruf;
   b) Selbstgefühl: das Grundgefühl von Kohärenz (v. a. der Teilaspekt des sich ganzheitlich Erlebens);
   c) Selbstwertgefühl: körperliche Integrität und soziale Integration.
4) Soziale Beziehungen, soziale Rollen und Aufgaben
   – Familie,
   – Beruf und andere soziale Aufgaben,
   – neue soziale Abhängigkeiten (Ärzte und Krankenhaus).
5) Ich-Funktionen
   – Schutz- („Coping-") und Abwehrmechanismen.

In salutogenetischer Betrachtung wird der für Gesundheit entscheidende Erlebniszustand „Kohärenz" (Antonovsky 1987) massiv bedroht: das Gefühl von Ganzheit und Integrität durch die direkten Folgen körperlicher Krankheit und z. T. auch der Therapie, das Gefühl sozialen Integriertseins (direkt und indirekt über die Stigmatisierung Krebskranker) und das Gefühl der Voraussagbarkeit und/oder Beeinflußbarkeit der äußeren Entwicklung und Verhältnisse durch die Unvorhersehbarkeit des Krankheitsverlaufs.

**Zielvorstellungen für die Betreuung Krebskranker**

Zunächst formulieren wir das Ziel allgemein: Es gilt, auf jeder Stufe des Krankheitsverlaufs die Lebensqualität zu optimieren, d. h. den Kranken zu unterstützen, seine physiologischen und psychologischen Lebenskräfte so zu mobilisieren, daß er die verbliebene Lebenszeit entsprechend seiner Persönlichkeit und seinen Bedürfnissen maximal nutzen kann. Dies bedeutet, alles zu fördern, was den Alltag heute lebbar und lebenswert macht.

Im einzelnen wird das Vorgehen die genannten 5 Ebenen berüchsichtigen:

1) Die somatische Behandlung sollte neben dem Ziel der kausalen Therapie eine möglichst weitgehende Erhaltung bzw. Wiederherstellung aller *Körperfunktionen* und des *Wohlbefindens* anstreben. Hierzu gehören die sorgfältige Klärung von Bedürfnissen und die

Sicherstellung entsprechender Befriedigungsmöglichkeiten ebenso wie eine optimale Schmerzbehandlung (s. unter 3.10).
2) Die Störung des *emotionalen Gleichgewichts* erfordert eine stabile, auf Kontinuität angelegte Patient-Arzt-Beziehung, die ein *Grundgefühl von Sicherheit* vermittelt. Ein zugleich von Empathie und Fachkompetenz getragenes Verständnis kann im Rahmen dieser Beziehung Angst mindern, Depression auffangen oder in Trauerarbeit umwandeln.
3) Das *Selbstkonzept* wird durch optimale Therapie und Beziehungsangebote gestützt. Zufriedenheit mit dem eigenen Körperbild kann im Gespräch und durch korrigierende Hilfen (z. B. Perücke rechtzeitig bei Haarausfall nach Chemotherapie) verbessert werden; Partnerschaft mit dem Arzt und ausreichende Information unterstützen autonomes Handeln, Strukturierung der gegenwärtigen Lebenssituation und der Zukunft sowie die Aufrechterhaltung der Eigenverantwortung für die Beziehungen in die Familie und Beruf. Selbstgefühl und Selbstwertgefühl werden darüber hinaus durch jede Hilfestellung stabilisiert, die die aktiven Gestaltungsmöglichkeiten des Patienten in seiner schwierigen Situation fördert.
4) Wir sollten die Aufrechterhaltung bzw. Verbesserung der *sozialen Beziehungen* nach Kräften unterstützen. Vorübergehend kann uns hier die Rolle einer Stellvertretung zukommen. Neue Abhängigkeit, auch von Ärzten und dem medizinischen Versorgungssystem, sollte dagegen so gering wie möglich gehalten, entsprechenden regressiven Tendenzen des Patienten nicht unreflektiert nachgegeben werden.
5) Die oft extrem beanspruchten *Ich-Funktionen* der Patienten sollten immer so unterstützt werden, daß sie auf einem möglichst reifen, erwachsenen Niveau zu operieren vermögen. Dem Orientierungsbedürfnis der Kranken entspricht offene Information; sie fördert die Ich-Autonomie und damit die Integrität der Person. In Krisen kann dem Arzt die Funktion eines „Hilfs-Ich" zukommen: Er sorgt dafür, daß alle Entscheidungen so weit wie möglich am Realitätsprinzip orientiert bleiben. Ziel ist die Entwicklung eines festen Arbeitsbündnisses mit möglichst weitgehend informierten und selbständigen Patienten als Partnern in der Behandlung ihrer Erkrankung. Nur bei einer solchen Zusammenarbeit kann es dem Arzt gelingen, drohende gravierende Komplikationen rechtzeitig zu erkennen bzw. solchen Komplikationen vorzubeugen.

Die Zusammenarbeit mit dem Patienten in Klinik und Praxis, die sich an diesen Zielen orientiert, läßt sich auch mit dem Begriff *„Rehabilitation"* bezeichnen; wir interpretieren „Rehabilitation" sehr viel weiter, als es zur Zeit üblich ist - nicht als Wiederherstellung des Status quo ante oder wenigstens Wiederherstellung der Arbeitsfähigkeit. Diese Ziele wären bei vielen Kranken, erst recht bei unheilbar Kranken, sinnlos. Diese geläufige Interpretation des Begriffs Rehabilitation ist allerdings nicht nur Ausdruck sozialgesetzlicher Regelungen, sie spiegelt auch die Einstellung wider, die die Medizin vom Menschen hat – und die viele Menschen von sich selbst haben. Ihr Selbstwertgefühl und ihre Einstellung zu anderen, zur Familie – und umgekehrt der Familie zu ihnen – werden von der Vorstellung geprägt, daß ihr „Wert" v. a. Arbeitsfähigkeit und vollständige Gesundheit zum Inhalt hat. Für uns bedeutet „Rehabilitation", ein Maximum von Lebensqualität anzustreben, das von unseren Kranken noch erreicht werden kann. Das Heute muß für sie lebenswert bleiben oder wieder lebenswert werden.

In salutogenetischer Perspektive heißt „Rehabilitation", das Gefühl einer „Kohärenz" der Person (Antonovsky 1987) aufs neue herstellen; die Komponenten dieses Kohärenzgefühls müssen dabei dem Inhalt nach nicht denen eines früheren Zustands entsprechen. Die 3 Hauptkomponenten – Gefühl von Ganzheit und Integrität, Gefühl sozialen Integriertseins und Erleben der Voraussagbarkeit bzw. Beeinflußbarkeit der Entwicklung und der Umstände – beziehen sich jetzt auf eine veränderte innere und äußere Situation. Stellt sich dieses Kohärenzgefühl ausreichend ein, so können die Patienten sich wiederum leichter an ihre veränderte Situation *akkommodieren,* d. h. ihre Ansprüche und Erwartungen an die gegebenen Lebensmöglichkeiten anpassen, eine Neubewertung ihrer Lebensmöglichkeiten vornehmen.

Von Uexküll erwähnt ein Extrembeispiel: eine querschnittsgelähmte junge Frau im Endstadium einer multiplen Sklerose konnte nur noch ihre Zunge bewegen. Für sie bedeutete Rehabilitation als erreichbares Maximum ihrer Autonomie die Fähigkeit, mit der Zunge den Schalter des Fernsehgeräts bedienen zu können.

**Wahrheit am Krankenbett? – Offene Kommunikation**

Leo Tolstoi schildert in *Der Tod des Iwan Iljitsch* in einzigartiger Weise die Erfahrungen eines tödlich Erkrankten. Die Lektüre dieser Novelle sensibilisiert für die Nöte solcher Kranken – auch im Umgang mit ihren Ärzten:

> Die Hauptqual für Iwan Iljitsch war die Lüge – jene aus irgendeinem Grunde von allen anerkannte Lüge, daß er nur krank sei, nicht aber sterbe, und daß er sich nur ruhig halten und die Kur durchführen müsse, damit

wieder alles sehr gut werde. Er aber wußte: Sie konnten tun, was sie wollten, es würde doch nicht mehr herauskommen als noch qualvollere Leiden und der Tod. Und ihn quälte diese Lüge, es quälte ihn, daß man nicht eingestehen wollte, was alle wußten und was auch er wußte, und daß man ihn über seine entsetzliche Lage belügen und ihn zwingen wollte, an dieser Lüge teilzunehmen. Die Lüge, die sie an ihm am Vorabend seines Todes verübten, die Lüge, welche dieses schrecklich, feierliche Ereignis seines Todes auf das Niveau aller ihrer Besuche und Gardinen sowie des Störs zum Mittagessen herabdrücken sollte ... das war schrecklich, qualvoll für Iwan Iljitsch.

... diese Lüge rings um ihn und in ihm selbst vergiftete am meisten die letzten Lebenstage Iwan Iljitsch.

... daß er einen berühmten Arzt aufsuche. Er fuhr hin. Alles war, wie er erwartet hatte. Alles war so, wie es immer gemacht wird. Auch die Erwartung war dieselbe, die er bei sich im Gericht kannte, und das Beklopfen und Behorchen und die Fragen, die wohl im voraus bestimmte und darum unnötige Antworten verlangten, und die bedeutsame Miene, die zu verstehen gab: „Sie müssen sich nur uns überantworten, und wir werden es schon machen. – Wir wissen, und daran ist nicht zu zweifeln, wie alles gemacht werden muß, alles auf die eine Art bei jedem Menschen, bei wem sie wollen."

... es war alles genau wie beim Gericht. Dieselbe wichtige Miene, die er im Gericht den Angeklagten zeigte – hier wurde sie von dem berühmten Arzt ihm selber gezeigt. Der Arzt sagte: das und das weist darauf hin, daß in Ihrem Innern das und das vorhanden ist; wenn aber das nach den Untersuchungen von dem und dem sich nicht bestätigt, dann wird man bei Ihnen das und das annehmen. Wenn man aber das und das annimmt, dann ...

Für Iwan Iljitsch war nur die eine Frage wichtig: ob sein Zustand gefährlich sei oder nicht. Der Arzt ignorierte diese unangebrachte Frage. Vom Standpunkt des Arztes war es eine müßige Frage, die nicht zur Erörterung stand. Für ihn gab es nur das Abwägen der Wahrscheinlichkeit, ob es eine Wanderniere, ein chronischer Darmkatarrh oder eine Erkrankung des Blinddarms war. Für ihn gab es keine Frage nach dem Leben des Iwan Iljitsch, sondern es gab nur einen Streit zwischen der Wanderniere und dem Blinddarm. Und diesen Streit entschied der Doktor vor den Augen Iwan Iljitsch aufs glänzendste zugunsten des Blinddarms, unter dem Vorbehalt, daß die Harnuntersuchung neue Indizien geben könne und das Urteil revidiert werden müsse. Ebenso glänzend machte der Arzt sein Resümee und sah triumphierend, sogar fröhlich über die Brille hinweg den Angeklagten an. Aus dem Resümee des Doktors folgerte Iwan Iljitsch, daß es um ihn schlecht stehe, das dies aber ihm, dem Doktor, und vielleicht auch allen anderen gleichgültig sei, er aber leiden müsse. Und diese Schlußfolgerung traf Iwan Iljitsch schmerzlich, indem sie in ihm das Gefühl des großen Mitleids mit sich selbst und der großen Wut gegen diesen Doktor, dem eine so wichtige Frage gleichgültig war, erregte.

Er sagte aber nichts, sondern stand auf, legte das Geld auf den Tisch und sagte mit einem Seufzer: Wir Kranke richten wohl oft unangebrachte Fragen an sie ... überhaupt ist es eine gefährliche Krankheit, oder nicht? ... „Der Arzt sah ihn streng mit einem Auge über die Brille hinweg an, als wolle er

gleichsam sagen: „Angeklagter, wenn Sie sich nicht in den Grenzen der an Sie gerichteten Fragen halten wollen, werde ich gezwungen sein, anzuordnen, daß man Sie aus dem Sitzungssaal entfernt."
„Ich habe Ihnen bereits gesagt, was ich zu sagen für notwendig und passend hielt", sagte der Doktor. „Das Weitere wird die Untersuchung ergeben", und der Doktor verbeugte sich.

Wir gehen nun zunächst auf Fragen der Kommunikation mit dem Patienten, insbesondere auf die Frage der sog. „Diagnosemitteilung" ein, danach auf Probleme der längerfristigen Betreuung und psychotherapeutischen Unterstützung unheilbar Kranker.

Im Verlauf der letzten 20 Jahre hat sich die Einstellung in der Ärzteschaft gegenüber der sog. „Diagnosemitteilung" erheblich gewandelt: Die Bereitschaft, unheilbar Kranke, auch Krebskranke offen zu informieren, hat stark zugenommen. Allerdings lehnen viele ein solches Vorgehen noch weiter ab; sie argumentieren v. a. mit einer möglichen Gefährdung des Patienten: „Den Tod verkünden, heißt den Tod geben", wie es Hufeland (Schadewaldt 1969) apodiktisch formulierte. Diese kontroverse Diskussion hat ihre Voraussetzung in der Annahme, Krebskranke seien unfähig, ihre Situation selbst zu interpretieren. Alle empirischen Untersuchungen widersprechen jedoch der Gültigkeit dieser Annahme. Alle Patienten bringen nämlich bereits ein Vorwissen um die mögliche Lebensbedrohlichkeit ihrer Erkrankung mit, wenn sie zum Arzt kommen; auch ohne „Aufklärung" durch den Arzt bringen mindestens 90% aller Malignompatienten ihre Diagnose im Verlauf der Erkrankung in Erfahrung.

Eine 53jährige, äußerlich undifferenziert wirkende Geschirrspülerin beklagt sich im Erstgespräch darüber, daß sie von den Ärzten auswärtiger Krankenhäuser mit ihren Fragen nach dem Wesen der vorliegenden Erkrankung nur abgewiesen worden sei. Ich spreche sie darauf an, daß ihr doch sicher selbst viele Gedanken durch den Kopf gegangen seien. Darauf meint die Patientin: „Wissen Sie, ich bin halt immer blutärmer geworden. Da ich nach außen kein Blut verloren habe, habe ich mir gedacht, das kann nur innerlich von einer Art Krebs aufgefressen werden." Die Mitteilung der Diagnose einer akuten Leukämie kann bei dieser Patientin ohne weiteres an ihr eigenes Vorwissen anknüpfen.

Die Frage „Aufklären oder nicht?" ist also falsch gestellt. Die Frage muß vielmehr die Gegenseitigkeit zwischen Arzt und Patient berücksichtigen und deshalb lauten: „Soll der Arzt offen mit dem Krebskranken kommunizieren?"

Liebe Kolleginnen und Kollegen! Aus vielen Diskussionen wissen wir, daß Sie sich in ihrer täglichen Praxis gegenüber dieser Frage im einzelnen sehr unterschiedlich verhalten. Erlauben Sie uns dennoch, daß wir Ihnen unsere aus langjähriger Erfahrung im Umgang mit unheilbar Kranken gewonnenen Argumente vortragen.

Die Patienten orientieren sich in ihrer veränderten Lebenssituation am gesamten Verhalten ihrer Bezugsperson, nicht nur an deren verbalen Mitteilungen; sie sind gegenüber allen Äußerungen, willkürlich gesteuerten und unwillkürlichen, in höchstem Maße sensibilisiert. Sie spüren, wenn ihre Angehörigen oder wenn wir Ärzte ihnen genüber nicht offen sind, bestimmte Themen vermeiden, ihnen ganz ausweichen oder auch ungerechtfertige Hoffnungen machen; sie bemerken, wenn wir in unterschiedlicher Gesprächstechnik vermeiden, auf ihre Fragen einzugehen, einen Schritt zurücktreten oder vom Bett wegrücken. Je mehr wir offene Kommunikation meiden, desto stärker fühlen sie sich verunsichert und beachten bzw. „überinterpretieren" indirekte Zeichen. Gleichzeitig wird es auch für uns Ärzte schwieriger, den Umgang des Patienten mit seiner Erkrankung zu beurteilen: Der Kranke wird seinerseits Mitteilungen zurückhalten, da er auf unsere Schutz- und Abwehrhaltungen Rücksicht nimmt.

Ein 42jähriger Patient mit Kolonkarzinom weiß sehr genau um seinen Zustand. Er hat 2 Jahre vorher seinen Vater durch dieselbe Erkrankung, mit derselben Symptomatik, und etwa zur gleichen Zeit seinen Bruder unter denselben Umständen verloren. Ärzten gegenüber äußert er niemals auch nur die leichtesten Beschwerden, gegenüber den Schwestern auf der Krankenstation klagt er über heftigste Leibschmerzen, das Hausmädchen fragt er: „Gell, ich habe Krebs?" Es ist klar, daß der Patient die Mitteilung des Hausmädchens wieder leichter aus seinem Bewußtsein entfernen könnte als eine etwaige Bestätigung durch den Arzt. Angemerkt sei, daß derselbe Patient, der sich den Ärzten gegenüber gesund darstellt, in hochdramatischer Weise vom Weltuntergang träumt und sich zunächst mit seinen angstvollen Phantasien allein herumschlagen muß, da die Ärzte dieser Station offene Kommunikation ausdrücklich ablehnen.

Entscheidet sich der Arzt für *offene Kommunikation,* so wird er sich im Dialog mit dem Kranken erst einmal darum bemühen, dessen individuelle Wirklichkeit kennenzulernen; er wird Zugang zum Vorwissen des Patienten, zu seinen Ängsten, seinen Phantasien über die Erkrankung, seinen psychischen Schutzmöglichkeiten (Coping- und Abwehrmechanismen) suchen und die vorhandenen sozialen Unterstützungsmöglichkeiten eruieren. Erst wenn er die subjektive Bedeutung der Erkrankung und ihrer Folgen kennt, wird er mit seinen Informationen hieran anknüpfen. Zuerst sollte also immer der Patient zu Wort kommen, seine Gedanken und Phantasien äußern können, der Arzt sollte erst einmal zuhören; so wird eine Mitteilung der Diagnose gleichsam „ex cathedra" von vornherein ausgeschlossen. Wir vermeiden so die von Hufeland (Schadewaldt 1969) angesprochene Gefahr; sie besteht allenfalls bei einem falschen Vorgehen, einer forcierten, aktivistischen, autoritären „Aufklärung". Bietet der Arzt *im Dialog* seine Information an, so wird er sich immer wieder rückversichern, wie der Patient diese Information aufnimmt, was und wie er verstanden hat und was er in seiner Phantasie daraus macht; nur so können die bekannten, z. T. grotesken Mißverständnisse und Mängel bei der Informationsaufnahme und -verarbeitung vermieden werden, wie sie bei traditionellem Vorgehen immer wieder vorkommen.

Voraussetzung für eine solche offene Kommunikation ist freilich die Möglichkeit, mit dem Patienten über längere Zeit in Kontakt zu bleiben. Der primärversorgende Arzt ist auch aus dieser Sicht der geeignetste Partner für die längerfristige Betreuung. Dabei bewährt es sich, dem Patienten bereits bei der Erstuntersuchung zu sagen, daß er über alle etwaigen Befunde informiert werden wird, bzw. ihn zu fragen, ob er mit einem solchen Vorgehen einverstanden sei. Ein solches Vorgehen empfiehlt sich natürlich bei allen Kranken. Erst im Falle der Diagnose einer malignen Erkrankung mit der Kommunikation zu beginnen, ist sehr viel schwieriger:

„Als der Professor sich zu mir aufs Bett setzte, wußte ich, ich muß sterben" – meint ein Kranker in einer solchen Situation, die offenbar durch eine deutliche Veränderung im Verhalten seines Arztes gekennzeichnet ist.

Informiert der Arzt seine Kranken nicht selbst, hilft er ihnen nicht bei der Orientierung, so wird die Zusammenarbeit schwieriger: Die Patienten informieren sich aus anderen Quellen, deren Qualität meist nicht dem heutigen Wissensstand entspricht; umgekehrt kann der Arzt den Wissensstand seiner Patienten ohne offene Kommunikation nicht einschätzen; für ihn wird es schwieriger, die Klagen der Kranken zu beurteilen und rational zu behandeln; ihm geht die Chance verloren, seine Patienten im Gesamtzusammenhang der Therapie auch emotional gezielt zu unterstützen.

Die Patienten selbst wünschen in ihrer überwiegenden Mehrzahl offene Kommunikation. Nur etwa 5% lehnen ein solches Vorgehen ab. Diesen Kranken werden wir unser Wissen nicht aufdrängen, wir sollten sie jedoch besonders sorgfältig begleiten, weil es sich meist um besonders einsame Patienten handelt, die das Verhältnis von zugelassenem Wissen und verleugnender Abwehr selbst regulieren wollen.

Offene Kommunikation entlastet die Patienten, ihre Familienangehörigen und auch uns Ärzte. Die Beziehungen werden entspannter.

Information vermindert Angst, da die Befürchtungen des Patienten in eine Beziehung zur Realität gebracht werden. Die offene Beziehung schafft Vertrauen, gibt Halt, vermindert Unsicherheit; im Dialog kann der Patient seine Erkrankung aus der Distanz der ärztlichen Überlegungen mitbeurteilen; seine Abhängigkeit wird vermindert, seine Autonomie vergrößert. Der intensive Umgang mit dem Arzt stärkt das Selbstwerterleben des Kranken, der sich trotz seiner Erkrankung ernstgenommen und als für die eigene Zukunft verantwortlich anerkannt fühlt. Dies kann auch wesentlich zur Prophylaxe von schweren Depressionszuständen und von Suizidtendenzen beitragen.

Schädliche Auswirkungen einer offenen Kommunikation haben wir nicht erlebt, sie sind auch in der Literatur nicht beschrieben. Stärkere emotionale Reaktionen auf die Information sind allerdings zu erwarten und verständlich. Insbesondere depressive Reaktionen gehören zur Verarbeitung von Krankheit und Bedrohung; das Ausbleiben solcher Reaktionen in einer bedrohlichen Lebenssituation wäre auffallend.

Auch informierte Patienten können nicht ständig im Bewußtsein der tödlichen Bedrohung leben; auch sie werden diese Bedrohung immer wieder verleugnen. Für den Arzt ist es wichtig, das Auftreten solcher „Wiederverleugnung" (Meerwein 1981) zu bewerten: er hat zu klären, inwieweit dieser Vorgang einen sinnvollen Schutz, ja die Bedingung der Möglichkeit einer kreativen Gestaltung der verbleibenden Zeit darstellt oder inwieweit diese Abwehrform den Patienten zusätzlich schädigen könnte – etwa wenn er lebenswichtige Therapiemaßnahmen unterbricht. Wird die Funktion der Wiederverleugnung als schützende Illusion erkannt, so verbietet sich forciertes Konfrontieren von selbst, im Falle schädlicher Auswirkungen muß die Indikation zur Konfrontation sorgfältig abgewogen werden; die Aufrechterhaltung der Beziehung über den gesamten Krankheitsverlauf hat jedoch immer Vorrang gegenüber forcierter Informationsvermittlung.

### Bedenken gegen eine offene Kommunikation

Gegen eine offene Kommunikation werden häufig 2 Einwände vorgebracht: Dieses Vorgehen würde 1) dem Patienten die Hoffnung nehmen und 2) die Suizidgefahr vergrößern.

Hoffnung wird bei dieser Argumentation nur als Hoffnung auf Besserung, auf Lebensverlängerung verstanden. Hoffnung aufrechterhalten bedeutet dann, die auf die therapeutischen Maßnahmen gerichteten Erwartungen bis zuletzt zu unterstützen, auch wenn sie unrealistisch sind. Hoffnung bezieht sich dann ausschließlich auf die

Möglichkeit, trotz aller Bedrohung zu überleben. So wichtig dieser Aspekt von Hoffnung ist, die Hoffnung des Kranken bezieht sich nicht ausschließlich hierauf; für ihn sind entscheidend: die Integrität seiner Person, das Erleben des eigenen Werts, das Einbezogensein in die Gemeinschaft. Das Erleben von Wertlosigkeit und Alleingelassenwerden führt zu Verzweiflung, der Antithese von Hoffnung. Kranke fürchten den sozialen Tod mehr als den physischen. Unser ärztliches Kommunikationsangebot ist aus dieser Sicht dialektisch: Wir versuchen einerseits, den Kranken in der Gemeinschaft der Lebenden zu halten, und andererseits – im Falle eines ungünstigen Verlaufs – ihm beim Verlassen dieser Gemeinschaft zu helfen, ihm diesen Schritt zu erleichtern. Diese Dialektik bestimmt auch die Abwägung zwischen kurativen und palliativen therapeutischen Maßnahmen mit.

Während die Hoffnung auf das Überleben mit fortschreitendem Krankheitsverlauf notwendigerweise abnimmt, kann Hoffnung, die sich auf den eigenen Wert bezieht, zunehmen: Es kann dem Kranken gelingen, in der verbliebenen Zeit Wertvolles zu gestalten, unerledigte Angelegenheiten zu regeln, neue Werte – auch in der Einstellung zu seiner Situation und seinen Bezugspersonen – zu verwirklichen. Einzelnen Kranken gelingt es, trotz allem Schmerz und Leid in eindrucksvoller Weise im Verlauf der Krankheit noch zu reifen, trotz des Verlusts von Funktionen und Rollen im Leben als Person noch authentischer zu werden.

*Suizidhandlungen* finden sich bei Krebskranken nicht vermehrt. Eine Suizidhandlung als Folge einer Diagnosemitteilung scheint extrem selten zu sein, wir haben Suizide nur bei nichtaufgeklärten Patienten erlebt. Krebskranke, die Suizidversuche unternehmen, handeln zumeist aufgrund tiefgehender Verzweiflung. Bei den Motiven dominieren v. a. Einsamkeit, Verlassenheit und die besondere Verletzlichkeit dieser Kranken als Folge ihrer Erkrankung. Für die Prophylaxe ist es wichtig, auch auf angedeutete Klagen über solche Verletzungen zu achten, auf Hinweise über Isoliertheit, Wertlosigkeit, Hilflosigkeit, Erschöpfung und Angst. *Suizidphantasien* haben Krebskranke, insbesondere in fortgeschrittenem Krankheitsstadium, dagegen häufig. Sie berichten solche Phantasien allerdings nur dann, wenn sie ihre Beziehung zum Arzt als tragfähig erleben. Nur bei offener Kommunikation ist das Suizidrisiko rational einschätzbar. Erscheint es erhöht, so empfiehlt es sich, in besonderem Maße Verständnis für die Verletzlichkeit zu zeigen sowie Autonomie und Selbstwertgefühl zu unterstützen.

*Euthanasiewünsche* sind immer Notsignale verzweifelter Patienten, die unter unbefriedigenden Beziehungen und/oder mangelhafter Versorgung leiden. Erfahrungen auf psychosomatisch geführten Schwerkrankenstationen und auf Palliativeinheiten zeigen, daß das Bemühen um eine Verbesserung der Beziehungen und eine Optimierung der Pflege solchen Kranken entscheidend zu helfen vermag: Werden die Euthanasiewünsche in diesem Sinne ernst genommen, so brauchen sie nicht erfüllt zu werden.

Häufig wird auch mit den Wünschen von Angehörigen gegen eine offene Kommunikation argumentiert. Der Wunsch von Angehörigen, Kranken die Diagnose zu verschweigen, stellt für uns keine Kontraindikation für ein solches Vorgehen dar. Derartige Einsprüche entstehen vielfach aus eigener Unsicherheit der Angehörigen, aus Schuldgefühlen oder aus dem Wunsch, länger schwelende Konflikte auch weiterhin nicht auszutragen. Wir versuchen vielmehr umgekehrt, mit dem Patienten die Einbeziehung der Angehörigen in das Gespräch über die Krankheit zu klären. So bleibt der Patient auch für die Entwicklung seiner künftigen Stellung in der Familie verantwortlich. Werden – wie das nicht selten geschieht – zunächst die Angehörigen informiert, so nimmt man gewissermaßen eine Entmündigung des Patienten vorweg. Zudem überschätzt man dabei meist die Belastbarkeit der Angehörigen. Die Begleitung eines Sterbenden sollte die Unterstützung seiner Angehörigen einschließen. Auch sie benötigen oft Hilfe, während der Krankheit der Patienten und v. a. nach deren Tod. Hierbei wird der Vorteil einer Betreuung durch den Hausarzt besonders deutlich (Weisner u. Vagn-Hansen 1986).

**Längerfristige Betreuung**

Übernimmt der Arzt längerfristig die Betreuung eines unheilbar Kranken, so wird er sich zunächst über dessen psychosoziale Situation orientieren. Im Anamnesegespräch wird er eruieren, wie der Patient zur Zeit sein psychisches Gleichgewicht aufrechterhält und wie er früher in belastenden Lebenssituationen reagiert hat. Sorgfältig befragt, kann der Patient die für ihn wichtigsten Bewältigungsmechanismen schildern, der Arzt wird im Gespräch und über die Beobachtung der Interaktion Hinweise auf unbewußte Abwehrmechanismen erhalten. Wichtig bei dieser Beurteilung ist es, sich auch über die soziale Situation, die Unterstützungsmöglichkeiten und die wirtschaftlichen Verhältnisse zu orientieren. Schließlich sollten wir die für den Patienten subjektiv bedeutsamsten Aspekte der Lebensqualität oder – negativ – seine speziellen Befürchtungen hinsichtlich der künftigen Einschränkungen der Lebensqualität durch die Erkrankung kennenlernen.

Psychische Reaktionen auf die Erkrankung lassen sich in ihrem zeitlichen Verlauf bis zu einem gewissen Grade typisieren. Am bekanntesten sind die von Kübler-Ross (1971) zunächst für Krebskranke beschriebenen Reaktionsformen geworden; sie können, müssen jedoch keineswegs in einer strengen zeitlichen Ordnung aufeinander folgen, wie dies Kübler-Ross als „Phasen des Sterbens" beschrieben hat:

## Schock und Verleugnung

Dies sind die wichtigsten Reaktionen unmittelbar nach der Konfrontation mit der bedrohlichen Erkrankung. Es geht um den Versuch, Unruhe und Angst zu mindern, um den Versuch, die Bedrohung zu verleugnen, sie vom Bewußtsein fernzuhalten, die Augen vor ihr zu verschließen. Ärztliche Aufgabe in dieser Phase ist es, dem Patienten bei der Orientierung in der neuen Realität zu helfen und pathologische Verleugnungsvorgänge abzubauen, die die Mitarbeit des Patienten bei der Behandlung seiner Krankheit behindern könnten.

## Zorn und Wut

Im Zentrum des Erlebens steht die Frage: „Warum gerade ich?" Der Patient ist von Gott und der Welt enttäuscht, innerlich wütend gegen seine Bezugspersonen, häufig entsteht ein Zustand „feindseliger Abhängigkeit"; Vorwürfe sind häufig nur in abgewehrter, verdeckter Form erkennbar, ihre Kontrolle kostet viel psychische Energie; der Patient kann sich aber auch weitgehend aus der Kommunikation mit dem Arzt zurückziehen. Dieser Rückzug kann so weitgehend sein, daß er fälschlicherweise auf somatische Veränderungen, wie z. B. Hirnmetastasen, zurückgeführt wird. Das geduldige und verständnisvolle Angebot zu weiterer Kommunikation – auch dann, wenn der Patient mit seinem Schicksal, den heutigen medizinischen Möglichkeiten und seinem Arzt hadert – vermag das Verhalten dieser Kranken oft in erstaunlichem Ausmaß und in kurzer Zeit zu verändern.

## Depression

Die zentrale Frage lautet: „Was bin ich jetzt als Kranker noch wert?" Die Funktionseinbußen, die Entstellung des Körpers, der Verlust von Befriedigungsmöglichkeiten und die Veränderung der Rolle in der Familie beeinträchtigen das Selbstwerterleben. In der Kommunikation mit dem Arzt soll der Patient spüren können, daß seine depressive Reaktion in dieser Phase als Reaktion auf die Krankheit verstanden und akzeptiert wird. Die depressive Reaktion kann auch durch die Einschränkung der Befriedigungsmöglichkeiten mitbedingt oder verstärkt werden. Der Arzt sollte deshalb zusammen mit der Familie immer wieder überlegen, welche Lebensmöglichkeiten dem Patienten aktuell erhalten oder wieder zugänglich gemacht werden könnten. Auf dieses Ziel sind alle Bemühungen um Rehabilitation zu konzentrieren, nicht auf eine illusionäre spätere Restitutio ad integrum.

*„Feilschen oder Handeln"*

Der Patient hat jetzt im Prinzip die Unheilbarkeit seiner Erkrankung anerkannt, er versucht jedoch noch, Aufschub zu erreichen. Das Thema heißt: „Noch nicht jetzt." Dieses Feilschen ist Teil des Trauerprozesses. Das mit dem Feilschen oft verbundene große Informationsbedürfnis des Patienten, sein ständiges Fragen nach neuen Behandlungsmethoden usw., kann für den Arzt lästig werden. Dieses Bemühen um Orientierung, diese Versuche des Patienten, die Behandlung selbst zu kontrollieren, sollten im Rahmen der Förderung der Autonomie unterstützt werden, so z. B. die Tendenz vieler Leukämiekranker, genau Buch über ihre Blutwerte zu führen.

*„Akzeptation und Sterben"*

Dies ist nach Kübler-Ross die letzte Verhaltensmöglichkeit. In unserer Erfahrung wird der Tod allerdings nur selten in vollem, bewußtem Einverständnis akzeptiert; viel häufiger beobachtet man ein stilles, mehr oder weniger resignierendes Nachgeben. Akzeptieren heißt eigentlich, sich an die verbliebenen Lebensmöglichkeiten akkommodieren können; dies gelingt leichter bei einer stabilen Regulation des Selbstsystems und guten inneren und äußeren Objektbeziehungen, d. h. wenn ein Patient sich mit sich selbst zufrieden und mit seinen Bezugspersonen im Einklang fühlt. Auch wenn die Möglichkeiten verbaler Kommunikation abnehmen, kann der Arzt noch viel für seinen Patienten tun; so kann er versuchen, die jeweils aktuellen Beschwerden zu mindern, mit dem Kranken sorgfältig den Gebrauch von Analgetika und Sedativa zu besprechen und darauf zu achten, daß die Befriedigung menschlicher Grundbedürfnisse in angemessener Form sichergestellt ist.

## Palliative Therapie und Sterbebegleitung durch den Hausarzt

Sind alle kurativen Maßnahmen ausgeschöpft und die notwendigen Voraussetzungen gegeben – Bereitschaft der Familienangehörigen und Zusammenarbeit mit Gemeindeschwester oder Sozialstation –, so kann der primärversorgende Arzt palliative Maßnahmen zuhause durchführen und es so seinem Kranken ermöglichen, zu Hause Abschied zu nehmen und zu sterben. Weisner u. Vagn-Hansen (1986) haben für eine deutsche und eine dänische Praxis gezeigt, daß dies ohne Überlastung des Arztes möglich ist. Abschiednehmen und Sterben verlaufen in der häuslichen Umgebung meist zugleich intensiver und friedlicher als in der „medikalisierten Umwelt" des Krankenhauses – soweit dort nicht hierfür besonders geplante Einheiten wie Palliativstationen zur Verfügung stehen.

Zuhause ist es eher möglich, „einen eigenen Tod zu sterben", im Krankenhaus stirbt man eher „den Tod, der zu der Krankheit gehört, die man hat", „einen von den an der Anstalt angestellten Toden", wie Rainer Maria Rilke 1909 in *Die Aufzeichnungen des Malte Laurids Brigge* schreibt. Dabei stellt er die Frage: „Wer gibt heute noch etwas für einen ausgearbeiteten Tod?"

In der vertrauten Umgebung kann die Konfrontation mit dieser „Grenzsituation" (Jaspers 1953) unseres Daseins eher zugelassen werden als in der medizinischen Institution, die so überwiegend auf kuratives Handeln eingerichtet ist.

Grenzsituationen „wandeln sich nicht, sondern nur in ihrer Erscheinung; sie sind auf unser Dasein bezogen endgültig. Sie sind nicht überschaubar, in unserem Dasein sehen wir hinter ihnen nichts anderes mehr. Sie sind wie eine Wand, an die wir stoßen, an der wir scheitern. Sie sind durch uns nicht zu verändern, sondern nur zur Klarheit zu bringen" (Jaspers 1956). In der medizinischen Institution wird diese Situation schon durch den Aufwand instrumenteller Arbeit und v. a. durch das Mißverhältnis zwischen instrumenteller und emotionaler Arbeit meist weitgehend „verschleiert". Existenzphilosophen wie Jaspers oder Camus sahen in Grenzsituationen dagegen eine, wenn nicht *die* Chance des Menschen, zum Wesen seiner Existenz vorzudringen, sich zu verwirklichen, den Sinn seines jeweiligen Lebens zu finden. „Auf Grenzsituationen aber reagieren wir entweder durch Verschleierung oder, wenn wir sie wirklich erfassen, durch Verzweiflung und durch Wiederherstellung: wir werden wir selbst in einer Verwandlung unseres Seinbewußtseins" (Jaspers 1953). Konfrontiert mit der Grenze, kann die durch die Übernahme von Rollen bedingte Verzerrung der Person wegfallen und eine neue Authentizität beim Sterbenden selbst,

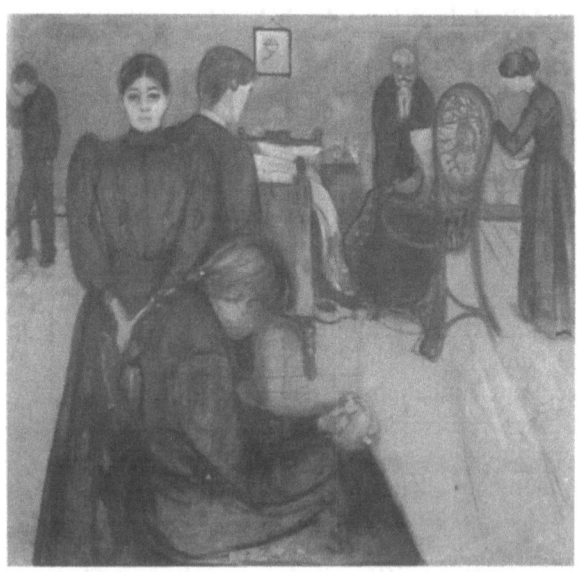

**Abb. 2.** Edward Munch: „Tod im Krankenzimmer", 1895. (Nasjonal Galleriet, Oslo)

aber auch bei seinen Bezugspersonen und in den gegenseitigen Beziehungen erscheinen.

In Edward Munchs Bild „Tod im Krankenzimmer" (Abb. 2) ist nicht die tote Person Hauptgegenstand der Darstellung, die hohe Rückenlehne des Korbsessels verbirgt den Blick auf sie; wir nehmen nur die Angehörigen wahr; Munch stellt mit der ihm eigenenRadikalität ihre Betroffenheit dar. Eine vergleichbare Szene ist im Krankenhaus kaum vorstellbar, die Institution fördert bei allen Beteiligten eher die Fortsetzung des Rollenspiels.

Die Betreuung unheilbar Kranker, Sterbender und ihrer Angehörigen stellt auch für den primärversorgenden Arzt oft eine große Belastung dar. Hier benötigt er die Fähigkeit, zwischen Nähe und Distanz zu wechseln, in besonderem Maße: Will er sich in den Kranken einfühlen, muß er sich vorübergehend mit ihm identifizieren können; setzt er sich zu sehr an die Stelle des Patienten, verliert er die Distanz, die ihn selbst emotional schützt und professionelle Versorgung erst ermöglicht. Jeder wird den seiner Person entsprechenden Stil selbst finden müssen; dabei kann es jedoch nicht – wie meist auch noch heute in der Ausbildung – darum gehen, die eigenen Gefühle auszuschalten, sondern wir sollten in die Lage kommen, unsere Gefühle auf die Wirksamkeit gegenüber dem Patienten hin zu reflektieren. Dies ist ein Lernziel der sog. Balint-Gruppen.

Gelingt die Sterbebegleitung durch den Hausarzt, so kann sich die Sterbehilfe zugleich auch als Lebenshilfe für die Familie erweisen.

Der 84jährige Reinhold F. kommt nach einer Probelaparotomie, bei der eine diffuse Peritonealkarzinose festgestellt worden war, moribund zurück in die häusliche Pflege.

Der Patient und seine Frau leben zusammen mit der Familie ihres Sohnes – mit 2 fast erwachsenen Kindern – in einem Haus. Alle Familienmitglieder sind seit Jahren in meiner Praxis in Behandlung. Die Schwiegertochter übernimmt zusammen mit der Sozialstation die Pflege; sie ist engagiert, aber zunächst unsicher. Im Verlauf wird sie sicherer, wirkt aber auch erschöpft. Während der insgesamt 9tägigen Pflege entwickelt sich die Beziehung zum Sohn des Patienten krisenhaft. Dieser ist bei meinen Besuchen zwar häufig anwesend, wie mir scheint jedoch nur, um sich zu beschweren. Er halte die Unruhe und das Stöhnen des Vaters nicht mehr aus! Schließlich müsse er doch tagsüber arbeiten! Als er mich dann während des Nachtdienstes anruft, nur um wieder über den stöhnenden Vater zu klagen, reagiere ich zunächst ärgerlich und heftig, besinne mich dann und erzähle ihm vom Tod meiner eigenen Mutter; sie war kurz zuvor ganz allein im Krankenhaus verstorben, was mir noch heute Unbehagen macht. Dem Sohn scheint dies zu helfen, seine Abwehr zu mildern. Am folgenden Tag finde ich einen völlig veränderten Mann vor: Er trägt nicht sein sonst so sorgfältig gepflegtes Toupet, er wirkt sehr betroffen, nimmt meinen Arm und beginnt zu weinen. In der Nacht darauf stirbt Herr F. Als ich mich am folgenden Tage, einem Sonntag, mit der Familie zusammensetze, ist die Veränderung deutlich spürbar, die der Tod in diesem Hause bewirkt hatte. Die Schwiegertochter scheint stellvertretend auch für die anderen zu fragen: „Ob sich Streben lohnt, oder ob es nicht besser ist, zu leben?" Herr F. war ein einfacher, sehr strebsamer Maurer gewesen, der still und einsam für seine Familie 2 Häuser gebaut hat.

Manchmal gelingt es dem Arzt, dazu beizutragen, daß die Trennung durch den Tod zu einer Erfahrung wird, von der Rainer Maria Rilke in dem Gedicht *„Todeserfahrung"* vom 24. Januar 1907 spricht:

> Wir wissen nichts von diesem Hingehn, das
> nicht mit uns teilt. Wir haben keinen Grund,
> Bewunderung und Liebe oder Haß
> dem Tod zu zeigen, den ein Maskenmund
>
> tragischer Klage wunderlich entstellt.
> Noch ist die Welt voll Rollen, die wir spielen.
> Solang wir sorgen, ob wir auch gefielen,
> spielt auch der Tod, obwohl er nicht gefällt.

Doch als du gingst, da brach in diese Bühne
ein Streifen Wirklichkeit durch jenen Spalt,
durch den du hingingst: Grün wirklicher Grüne,
wirklicher Sonnenschein, wirklicher Wald.

Wir spielen weiter. Bang und schwer Erlerntes
hersagend und Gebärden dann und wann
aufhebend; aber dein von uns entferntes,
aus unserm Stück entrücktes Dasein kann

uns manchmal überkommen, wie ein Wissen
von jener Wirklichkeit sich niedersenkend,
so daß wir eine Weile hingerissen
das Leben spielen, nicht an Beifall denkend.

## Literatur

Antonovsky A (1987) Unravelling the mystery of health. How people manage stress and stay well. Jossey-Bass, San Francisco
Heim E, Willi J (1986) Psychosoziale Medizin, Bd 2: Klinik und Praxis. Springer, Berlin Heidelberg New York Tokyo
Jaspers K (1956) Philosophie. Springer, Berlin Heidelberg New York Tokyo
Jaspers K (1953) Einführung in die Philosophie. Pieper, München
Köhle K, Simons C, Kubanek B (1990) Zum Umgang mit unheilbar Kranken. In: Adler R, Herrmann JM, Köhle K, Schonecke OW, Uexküll Th von, Wesiack W (Hrsg) Psychosomatische Medizin. 4. Aufl. Urban & Schwarzenberg, München, S 1204–1251
Kübler-Ross E (1971) Interviews mit Sterbenden. Kreutz, Stuttgart
Meerwein F (Hrsg) (1981) Einführung in die Psychoonkologie, 2. Aufl. Huber, Bern
Schadewaldt H (196) Der Arzt vor der Frage von Leben und Tod. Klin Wochenschr 47:557–568
Strauss A, Fagerhaugh S, Suczek B, Wiener C (1980) Gefühlsarbeit. Ein Beitrag zur Arbeits- und Berufssoziologie. Kölner Z Soziol Soz Psychol 32:630–651
Weisner E, Vagn-Hansen C (1986) Betreuung von Sterbenden in der Allgemeinpraxis. Allgemeinmed 15:184–186

## 3.10 Der Schmerz in seiner individuellen Bedeutung und die Schmerztherapie bei unheilbar Kranken*

### 3.10.1 Allgemeines

Wenige Aufgaben des Arztes bei unheilbar Kranken sind wichtiger als die Linderung von Schmerzen. Der Patient kann die Hoffnung haben, daß er bei konsequenter Einbeziehung aller Hilfsmittel schmerzfrei sein wird. Das wird bei Krebskranken exemplarisch deutlich. Die Schmerzbehandlung wird jedoch häufig unsystematisch und unzugänglich durchgeführt. Ihr sollte von vornherein ein klar definierter Stellenwert im therapeutischen Gesamtkonzept zukommen – schon weil bei diesen Patienten die Furcht, mit unbehandelten Schmerzen alleingelassen zu werden, von Anfang an eine große Rolle spielt.

Der Schmerz des Krebspatienten im fortgeschrittenen Stadium ist in der Regel chronisch. Er unterscheidet sich damit von akuten Schmerzzuständen, deren Ursachen, wie Trauma oder Operationsfolgen, meistens zeitlich begrenzt sind und ausheilen. Das Problem „Schmerz" beim Karzinompatienten ist durch die Vielfalt der Symptomatik bei den fast unbegrenzten Möglichkeiten von Infiltration und Destruktion von Organstrukturen durch den Tumor, aber auch durch die Einflüsse der psychologischen und sozialen Situation komplex. In der Endphase der Erkrankung leiden etwa 60% aller Patienten an chronischen Schmerzen, die durch eine spezifische antineoplastische Therapie nicht mehr zu beeinflussen sind und daher einer symptomatischen medikamentösen Therapie bedürfen.

Die Schmerztherapie beim Malignomkranken sollte nach standardisierten Richtlinien durchgeführt werden, die aufgrund pharmakologischer, pathophysiologischer und psychologischer Erkenntnisse aufgestellt werden. Eine angemessene Therapie ist für den individuellen Patienten nur dann möglich, wenn folgende Faktoren der Schmerzentstehung und -therapie bedacht werden: die Lokalisation des Schmerzes; der Mechanismus der Schmerzentstehung; die psychische und soziale Situation des Patienten; die verfügbaren Möglichkeiten und die praktische Durchführbarkeit der Schmerztherapie. Die Therapiemöglichkeiten reichen von neurochirurgischen Eingriffen über lokale Bestrahlung bis zur symptomatischen, medikamentösen Schmerztherapie oder bedürfen der Kombination verschiedener Therapiemodalitäten. Die

---

* Wir danken Herrn Prof. Dr. B. Kubanek, Ulm, für seinen Beitrag zu diesem Abschnitt.

Festlegung einer angemessenen individuellen Schmerztherapie erfordert nicht selten die interdisziplinäre Zusammenarbeit von Vertretern verschiedener Fachrichtungen, wie dies z. B. in einer Schmerzambulanz geschieht. Die Durchführung der Therapie sollte dann allerdings, soweit irgendwie möglich, vom „behandelnden" Arzt geleitet werden, um die für den Krebspatienten so wichtige kontinuierliche Patient-Arzt-Beziehung zu gewährleisten.

### 3.10.2 Wechselwirkungen von somatischen und psychischen Faktoren bei der Schmerzentstehung

Schmerz ist eine subjektive, emotionale Erfahrung, die sehr individuell erlebt wird, aber auch von demselben Patienten in verschiedenen Situationen und zu verschiedenen Zeiten unterschiedlich stark empfunden werden kann. Emotionale Faktoren wie Angst, Depression und Unsicherheit sensibilisieren die Schmerzempfindung; zwischen Schmerz und emotionalen Reaktionen gibt es die Möglichkeit gegenseitiger Verstärkung und Abschwächung wie einer gegenseitigen Stellvertretung.

Eine 17jährige Leukämiekranke mit ungünstiger Prognose kommt während eines Gesprächs mit Schwestern im Stationszimmer auf ihren bevorstehenden Geburtstag zu sprechen; traurige Gefühle klingen an; bald danach läutet die Patientin von ihrem Zimmer aus und klagt über heftigste Schmerzen.

Bei Kranken mit heftigen, auch mit hohen Analgetikadosen nicht beherrschbaren Schmerzen und bei Patienten mit stark wechselnden Schmerzen kann die sorgfältige Klärung der psychischen und sozialen Situation zur Lösung des Problems beitragen. Verzweifelte Patienten, die sich nach längerer Krankheitsdauer bereits aus ihrem Berufsfeld und/oder aus der Gemeinschaft ihrer Angehörigen ausgeschlossen fühlen und keine sinnvolle Perspektive für ihr weiteres Leben sehen, haben nicht selten nur noch den körperlichen Schmerz, um sich selbst lebendig zu spüren und anderen ihre Not mitteilen zu können. Kommt den Schmerzen diese Funktion zu, so lassen sie sich häufig erst dann lindern, wenn es dem Arzt gelingt, dem Kranken aus seiner verzweifelten Isolation herauszuhelfen. Die Minderung der Schmerzen bei gleichzeitiger Abnahme des Analgetikabedarfs nach gezielten Gesprächen kann sehr eindrucksvoll sein. Langanhaltende Schmerzen können das emotionale Verhalten des Patienten andererseits stark beeinflussen und insbesondere zur Entwicklung einer depressiven Verstimmung beitragen, die ihrerseits wieder eine negative Auswirkung auf das Schmerzerleben hat.

Die von Engel (1969) gegebene Definition des Schmerzes wird am ehesten all diesen Phänomenen gerecht: „Schmerz ist eine grundlegend unangenehme Empfindung, die dem Körper zugeschrieben wird und dem Leiden entspricht, das durch die psychische Wahrnehmung einer realen, drohenden oder phantasierten Verletzung hervorgerufen wird."

Schmerz kann aber auch den Charakter einer Mitteilung haben (z. B. als Ausdruck einer Kränkung), die verstanden werden muß, um die Schmerztherapie effektiv zu gestalten. Bei der Schmerzentstehung spielen auch die individuellen Phantasien und Ängste des Patienten bezüglich seiner Erkrankung, der erforderlichen therapeutischen Maßnahmen und der mit beiden verbundenen Schmerzen und Verluste eine Rolle.

Wesentliche Faktoren für den Erfolg der Schmerztherapie sind die Zuwendung und ein sicheres und systematisches Therapiekonzept des behandelnden Arztes. Ärztliche Hilflosigkeit und Ängstlichkeit wird vom Patienten erspürt und verstärkt dessen Furcht und Hoffnungslosigkeit. Eine Schmerztherapie bei Krebskranken ist zum Scheitern verurteilt, wenn die emotionalen Bedürfnisse des Patienten und seine Krankheitsvorstellungen nicht in das Behandlungskonzept einbezogen werden und sich der Arzt nicht ständig über die Wirksamkeit der Therapie rückversichert. Die Sicherheit eines solchen therapeutischen Gesamtkonzepts verstärkt den therapeutischen Effekt der Medikamente und verhindert das Abwandern des Patienten zu alternativen Heilmethoden.

### 3.10.3 Diagnostik und Bemessung des Schmerzes

Voraussetzung für die Wahl und die Beurteilung einer adäquaten Schmerzlinderung durch eine analgetische Therapie ist eine Bemessung und Dokumentation der Intensität („keine Schmerzen" bis „kaum auszuhalten") und der Dauer („nie" bis „die ganze Zeit") des Schmerzes. Die Beurteilung der Schmerzen eines individuellen Patienten vor und während einer Therapie kann zwar nicht in „objektiven" Meßparametern ausgedrückt werden, zur Verfügung stehen jedoch sehr wohl beurteilbare und validierte Methoden zur subjektiven Erfassung von Schmerz und Schmerzerleben, die praktisch und wissenschaftlich auswertbar sind. Intensität und Häufigkeit des Auftretens von Schmerzen sollten subjektiv durch den Patienten bewertet werden. Eine tägliche Bewertung von Intensität, Dauer und Häufigkeit der Schmer-

242 Aufgaben und Probleme im Praxisalltag

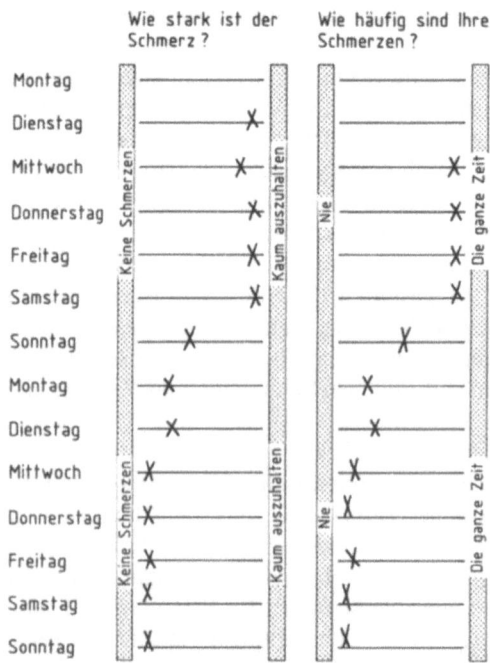

Abb. 1. Beispiel einer Beurteilung der Schmerzempfindung (Prof. Schreml, Günzburg)

zen durch den Patienten auf visuellen Analogskalen hat sich zusammen mit der Beurteilung durch den Arzt auf einer Stufenskala als praktikabel erwiesen und ermöglicht erst, die Wirksamkeit der Schmerztherapie zu überprüfen und längerfristig zu dokumentieren (Abb. 1).

### 3.10.4 Anleitung zur Schmerztherapie

Ziel der Schmerztherapie sind weitgehende Schmerzfreiheit und Erhaltung der größtmöglichen Aktivität sowie Unabhängigkeit bei der geringstmöglichen Störung des Sensoriums und des affektiven Verhaltens. Auch alle Schwierigkeiten im Praxisalltag bei der Durchführung sollten uns nicht davon abhalten, systematisch vorzugehen.

Das Vorgehen in der Schmerztherapie beim Malignompatienten kann in 2 prinzipiell verschiedene Maßnahmen aufgeteilt werden:

1) spezifische Therapiemodalitäten, die die schmerzverursachende Tumorläsion beseitigen oder zurückdrängen;
2) symptomatische medikamentöse Therapie durch eine periphere oder zentralnervöse Beeinflussung der Schmerzempfindung oder – selte-

ner – durch eine Unterbrechung und Manipulation der Schmerzleitung.

Auch in der Terminalphase sollte immer erwogen werden, ob durch palliative chirurgische Eingriffe, Bestrahlung oder zytostatische Therapie der schmerzverursachende Tumor angegangen werden kann, bevor eine ausschließlich symptomatische analgetische Therapie angewandt wird. Dabei sind die Nebenwirkungen der palliativen Therapie gegen den zu erwartenden Nutzen für den Patienten sehr sorgfältig abzuwägen. Tumorspezifische Schmerztherapie, falls erforderlich kombiniert mit einer symptomatischen analgetischen Behandlung, kann auch hoffnungslosen, von Schmerzen geplagten Patienten noch zu einer Phase sinnvollen Weiterlebens verhelfen.

**Analgetika**

„Analgetika" ist ein Oberbegriff für mehrere heterogene Pharmaka, die an verschiedenen Strukturen des Systems ansetzen, das die Schmerzwahrnehmung und Leitung steuert.

Die gebräuchlichsten Medikamente sind:

1) Analgetika, die eine periphere antiinflammatorische und antipyretische Wirkung haben, wie z. B. die Acetylsalicylsäure (ASA) oder das Paracetamol (Tabelle 1);
2) Opiate und Opioide, die an den Opiatrezeptoren des zentral absteigenden noziszeptiven Systems eingreifen (Tabelle 2);
3) lokale Anästhetika, die eine membranstabilisierende Wirkung haben und damit die Schmerzleitung im afferenten Schenkel blockieren.

Die antiinflammatorischen, also aspirinähnlichen Medikamente gelten als schwache, die Morphiumderivate als starke Analgetika. Zusätzlich sollten unterstützend Psychopharmaka als „schmerzmitteleinsparende Medikamente" eingesetzt werden.

Der Einsatz von Kortikoiden ist beim Kompressionsschmerz von Nervenstrukturen durch Tumormassen sinnvoll. Dexamethason reduziert die Entzündung um und im Tumor und führt zu einer Verminderung der Kompression besonders in geschlossenen anatomischen Strukturen. Dexamethason bis zu 6mal 4 mg/Tag ist daher indiziert bei intrakraniellen Tumoren, aber auch bei Schmerzen, verursacht durch Druck auf periphere Nerven.

Narkotika (Opiate und Opioide) sind die wirkungsvollsten Analgetika zur Behandlung chronischer Schmerzen, insbesondere im Terminal-

**Tabelle 1.** Analgetika (antiinflammatorische)

| Medikament | Analgetischer Effekt | Antipyretischer Effekt | Antiinflammatorischer Effekt | Einzeldosis [mg] | Dosierungsintervall [h] | Nebenwirkungen |
|---|---|---|---|---|---|---|
| Acetylsalicylsäure (ASS, Aspirin, Colfarit) | ++ | ++ | +++ | 500–1250 | 3 | Magenirritation, Übelkeit, Erbrechen, gastrointestinale Blutungen, Störung der Thrombozytenfunktion |
| Paracetamol (Benuron, Enelfa) | ++ | ++ | 0 | 500–1000 | 2–3 | Selten! Kopfschmerz, Hautallergien, hämolytische Anämien, Nierenschäden |
| Metamizol (Novalgin, Novamin Sulfon) | +++ | +++ | +++ | 500–1000 | 4 | Hautallergien, Agranulozytose (1:200000)! |

**Tabelle 2.** Analgetika (Opiate und Opioide)

| Analgetikum | Äquianalgetische Dosis mit 10 µg Morphium in [mg] | | Wirkungs- dauer verglichen mit Morphium [h] | Wirkungs- beginn [min] | Verabreichungsformen, Dosis |
|---|---|---|---|---|---|
| | Parenteral | Oral | | | |
| Morphium HCl (Amphiolen, Morphin-Thilo) | 10 | 60 | 4–5 | 15– 20 | Amp. 10 mg, 20 mg |
| Morphinsulfat- Pentahydrat (MST) | – | 60 | 12 | 30–120 | Retard-Tbl. 10 mg, 30 mg, 60 mg, 100 mg |
| Hydromorphon (Dilaudid) | 1,5 | 6,5 | 4–5 | 15– 30 | Amp. 2 mg |
| L-Methadon (L-Polamidon) | 5 | 10 | 4–6 | 30– 60 | Amp. 5 mg Tabl. 2,5 mg |
| Oxycodon (Eukodal) | 15 | 30 | 2–3 | 10– 15 | Amp. 10 mg Tbl. 5 mg |
| Buprenorphin (Temgesic) | 0,3 | 0,8 | 6–8 | 30– 80 | Amp. 0,3 mg Tbl. 0,2 mg |
| Codein (in BRD nur als Tbl.) | | 120 | 4 | 15– 30 | Tbl. 30 mg, 50 mg |

stadium. Narkotika beeinflussen nicht nur die Schmerzempfindung günstig, sie können auch eine euphorisierende Indifferenz gegenüber Ängsten und Anspannungen bewirken. Diese euphorisierende Wirkung der Narkotika wird auch bei Patienten mit chronischen, therapieresistenten Schmerzen ungerechtfertigterweise mit dem Problem Sucht und Abhängigkeit in Verbindung gebracht. Sucht- und Gewöhnungsprobleme sind bei diesen Patienten jedoch von sehr untergeordneter Bedeutung. Die Erfahrung zeigt, daß diese Patienten selten (0,1%) eine echte Abhängigkeit entwickeln und auch nach Absetzen der Narkotika ohne diese Medikamente auskommen. Zudem handelt es sich häufig um Patienten im Terminalstadium mit geringer Lebenserwartung, die unter unerträglichen Schmerzen leiden.

Kriterien für die Wahl eines bestimmten Narkotikums sind: die erwünschte Zeit-Wirkungs-Kurve, die günstigste Verabreichungsart und die geringsten Nebenwirkungen (Tabelle 2). Vereinfachend ist festzustellen, daß die Nebenwirkungen verschiedener Opiate und Opioide etwa vergleichbar sind, wenn äquianalgetische Dosen, bezogen auf 10 mg Morphinhydrochlorid, gegeben werden. Bei älteren Patienten ist eine Akkumulation von Opiaten zu beachten. Die atemdepressorischen Nebenwirkungen, vor denen immer wieder gewarnt wird, treten bei Beachtung gravierender Kontraindikationen und oraler Applikation nur selten (1%) auf. Wegen der fast regelmäßigen Obstipation bei länger andauernder Opioidtherapie sollte zusätzlich routinemäßig ein Laxativum verabreicht werden. Opioid-Agonisten-Antagonisten (z. B. Pentazocin, Buprenorphin) dürfen nicht gleichzeitig mit einem Opioidagonisten (Morphin, Kodein) verabreicht werden, da sie seine Wirkung antagonisieren können!

Bei Patienten mit therapieresistenten chronischen Schmerzen ist häufig im Laufe der Zeit eine schmerzadaptierte Dosissteigerung aufgrund einer Toleranzentwicklung notwendig. Opiate sollten so lange wie möglich *oral* gegeben werden, da die Dosisanpassung einfacher und die Wirkungsdauer günstiger ist als bei der parenteralen Gabe; gleichzeitig wird hier die Unabhängigkeit des Patienten gefördert. In der Praxis als überaus hilfreich hat sich der Periduralkatheter erwiesen. Hier wird eine Zusammenarbeit mit der Schmerzambulanz ganz praktikabel. Durch den Periduralkatheter kann nicht nur die Gemeindeschwester, sondern auch ein eingeweihter Angehöriger des Patienten die Analgetikagabe übernehmen.

Für die Auswahl unter den zahllos angebotenen Analgetikapräparaten ist es wichtig, sich auf wenige Medikamente der einzelnen Wirkungsgruppen zu beschränken, um möglichst gute Detailkenntnisse und eigene Erfahrungen über Wirksamkeit, Wirkungsdauer, Dosierung, Nebenwirkungen und Interaktionen der verwendeten Medikamente mit anderen Medikamenten zu sammeln.

**Planung der Schmerztherapie**

Um die Schmerztherapie effektiv, aber auch für alle Beteiligten durchsichtig und verständlich zu gestalten, sollte ein standardisierter, gestufter Therapieplan (Tabelle 3) aufgestellt werden. Ziel dieses Stufenplans ist eine weitgehende und andauernde Schmerzfreiheit, d. h. eine Prävention des Schmerzes. Die Anordnung der Analgetikagaben sollte regelmäßig und in ausreichender Dosierung so erfolgen, daß Schmerzen nicht mehr auftreten. Analgetika sollten also nicht „nach Bedarf" verordnet werden, also nicht nach dem Motto: „Wenn Sie Schmerzen haben rühren Sie sich". Eine individuelle optimale Dosierung wird durch die Berücksichtigung des Schmerzerlebens des Patienten bei der Titrierung des Analgetikums erreicht.
  Die Intensität und die Qualität des Schmerzes und nicht die geschätzte Prognose der Erkrankung bestimmen, ob schwache oder starke Analgetika verwendet werden. Schwache Analgetika sollten nicht in jedem Fall abgesetzt werden, da sie aufgrund der unterschiedlichen pharmakologischen Wirkungsmechanismen zusammen mit Morphinderivaten einen therapeutischen Kombinationseffekt bewirken können.
  Bei einer stufenweisen präventiven Schmerzbehandlung wird dem mitbestimmenden Patienten die Angst vor den Schmerzen genommen. Er wird der Sorge enthoben, rechtzeitig die nächste Medikation zu erhalten, und es wird so eine „operante Konditionierung" verhindert. Vor jeder Änderung des Therapieplans wird der Patient befragt, ob und in welchem Ausmaß er eine Schmerzlinderung benötige, um danach die Analgetikadosis optimal zu titrieren. So ist eine weitgehende Schmerzfreiheit garantiert, gleichzeitig wird dem Patienten in dieser Situation die notwendige Entscheidungsmöglichkeit belassen.
  In der Endphase einer Krebserkrankung kann das Gespräch über die Schmerzbehandlung auch ein wichtiger Anknüpfungspunkt für die Fortsetzung der Kommunikation sein und dem Patienten das Gefühl vermitteln, einerseits nicht verlassen zu werden und andererseits doch auch selbst Kontrollmöglichkeiten zu behalten. Bei diesem Vorgehen ergibt sich die Notwendigkeit, das Gespräch mit dem Patienten nie abbrechen zu lassen; daneben kann der Arzt dann auch Komplikationen im emotionalen Bereich, wie etwa eine stärkere depressive Verstimmung, rechtzeitig erkennen.

**Tabelle 3.** Stufenplan der Schmerztherapie

| Graduierung des Schmerzes analog der Schmerzskala | Stufen | Verordnungs-schema | Medikament | Dosierung[a] |
|---|---|---|---|---|
| gelegentlich, auszuhalten | I | bei Bedarf | Acetylsalicylsäure (ASS) oder Paracetamol | max. 4mal 500 mg/Tag p.o. |
| | II | regelmäßig | ASS oder Paracetamol oder Supp. | 6mal 500 mg p.o. |
| | III | | ASS oder Paracetamol oder Supp. + Morphinsulfat retard[b] (MST) | 6mal 500 mg p.o. 2mal 20–30 mg |
| | IV | | Morphinsulfat retard (MST) + Haloperidol (Haidol) bei agitierten Patienten bzw. + Amitriptylin (Laroxyl) bei depressiven Patienten | 2mal 30 mg 3mal 1–2 mg p.o. 2–/3mal 25 mg p.o. |
| Dauerschmerz kaum auszuhalten | V | | Morphinsulfat (MST) + Haloperidol oder Hydromorphon | 2mal 30–120 mg 4mal 2–4 mg s.c. oder als Supp. |

[a] Für starke Analgetika initialer Dosisbereich, weitere Dosis bedürfnisentsprechend titriert.
[b] Anstatt MST kann das Opioid Buprenorphin (Temgesic) 2–/3mal 0,2–0,4 mg sublingual gegeben werden oder ein oraler Morphincocktail.

Oraler Morphincocktail (Rp.-Beispiel für 18 Einzelgaben à 15 mg):
Morph. hydrochl. 0,27 mg,
4,5 ml Haldol-Janssen 0,009 g,
Aqua purif. ad 90,0,
Divide in partes aequales,
No. XVIII à 5 g, alle 4 h eine Dosis.

Das Volumen des Cocktails bleibt mit 5 ml konstant, Anfangseinzeldosis Morphin kann dann entsprechend der Bedürfnisse austitriert werden.

### Widerstände gegen eine wirksame Schmerzkontrolle

Die systematische und rationale Therapie der chronischen Tumorschmerzen wird häufig durch die nihilistische Einstellung des Arztes gegenüber dem chronischen, unheilbar Kranken erschwert. Diese Einstellung kann als Reaktion auf das Unvermögen, solche Kranke zu heilen, entstanden sein.

Patienten können eine systematische Schmerzprophylaxe ablehnen, weil sie Angst vor Sucht und Gewöhnung haben, aber auch, weil bei ihnen die Vorstellung besteht, Schmerzen ertragen zu müssen, um Schuld abzubauen. Nicht selten findet sich auch die Furcht, daß eine zu früh einsetzende Unterdrückung von Schmerzen durch starke Medikamente bei starken terminalen Schmerzen keine ausreichende Therapie mehr zulasse. Die Ablehnung der Schmerztherapie aus solchen Gründen muß mit jedem Patienten im einzelnen geklärt werden. Nicht selten ergeben sich in solchen Gesprächen Hinweise auf weitergehende Ängste oder Schwierigkeiten in den sozialen Beziehungen.

### Literatur

Engel GL (1969) Psychisches Verhalten in Gesundheit und Krankheit. Huber, Bern Stuttgart Wien

## 3.11 Paarbeziehungen und häufige Konfliktmuster

Zunächst ein Beispiel:

*Sie* war Soziologiestudentin ohne Abschluß, *er* Studienrat. Geheiratet hatten sie während des Studiums, knapp 20jährig. Mein Erstkontakt mit der Familie mit 2 Kleinkindern fand anläßlich ihrer akuten Appendizitis statt. Nach deren Operation folgten bei ihr eine Fülle somatischer Erkrankungen: Subileus, anikterische Hepatitis, rheumatisches Fieber, gutartiger Tumor am Unterschenkel, Pyelonephritis, Salmonellose, Fraktur des kleinen Fingers, Pansinusitis, Sinubronchitiden und ständig Kreislaufregulationsstörungen mit dyskardischen Beschwerden.

## 250 Aufgaben und Probleme im Praxisalltag

Er, ein ruhiger, zugewandter Mann, Jahrgang 1946, seit seiner Geburt in Behandlung der Praxis, hatte außer grippalen Infekten in der ganzen Zeit keine Eintragungen in der Praxiskartei, bis 1975 ein Melanom in der linken Flanke festgestellt wurde, was nach Exzision und Chemotherapie dennoch regionale Metastasen ausbildete. Auch diese wurden exzidiert und erneut chemotherapiert.

Mit dem Auftreten des Malignoms waren mehrfach nächtliche Konsultationen in dieser Familie notwendig, wo sich turbulente Szenen abgespielt hatten. Ganz offensichtlich spitzte sich ein permanenter Partnerkonflikt zu. Der Ehemann zog aus und ließ die Restfamilie in seinem Haus. Einige Zeit später zog die Ehefrau des Untermieters, seine Geliebte, ihm nach. Erst dann war Gelegenheit, in Ruhe mit beiden Ehepartnern die Konfliktsituation zu besprechen. Der Allgemeinzustand des Ehemanns verschlechterte sich binnen weniger Wochen so sehr, daß er moribund – allerdings ohne eine über die Leber hinausgehende diffuse Metastasierung – in einem fast komatösen Zustand in die Klinik eingewiesen werden mußte. Dort wurde er nicht nur therapiert, sondern v. a. von der neuen Partnerin liebevoll gepflegt. Er erholte sich.

Dies liegt jetzt 8 Jahre zurück – inzwischen sind die neuen Partner verheiratet und haben einen gesunden Sohn. Die Restfamilie ist den Umständen entsprechend normal gediehen. Der Ehemann äußert heute, ganz bestimmt nicht mehr am Leben zu sein, wenn er damals die Partnerfehlwahl nicht erkannt, die Partnerschaft beendet und seine neue Partnerin gewonnen hätte.

Ein spektakulärer Fall? Sicher! Aber an ungewöhnlichen Fällen wird das „Gewöhnliche" deutlich: die Rolle von Partnerschaft und Salutogenese.

Ist die Partnerschaft ein lebensbedrohliches Hindernis oder eine lebenspendende Kraft? In diesem Beispiel können wir nicht in die innere Beziehung dieses Paares, in ihre Dynamik hineinsehen. Nach Meinung der Betroffenen war es die Beziehung, die pathogen gewirkt hat. Es war eine Beziehung, in der beide Partner nicht mehr in der Lage waren, für sich und den anderen salutogen zu wirken. Nach Einschätzung der Mehrheit unserer Bevölkerung verlaufen die meisten Ehen gleichgültig oder unglücklich (Köcher 1987).

Betrachten wir den Verlauf einer normalen „Zweierbeziehung": In den vorangegangenen Kapiteln 2.4 und 3.2 über Entwicklungspsychologie und über Distanz und Nähe wurde beschrieben, wie sich die Persönlichkeit im Kontext mit ihrer Mitwelt entfaltet. Dabei steht der Mensch seiner Mitwelt nicht gegenüber und spiegelt sich in ihr, sondern er bildet mit ihr ein System, das auf ihn und auf das er reagiert. Als ein Teil dieses Systems schafft sich der Mensch seine Umwelt selbst. Durch einen Prozeß gegenseitiger Beeinflussung ist sein Verhalten eine Antwort auf Reize, die von seiner eigenen Person ausgegangen sein können. So kann sich je nach Bezugsperson und Partner derselbe Mensch stark oder schwach, fröhlich oder bedrückt, frei oder gehemmt fühlen. So verhält sich derselbe Mann unterschiedlich als Familienvater, als Mitarbeiter am Arbeitsplatz oder als Liebhaber. Die Organisation dieser Beziehungsabläufe ist für die seelische Gesundheit eines Menschen von entscheidender Bedeutung. Wir *haben* nicht einfach Eigenschaften, sondern sie bilden sich in unserem Beziehungskontext ständig neu aus. So lassen sich auch die Verhaltensweisen eines Partners in einer konkreten Paarbeziehung nicht aufgrund seiner Persönlichkeit voraussagen. Auf die Gestaltungskraft der Beziehung kommt es an, die von jedem Partner stimuliert oder gelähmt werden kann.

Dabei spielt die frühkindliche Erfahrung für das Verhalten in der Beziehung eine Rolle. So wird verständlich, daß die Ehe nicht mit der Heirat den märchenhaften Goldklumpen an Glück mitbekommt, den man dann im Laufe des Lebens verbrauchen könnte. Jede Paarbeziehung ist ein dynamischer, mal schneller, mal langsamer verlaufender Prozeß, in dem es Entwicklungsphasen gibt, die als normale Krisen gesehen werden können. Die Bewältigung solcher Krisen hält eine Ehe lebendig. Nicht das Auftreten von Ehekrisen ist pathologisch, die pathologischen Veränderungen in einer Ehe entstehen erst durch das Ausweichen vor diesen an sich normalen, unumgänglichen Reifungskrisen. Der Rückzug aus der echten Auseinandersetzung kann eine Ehe festfahren lassen, kann dem Partnerkonflikt den Weg bereiten.

Eine Ehe läuft in verschiedenen Phasen, die Willi (1975) als die Phase der stabilen Paarbildung, als die Aufbau- und Produktionsphase, als die Krise der mittleren Jahre und als Altersehe beschrieben hat:

Auf der Suche nach der eigenen Identität sind Partnerbeziehungen von Jugendlichen noch schwärmerisch und inkonstant. Der Partner dient oft als „Schmuckstück". Hier übt der Heranwachsende seine eigene Beziehungsfähigkeit und erfährt deren Grenzen. So erwirbt er nach und nach ein eigenes Selbstwertgefühl und lernt an den Reaktionen des Partners, sein eigenes Verhalten richtig einzustufen. Dann wird es zunehmend wichtiger, mit Hilfe des Partners die intimsten Seiten der eigenen Persönlichkeit kennenzulernen, indem er gleichzeitig diesem hilft, seine Identität zu erfahren. Das kann nicht jeder Partner! Die Entscheidung für den richtigen Partner kann wegen dieser Ausschließlichkeit schwierig sein. Sie gelingt nur, wenn der Heranwachsende grundlegende Entscheidungen über sich selbst getroffen hat. (In diesem Punkt wäre von der Schule in Zukunft eine Menge an Bewußtmachung zu erwarten; weniger Wissensvermittlung und mehr an Persönlichkeitsbildung wäre ein wichtiger Anteil zur Gesunderhaltung unserer Bevölkerung). Mit der festen Entscheidung zur Paarbildung beginnt ein Abgrenzungsprozeß von anderen Gleichaltrigen, aber auch von den Herkunftsfamilien. Die Ablösung vom Elternhaus wird wesentlich gefördert durch den Wunsch, es selbst zusammen mit dem Partner besser als die Eltern zu machen. Dennoch kann diese Phase der Paarbildung nicht nur schön, sondern auch belastend sein, erfüllt von Ängsten und Zweifeln.

Mit der Hochzeit ist die Zweierbeziehung nach außen zunächst klar formiert, nach innen sind die Positionen und Rollen längst nicht fixiert. Während nach außen das Paar klar abgegrenzt sein muß und eigenen Raum und eigene Zeit beanspruchen darf, muß diese Zeit genutzt werden zur klaren Abgrenzung der Partner voneinander, nicht krampfhaft und starr, sondern in einem „wechselseitigen Sichmiterleben" (Moeller 1988). Die Grenzen nach außen und die Abgrenzung des Paars nach innen müssen auch für Außenstehende sichtbar werden. Das Finden eines eigenen Lebensstils ist ein Prozeß intensiver Auseinandersetzung. Die Fülle konkreter Anforderungen, Belastungen und Bewährungsproben wirkt auf die Entwicklung beider Partner günstig, muß aber bei beiden zu einer Auflockerung des Persönlichkeitsgefühls führen, die beiden die Möglichkeit gibt, sich im Laufe der Zeit in dieser Auseinandersetzung zu verändern. Günstigenfalls entsteht bei beiden eine Identität, in der sich eigenes Erleben und die Sicht des Partners teilweise decken. In dieser Auseinandersetzung kann sich aus der Angst vor Niederlagen ein ehelicher Machtkampf entwickeln. Das Problem von Nähe und Distanz kann zu einem Kampf um Abhängigkeit und Trennung werden. Durch das Hinzutreten der Kinder wird diese Auseinandersetzung nicht einfacher.

Kahlil Gibran (1883–1931) hat diese Phase der Paarbildung, die Aufbauphase, folgendermaßen „verdichtet" (Gibran 1973):

Also laßt Raum in eurem Zusammensein,
und laßt die Winde der Himmel zwischen euch tanzen!
Liebt einander, aber bindet kein Band der Liebe!
Laßt sie lieber ein bewegtes Meer zwischen den Küsten euerer Seelen sein.
Füllt einander eure Schalen, aber trinkt
nicht aus einem Becher.
Gebt einander von eurem Brot,
aber eßt nicht von dem gleichen Laib.
Singt und tanzt zusammen und freut euch,
aber laßt jeden von euch allein sein.
So wie sogar die Saiten einer Laute allein sind,
obwohl sie in der gleichen Musik schwingen.
Gebt eure Herzen, aber nicht zur gegenseitigen Verwahrung.
Denn nur die Hand des Lebens kann eure Herzen halten.
Und steht zusammen, nur nicht zu nah zusammen,
denn die Säulen der Tempel stehen getrennt.
Und die Eichen und die Zypressen wachsen
nicht im Schatten der anderen.

Während in der Aufbau- und Produktionsphase die Fülle von äußeren Schwierigkeiten, die vom Paar zu bewältigen waren, ein hohes Maß an Zusammenhalt erzeugte, ändert sich diese Situation in den mittleren Jahren grundlegend. Sehnte man sich in der Aufbauphase nach Freiheit und Ruhe, breitet sich da, wo Muße nicht gelernt worden war, eine Leere aus, und es kann zu Identitätskrisen kommen. Es schwindet das Maß der Identifikation mit der Familie. Man ist weniger bereit, seine persönlichen Interessen der Ehe und der Familie unterzuordnen. Man verkennt bisher Erreichtes in seinem Wert und ist nur allzu bereit, dem anderen eine Sündenbockfunktion anzudichten. Auch wenn Berufs- und Lebensziele im wesentlichen erreicht sind, entsteht ein Gefühl des Unbehagens, das man versucht, in außerehelichen Beziehungen oder gleichgeschlechtlichen Freundschaften, die mit allerlei Aktivitäten verbunden sind, zu beseitigen. Dabei gibt es Konfusion, Überforderung und in jedem Falle eine Degeneration der Beziehung. Gelingt es der Frau, z. B. durch Wiederaufnahme einer Arbeit, sich auf eigene Füße zu stellen, so wird meist die Ehe in einer veränderten Form weitergeführt, die Paarbeziehung nimmt für beide Partner eine nicht mehr so zentrale Rolle ein. Andererseits können die Kinder mißbraucht werden, um den Zusammenhalt der Familie zu gewährleisten. Diese Krise der mittleren Jahre ist für die Reifung sicher eine entscheidende Phase. Sie zu bewältigen gelingt leichter, wenn die Funktion des Paars als Einheit in der Aufbauphase erfolgreich war.

Sind die Kinder dann aus dem Hause, hat das Paar die Chance, wieder näher zusammenzurücken und besser aufeinander einzugehen. Wird dann der Mut aufgebracht, die Fassaden (Gastager 1973) einzureißen, besteht die Chance zu neuem Verstehen und zu ganz neuem Kennenlernen. Man sieht die Fehler, die man miteinander begangen hat, und kann so einen Versöhnungsprozeß in Gang bringen.

Die Altersehe – meist nach der Pensionierung des Mannes – ist zunächst geprägt durch den Rückzug aus dem Berufsleben, durch Gebrechlichkeit und nahes Lebensende. Es ist häufig die jüngere, gesündere Frau, die hier Funktionen übernimmt, die sie bisher nicht innehatte. Das dann eintretende neue Aufeinanderangewiesensein kann einerseits eine Phase der Stabilität, andererseits eine neue Krise bedeuten. Der Kleinkrieg um das Alltägliche ist Lebensinhalt vieler Paare, geprägt von Kränkungen und Mißverständnissen, bis der Tod sie scheidet. Dann kann der Verlust des einen Partners diesem in der Erinnerung eine neue, eine bessere Identität geben und Trauerarbeit möglich machen, die neue Aktivitäten freisetzt.

So erscheint die Ehe als ein Drama in vielen Akten, das die Chance bietet zum befriedigenden Miteinander – zu einer Entwicklung zu zweit, das aber auch voller Unglück und Enttäuschung sein kann. Jede Lebensphase schafft neue äußere und innere Bedingungen, sich an sie anzupassen, kann dann zu schwierig sein, wenn frühkindliche Beziehungsstörungen konfliktfreie Verarbeitung der eigenen Probleme verhindern. „Ein menschliches Wesen, das in Beziehung zu einem anderen steht, hat nur eine sehr begrenzte Kontrolle über das, was in dieser Beziehung passiert. Es ist Teil einer Zweipersoneneinheit, und die Kontrolle, die irgendein Teil über irgendein Ganzes haben kann, ist streng begrenzt" (Bateson, zit. nach Moeller 1988, S. 72). Wir sollten nicht vergessen, daß viele Ehen nicht gelingen – z. Z. wird in der Bundesrepublik Deutschland jede 3. Ehe geschieden, in den Städten ist der Prozentsatz deutlich höher als auf dem Lande –, d. h. Jahr für Jahr gibt es mehr als 125000 neu geschiedene Menschen und Hunderttausende von Kindern, die von dieser Scheidung betroffen sind.

Sicher können wir die Frage nach den Gründen, die dafür anzuschuldigen sind, nicht erschöpfend beantworten – den wichtigsten und am ehesten behandlungsfähigen möchten wir nennen: die unzureichende Kommunikation. Sprechen Paare zu wenig miteinander, so entstehen 2 verflochtene Teufelskreise. Der 1. Teufelskreis verstärkt die Sprachlosigkeit: Zu wenig reden führt zu geringer Abstimmung der Bedürfnisse, dies führt zu Enttäuschungen und Mißstimmung, und das führt zu noch weniger miteinander reden. Der 2. Teufelskreis läßt die Erotik erlahmen: Zu geringe Abstimmung der Bedürfnisse führt zum Abflauen erotischer Gefühle füreinander, zu vertiefter Enttäuschung, zu wachsender Gereiztheit und so fort. Ein verheiratetes Paar in den USA bringt täglich nur noch 4 min für ein gemeinsames Gespräch auf (Three-Times-Study 1988). Das langsame Abstumpfen der Beziehung, das Versanden im Alltag, das Sterben der Lebendigkeit und nicht zuletzt der Liebe sind die Folgen. Wir werden nicht ausreichend gelehrt, miteinander zu reden.

Wenn wir uns aufeinander beziehen, halten wir unsere Beziehung lebendig (Moeller 1988). Aber genau das tun wir in der Aufbau- und Produktionsphase immer seltener, immer oberflächlicher, immer aufgabenbezogener: Erziehungsfragen, Urlaubspläne, Geldausgaben und Organisation des Alltags, wobei wir uns auf andere und anderes beziehen. Diese technischen Gespräche lösen das Sicheinandermitteilen in einer Beziehung ab. Die Ehe ist v. a. ein langes Gespräch, sagt Nietzsche. Sich lieben heißt vor allem: sich verstehen (verstanden werden und sich verständlich machen), und das bedeutet, gut miteinander reden zu können im Zwiegespräch. „Ein sprachloses Nebeneinander in der Zweierbeziehung verdrängt langsam wie die Nacht den Tag das Miteinander". Ein Widerspruch wächst heran und wird Alltag: „Die Beziehungslosigkeit in der Beziehung" bedeutet doppelte Einsamkeit.

Dabei wissen wir, daß Zuneigung zueinander wächst, je mehr wir voneinander erfahren. Geteiltes Leid ist halbes Leid, geteilte Freude ist doppelte Freude. Diese Erkenntnis aus dem alten Sprichwort bleibt für das Verhältnis der Menschen zueinander viel zu wenig genutzt.

Die Qualität einer Paarbeziehung ist für das Wohlbefinden, aber auch für Gesundheit und Krankheit, sowohl der betroffenen Partner wie ihrer Kinder, von großer, statistisch eindeutig nachweisbarer Bedeutung (Willi 1986).

**Aufgaben des Hausarztes**

Es gibt nur wenige Angaben über die Häufigkeit des in der Praxis angesprochenen Partnerkonflikts. Von Harms (1979) wissen wir, daß die Ätiologie aktueller Konflikte mindestens zur Hälfte aus der Partnerschaft entsteht. So hängt es von der Sensibilität des Arztes für psychosoziale Konflikte, und von der Fähigkeit seiner Patienten zum unmittelbaren Erleben solcher Konflikte ab, wieviel Partnerkonflikte fälschlich symptomatisch behandelt werden. Nur 15% unserer Patienten scheinen in der Lage zu sein, ihr psychosoziales Problem wenigstens anzudeuten, während 85% den Umweg über die Präsentation eines anerkannten Krankheitssymptoms benutzen (Hesse 1984). Da in einer überwiegenden Zahl der Fälle sich beide Partner in hausärztlicher Behandlung befinden, hat der Hausarzt Gelegenheit, aus mehreren Blickwinkeln den Konflikt zu erkennen. Nach dem Erkennen der Störung muß die Isolierung und Beschreibung des Konflikts folgen. Isolieren heißt vor allem bewußtmachen. Viele scheinbar glückliche Ehen sind nichts anderes als in einer gewissen Resignation verharrende und in der Konvention erstarrte, einander entfremdete Partner.

In Anlehnung an Haley (1972) können 4 Aspekte bei der Beurteilung einer Partnerschaft untersucht werden:

1) die Persönlichkeitsstrukturen der Partner,
2) die Kommunikationsformen,
3) die Gruppenstruktur, d. h. Rollenwahrnehmung, -erwartung und -erfüllung,
4) die Fähigkeit des Paars, als Arbeitseinheit zu funktionieren.

Nach anfänglichen Einzelgesprächen sollte möglichst ein in Ruhe verabredetes Paargespräch deutlich werden lassen, wie diese Zweierbeziehung aussieht. Dabei ist es notwendig, die beiden Persönlichkeiten zu beschreiben: Wie und mit welchen Lebenskonzepten sind sie aus den Ursprungsfamilien hervorgegangen? Wie war der Umgang der Patienten mit ihren Eltern oder der Eltern untereinander oder der Familie mit Fremden und Freunden? Führen diese Konzepte zu realistischen Anforderungen an sich selbst, vermehrt zu Leistung oder vermehrt zu Lust? Dieses Paargespräch sollte Klarheit darüber schaffen und möglichst erlebbar machen, mit welchen Kommunikationsformen die beiden umgehen: Sind sie in der Lage, einander ausreden zu lassen? Sind sie in der Lage, ihre Gefühle wahrzunehmen und auszudrücken? Gibt es bestimmte Gesprächsthemen, die immer wieder ausgespart werden? Sind sich beide klar über die Rollenverteilung in ihrer Gemeinschaft? Hat jeder genügend Abstand zu seiner Rolle, um von ihr nicht „aufgefressen" zu werden? In jeder Beziehung verändert sich das Verhalten des einzelnen durch das Verhalten des Partners. In einer gesunden Paarbeziehung werden sich die Partner weitgehend ergänzen. Vorübergehende Schwäche des einen begünstigt Stärke des anderen. Hilflosigkeit in bestimmten Dingen des einen bedingt Fürsorglichkeit in diesem Bereich durch den anderen. Passivität auf der einen führt zu Aktivität auf der anderen Seite. Diese „komplementäre Beziehungsform" kann aber übergehen in eine starke Polarisierung: Das regressive Verhalten des einen führt zu einem progressiven des Partners, der sich scheinbar überlegen und stark fühlt. Während das Wechselspiel im Rollenverhalten eine Herausforderung für die einzelne Persönlichkeit darstellt zu Wachstum, zu Reifung, und die Möglichkeit zu zeitweise regressivem Verhalten beläßt (z. B. nach verwirrenden Ereignissen wie Tod oder schwerer körperlicher Krankheit), schafft Polarisierung Abhängigkeit, und somit nimmt sich das Paar die Chance, als Einheit zu funktionieren und sich zu ergänzen.

Sollte sich bei diesem Paargespräch herausstellen, daß pathologische Beziehungsmuster entstanden sind, daßeine neurotische Partnerwahl zu unrealistischen Wünschen auf beiden Seiten und zu Ängsten geführt hat (Kollusion; Willi 1975), so wird gemeinsam mit dem Paar zu entscheiden sein, ob hier ein erfahrener Paartherapeut statt dem Hausarzt die richtige Addresse ist. In jedem Fall aber müssen Paargespräche die Motivation zu Veränderung nach sich ziehen. Selbstbestimmung, Ehrlichkeit, Solidarität und eine verbesserte Kommunikation sind die Ziele, zu deren Erreichen die psychologisch-therapeutische Selbsthilfegruppe oft ganz wesentlich beitragen kann.

*Was muß erreicht werden?*

Wenn in den oben beschriebenen Schritten die Persönlichkeitsstruktur, die Kommunikationsform und die Gruppenstruktur des Paars transparent geworden ist, so müssen die Partner letztlich entscheiden, ob sie in einer veränderten Form weiter zusammenleben können. Dabei müssen sie sich wegentwickeln aus dem Stadium der Stagnation zu einem Stadium, in dem die Basisgefühle Freude, Angst, Wut und Schmerz wieder wahrgenommen werden können. Viele von uns haben vergessen und vielen ist es von frühester Kindheit an aberzogen worden, diese Grundgefühle zu empfinden und auch zu zeigen. Sie sind oft verschüttet durch Tradition, Konvention, Erziehung, falsche Scham und Verbote, so daß sich diese verschütteten Gefühle mit Gewalt einen Weg nach außen suchen müssen, in Form von Krankheit als Symptom.

Wir sollten erreichen, daß unsere Patienten ihre Resignation abstreifen und aufhören, in einem müden, hilflosen Verharren in alten Konventionen weiterzuleben. Ein richtig verstandener Partnerkonflikt gibt die Chance, sich und seine Gefühle auszugraben, wiederzuentdecken und mit sich wie mit seinem Partner in Frieden zu leben. Dieser Weg kann schmerzhaft, langwierig und mühsam sein.

Unsere Aufgabe als Arzt an einem solchen Wendepunkt im Leben von 2 Menschen muß sein, diesen Zeitpunkt zu erspüren, den Konflikt als Hilferuf bewußt zu machen und mit den Patienten zusammen nach dem besten für sie gangbaren Weg zur Entfaltung ihrer Persönlichkeit zu suchen.

## Literatur

Gastager H (1973) Die Fassadenfamilie. Kindler, München
Gibran K (1973) Der Prophet. Walter-Verlag, Olten
Haley J (1972) Critical overviews of present status of family interaction research. In: Framo JL (ed) Family interaction. Springer, New York Berlin Heidelberg
Harms G (1979) Die klinische Systematik psychischer Störungen (patient Care, Sonderausgabe 1a). Mediamed, Ravensburg
Hesse E (1984) Hilfe beim Partnerkonflikt (Allgemeinmedizin International, General Practice international 2)
Köcher R (1987) Familie und Gesellschaft. In: Noelle-Neumann E, Köcher R (Hrsg) Die verletzte Nation. dva, Stuttgart, S 84
Moeller ML (1988) Die Wahrheit beginnt zu zweit. Rowohlt, Hamburg, S 45
Three-Times-Study (1988) Priority management Pittsburg, Pittsburg
Willi J (1975) Die Zweierbeziehung. Rowohlt, Hamburg, S 31–47
Willi J (1986) In: Willi J, Heim E (Hrsg) Psychosoziale Medizin. Springer, Berlin Heidelberg New York Tokyo, S 212

## 3.12 Über Sexualität und häufige Sexualstörungen

Innerhalb der fördernden oder hemmenden gesellschaftlichen Rahmenbedingungen ist es eine Aufgabe für jeden einzelnen, die Sexualität in sein Leben zu integrieren.

Sexualität fließt in viele Bereiche menschlichen Erlebens ein. Das Denken, Wollen und Handeln wird oft sowohl unbewußt wie bewußt von sexuellen Impulsen mitbestimmt.

Nicht nur im transkulturellen Vergleich, sondern auch in unserer Kultur in Vergangenheit und Gegenwart zeigen die Wertungen der menschlichen Sexualität eine überraschende Spannbreite: Sinnliche Lust und Freude ist für die einen, was die anderen Unzucht, Wollust, tierische Triebhaftigkeit nennen.

Menschliches Sexualverhalten meint nicht nur solche Handlungen, die zu einer Befruchtung führen oder sexuelle körperliche Reaktionen auslösen können, sondern auch alle Handlungen und Reaktionen, die einer Lustbefriedigung dienen. Für Eltern, Ärzte und Richter stellt die Wertung des Sexualverhaltens eine besondere Herausforderung dar: Normatives Verhalten wird postuliert, ist von der Gesellschaft aber nur mit seinen Rahmenbedingungen definiert. Gelebt und bestimmt wird Sexualität durch die individuellen Möglichkeiten und Grenzen.

Umwelt, Erziehung, Vorbilder prägen stark das individuelle Sexualverhalten. Jeder Mensch muß lebenslang bemüht sein, einen „natürlichen" Umgang mit dem Körper und der Sexualität als funktionale, individuell angemessene Verhaltensweise zu erlernen.

Vorurteile über Normalität, Sittlichkeit sowie fehlendes Wissen über die Physiologie der Sexualität wie deren individuelle Spannbreite können Paarbeziehungen jahrzehntelang so belasten, daß sie zu Sexualstörungen führen (fehlende Libido, Impotentia coeundi, Ejaculatio praecox, fehlende Lubrikation, Vaginismus, Anorgasmie, Dyspareunie).

Die ärztliche Sprechstunde wird nicht als Moralinstanz aufgesucht; ungeachtet seiner persönlichen Wertung sollte der ärztliche Sexualberater wissen:

- Sexualität ist nicht in einem bestimmten Alter plötzlich abrufbereit da, sondern wird seit der frühen Kindheit geprägt und eingeübt.
- Es gibt Liebe ohne Sex und Sex ohne Liebe.
- Es gibt intakte, erfüllte Beziehungen mit ehelicher Treue als personale Treue und sexuelle Untreue; d.h. bedingungsloses Vertrauen, Verläßlichkeit und Geborgenheit brauchen nicht grundsätzlich durch sexuelle Untreue eines Partners verlorenzugehen.

- Der Anspruch auf totale Partnerschaft ist unerfüllbar und als Ziel unrealistisch. Reife Liebe leidet weniger unter dem Anderssein des Partners, sondern vermag das Gleichsein bewußt zu gestalten; Verzicht bedeutet ihr weniger Opfer und Verleugnen der eigenen Welt als das offene Ausloten von Erlebnismöglichkeiten zweier Menschen.

**Häufige Problembereiche**

Die Eltern werden unangenehm überrascht durch die erwachende Sexualität ihrer Kinder; Doktorspiele am unbekleideten Spielkameraden, die entdeckte Selbstbefriedigung und die erste „nicht harmlose" Freundin des Sohns oder der Freund der Tochter irritieren, verunsichern die Eltern. Sie wollen möglichst alle Intimitäten ihrer Kinder erfahren, können aber selten angemessen damit umgehen.

Die Prägung zum Mann- oder Frausein setzt Rollenmuster, die weder Mann noch Frau gerecht werden: Der Mann soll stets werbend, erfahren, potent sein; die Zahl der eroberten Frauen verkündet er wie der Krieger seine besiegten Feinde. Der Mann „nimmt" eine Frau. Die Frau hat ihren höchsten Wert „unberührt"; ihre Jungfernschaft wird ihr genommen, das männliche Werben erhört oder verweigert sie – allemal reagiert sie nur. Das Weib verschenkt sich, empfängt, wird gelockt, verführt, läßt sich erobern.

Reichtum schenkt das Weibliche im Mann, das Männliche im Weib, wenn es zugelassen wird.

Weit verbreitet ist die Sprachlosigkeit im sexuellen Bereich: Kinder fragen die Eltern nicht, Eltern sprechen nur in Andeutungen und blumig über „die Sache" mit ihren Kindern. Paare äußern einander nicht ihre Angst, Scham, Lust und Unlust; jahrzehntelang bleiben in Ehen Enttäuschungen, Verzicht, Wünsche unausgesprochen und werden somit eine nie versiegende Quelle ehelicher Disharmonie. Selten vertrauen sich Patienten hier ihren Ärzten an; häufig fehlt ihnen Kompetenz und Bereitschaft, sexuelle Probleme zu thematisieren. Symptome wie Müdigkeit, Nervosität, Herzklopfen, Blasen-, Scheiden-, Prostatabeschwerden oder Kreuzschmerzen sollten nicht nur Anlaß zu aufwendiger technischer Diagnostik, sondern auch Aufforderung zum Gespräch über die Sexualität der Patienten sein.

Sexualstörungen sind häufig Ausdruck einer Beziehungsstörung. Die Frau gewinnt Macht über den Mann, wenn sie sich ihm verweigert. Der Mann zeigt seine Minderwertigkeitsgefühle mit seinem machtlosen (impotenten) Penis. Die lustlose Frau ist unfähig, ihre Lust zu zeigen, sie unkontrolliert zu erleben, und hat Angst, sich in der Hingabe zu verlieren.

Im jahrtausendealten Kampf der Geschlechter wird die Sexualität als allgegenwärtiges Kampfmittel benutzt. Deshalb sollte Sexualberatung meistens Paarberatung sein.

## Hilfen bei Problemlösungen

Wer als Arzt Sexualberatung anbieten will, sollte seine eigene Sexualität reflektiert und in regelhafter Selbsterfahrung angesprochen haben. Nicht die unerfüllten Wünsche, Hemmungen, erlebte Lusterfüllung, d. h. nicht die individuelle sexuelle Welt des Arztes gilt es dann in der Sprechstunde zu vermitteln, sondern die sexuellen Bedürfnisse des Patienten anzusprechen.

In einer Atmosphäre des Vertrauens sollte der Patient thematisieren, was ihm Angst, Lust und Unlust macht. Der kundige Arzt gibt entlastende Information: Masturbation bei jung und alt, Mädchen und Knaben ist weder unsittlich noch ungesund, sondern eine übliche Art der Befriedigung. Weder Orgasmus noch Koitus sind obligatorische Ereignisse im Liebesspiel, sehr wohl zentrale Erlebnisse; je weniger sie erzwungen werden, je reicher werden sie geschenkt. Der Weg dorthin ist ebenso wichtig wie das Ziel: Den Körper des Partners mit offenem Auge, tastender Hand und suchendem Mund vom Kopf bis Fuß zu entdecken, bleibt manchem Patienten ein Leben lang verboten – versagt.

Sexuell gestört sein heißt nicht präsent sein in der aktuellen, sinnlich erlebbaren Wirklichkeit: Vorurteile, Vorbilder, Vorinformationen, Vorerlebtes bestimmen das Erleben. Der Impotente stellt sich vor zu versagen. Der Patient mit einer Ejaculatio praecox will es lange und besonders gut machen. Die Frigide befürchtet, tierisch, unanständig, unkontrolliert Lust zu fordern und zu erleben. Es gilt, sich präzise mit allen Sinnen neugierig auf den Augenblick zu konzentrieren.

Je mehr Angst, Verdrängung, Schuld vom Patienten gezeigt wird, um so sachlich „forschender" sollten die ersten Aufgaben als Übung vermittelt werden. Lohnend ist der Hinweis, daß die erworbene Vertrautheit im Umgang mit sexuell wenig besetzten Körperregionen neugierige Sicherheit schenkt für die Begegnung mit den zentralen Sexualorganen: Verbot der ängstigenden Körperkontakte nimmt Leistungs- und Erfolgszwang. Die Zweisamkeit wird als Spiel und Intimität der Körperlichkeit erlebt. Das übende Erkunden erfaßt Fuß,

Bein, Arm, Rücken und Leib; wachsende Vertrautheit schenkt Mut, Brüste und Geschlechtsorgane in das Liebesspiel einzubeziehen, Lust zu schenken und selbst zu erleben im Gefühl von Nähe, Wärme und Geborgenheit (Masters u. Johnson 1980).

Sexualberatung umfaßt zwingend auch somatisches Kranksein. Die organisch bedingte erektile Dysfunktion bedarf der somatischen Therapie. Die brustamputierte Frau oder der Mann nach Herzinfarkt warten zu oft auf den kundigen ärztlichen Rat; der impotente Diabetiker hat häufig keine Partnerprobleme, sondern eine diabetische Angiopathie.

Der mögliche Zusammenhang mit Medikamenten, Drogen und Alkohol sollte erfragt werden. Überforderung mit Erschöpfung bei Mann und Frau kann Sexualstörungen vortäuschen; z. B. ist die berufstätige Frau nach zusätzlicher Aufgabenerledigung als Mutter und Hausfrau um 23 Uhr nach dem Fernsehfußballspiel nicht mehr „lustig", sondern nur noch müde.

Jeder Arzt muß, wie in allen Bereichen der Medizin, eindeutig seine Kompetenzgrenze kennen und in seiner Sexualberatung beachten. So sollten dem sexualkundlichen Experten Ratsuchende überwiesen werden, die wegen Homosexualität, Fetischismus, Sadomasochismus oder anderem devianten Sexualverhalten in die Sprechstunde kommen.

Patienten mit sexuellen Problemen sitzen häufiger in unseren Sprechzimmern, als wir wissen; dies gilt für alle Altersstufen! In der Sprechstunde sollte der Arzt an Sexualstörungen denken und den Mut haben, sie anzusprechen; er sollte dem Patienten zuhören und ihn annehmen, ohne zu werten.

Interessierte Leser finden in dem informativen Handbuch und Atlas von Haeberle (1985) eine lohnende Lektüre zu den hier angesprochenen Problemen. Das Buch eignet sich sehr gut zum Ausleihen an Patienten, wenn in der Sprechstunde die Sexualität thematisiert wurde.

## Literatur

Haeberle EJ (1985) Die Sexualität des Menschen. DeGruyter, Berlin
Masters WH, Johnson VE (1980) Die sexuelle Reaktion. Rowohlt, Reinbeck

## 3.13 Der Patient mit Eßstörungen

Die Identifikation mit der eigenen Körperlichkeit ist eine Aufgabe, die jedem Individuum gestellt ist. Das Selbstwertgefühl, die Grundstimmung eines Menschen, v. a. in der Pubertät und im Alter von 20–30 Jahren, wird stark von der Akzeptanz der eigenen Körperlichkeit bestimmt.

In unserer Überflußgesellschaft ist Überernährung von der Geburt bis zum Tod ein großes Problem. Die daraus folgende Adipositas stellt neben organisch bedingten Gesundheitsrisiken und -schäden auch erhebliche psychische Belastungen dar. Der Wunsch abzunehmen wie der oft jahrelange Kampf gegen ein Übergewicht ist oft ein großes Problem für die Betroffenen und erfordert eine kundige Betreuung und Schulung der Patienten. Wegen defizitärer Aus-, Weiter- und Fortbildung auf diesem Gebiet ist z. Z. unser ärztliches Angebot für die Adipösen unzureichend.

Die Feststellung „Sie sind zu dick" wie der Rat „Essen Sie weniger!" sind den Betroffenen seit Jahren bekannt – dazu bedurfte es keines Arztbesuchs.

Hilfreich mag die anteilnehmende Bemerkung sein: „Sie haben es nicht leicht mit dem Essen und dem Gewicht. Sicher haben Sie sich schon oft Mühe gegeben, weniger zu essen, abzunehmen. Ich finde es gut und wichtig, daß Ihr Bemühen abzunehmen trotz aller Enttäuschungen noch vorhanden ist."

Wir sollten nach Lebensphasen fragen, bei denen Normalgewichtigkeit vorhanden war: „Also gehört zu Ihrem Typ auch die Möglichkeit zum Dünnersein!" Die vielleicht nur kurzfristigen bisherigen Gewichtsreduktionen sollten zur Motivation genutzt werden: „Sehen Sie – Sie haben sich selbst bewiesen, daß Sie abnehmen können!"

Oft sind Mechanismen eruierbar, die zeigen, daß die Patienten sich durch Essen trösten, belohnen, „etwas Gutes tun wollen". In wichtigen Lebensbereichen wurden Kränkungen, Enttäuschungen, Mißerfolge erlebt, die durch orale Befriedigung kompensiert werden. Der Hunger nach Liebe, Zuwendung und Anerkennung soll durch Essen gestillt werden, so wie Säuglinge durch Stillen satt und zufrieden werden. Manche Frau schützt sich durch ihre Adipositas vor sexuellem Angesprochenwerden; sie darf nicht attraktiv werden, weil dann die Männer in bedrohliche Nähe kommen. Hier hilft also ein offenes Ansprechen der sexuellen Probleme, eine neue Körperlichkeit zu schaffen.

Es wird immer deutlicher, daß nicht eine der vielen Diäten das Problem der adipösen Patienten lösen kann, sondern neben der

Berücksichtigung einiger einfacher Ernährungsregeln psychologische Strategien zum Erfolg führen. Eine wesentliche Hilfe bedeutet für übergewichtige Personen die Teilnahme an einer Gruppe. Ob Selbsthilfegruppe oder Gruppe unter der Leitung von Diätassistentin, Ernährungsberaterin, Psychologe oder Arzt; das Gruppenerlebnis ist das wirksame Agens: Das gemeinsame Problem, der Erlebnis- und Erfahrungsaustausch unter Betroffenen, die drohende Gewichtskontrolle bei den Gruppentreffen, Anerkennung bei Erfolg, Trost bei Mißerfolg, das Vorbild des Erfolgreichen, der Gruppenzwang zur Kontinuität des Kursprogramms – all dies kann eine Einzelberatung beim Arzt nicht bieten, deshalb sollten wir intensiv mit Gruppen zusammenarbeiten.

Abschließend sollen die wichtigsten Grundsätze einer Ernährungsberatung dargestellt werden:

1) Mischkost ist besser als jede Diät.
2) Jeder sollte täglich Salate, Obst, Gemüse essen, aber nicht zusätzlich, sondern anstatt anderer Nahrungsmittel.
3) Dauerhafte Gewichtsreduktion stellt sich ein, wenn täglich zwischen 1000 und 1500 Kalorien zu sich genommen werden. Es ist individuell festzulegen, bei welcher Kalorienmenge der einzelne innerhalb dieses Rahmens zu- oder abnimmt.
4) Es sollten 6–7 kleine Mahlzeiten eingenommen und nichts zwischendurch gegessen werden.
5) Der Übergewichtige soll für jeden Lebensbereich (Arbeitsplatz, zuhause etc.) je 1 Eßplatz festlegen; es darf nur dort gegessen werden.
6) Nach reichlichem Kauen wird der nächste Bissen erst dann auf die Gabel genommen, wenn der vorherige heruntergeschluckt ist.
7) Die Aufmerksamkeit gilt allein dem Essen: Fernsehen, Zeitunglesen etc. beim Essen sind verboten. Nach dem Essen sofort Reste und Geschirr wegräumen.
8) Der Adipöse soll regelmäßig über seine Eß- und Trinkmengen Tagebuch führen, um sich ehrlich beobachten zu können. Vor Einladungen Kalorien einsparen; bei Einladungen besonders langsam essen.
9) Der Übergewichtige soll sich bis zum Erreichen seines Wunschgewichts täglich wiegen, später mehrmals wöchentlich.
10) Nicht hungrig einkaufen gehen und streng nach vorher aufgestellter Einkaufsliste vorgehen.

Präventiv und manchmal entscheidend für den Lebens- und Leidensweg eines Mädchens – Knaben sind kaum betroffen – ist die ärztliche Wahrnehmung prämorbider Symptome des Eßverhaltens.

Es ist zwar nicht belegt, aber sehr wahrscheinlich, daß ausgeprägte Störungen des Eßverhaltens im Sinne einer *Anorexia nervosa* (Pubertätsmagersucht, endogene oder psychogene Magersucht) oder einer *Bulimie* (Bulimia nervosa) bei einer gezielten und kompetenten Intervention in der Frühphase des Abgleitens in neurotisches Verhalten häufig verhindert werden könnten.

Leitsymptome für eine Pubertätsmagersucht sind:

- Manifestationsalter: Adoleszenz während einer Entwicklungskrise.
- Fokussierung des Erlebnishorizonts auf die Ernährung: Vermeidung zu „fett", zu dick zu werden oder zu sein. Panische bis wahnhafte, immer unkorrigierbare Ängste, das Falsche und zuviel zu essen. Nicht nachfühlbare Sorgfalt und unangemessener Aufwand bei der Nahrungsauswahl und der Mengenzuteilung.
- Nach jedem Essen wird das Gewicht überprüft.
- Nach jedem Essen selbstinduziertes Erbrechen.
- Laxanzien- oder/und Diuretikaabusus.
- Sekundäre, manchmal primäre Amenorrhö, die schon vor oder bei Beginn des Gewichtsverlusts eintreten kann.
- Obstipation.
- Trotz körperlicher Schwäche Hyperaktivität; mit Verbissenheit wird bis zur Erschöpfung „Energie verbraucht" beim Rennen, schnellen Gehen, Turmbesteigung etc.
- Alle diese Symptome stehen im Dienst der Gewichtsabnahme: 40 kg, 35 kg, 30 kg Körpergewicht bei Körpergrößen bis 180 cm werden systematisch „erarbeitet". Mehr als 25% Verlust des früheren Gewichts gilt als diagnostisches Kriterium.

Bei der Bulimie kommt es zu regelmäßig auftretenden Anfällen von Heißhunger mit Verzehr von hochkalorischen Nahrungsmitteln. Nach den Freßattacken wird Erbrechen ausgelöst. Bei starken Gewichtsschwankungen magern Bulimikerinnen nicht auf ein physiologisch bedenkliches Untergewicht ab, sind aber sehr figurbewußt. Die Patientinnen haben ein starkes Krankheitsgefühl, sind häufig depressiv, manchmal bis zur Suizidalität.

Die Pathogenese der Anorexia nervosa ist – wie die der meisten anderen Erkrankungen auch – nicht endgültig geklärt; eine pathogene Bedeutung psychosozialer Faktoren ist jedoch gesichert. Fast alle pathophysiologischen Veränderungen haben sich als Folge der Gewichtsabnahme erwiesen.

Im Bedingungsgefüge dieser Erkrankung lassen sich regelmäßig Störungen schon in der frühen Mutter-Kind-Beziehung nachweisen. In den Familien von Anorektikerinnen finden wir eine enge Verfilzung der Beziehungen: Jeder sorgt sich immerzu um den anderen, so wird jeder durch jeden ständig kontrolliert. Starrer und hoher moralischer Anspruch geben wenig Raum für Konfliktaustragung und Lösung. Oft bleibt nur das anorektische Kind als Symptomträger den stumm verstritten-verstrickten Eltern als gemeinsame Aufgabe und Sorge.

Der Paarkonflikt bedient sich eines ehrenwerten Schlachtfelds: „Du läßt unser Kind verhungern, ich möchte es retten, aber Deine falsche Erziehung verhindert es!" So sagt und denkt die Mutter vom Vater, der Vater von der Mutter. Der Hausarzt kann im Sinne einer Psychohygiene präventiv tätig werden, wenn er ubiquitär vorhandene Problembereiche in den Familien sorgfältig beobachtet, um pathogene, hilflose Konfliktstrategien so früh als möglich zu erkennen.

Wir wollen einige typische Persönlichkeits- oder Familienmuster darstellen, die bei einer anorektischen Entwicklung häufig nachweisbar sind.

- Abwehr aller weiblichen, sexuellen Bedürfnisse und Widerstand gegen die Übernahme der weiblichen Rolle. Mit zunehmender Abmagerung verschwinden die körperlichen Zeichen des Weiblichen: Brüste, Hüften, Bauch und Menstruation.
- Die Psychodynamik aller an der Eßstörung Beteiligten wird bestimmt vom Streben nach Macht und Erleben von Ohnmacht: Die Tochter kämpft gegen ihre Abhängigkeit und symbiotische Verstrickung zu ihrer Mutter. Der Essenskampf, die Nahrungsverweigerung, ist der Weg zur Autarkie, der verzweifelte Versuch, Identität zu finden.
- Die Angst vor Nähe, Intimität und Sexualität bestimmt den Weg in die Isolation, aber die unterstellte eigene Minderwertigkeit wird überspielt durch die „Meisterschaft im Dünnsein", man wird Mittelpunkt, erregt Aufmerksamkeit, wird mächtig gegenüber Eltern, Ärzten, Freundinnen.
  Die Hinfälligkeit des ausgezehrten Körpers wird als Sieg des Geistes, der Autonomie gefeiert.
- Der Vater entzieht sich der Verantwortung durch Abwesenheit in berufliche und private Aktivitäten.
- Die überengagierte Mutter bemüht sich als Freundin und tolerante, aber stets besorgte Beraterin. Ihr Bemühen wird unbewußt gefärbt von eigenen Defiziten in der Kindheit, versagter, meist abgebrochener Berufsausbildung oder -ausübung und latenten Partnerkonflikten.

Patienten mit ausgeprägter Anorexia nervosa sind in der Allgemeinpraxis selten. Bei den viel häufigeren anorektischen Reaktionen kann der Hausarzt durch Familiengespräche die Situation entschärfen. Bei ausgeprägten Bildern muß er kompetente Hilfen in Anspruch nehmen. Besondere Kompetenz und Erfahrungen haben Jugendpsychiater und familientherapeutisch arbeitende Psychotherapeuten.

# 4 Strategien psychotherapeutischer Intervention

## 4.1 Psychotherapie in der Primärversorgung

„In der analytischen Behandlung geht nichts anderes vor, als ein Austausch von Worten zwischen dem Analysierten und dem Arzt." „Worte waren ursprünglich Zauber und das Wort hat heute noch viel von seiner alten Zauberkraft bewahrt" (Freud 1917).

Die Einführung der „psychosomatischen Grundversorgung", die Honorierung der Leistung „verbale Intervention", soll den primärversorgenden Arzt darin unterstützen, systematisch in wissenschaftlich begründeter Weise auszuüben, was schon immer zu seinem Tun gehört: Kranke und nicht Krankheiten zu behandeln. Ziel ist die Integration der psychosomatischen Betrachtungsweise und der psychotherapeutischen Behandlungsprinzipien in die Primärversorgung. Damit unterscheidet sich die psychotherapeutische Praxis des Primärarztes wesentlich von der des Fachpsychotherapeuten.

Der Primärarzt wird Psychotherapie soweit wie möglich *in die Sprechstunde integrieren;* damit ist der zeitliche Rahmen eng definiert. Er untersucht auch den Körper und verordnet Medikamente, u. a. Psychopharmaka. „Kommunikative Arbeit" (Psychotherapie) und „instrumentelle Arbeit" (vgl. 3.9) können sich dabei ergänzen, aber auch in konflikthafter Spannung zueinander stehen. Die *gleichzeitige Sorge für den Körper* kann den psychotherapeutischen Zugang erleichtern, konsequente psychotherapeutische Arbeit aber auch behindern. Der Patient wird i. allg. dem Arzt leichter seine Sorgen mitteilen, der ihm auch in körperlicher Not sicher beisteht; andererseits kann die instrumentelle Untersuchung des Körpers die Beziehung so stark prägen, daß kein Raum für die Entwicklung einer therapeutisch wirksamen Übertragungsbeziehung bleibt.

Eine weitere Besonderheit ist die *geringere Exklusivität der Beziehung* zwischen Patient und Primärarzt; sie ist nicht so klar abgegrenzt wie beim Fachpsychotherapeuten. Andere Mitglieder der Familie können gleichzeitig oder im Wechsel, ergänzend, aber auch konkurrierend, den Arzt in Anspruch nehmen.

Psychotherapeutische Verfahren sind v. a. dann für den primärsorgenden Arzt geeignet, wenn sie einerseits seine *situativen Vorteile* nutzen und andererseits eine Anpassung des therapeutischen Vorgehens an die Bedingungen der Praxis zulassen.

Der primärversorgende Arzt ist häufiger schon länger mit der Person und dem Verhalten seiner Patienten und ihren Lebensumständen *vertraut*. Im Falle neu auftretender Beschwerden und Symptome kann er diese von Anfang an im Zusammenhang mit Veränderungen der Person und/oder ihrer Umwelt betrachten und gewichten. Für ein solches Vorgehen benötigt er keine „neuen" Methoden; es geht jetzt vielmehr darum, die von ihm schon immer angewandten Methoden *systematisch* und *professionell* zu nutzen: Neben der Beobachtung gewinnen *kompetentes Zuhören* und *Reflektieren der Patient-Arzt-Beziehung* zentrale Bedeutung. Zuhören und „Austausch von Worten" sind nur innerhalb einer tragfähigen Arzt-Patient-Beziehung wirksam in einem *„Arbeitsbündnis"*, das die Behandlung der Krankheit zum gemeinsamen Ziel hat. Der primärversorgende Arzt kann dabei die Beziehung benutzen, die sich bei früheren Krankheitsfällen herausgebildet und bewährt hat. Beide, Patient und Arzt, können dieses alte Arbeitsbündnis aktivieren und auf ihre gemeinsame „Investierungsgesellschaft auf Gegenseitigkeit" (Balint 1965) zurückgreifen. Der Arzt kann die neuen Informationen mit seinem Vorwissen über den Patienten verbinden und darauf achten, in welcher Weise ihn der Patient dieses Mal benutzt; er vermag so Rückschlüsse auf die aktuelle Not des Kranken zu ziehen.

Aufgabe des primärversorgenden Arztes ist es zunächst, sorgfältig zuzuhören, das *„Angebot"*, das Anliegen des Patienten während der ersten Konsultation, in sich aufzunehmen, zu reflektieren, zu prüfen und zu gewichten, bevor er die Weichen für weitergehende Maßnahmen, oft für eine längere Entwicklung stellt. Während dieser ersten Konsultation wird das „Angebot" des Patienten immer ganzheitlicher und umfassender sein, als wir es in unserem medizinischen Kategoriensystem abbilden können. Dabei enthalten die Klagen des Patienten meist schon spontan Hinweise auf belastende Lebensfaktoren, auf das eigene Krankheitsverständnis, auf die Art der Hilfe- und Beziehungswünsche. Oft sagt der Patient nicht nur daß, sondern auch warum er allein nicht mehr weiterkommt und selbst keine andere Lösung als seine Krankheit finden konnte. Es geht darum, diese oft verschlüsselten und mit Hilfe körperlicher Beschwerden ausgedrückten Klagen rückzuübersetzen und so verstehen zu können. Der primärversorgende Arzt ist in der besonders günstigen Situation, schon bei der Erstkonsultation biotische, psychische und soziale Gesichtspunkte gemeinsam erfassen und in ihrer Wechselwirkung gewichten zu können. Gelingt ihm dies, so kann er entscheidend dazu beitragen, diagnostische Umwege, therapeutische Fehlversorgung, iatrogene Schädigung, lange Patientenkarrieren mit Chronifizierung der Krankheit zu vermeiden und – in ganz erheblichem Umfang – Kosten zu sparen.

*„Zuhören"* als wesentlicher Bestandteil einer wissenschaftlich begründeten Heilkunde ist für uns Ärzte erst einmal ungewohnt. Gespro-

chene Mitteilung hat für uns nicht denselben Grad von „objektiver Realität" wie Gesehenes:

> Sie sind im medizinischen Unterricht daran gewöhnt worden, zu sehen. Sie sehen das anatomische Präparat, den Niederschlag bei der chemischen Reaktion, die Verkürzung des Muskels als Erfolg der Reizung seiner Nerven. Später zeigt man Ihren Sinnen den Kranken, die Symptome seines Leidens, die Produkte des krankhaften Prozesses, ja in zahlreichen Fällen die Erreger der Krankheit in isoliertem Zustand. In den chirurgischen Fächern werden Sie Zeugen der Eingriffe, durch welche man den Kranken Hilfe leistet, und dürfen die Ausführung desselben selbst versuchen. Selbst in der Psychiatrie führt Ihnen die Demonstration des Kranken an einem veränderten Mienenspiel, seiner Redeweise und seinem Benehmen eine Fülle von Beobachtungen zu, die Ihnen tiefgehende Eindrücke hinterlassen. So spielt denn der medizinische Lehrer vorwiegend die Rolle eines Führers und Erklärers, der Sie durch ein Museum begleitet, während Sie eine unmittelbare Beziehung zu den Objekten gewinnen und sich durch eigene Wahrnehmung von der Existenz der neuen Tatsachen überzeugt zu haben glauben.
> Das ist leider alles anders in der Psychoanalyse. In der analytischen Behandlung geht nichts anderes vor als ein Austausch von Worten zwischen dem Analysierten und dem Arzt. Der Patient spricht, erzählt von vergangenen Erlebnissen und gegenwärtigen Eindrücken, klagt, bekennt seine Wünsche und Gefühlsregungen. Der Arzt hört zu ... (Freud 1917).

So ungewöhnlich das hier gemeinte Zuhören für uns Ärzte sein mag, so fruchtbar ist es jedoch für das diagnostische Vorgehen.

Englische Familienärzte, die in einer Studie jedem neuen Patienten erst einmal 5 min ohne Unterbrechung zuhörten, sparten gegenüber dem üblichen Vorgehen bei Vergleichsärzten und einer Vergleichsperiode in der eigenen Praxis ein Drittel der Diagnostikkosten (Heim 1985; mündliche Mitteilung).

Zuhören verlangt von uns eine Veränderung der Einstellung: Gewöhnlich sind wir Ärzte im Denken, Sprechen und Handeln die Aktiven, Patienten eher die Passiven. Dies wird rasch deutlich, wenn wir darauf achten, wie schwer es uns fällt, Pausen im Gespräch mit Patienten auszuhalten. Patienten brauchen jedoch Zeit, wenn sie die Erzählung über ihre Not zu einer Besinnung auf eigene Schwierigkeiten vertiefen können sollen.

Unser ärztliches Gesprächsverhalten läßt hierzu oft nicht genügend Raum: Eine Studie in den USA ergab, daß im Erstkontakt Patienten bei der Schilderung ihrer Beschwerden bereits nach durchschnittlich 18 sec von ihren Ärzten unterbrochen wurden (nach Geisler 1987).

Psychotherapeutisches Zuhören ist erlernbar. Während eines solchen Lernprozesses wird deutlich, in welchem Ausmaß Zuhören des Arztes Sprechen des Patienten ermöglicht. Während der aktiv strukturierende, Fragen stellende Arzt nur Reaktionen des Patienten erhält („Wer Fragen stellt, erhält Antworten, aber sonst nicht viel". Balint 1965), erhält der zuhörende Arzt vom Patienten gewichtete Aussagen und damit weit mehr Einblick in die individuelle Wirklichkeit des Kranken. Dies gilt für das explizit Mitgeteilte, aber auch für das Nicht-Mitgeteilte, das Verschwiegene oder Vergessene.

> Eine korrekt erhobene Anamnese ist systematisch, sauber und ordentlich; es gibt in ihr scheinbar keine weißen Flecken. Hört man dagegen zu, ergibt sich in der Regel ein unordentliches Bild mit vielen offenen Fragen und weißen Flecken. Aber genau diese offenen Fragen und weißen Flecken erzählen, recht verstanden, eine mindestens ebenso aufschlußreiche Geschichte, wie eine herkömmliche Anamnese. (...) *Auch das, was fehlt, muß ausdrücklich festgehalten und bewertet werden* [im Original kursiv] – anstatt Fragen zu stellen, um es zuzudecken (Balint 1965).

Hört der Arzt zu, so stellen seine Patienten vermehrt Fragen; dies erlaubt dem Arzt wiederum, sich über das Wissen und die Bedürfnisse des Patienten zu orientieren und mit ihm zusammen allmählich eine gemeinsame Wirklichkeit aufzubauen.

Solche Lernprozesse sind sogar bezogen auf das Gesprächsverhalten während der ärztlichen Visite unter Krankenhausbedingungen möglich (Fehlenberg et al. 1990; Köhle u. Raspe 1981). So veränderte sich z. B. das Gesprächsverhalten eines internistischen Onkologen im Rahmen eines psychosomatischen Arbeitskonzepts: Im Verlauf von eineinhalb Jahren nahmen die Redebeiträge dieses Oberarztes während seiner Visite auf die Hälfte ab, die der Patienten verdoppelten sich. Der Arzt selbst hatte den Eindruck, daß er immer weniger tue und dennoch die Patienten immer offener mit ihren Anliegen und Fragen auf ihn zukämen (Köhle u. Kubanek 1981).

Mit „Zuhören" ist in der Psychotherapie nicht Passivität des Arztes gemeint. Der zuhörende Arzt fördert averbal und auch verbal den sprechenden Patienten, er unterstützt dessen Selbstexploration. Mit Zeichen, wie Kopfnicken, signalisiert er, daß er aufmerksam bleibt und daß das Gesagte für ihn Bedeutung hat. Hierdurch und auch durch verbale Bestätigung („ja", „hm", u. a.), durch Aufgreifen von Äußerungen des Patienten (Wiederholen von Aussagen, Zusammenfassung des Inhalts oder der geäußerten Emotion) unterstützt der aktiv zuhörende Arzt die Schilderung des Patienten. Die Aktivität des Arztes besteht in der Bewertung der Patientenäußerungen im Rahmen seines psychologischen Verständnissystems; er beginnt, Hypothesen zu bilden, die er später zu prüfen versucht.

Ein 62jähriger Mann leidet seit 40 Jahren an einem bisher mit Insulin immer gut einstellbaren Diabetes mellitus ohne gravierende Organkomplikationen. Seit 6 Monaten ist der Diabetes nicht mehr einstellbar, gehäuft treten Hypoglykämien auf, die mehrfach zum Koma führten. Die hausärztliche Betreuung führt bei dieser Entwicklung ebenso weiter wie die zunehmend spezialisierten und aufwendigen Bemühungen in verschiedenen Kliniken.

Das Erstgespräch eröffnet der Patient mit der Bemerkung, er sei jetzt schon 20 Wochen in Kliniken, ohne daß man eine Ursache für seine Störung habe finden können. Immer sei sein Diabetes gut eingestellt gewesen, diese Störung müsse doch irgendeine Ursache haben. Zwar seien z. Z. vor dem Ausbruch der jetzigen Krankheit mehrere seiner nächsten Angehörigen gestorben, und er habe seinen Arzt auch gefragt, ob das eine „Belastung" darstellen könne. Der Arzt hätte auch akzeptiert, daß dies eine Belastung sein könne, aber – hier schließt sich der Patient völlig dem Arzt an – man könne weder „beweisen", ob das für ihn eine „seelische Belastung" sei, noch ob die Krankheit mit einer solchen Belastung im Zusammenhang stehe. Meinem Eindruck nach ist die Schwierigkeit des Patienten, seinen gefühlsmäßigen Reaktionen nachzugehen, durch die verkürzte Betrachtungsweise seiner Ärzte und die Auswirkungen der zahllosen Untersuchungen zumindest verstärkt worden.

Der Patient wirkt zwar etwas deprimiert, kann jedoch seine Klagen nicht offen äußern, für diese Äußerung braucht er Unterstützung. Vier weitere Gespräche ergeben zusammengefaßt, daß der Patient nach dem Tod seines Vaters und seines Bruders auch noch seine um 7 Jahre ältere Schwester verlor, die während der Kindheit bei ihm früh die Stelle der schwer erkrankten Mutter vertreten hatte. Dieser Schwester hatte er sich sein ganzes Leben lang sehr eng verbunden gefühlt. Ihr Tod traf ihn besonders intensiv. Während er darüber berichtet, beginnt er auch von seiner bisher abgewehrten Trauer zu sprechen. Im 3. Gespräch vermag er zu sagen, wie sehr er sich nach dem Tod dieser Schwester zunächst schockartig gelähmt gefühlt hatte, welche Sehnsucht er nach ihr spürte, wie sehr er sich wünschte, sie „solle ihn doch auch hinüberholen". Auf dem Friedhof hatte er nicht mehr Abschied von ihr nehmen können – er hatte sie noch einmal aufgebahrt sehen wollen –, auf dem Weg dorthin war er jedoch ohnmächtig geworden. Seine mit dieser Betroffenheit verbundenen Gefühle habe er bisher nicht ausdrücken, Traurigkeit und Weinen mit seinem Selbstverständnis als Mann nicht vereinbaren können. Er habe seine Aufgabe darin gesehen, in dieser Situation „die anderen", seine Frau und die übrigen Angehörigen, zu trösten. Nur ganz allein habe er einmal weinen können. Etwa einen Monat nach diesem Ereignis sei zum ersten Mal ein hypoglykämischer Schockzustand aufgetreten.

Die psychophysiologischen Zusammenhänge können wir im einzelnen natürlich nicht klären; im Rahmen dieser 4 Gespräche kann der Patient jedoch über seine Trauer sprechen und seine Gefühle äußern. Nun erst stellt sich heraus, daß er entgegen allen bisherigen Beteuerungen – und den Angaben von Krankenschwestern und Diätberaterinnen – seine Diät, die er sonst peinlich genau einhielt, im Rahmen seiner depressiven Reaktion wohl doch vernachlässigt. Bereits nach dem 3. Gespräch ist der Diabetes des Patienten wieder in der gewohnten Weise behandelbar geworden.

Diese kurze Psychotherapie enthält v. a. das Angebot einer unterstützenden Beziehung angesichts der erlebten Verluste; die Bereitschaft zuzuhören, Gefühlsäußerungen, insbesondere die Trauer, ernstzunehmen und schließlich Verständnis für Hemmung und Scham des Kranken. Als Therapeut habe ich wohl für kurze Zeit auch die Funktion, Ersatz für das verlorene Objekt, für die verlorene „Mütterlichkeit" zu bieten. So paradox dies klingen mag, die Übernahme dieser mütterlichen Funktion ermöglicht erst „Trauerarbeit" und damit die innere Trennung von der verlorenen mütterlichen Schwester und unterstützt so die Wiederaufrichtung des Selbstgefühls. Emotionale Entlastung und Besserung des Selbstgefühls erlauben eine Erholung der Ich-Funktionen; der Patient wird wieder fähig, seine Ernährung entsprechend der Diabetes-Diät selbstverantwortlich zu planen, hier offenbar das entscheidende Element für das Zustandekommen des salutogenetischen Prozesses.

Das hier Gesagte wird vielen Kollegen selbstverständlich erscheinen. Andere werden Einwände haben und vielleicht eine Einbeziehung psychotherapeutischer Interventionen in die primärärztliche Tätigkeit insgesamt für fragwürdig halten. Diese Einwände kennen wir aus vielen Diskussionen. Wir wollen deshalb kurz darauf eingehen.

*1) „Psychotherapie kostet zuviel Zeit."*

Zutreffend ist: Psychotherapie benötigt eine tragfähige Beziehung, diese einen zeitlichen Rahmen. Es geht jedoch nicht darum, die Psychotherapie den übrigen ärztlichen Tätigkeiten hinzuzufügen, sondern es geht um eine Veränderung der Einstellung und Erweiterung der Kompetenz des Arztes; er soll nicht (noch) mehr arbeiten, sondern seinen Arbeitsansatz verändern. Gelingt dieser Lernvorgang, so benötigt er keine „Sprechstunde", sondern wird die „5 Minuten pro Patient" (Balint u. Norell 1975) auch für therapeutisch hilfreiche verbale Interventionen nutzen lernen. Wir bestreiten nicht, daß dieses Ziel anspruchsvoll ist. Ärzte, die sich hierum bemühen, berichten über größere Zufriedenheit mit ihrer Arbeit; allerdings soll dies nicht die unzureichende Bezahlung solcher Leistungen rechtfertigen. Eine Veränderung der Medizin erfordert bis zu einem gewissen Grad auch eine Neuorganisation des Praxisablaufs nach den veränderten Bedürfnissen des Patienten *und* des Arztes.

*2) „Psychotherapie kann schaden."*

Richtig ist: Psychotherapie kann unerwünschte Nebenwirkungen haben – wie jede Therapie. Dieses Argument spiegelt jedoch v. a. Unsicherheit in der Beurteilung der „Macht des Wortes" wider. Schon wenn wir beginnen, unseren Patienten vermehrt zuzuhören, kann sich Erstaunen, manchmal Erschrecken einstellen: Die Kranken äußern ihre menschliche Not in unerwartetem Ausmaß und stellen uns bedrängende Fragen. Wir haben die Äußerung ermöglicht, indem wir dem Patienten Raum gegeben haben. Nun werden wir gefragt, ob es nicht unberechtigt sei, „so tief in den Patienten einzudringen", „die Grenzen der Intimität zu überschreiten". Die Macht des Wortes – und sogar die des Zuhörens – wird jetzt überschätzt. Der Patient steuert in aller Regel selbst, was er in der gegebenen Beziehung sagen und was er verschweigen möchte. Fragt man den Patienten nach einem solchen Erstgespräch, so betonen sie in der Mehrzahl entgegen allen Befürchtungen ihre Erleichterung darüber, daß sie sich endlich einmal aussprechen konnten. Wir müssen während der Phase des Umlernens Unsicherheit aushalten. Hierzu benötigen wir den Rückhalt in einer Gruppe Gleichgesinnter, wie ihn etwa die Balint-Gruppenarbeit anbietet.

### 3) „Einstellung auf Psychotherapie fördert Fehldiagnosen im Somatischen."

Richtig ist, daß ein komplexer Ansatz für Erkennen und Handeln eine sorgfältige Prüfung von Fehlerquellen erfordert. Bedenkenswert ist aber auch, daß die in einem reduktionistischen biomechanischen Ansatz nicht oder falsch gestellten Diagnosen psychogener Störungen in extremem Maß Leid verlängern und Kosten verursachen, ohne daß dies innerhalb dieses Ansatzes diskutiert wird. Die Kompetenz des Arztes im psychosozialen Bereich setzt selbstverständlich Kompetenz im somatischen Bereich voraus; diese nimmt durch die Einbeziehung psychotherapeutischer Methoden nicht ab.

### 4) „Geht man zu sehr auf Patienten ein, so nutzen sie dies aus."

Hier liegt ein Mißverständnis vor. Sind wir bereit, Patienten zuzuhören, so kommen nur wenige „vom Hundertsten ins Tausendste", sondern sie versuchen, uns mit ihren Worten in ihre Not, in ihre individuelle Wirklichkeit zu führen; fühlen sie sich verstanden, fassen sie sich auch kürzer; „Ausschweifen" ist meist nur das Ergebnis der Eskalation im Scheitern des Versuchs, sich uns verständlich zu machen. Auch im Betreuungsverlauf haben nur wenige Patienten die Tendenz, uns „auszubeuten", auch wenn viele unter großen, ungestillten Bedürfnissen nach Kontakt, Akzeptiertwerden und Anerkennung leiden. Zunächst ist wichtig, daß der Arzt diese Bedürfnisse erkennt und ihren Zusammenhang mit der Erkrankung prüft und gewichtet. Danach kann er entscheiden, ob er diese Bedürfnisse therapeutisch annimmt oder den Patienten überweist. Die meisten Patienten streben wieder Selbständigkeit und Unabhängigkeit vom Arzt an, so sehr sie ihn vorübergehend benötigen mögen. Oft ist es nur ein Zeichen oder Symbol, das sie vom Arzt als Halt brauchen: Das Angebot, jederzeit anrufen zu können, wird z. B. nur selten, wenn überhaupt, genutzt.

*5) „Psychotherapie ist nicht ausreichend wissenschaftlich fundiert."*

Es trifft zu, daß die Psychotherapieforschung eine noch junge Wissenschaft ist; ihr Methodenstandard entspricht jedoch zumindest dem der Therapieforschung in der übrigen Medizin, ein ähnliches hohes wissenschaftstheoretisches Problembewußtsein findet sich in der übrigen Medizin kaum. Dies wird an der Einstellung zur Frage der *Interpretation* von Daten deutlich. Lassen sich Kollegen auf unser Vorgehen ein, so sind sie meist bald erstaunt über das Ausmaß der Aufgabe, die im Gespräch gewonnenen Daten zu *interpretieren.* Wo sie sichere Aussagen erwartet hatten, begegnen sie vielfältigen Interpretationsmöglichkeiten, „wie in der Belletristik". Hier ist es erforderlich, sich 2 Gesichtspunkte zu vergegenwärtigen:

- Interpretationsmöglichkeiten sind Hypothesen, diese werden im weiteren Vorgehen geprüft; nur so führt der Weg in die individuelle Wirklichkeit des Patienten.
- Es ist eine in der Medizin verbreitete Selbsttäuschung zu meinen, bei „naturwissenschaftlichem Vorgehen" bedürfe man keiner Interpretation. Schon jeder Anordnung einer Laboruntersuchung liegen aus der Anamnese und dem klinischen Eindruck gewonnene Interpretationen und Hypothesen zugrunde, und jedem histologischen Befund liegen bestimmte Annahmen, Färbungen und Einstellungen von optischen Geräten zugrunde. Wir reflektieren dies nur nicht mehr; wir haben uns, wie Freud sagt, in der Ausbildung daran gewöhnt, Gesehenes für „realer" zu halten als Gehörtes.

In den Naturwissenschaften selbst wurde ein derart naiver Realitätsbegriff spätestens mit den Entdeckungen Plancks und Einsteins vor mindestens 80 Jahren begraben. In der biomechanischen Medizin bestimmt dieser Realitätsbegriff leider noch immer Verstehen und Handeln. Unsere Patienten sollten nicht länger durch die Folgen einer wissenschaftstheoretischen Illusion benachteiligt werden, auch wenn die Aufhebung dieser Illusion unsere (Schein-)Sicherheit bedrohen mag.

Der Unterschied liegt in der Prüfbarkeit der Interpretation. In der Psychotherapie können die Hypothesen nur unter Mitwirkung des Patienten, im Gespräch, in der therapeutischen Beziehung geprüft werden.

### 4.1.1 Indikationsstellung für Psychotherapie in der Primärmedizin

Im Rahmen des biopsychosozialen Verständnismodells wird der primärversorgende Arzt *bei jedem Patienten* Befunde in jedem der 3 Bereiche erheben und prüfen, ob psychotherapeutische Interventionen indiziert sind. Liegt eine solche Indikation vor, so hat der primärversorgende Arzt zu entscheiden, ob er auch diesen Teil der Behandlung selbst durchführen will und kann oder ob er den Patienten zu einem Fachpsychotherapeuten überweist.

Als Leser unseres Buches werden Sie vielleicht erstaunt sein, daß wir von einer „Indikation" zur Psychotherapie sprechen. Tatsächlich halten wir es auch in der Primärversorgung für notwendig, eine Indikation zu stellen: Erkenntnis- und Entscheidungsprozesse sind in der Medizin immer miteinander verbunden, sie müssen immer gemeinsam reflektiert werden. Sie werden vielleicht mit Recht einwenden – und damit auf eine vorläufige Inkonsequenz unsererseits, aber auch auf offene Forschungsprobleme hinweisen –, daß die Indikation zur Psychotherapie sich nicht an traditionellen Krankheitsbildern oder „herkömmlichen Diagnosen" orientieren kann, sondern allenfalls an der „Gesamtdiagnose" (Balint 1956, 1966), d. h. daß die Indikation jeweils individuell, bezogen auf die Person des Patienten und sein Verhältnis zur Umwelt, gestellt werden muß. Sie haben recht. Dies kann u. U. bedeuten, daß der Arzt eine Indikation zur Psychotherapie bei einem Patienten stellt, der wegen eines Fußpilzes kam, dagegen nicht bei einem anderen mit einem Duodenalulkus. Auch wenn Sie dies akzeptieren, werden Sie wahrscheinlich die Konzentration auf Patientenfaktoren nicht ausreichend finden und die konsequente Realisierung einer Beziehungsmedizin fordern: Tatsächlich ist unsere Aufgabe, eine Indikation zu stellen, jedoch noch komplexer: Folgen wir unserem Konzept, so müssen wir für die Prognose der Behandlung und damit auch für die Indikation neben Patientenfaktoren und der Kompetenz des Arztes auch Faktoren der Beziehung beider untereinander berücksichtigen.

Die entscheidende Frage heißt jetzt: „Kann der Arzt eine Einstellung zum Patienten entwickeln, die es diesem erlaubt, seinen Arzt in der gegebenen Situation gemäß seinen Bedürfnissen und seiner Not als Helfer zu benutzen?" Es geht also v. a. um einen Prozeß der „Einstimmung" des Arztes auf den Kranken, nicht um die Sammlung möglichst vieler Daten über den Kranken nach Art eines Detektivs. Die psychotherapeutische Technik des Hausarztes unterscheidet sich damit nicht unerheblich von derjenigen des Fachspezialisten: „Obwohl seine Technik eine Menge unserer Erkenntnisse nutzen kann, ist sie ganz sicher *keine* (vom Autor kursiv) oberflächliche oder verwässerte Version der psychoanalytischen Technik" (Balint 1966). Auch wenn hier viele Forschungsfragen offen sind – v. a. wie sich die Veränderung der Einstellung dem Patienten vermittelt und ihm hilft –, ist heute doch klar, um welches Ziel wir uns bemühen sollen.

Mit diesen Überlegungen haben wir uns nun weit von der traditionellen Indikationsstellung entfernt; es geht nicht mehr so sehr darum zu prüfen, ob eine bestimmte Problemstellung oder gar ein bestimmter Patient für „Psychotherapie" in Frage kommt, sondern darum, das therapeutische Vorgehen auf das Problem bzw. den Patienten abzustimmen, d. h. es geht um die Frage, ob sich der Arzt auf den Patienten einzustellen vermag; wir sprechen auch von „adaptiver Indikationsstellung".

Von Weizsäcker schrieb schon vor über 60 Jahren: „Am wichtigsten scheint mir immer wieder, daß in einer umfassenden Therapie der Arzt sich selbst vom Patienten verändern läßt, daß er die Fülle aller Regungen, die von der Person des Kranken ausgehen, auf sich wirken läßt, daß er sich nicht einengt in das System der Diagnostik und der systematischen Krankheitseinheit ..." (1927) „... eine Analyse dieser Beziehung hat die möglichst genaue Klärung der Einstellungen und Handlungen des Arztes selbst zur Voraussetzung. Die Reflexion der Wirkung des Arztes wird zur wichtigsten Aufgabe, mehr noch als die detaillierte Kenntnis des Patienten" (1925).

Balint (1965) konkretisiert dies aufgrund seiner systematisierten Erfahrung: „... der Arzt [ist] in seiner Praxis ein Teil der realen Situation, und seine Gegenübertragung ist ein höchst wichtiger Bestandteil. Wenn er seine Gegenübertragung ändern kann, um sie therapeutisch wirkungsvoller zu machen, dann muß sich die ganze Situation ziemlich rasch ändern ..." Wie in Balint-Gruppen immer wieder berichtet wird, führt die Veränderung der Einstellung des Arztes oft scheinbar unvermittelt zu einer vorher nicht für möglich gehaltenen Besserung des Patienten. Die nähere Erklärung des Zustandekommens solcher „Pfingstwunder" wäre eine wichtige Aufgabe allgemeinmedizinischer Forschung.

Das Konzept der „psychosomatischen Grundversorgung" berücksichtigt diese Erkenntnisse erst zum Teil; z. T. liegt diesem Konzept noch eine Auffassung von einer Art „kleinen Psychotherapie" – analog etwa zur „kleinen Chirurgie" – zugrunde. Änderungen der Gegenübertragung sind kaum dokumentier- und abrechenbar. Der Zwang zur Feststellung von Abrechnungsmodalitäten ist hier störend und erschwert die Integration der Psychotherapie in ein ganzheitliches ärztliches Vorgehen. Abrechnen darf der Arzt nämlich nicht die Reflexion seiner Einstellung, seine Gefühlsarbeit, sondern nur eine „verbale Intervention" von mindestens 20 Minuten Dauer.

Die „psychosomatische Grundversorgung" grenzt sich hinsichtlich der „verbalen Intervention" eher defensiv von der Fachpsychotherapie ab. Zunächst begrenzt sie die Ziele; sie ist stärker symptom- als persönlichkeitsorientiert, sie wird versuchen, den Patienten zur Introspektion anzuregen, ihm Einsichten in die psychosomatischen Zusammenhänge seines Krankheitsgeschehens zu vermitteln und ihm die Bedeutung krankmachender persönlicher Konflikte erkennbar werden zu lassen (Faber u. Haarstrick 1989). Die psychosomatische Grundversorgung orientiert sich an der aktuellen Krankheitssituation, soweit sie der Ausbildung akuter seelischer Krisen, aber auch der Aufrechterhaltung oder Verschlechterung chronischer Krankheiten und Behinderungen oder ihrer mißlungenen Verarbeitung zugrunde liegt (Faber u. Haarstrick 1989). Zu den Aufgaben des primärversorgenden Arztes gehört es dabei auch, den Patienten und seine Umgebung bei der Entwicklung einer Motivation für weitergehende psychotherapeutische Maßnahmen zu unterstützen. Diese Ziele sind auch sinnvoll und erreichbar, die Formulierungen betonen jedoch stärker ein intellektuelles bewußtseinsförderndes Bemühen als die *Arbeit in einer Beziehung*.

In seiner gegebenen Situation wird der primärversorgende Arzt schwerpunktmäßig v.a. auch bei Patienten aus folgenden Problemgruppen die Indikation zur Psychotherapie prüfen.

In *akuten Krisen*, z. B. nach Partnerverlust durch Tod oder Trennung, kann der primärversorgende Arzt den Stellenwert dieser Krise rasch im Lebenszusammenhang bewerten, da er den Patienten und seine Familie kennt. Er kann rasch und gezielt intervenieren, oft noch in einem präventiven Sinn.

Patienten mit *funktionellen Syndromen* – Befindenstörungen oder körperbezogenen Beschwerden ohne erklärenden pathologischen Organbefund – bilden eine der größten Gruppen im Klientel des primärversorgenden Arztes (vgl. 3.4). Bei diesen Kranken können die Vorzüge eines biopsychosozialen Verständnisansatzes in besonderem Maße zum Tragen kommen: Die Psychogenese dieser Beschwerden wird rasch erkannt, Chronifizierung und/oder iatrogene Schädigung werden vermieden. Der ganzheitlich biopsychosozial vorgehende Arzt nimmt die körperbezogenen Beschwerden des Patienten („mir fehlt es im Bauch und nicht im Kopf") ernst, vermeidet so dessen Kränkung und kann versuchen, ihm langsam Einsicht in die psychosomatischen Zusammenhänge zu vermitteln. In vielen Fällen wird eine psychotherapeutische Intervention des primärversorgenden Arztes zur Aufhebung oder einer entscheidenden Verminderung der Beschwerden beitragen. Gelingt dies nicht, so kann eine rechtzeitige Überweisung zum Fachpsychotherapeuten erfolgen.

Für Patienten mit *neurotischen Störungen* gilt Analoges: Einen Teil der Kranken, die unter Angstzuständen und depressiven Verstimmungen leiden, kann der primärversorgende Arzt selbst betreuen.

*Suchtpatienten* benötigen besonders intensive Unterstützung im sozialen Bereich (therapeutisches Netzwerk) (vgl. 3.8). Bei Patienten mit *Psychosen* empfiehlt sich meist eine Behandlungseinleitung durch den Fachpsychiater.

Würde ein solches Vorgehen in die ärztliche Primärversorgung integriert, würde das jeweilige „Angebot" (Balint 1956) der Patienten umfassend von uns Ärzten aufgegriffen, so ließe sich die heute noch vorherrschende iatrogene Chronifizierung psychogener Beschwerden, die Ausbildungen von „Patientenkarrieren" (v. Uexküll 1989) entscheidend vermindern: Heute dauert es im Durchschnitt noch 7–9 Jahre nach Krankheitsmanifestation, bis Patienten mit neurotischen Störungen und funktionellen Syndromen in fachkompetente Behandlung kommen!

Auch *Probleme der Krankheitsverarbeitung* (Coping) kann der primärversorgende Arzt im Rahmen seiner Gesamtbehandlung auffangen. Hier geht es v. a. um die Verarbeitung von Angst und Depression bei Patienten mit schweren und/oder bedrohlichen körperlichen Erkrankungen. Ähnliches gilt für *Kooperationsprobleme* (Complianceprobleme), insbesondere im Rahmen der Behandlung chronisch Kranker. Diese Aufgabe wird am Beispiel des Befundes bei Hypertonikern exemplarisch deutlich: Bei nur 50% der Betroffenen wird die Hypertonie festgestellt, bei nur 25% von diesen kommt es zu einer ausreichenden Behandlung, die wiederum die Hälfte dieser Patienten nach 6 Monaten abbricht. Die Kranken befolgen ärztliche Medikamentenverordnung u. a. in Abhängigkeit von der Qualität der Arzt-Patient-Beziehung, hierbei spielen Autoritätsprobleme auf beiden Seiten eine besondere Rolle.

### 4.1.2 Konzepte für das Verständnis von Störungen psychischer Funktionen

Zunächst ist es sinnvoll, zwischen *akuten Reaktionen* auf besondere Belastungen und *neurotischen Entwicklungen* zu unterscheiden.

*Akute Belastungsreaktionen* können bei entsprechend gravierender Ausprägung der Belastung bei (fast) jedem auftreten. Sie erfordern oft nur vorübergehende Unterstützung oder Beratung und u. U. die Vermittlung äußerer Hilfsquellen.

Die Psychodynamik *neurotischer Störungen* läßt sich nicht mehr überwiegend aus der gegenwärtigen Situation verstehen. Die hier wirksamen Kräfte sind dem Kranken zudem weitgehend unbewußt. Neurotische Entwicklungen lassen sich in der Folge von Beziehungskonflikten verstehen, deren Geschichte bis in die Kindheit zurückreicht. Neurotische Beziehungskonflikte haben die Tendenz, jede gegenwärtige Beziehung, so auch die Arzt-Patient-Beziehung, mitzuprägen und sich in diesen Beziehungen immer wieder neu zu reproduzieren. Für den Arzt bietet sich hierdurch die Chance, sein Einbezogenwerden in diese Beziehung als Erkenntnismöglichkeit (Reflexion der Übertragung des Patienten und der Gegenübertragung des Arztes) zu nutzen.

Unter den neurotischen Entwicklungen sind v. a. Störungen mit *umschriebenen Konflikten* und die sog. *Grundstörung* (Balint 1956) zu unterscheiden.

Bei Patienten, bei denen *umschriebene Konflikte* zur Krankheit geführt haben, sind die psychischen Strukturen in der Regel weitgehend wie beim gesunden Erwachsenen entwickelt und ausdifferenziert. Diese Kranken verfügen jedoch nicht ausreichend über Programme für ihr Ich, mit deren Hilfe sie triebbestimmte Bedürfnisse und Wünsche mit den gesellschaftlichen Forderungen bzw. den in das Über-Ich internalisierten Regeln vereinbaren und damit befriedigen können. Die Fixierung sexueller Wünsche an eine dem Inzestverbot unterliegende kindliche Bezugsperson kann so z. B. die Ausbildung reiferer Programme für die Befriedigung sexueller Wünsche noch in der Gegenwart behindern. Beispiele für Störungen nach diesem Muster sind hysterische Neurosen, Phobien, Zwangsneurosen und Körpersymptome, die nach dem Muster der Konversion entstehen (Balint 1968; Beispiel unter 3.4, S. 170).

Hiervon unterscheiden wir die sog. *Grundstörung*. Als Folge frühkindlicher Mangelerfahrungen konnten sich psychische Strukturen nicht ausreichend differenzieren. Die frühe Mangelerfahrung hat zu einer Beeinträchtigung der psychobiologischen Konstitution mit einer mehr oder weniger ausgeprägten dauerhaften Labilität des gesamten Organismus und zu einer Anfälligkeit für Störungen in Belastungssituationen geführt. Diese mangelhafte Ausprägung psychischer Strukturen ist in der Regel mit einer unzureichenden inneren Trennung von frühen Bezugspersonen bzw. einer fortbestehenden inneren Abhängigkeit von diesen Bezugspersonen verbunden.

## 282  Strategien psychotherapeutischer Intervention

Das folgende Beispiel soll veranschaulichen, in welchem Ausmaß die gegenwärtige Lebenssituation von diesem Mangelerleben und dem hierdurch bedingten Konfliktpotential geprägt werden kann und wie sehr die aus der Kindheit stammenden Bedürfnisse die aktuellen Beziehungen, auch die Beziehung zum Arzt, mitbestimmen können.

Ein 39jähriger Lebensmittelvertreter leidet seit über 20 Jahren an funktionellen Herzbeschwerden. Vor 2 Tagen war er wegen starker Schmerzen in der Herzgegend mit Verdacht auf Herzinfarkt auf die Intensivstation aufgenommen worden.

*Patient:* „Und dann hab ich da so'n Druckschmerz auf der linken Seite gespürt, der sich dann da unter die Achselhöhle reingezogen hat, weiter über den Arm ... und darüber gezogen und dann bis runter den gesamten linken Arm und sogar bis zum Fuß runter, aber nur auf der linken Seite. Ich möchte also ganz klar betonen, rechts überhaupt keine Schmerzen, nichts gemerkt."
*Arzt:* „Wann haben Sie überhaupt Herzschmerzen zum ersten Mal gehabt?"
*Patient:* „Der erste Herzstich, den's mir gab, das war an dem Tag, wo meine Mutter gestorben war, wo man mich gezwungen hatte oder zwingen wollte, sie anzusehen, was ich nicht wollte, im Alter von 6 Jahren. Da hat es mir ... das ist ein Stich, den merk ich heut noch, also den kann ich heut noch beschreiben, ja. Und ich hab mich dagegen gewehrt und die wollten das unbedingt und ich wollte das nicht. Ich wollte meine Mutter so in Erinnerung haben, wie sie vorher war. Ja."

Die Mutter des Patienten hatte Selbstmord verübt. Bereits während der frühen Kindheit hatte er viele Erfahrungen erlitten: emotional in der Beziehung zur depressiven Mutter und auch in materieller Hinsicht. Nach dem Tod der Mutter nahmen diese Entbehrungen noch zu. Hieraus resultieren wohl seine tiefe Unsicherheit, die ständige Angst vor Verlusten und das große, jedoch von Ambivalenz bestimmte Bedürfnis nach Versorgung und Hilfe. Diese Hilfsbedürftigkeit, aber auch seine Angst vor – wie ehemals – frustrierender Abhängigkeit und sein kompensatorisches Bemühen um Selbstbehauptung, sein Konflikt zwischen dem Wunsch nach Nähe und der Tendenz zu schützendem Rückzug aus der Beziehung bestimmen das weitere Gespräch und die entstehende Beziehung zum Arzt:

*Patient:* „Daß ich mich selbst durchkämpfen mußte, nachdem meine Mutter gestorben war und ich also angewiesen war, bei fremden Leuten zu sein, d. h., fremd, so fremd auch nicht, Verwandte, aber Verwandte können oft viel schlimmer sein als fremde Leute. Dort hab ich zum ersten Mal das Gefühl überhaupt gehabt, daß man, wenn man sich nicht selbst hilft, daß einem kaum irgendwie geholfen wird. Na. Das Gefühl ist mir damals zum ersten Mal gekommen, also daß man nur ausgenützt wird, die anderen den Profit machen und selber ... verschwindet ma so langsam, na."

Der Affekt erscheint in der Erzählung des Patienten jetzt wichtiger als der Inhalt.

*Arzt:* „Aber das muß einen ja sehr ärgerlich machen eigentlich gegen den anderen."
*Patient:* „Na ja, ich meine, freilich, es verstimmt, das ist ganz klar. Aber, ah, ich find eins, es bleibt hängen, und zwar, im Kindesalter bleibt es viel mehr hängen, als wenn einem das als Erwachsener passiert. Denn das prägt sich, das hämmert sich irgendwie ein. Warum krieg ich keinen Apfel, nachdem mir der Obstgarten selbst gehört oder meinen Eltern oder meinem Vater, na. Mit x-tausend Bäumen, warum krieg ich da keinen einzigen Apfel davon. Und die anderen zwei, die dürfen essen, soviel sie wollen. Warum krieg ich ausgerechnet von den Äpfel, die mein Vater von Frankreich oder von irgendwo schickt, nichts zu essen, na, und die anderen schlagen sich alle den Magen voll. Man macht sich da also gewissermaßen Gedanken drüber, na, wenn man nichts verbrockt hat, oder, der eine macht was, der Sohn macht was kaputt und der sagt, der war das. Bums, ab in Keller. Und das 4 Tage lang, na."

Der Patient spricht im Präsens. Seine Erzählung wirkt, als habe er alles gestern erlebt; die zugehörigen Affekte klingen ganz frisch; das als Kind Erlittene ist für ihn emotional gegenwärtig noch voll spürbar und entsprechend pathogen wirksam.

Der Arzt greift den Affekt auf und bietet vorsichtig die Möglichkeit einer Beziehung an, in der das Defizit ausgeglichen werden könnte.

*Arzt:* „Ich glaub, dann ist man ja, dann hadert man eigentlich doch mit allen anderen und fragt sich, wo ist denn jetzt jemand, der mir nun eigentlich helfen könnte, der mich jetzt unterstützen könnte. Wer sollte das eigentlich sein?"
*Patient:* „Es ist ja praktisch niemand da, na."
*Arzt:* „Wer hätte es denn sein sollen, der einem dann in solchen Momenten zur Seite stehen sollte. Aber, wer sollte es eigentlich sein?"
*Patient:* „Ja, wer sollte es sein? Es sollte der elterliche Teil da sein, in dem, im Kindesalter sollte entweder die Mutter oder der Vater da sein, der einem hilft in diesen Situationen. Es war einfach niemand da. Oder, sagen wir mal, es kann auch irgend jemand anders sein, na, ich mein, nur, daß man das Gefühl hat, es versucht einem jemand zu helfen."

(Zuletzt streckt der Patient die Hände in Richtung des Arztes aus.)

Hier werden an den Arzt gerichtete Hilfewünsche spürbar. Es handelt sich gleichzeitig um das aktuelle Hilfsbedürfnis des Kranken und (im Sinne einer „Übertragung") um die Wünsche des Kindes, wie sie ursprünglich den Eltern galten. Der so in die Beziehung gedrängte Arzt beginnt seinerseits vorsichtig, dieses Angebot aufzugreifen. Er verknüpft dies mit einem Hinweis auf die aktuelle Auslösung der funktionellen Herzbeschwerden: Der Patient hatte auf der Autobahn versucht, einem Holländer zu helfen, der offensichtlich einen schweren Herzanfall erlitten hatte.

*Arzt:* „Wie wir vielleicht gesehen haben, zusammen eigentlich, welche Erfahrung sie gemacht haben, nämlich, daß Sie im Grunde auf sich selbst angewiesen sind, ja, seit frühester Kindheit, ja, und jetzt gerade bei der Begegnung mit dem Holländer ..."
*Patient:* „Wenn Sie also die Polizei anrufen in B., die werden Ihnen das bestätigen."

*Arzt:* „Daß Ihnen vielleicht doch klargeworden ist, wie man aufgeschmissen ist eigentlich, wenn's einem wirklich mal sauschlecht geht."
*Patient:* „Ja, und wie schnell dann der Ofen aus sein kann, sagt man so schön. Die Menschheit kriegt's gar net mit, so, ja."

Der Arzt greift den Affekt auf und stellt dann eine Verbindung zur aktuellen Situation, zu den Beziehungen in der Klinik her.

*Arzt:* „Das muß einen ja sehr verbittern."
*Patient:* „Ja."
*Arzt:* „Und ich glaube, gerade weil Sie das doch so tief mitempfinden und darunter leiden auch, wäre es doch sehr wichtig, daß Sie uns das eigentlich doch auch immer ganz offen sagen, wenn Sie das Gefühl haben, hoppla, jetzt bin ich doch etwas im Stich gelassen oder jetzt ist mir eigentlich etwas nicht ganz klar, jetzt hab ich das Gefühl, ich bin nicht optimal behandelt. Gerade auch, wenn man eben diese Angst schon seit vielen Jahren hat, daß einem halt etwas passieren könnte."
*Patient:* „Ja, ja, ja."

Es war schwierig, diesen Patienten für eine psychotherapeutische Behandlung zu gewinnen; immer wieder trat er den Rückzug an, ging auf Distanz, verteidigte hartnäckig seine bisherige Form der Leidensorganisation, bekam Herzbeschwerden, verlangte Psychopharmaka; während des kurzen stationären Aufenthalts gewann er immerhin soviel Einsicht, daß er eine stationäre fachpsychotherapeutische Behandlung anschloß; danach fand er eine ihn mütterlich-verständnisvoll betreuende niedergelassene Ärztin. Während einer Katamnesezeit von 18 Monaten war er beschwerdefrei geblieben.

### 4.1.3 Ziele der Psychotherapie

Alle psychotherapeutischen Maßnahmen sollen es dem Patienten in Zusammenarbeit mit seinem Arzt ermöglichen, *angemessenere, „reifere" Problemlösungsansätze* für die gegebene Belastungssituation oder die inneren Konflikte zu entwickeln. Psychotherapie reicht also von einer Beratung hinsichtlich günstigerer Verhaltensstrategien und -techniken bis zu Hilfestellungen für eine Nachreifung der Persönlichkeit. Immer bedeutet Psychotherapie eine Förderung der Autonomie des Patienten und seiner Eigenaktivität. Insofern ist Psychotherapie in besonderem Maße an Modellen eines „gesunden Funktionierens" und nicht ausschließlich an pathogenetischen Konzepten orientiert. Psychotherapie hat zum Ziel, die Freiheitsgrade, die Entfaltungsmöglichkeiten des Patienten, seine Fähigkeit zu selbständiger Bewältigung belastender Situationen, von Konflikten und auch von Krankheit zu vergrößern, aber auch, die Einsicht in die gegebenen Begrenzungen zu fördern. Dabei sind die „Grenzen der Veränderbarkeit" nur zu oft „enger gezogen, als wir es wahrhaben wollen. Das Erreichen der Selbsterkenntnis hinsichtlich dieser Grenzen dürfte oft der für den Patienten wichtigere Schritt sein, als einer Utopie zu folgen" (Thomä u. Kächele 1985).

Die *Linderung von Beschwerden oder eine Symptomfreiheit* gehört selbstverständlich zu den Zielen jeder Psychotherapie; jedoch ist das Wiedererreichen eines früheren Zustandes nicht oberstes Ziel. Vielmehr stellt sich jeweils die Aufgabe, Zielvorstellungen für ein *Funktionieren der gesamten Person im Kontext ihrer Umwelt auf einem neuen „gesünderen" Niveau* zu entwickeln. Diese Entwicklung von Zielen ist Gegenstand der gemeinsamen Arbeit von Arzt und Patient. Oft wird hierbei erst deutlich, daß der Patient selten nur passives Opfer, sondern meistens – im Gegensatz zu seinem Selbstverständnis – aktiv an der Mitgestaltung belastender Lebenssituationen beteiligt ist.

Heute ist empirisch gesichert, daß Psychotherapie positiv wirkt. Seit der zusammenfassenden Auswertung („Metaanalyse") verschiedenster Arten von Psychotherapie durch Smith et al. (1980) ist nachgewiesen, daß die behandelten Patienten bessere Ergebnisse zeigen als 80% der Kontrollgruppenpatienten ohne Behandlung. Wie jede Therapie ist jedoch auch Psychotherapie nicht immer erfolgreich und kann auch unerwünschte Wirkungen haben. Auch neuere Untersuchungen sprechen nicht gegen die Gültigkeit der sog. „Drittelregel": Im statistischen Mittel über alle Krankheiten und Therapieformen zeigen jeweils etwa ein Drittel der Patienten Heilung, Besserung und Mißerfolg. Der Erfolg hängt im einzelnen von Patientenvariablen (Art, Schwere und Dauer der Erkrankung, Persönlichkeitsmerkmalen und Motivation für die Therapie), Therapeutenvariablen (kommunikative Kompetenz), noch mehr jedoch von interaktionellen Variablen (Luborsky 1988), d. h. von Qualitäten der Beziehung zwischen Patient und Arzt, ab. Wie der spezialisierte Psychotherapeut, wird auch der primärversorgende Arzt nicht mit allen Patienten gleich gut arbeiten können. Dies erfordert eine Erweiterung des Verständnisses der sozialen Rolle des Arztes.

### 4.1.4 Woran kann sich der Arzt bei therapeutischen Interventionen orientieren?

Bei der Wahl therapeutischer Interventionen orientieren wir uns am aktuellen Zustand der psychischen Funktionen des Patienten; wir erschließen diese Funktionen über die Reflexion unserer Gegenübertragung, d. h. unsere Reaktion auf die Art und Weise, in der der Patient uns benutzt. Diese Reflexion läßt sich mit Hilfe von *4 psychoanalytischen Grundkonzepten,* die auf psychoanalytischer und entwicklungspsychologischer Erfahrung beruhen, leichter strukturieren. Voraussetzung des Wohlbefindens beim Menschen sind eine Art basales Sicherheitsgefühl, ein stabiles Selbstgefühl, gute Objektbeziehungen und nicht zu stark ausgeprägte innere und äußere Konflikte. Diese psychoanalytische Auffassung entspricht weitgehend dem „Sense-of-coherence-Konzept" innerhalb des salutogenen Verständnisansatzes Antonovskys (1987).

### Basales Sicherheitsgefühl

Der Säugling erfährt zunächst durch den Schutz der Mutter ein Gefühl von Sicherheit gegenüber von außen, aber auch gegenüber von innen kommenden Reizen; mit zunehmender Reifung übernimmt diese Schutzfunktion schrittweise sein eigenes Ich: es lernt, diese Reize befriedigend zu interpretieren und in sein Leben und Handeln zu integrieren. Zu große Triebspannung, Übergriffe aus der Umwelt oder mangelhafte Entwicklung solcher Ich-Funktionen können dieses Sicherheitsgefühl beeinträchtigen. Im Falle einer solchen Beeinträchtigung kann der Arzt als *„Hilfs-Ich"* in der Nachfolge der das Kind tragenden und schützenden frühen Mutter eine hilfreiche therapeutische Funktion übernehmen. Der Patient findet an ihm vorübergehend Halt, bis sich seine eigenen Ich-Funktionen wieder erholen. Bei jeder Form der Psychotherapie spielt das Angebot von Sicherheit und Halt eine Rolle. In diesem Sinne wirkt nicht nur die Person des Arztes, sondern auch das gesamte therapeutische „Setting": Die Vereinbarung einer bestimmten, nur dem Patienten zur Verfügung stehenden Zeit, die Pünktlichkeit des Arztes, die Abschirmung des Gesprächs gegenüber Störungen von außen. Diese beschützende Funktion macht ein Sicheinlassen des Patienten in den therapeutischen Prozeß erst möglich. Auch unter den Arbeitsbedingungen des primärversorgenden Arztes sollte ein solches konstantes und schutzgewährendes „Setting" herstellbar sein. Wesentlich bei diesem „Setting" ist auch die Klarheit seiner Grenzen. Oft findet an diesen Grenzen Auseinandersetzung und Klärung statt; erst wenn der Arzt vereinbarte Zeiten pünktlich einhält, kann z. B. deutlich werden, wie der Patient mit dieser Vereinbarung umgeht. Kommt der Patient beispielsweise zu spät, kann dies dem Bedürfnis entsprechen, Abhängigkeit umzukehren, das Machtverhältnis in Frage zu stellen. Erst Sicherheit erlaubt klärende Auseinandersetzung.

## Regulation des Selbstgefühls

Die Stabilität des Selbstgefühls, insbesondere des Selbstwertgefühls, ist zusammen mit dem basalen Sicherheitsgefühl für die Entwicklung eines biopsychosozialen Wohlbefindens von zentraler Bedeutung. Das Selbstgefühl entwickelt sich gemeinsam mit dem basalen Sicherheitsgefühl innerhalb der frühen Mutter-Kind-Beziehung. Wie wir heute wissen, ist die leibliche Nähe, die psychophysische Schutzfunktion der Mutter, sogar für die Reifung physiologischer Funktionen und deren Regulation mitentscheidend. Für die psychische Entwicklung, die Entwicklung des Selbst und seiner Regulation, ist eine ständig neu abzustimmende Ergänzung der unreifen kindlichen Funktionen durch die Mutter und eine belebende, anerkennende Spiegelung der wachsenden kindlichen Funktionsmöglichkeiten durch die Freude der Mutter über die Existenz und die Entwicklungsfortschritte des Kindes („der Glanz in den Augen der Mutter") von zentraler Bedeutung. Die Mutter stimmt sich ständig in das Kind ein, ergänzt es, steht ihm zur Verfügung, läßt sich benutzen; sie ist in dieser Zeit ein „Selbstobjekt" (Kohut 1973) des Kindes, ein Objekt, das das Kind zunächst ohne Rücksicht auf dessen Bedürfnisse, in diesem Sinne noch ohne Gegenseitigkeit, benutzt. Die Mutter vermittelt dem kleinen Kind so ein Grundgefühl vom eigenen Wert und fördert die Entwicklung eines inneren „idealen Selbst(bildes)", das später auch im Falle von Einbußen des Selbstwertgefühls, etwa nach Kränkungen, die stabilisierende Funktion zu übernehmen vermag, die früher die Mutter ausübte – etwa nach dem Motto: „Jetzt ist mir zwar gerade etwas mißlungen, aber im Grunde bin ich schon gut und tüchtig." Dieser das Selbstwertgefühl begründende und stabilisierende, Zusammenhang wird als „narzißtisches Regulationssystem" bezeichnet. Der Ausdruck stammt aus dem griechischen Mythos vom Narziß, der in sein Spiegelbild verliebt war. Freud hat dieses Bild zur Kennzeichnung psychischer Funktionen verwendet.

Jedes Scheitern beim Versuch, ein Problem zu bewältigen, einen Konflikt zu lösen, eine Beziehung aufrechtzuerhalten, jede Krankheit bedeutet eine Belastung für das narzißtische System. Vor allem aber führen Kränkungen bzw. Mangel an Anerkennung zu seiner Dekompensation. Schon das Interesse des Arztes am Kranken, seine Bereitschaft zuzuhören, sein Beziehungsangebot, können in hohem Maße zur Stabilisierung des narzißtischen Systems beitragen. Der Arzt kann so vorübergehend zu einem guten Selbstobjekt des Kranken werden; Voraussetzung dazu ist, daß es ihm gelingt, sich jenseits aller kognitiven Klärung in den Patienten *einzustimmen,* sich von ihm benutzen zu lassen. Dies gelingt nur dann, wenn der Arzt – wie die Mutter beim kleinen Kind – für die Zeit der Begegnung für den Patienten dasein kann, eigene Interessen und narzißtische Bedürfnisse zurückzustellen vermag, und vom Patienten nichts „erwartet", schon gar nicht vorschnellen Dank. Gelingt dies tatsächlich, kann der Patient sich oft überraschend erholen, wieder aufblühen oder gar einen „Neubeginn" (Balint 1968) wagen.

## Objektbeziehungen

Sicherheitsgefühl, narzißtisches Gleichgewicht und jede Form der Bedürfnisbefriedigung sind sowohl während der Entwicklung als auch in der Gegenwart jeweils an gute reale und gut verinnerlichte Beziehungen (gute äußere und innere Objekte) gebunden. Mit „Objekt" werden in der Psychoanalyse bedeutsame Bezugspersonen oder subjektiv entsprechend bedeutsame Dinge in der Außenwelt und auch Eigenschaften der eigenen Person oder des eigenen Körpers bezeichnet (vgl. 2.2).

Tatsächlicher oder phantasierter Verlust von Objekten kann die psychische Stabilität in vielfältiger Weise gefährden. Objektverlust gehört zu den häufigsten Mitursachen und/oder Auslösern von Krankheiten jeglicher Art (vgl. 3.4).

Pathogen ist ein Objektverlust v. a. dann, wenn noch eine große Abhängigkeit von dem Objekt, meist nach infantilem Muster, besteht und wenn das Objekt für den Patienten die Funktion eines Selbstobjekts hat, dessen Verlust er nicht kompensieren kann. Er fühlt sich dann zugleich verlassen (hilflos) und ohne eigene Ressourcen (hoffnungslos). Hilflosigkeit und Hoffnungslosigkeit können dazu führen, daß der Patient sich selbst aufgibt und von anderen aufgegeben fühlt („Giving-up-given-up-Komplex", Engel u. Schmale 1978). Diese Entwicklung im psychischen Bereich geht mit psychophysiologischen Veränderungen, „Rückzugsreaktionen" und einer Verstimmung einher, die als „histotrope Reaktion" beschrieben wurde und die v. Uexküll im Rahmen der Nausea gefunden hat: Distanzierung von Affekten, Einschränkung der Erlebnisfähigkeit für die Umgebung, Abnahme der Magenaktivität, Senkung des Blutdrucks und der Herzfrequenz (v. Uexküll u. Wesiack 1988).

Dem „Giving-up-given-up-Komplex" entspricht eine extreme Beeinträchtigung des „sense of coherence"; der Betroffene kann kaum mehr etwas aus seiner Umwelt assimilieren, er lebt sozusagen auf „Sparflamme". Ein schwerer Objektverlust ist häufig eine Notfallsituation, die akute psychotherapeutische Intervention erfordert!

In einem solchen Notfall kann das Beziehungsangebot des primärversorgenden Arztes vorübergehend die verlorene Beziehung ersetzen, der Arzt übernimmt die Rolle der „Schlüsselperson". So aufwendig und anstrengend dieses Beziehungsangebot für den Arzt sein mag, für den Patienten ist es oft in hohem Maße hilfreich, nicht selten lebensrettend – z. B. bei Patienten mit Colitis ulcerosa. Meist wird dieses Angebot nur kurze Zeit wirklich voll genutzt; dem Patienten genügt oft bald die prinzipielle Verfügbarkeit des Arztes und ein Zeichen hierfür: So kann die Visitenkarte mit Telefonnummer extrem hilfreich sein, obwohl Patienten dann nur selten, wenn überhaupt, anrufen. Dieser Schutz, diese Hilfsfunktion, reicht oft aus, die eigenen Assimilationsmöglichkeiten des Patienten wieder aufleben zu lassen.

**Trieb und Triebbefriedigung: innere und äußere Konflikte**

Dieses psychoanalytische Konzept haben wir unter 2.3 ausführlicher dargestellt. Können triebbestimmte Bedürfnisse und Wünsche mit den Forderungen der Außenwelt oder den verinnerlichten Normen nicht in Einklang gebracht werden, so entstehen Frustration, Spannung und Angst. Die Ursache für diese Entwicklung ist häufig darin zu sehen, daß die Patienten Bedürfnisse und Wünsche nach Programmen befriedigen möchten, die der Realität ihrer Kindheit, nicht jedoch ihrer heutigen Realität, entsprechen. Besonders deutlich wird dies häufig in der Adoleszenz, insbesondere bei Konflikten um sexuelle und aggressive Themen.

Aufgabe des Arztes wird es hier, Angst und andere Affekte, die mit Unlust einhergehen, abzubauen, indem er dem Patienten bei der Entwicklung neuer, realitätentsprechender Programme hilft. Meistens ist in diesem Zusammenhang auch eine Unterstützung bei der Lösung aus alten Abhängigkeitsbeziehungen erforderlich.

### 4.1.5 Was wirkt heilsam in der Psychotherapie?

Kurativ wirken vor allem 2 eng miteinander verbundene Prinzipien: die *hilfreiche Beziehung* und die *emotional wirksame Einsicht* (Luborsky 1988).

In der Psychotherapie arbeiten Arzt und Patient in einer besonderen Form professioneller Beziehung mit dem Ziel zusammen, dem Patienten zu helfen. Der Arzt pendelt in dieser Beziehung zwischen 2 Rollen: Einerseits läßt er sich vom Patienten benutzen und läßt zu, daß der

Patient entsprechend seinem Bedürfnis und seinen neurotischen Beziehungsproblemen die Beziehung zum Arzt gestaltet. Diese Beziehungsform ist Voraussetzung für Erkenntnis bei Arzt und Patient. Andererseits reflektiert der Arzt als fachkompetenter Helfer diese Beziehung und vermittelt in einem 2. Schritt dem Patienten Einsicht in seine so aktualisierte Beziehungsproblematik. Nur so können beide an dieser Problematik arbeiten. Die Beziehung zwischen Patient und Arzt wird damit zum zentralen Gegenstand von Erkenntnis und Therapie. Eine Analyse dieser Beziehung hat die möglichst genaue Klärung der Einstellungen und Handlungen des Arztes zur Voraussetzung. Die Reflexion der Wirkung des Arztes wird zur wichtigsten Aufgabe, wichtiger noch als die detaillierte Kenntnis des Patienten: „Nicht darum handelt es sich in erster Linie, auch das außertherapeutische Milieu der Kranken zu verändern und zu behandeln, sondern darum, die Tragweite aller Handlungen des Arztes zu erkennen" (v. Weizsäcker 1925).

Für die Prognose der Behandlung kommt der hilfreichen Beziehung die größte Bedeutung zu. Nur im Rahmen einer solchen Beziehung können wir versuchen, dem Patienten zu helfen, Einsicht in seine Probleme zu gewinnen, sein Selbstverständnis zu erweitern. Mit Einsicht ist emotional wirksame Einsicht gemeint, nicht kognitives Wissen über Probleme. Einsicht wird in der Psychoanalyse als die integrierende psychische Aktivität verstanden, die verschiedene, im Gegensatz zueinander stehende psychische Ebenen zu überbrücken vermag. Einsicht bewältigt einen Spannungszustand und integriert erlebnishaften und intellektuellen Zugang zu den eigenen inneren Vorgängen (Thomä u. Kächele 1985).

Nach dem Konzept des Situationskreises (vgl. Abb. 1, S. 35) vermag Einsicht die Blockade zwischen rezeptorischer und effektorischer Sphäre aufzuheben. Die Blockade erfolgt, weil das Ich unangemessene neurotische Bedeutungen unterstellte und so Angst vor den möglichen Folgen entstand. Mit der Aufhebung der Blockade wird wieder eine Wechselbeziehung zwischen dem Subjekt und seiner Umwelt möglich, Assimilations- und Akkommodationsvorgänge können wieder stattfinden, das Gefühl der Kohärenz kann sich wieder einstellen. Diese Wirkung emotionaler Einsicht soll das folgende Fallbeispiel veranschaulichen.

Ein 48jähriger Taxifahrer ist seit mehreren Monaten wegen „Zuckungen in den Armen" und Schmerzen im Rücken arbeitsunfähig. Zahlreiche Untersuchungen haben außer einer gut abgeheilten Narbe nach einer Stichverletzung unter dem rechten Schulterblatt keinen pathologischen Befund ergeben. Behandlungsversuche durch einen Neurologen, einen Rheumatologen und einen Orthopäden verliefen erfolglos, der Orthopäde überwies den Patienten zu mir.

Die Beschwerden waren im Anschluß an die Messerstichverletzung aufgetreten: Der Patient hatte einem amerikanischen Soldaten beim Anschieben seines Wagens geholfen, als ihn ein anderer, wohl betrunkener, Soldat verletzte.

Zu mir kommt er zunächst mit dem dringenden Wunsch nach Unterstützung eines an die amerikanische Botschaft gerichteten Begehrens auf eine größere Entschädigung, er erwartet eine Art Gutachten. Der große und kräftige Patient wirkt auf mich bedrohlich und hilfsbedürftig zugleich. Dramatisch schildert er die nächtliche Szene, unaufgefordert zieht er sein Hemd aus, um mir seine Verletzung zu demonstrieren. Er wirkt wie vor Wut bebend. Der Affekt ist im Ganzen nachfühlbar, jedoch offenbar so intensiv, daß sein Ich die Realität nicht mehr angemessen prüfen konnte; sein Begehren an die Botschaft erscheint mir vollkommen unrealistisch.

Ich zeige Interesse an seiner Erzählung, Mitgefühl für Schmerzen und Gefährdung (der Stichkanal habe kurz vor der Pleura geendet, betont er), Verständnis für seinen Zorn und seinen Wunsch nach Entschädigung. Ich sage ihm jedoch, daß ich sein Entschädigungsbegehren für aussichtslos halte. Ich könne ihm nur helfen, wenn er bereit sei, dieses Begehren aufzugeben. Thema bleibt zunächst seine aufgestaute Wut als Reaktion auf den Überfall. Nur einmal war sie bisher offen durchgebrochen: Aus nichtigem Anlaß hatte er einen anderen amerikanischen Soldaten, der sein Fahrgast war, beim Aussteigen vor dem Kasernentor verprügelt.

Schmerzen und Zittern erscheinen mir als Konversionssymptome. Sie stellen einen Kompromiß zwischen den aggressiven Impulsen und den sozialen Geboten dar; er demonstriert damit seine Verletzung, zugleich aber auch seine Fähigkeit, die Wut noch zu unterdrücken und anderen nicht gefährlich zu werden. Noch im ersten Gespräch wird deutlich, daß auch diese Symptomatik mehrfach determiniert ist: Er fühlt sich von seiner Frau hinsichtlich seiner sexuellen Bedürfnisse, wohl aber noch umfassender als Partner zurückgewiesen: der 8jährige Sohn schläft seit seiner Geburt zwischen dem Patienten und seiner Frau! Seitdem hätten sie keine sexuellen Beziehungen mehr gehabt. Er schlafe mit dem Rücken zu Frau und Kind. Auf diese Mitteilung hin zeige ich ihm mein Erstaunen, aber auch mein Verständnis für seine Bedürfnisse.

Zum zweiten Termin fährt der Patient bereits wieder mit seinem Wagen. Sein Zittern habe nachgelassen. Von sich aus berichtet er, daß ohne sein Zutun seine Frau erstmals wieder sexuelles Interesse an ihm gezeigt habe. Wie schon im ersten Gespräch hebe ich seine Leistung bei der Symptombildung hervor und erkenne an, daß er eben nicht unkontrolliert gehandelt habe, nicht „ausgeflippt" sei, sondern auf diese Weise den Konflikt zwischen seiner Wut, seinen aggressiven Impulsen und den sozialen Erfordernissen gelöst habe. Allerdings gebe ich zu bedenken, ob der Preis für diese Lösung nicht zu hoch sei, ob es nicht Lösungsmöglichkeiten gebe, die weniger auf seine Kosten gingen.

Zum dritten Gespräch kommt er beschwerdefrei und berichtet einen Traum: Er stand an der Donau und hatte einen großen Fisch, einen Waller, an der Angel. Trotz langen Bemühens gelang es ihm nicht, den Waller aus dem Wasser zu ziehen. Schließlich stieg er in den Fluß und wollte den Fisch mit den Armen packen. Jetzt merkte er jedoch, daß der Waller für ihn zu groß war. Wieder

zurück am Ufer, zog er Bilanz: Die Anstrengung war umsonst gewesen, nur naß war er dabei geworden.
Einsicht war hier mit dem Verzicht auf „den großen Fisch", die Entschädigung, verbunden. Offenbar war ein Teil der Eheprobleme (Bedeutung des Sohns als ödipaler Konkurrent?) in die Auseinandersetzungen nach dem Überfall mit eingegangen. Mit dem Aufkeimen der Einsicht löste sich wohl auch hier eine Blockade, entsprechend dem Situationskreismodell konnte wieder ein Austausch zwischen dem Patienten und seiner Umwelt stattfinden, seine „Versorgung" konnte wieder über die assimilatorischen Fähigkeiten seines Selbst („sense of coherence") erfolgen, er war nicht mehr auf einen regressiven Versorgungsmodus, auf die Entschädigung durch eine mütterliche Institution, angewiesen. Damit konnte der Patient auch sein Konversionssymptom aufgeben und seine Berufstätigkeit wieder aufnehmen.

Der Anteil der hilfreichen Beziehung an der Behandlung wird häufig als *„supportive Therapie"*, der Anteil der Arbeit an der Einsicht als *„Verstehen"* oder als *„expressive therapeutische Technik"* bezeichnet. In jeder psychotherapeutischen Behandlung sind beide Elemente erforderlich; ihre Anteile werden je nach Indikation, aber auch im Verlauf derselben Behandlung unterschiedlich stark ausgeprägt sein.

Die noch häufig gebrauchte Unterscheidung zwischen „stützenden" und „aufdeckenden" Techniken ist irreführend: Unterstützung ohne Einsicht gibt es nicht. Einsichtsgewinnung ohne unterstützende Beziehung fällt außerhalb des therapeutischen Bereichs.

### 4.1.6 Technisches Vorgehen und der Verlauf psychotherapeutischer Behandlung

Zunächst ist die Fähigkeit und Bereitschaft des Arztes, dem Kranken zuzuhören, am wichtigsten. Aus dem Zuhören entwickelt der Arzt erst Verständnisansätze, aus diesen versucht er Hypothesen abzuleiten, hieraus wiederum Interventionen; über erneutes Zuhören orientiert er sich an den Reaktionen des Patienten über die Wirkung seiner Interventionen und prüft so gemeinsam mit dem Patienten seine Hypothesen. Der Arzt fördert durch seine Interventionen gleichzeitig die Selbstexploration des Patienten. Der Patient trägt neues Material bei, dies führt zu neuen Fragen und erneuter Auseinandersetzung. Dieser Prozeß: Zuhören – Hypothesen bilden – Intervenieren – Prüfung der Hypothesen – wiederholt sich zyklisch viele Male (Luborsky 1988).

Dieses Vorgehen gilt schon für das Erstgespräch. Auch im Erstgespräch wird der Arzt gegen Ende versuchen, seine Überlegungen für den Patienten zusammenzufassen, einerseits um den Patienten zu orientieren, andererseits auch um die ersten, wenn auch vorläufigen Hypothesen zu prüfen.

**Die Einleitung einer Psychotherapie**

Schon das Angebot einer hilfreichen Beziehung kann das Sicherheitsgefühl des Patienten stärken, die Stabilität des Selbstgefühls erhöhen und Verlusterlebnisse auffangen. *Oft* allerdings *muß der Patient* erst einmal dafür *gewonnen werden,* sich in eine derartige Beziehung einzulassen, und sich dem Arzt mit seinen Problemen anzuvertrauen. Der Arzt kann dies fördern, indem er dem Patienten *Orientierungshilfen* anbietet, ihm seinen biopsychosozialen Verständnisansatz erläutert und so Vertrauen stärkt und Angst abbaut. Der Patient soll das *Interesse* des Arztes spüren können, sein ernsthaftes Bemühen, ein *Bündnis* für die gemeinsame Arbeit aufzubauen. Das Bild des „kalten Psychotherapeuten", des Psychoanalytikers, der sich dem Patienten nur als ein erbarmungsloser Spiegel anbietet, ist ein grobes, auch historisch nicht haltbares Zerrbild (Cremerius 1981).

Uns Ärzten sollte bewußt sein, daß wir Patienten zwar Hilfe anbieten, von ihnen schon vor Behandlungsbeginn jedoch Vorleistungen, v. a. einen großen Vertrauensvorschuß, erwarten. Wir gehen nur allzu leicht davon aus – und das gilt ebenso für medikamentöse Therapieverfahren – daß wir dem Patienten mit unserem Behandlungsvorschlag etwas „Gutes" anbieten. Der Patient erlebt dies oft völlig anders; er will seine Krankheit und seine Hilfsbedürftigkeit oft noch gar nicht wahrhaben. Die Diagnose einer Hypertonie und die langfristige Verordnung von Antihypertensiva heißt für den Patienten z. B. erst einmal, daß er chronisch krank und behandlungsbedürftig ist. Er fühlt sich erst durch unsere Diagnose und Indikationsstellung zum Kranken „gemacht". Er erlebt, daß ihm der Status eines Gesunden genommen wird, und er in diesem Sinne nicht nur nichts erhält, sondern etwas verliert. Hinzu kommt, daß er sich uns unterlegen fühlt. Kognitiv: er ist Laie gegenüber dem Experten; emotional: er ist Hilfesuchender gegenüber dem mächtigen, über Hilfsmöglichkeiten verfügenden Arzt; pragmatisch: als Patient ist er Objekt von Maßnahmen, der Arzt disponiert über diese Maßnahmen und deren Organisation. Der Patient ist zur Einhaltung bestimmter Regeln verpflichtet. Auf all dies soll er sich auch noch voller Vertrauen einlassen.

Auf diese *Dialektik in der Arzt-Patient-Beziehung* hat v. Weizsäcker bereits 1927 hingewiesen: das Geben liegt auch beim Patienten, das Nehmen auch beim Arzt, vergleichbar zur Situation zwischen Befehlendem und Gehorchendem: „Befehlen ist Nehmen." Aus diesem „Grundverhältnis" zwischen Arzt und Patient können sich *Bilanzprobleme* ergeben, die sich mit früheren Beziehungserfahrungen verknüpfen und die Annahme des Hilfsangebotes des Arztes erschweren können. Will man einen Patienten für die psychotherapeutische Beziehung gewinnen, so ist es wichtig, auf Anzeichen solcher Bilanzprobleme zu achten.

Ein 45jähriger leitender Molkereiangestellter, der an einer schwer einstellbaren essentiellen Hypertonie und funktionellen Oberbauchbeschwerden leidet, überreicht mir vom Erstgespräch an zunächst regelmäßig eine Tüte mit verschiedenen Joghurtspeisen. Im Erstgespräch fällt mir auf, wie ausführlich er über seine liebevolle Fürsorge zu seinen Töchtern spricht. Eigene Entbehrungen klingen an. Ich frage ihn, ob er denn selbst vergleichbare Zuwendung als Kind erfahren habe. Jetzt wird deutlich, daß er sich ständig verausgabt, ohne je Ähnliches erfahren zu haben. Schlaglichtartig charakterisiert er seine Situation als Kind: Nachdem sein Bruder, das Lieblingskind der Mutter, in den Brunnen gefallen und gestorben war, habe die Mutter zu ihm gesagt: „Warum mußte er sterben, warum bist nicht Du verreckt?" Da es dem Patienten im Therapieverlauf schwerfällt, seine Bedürfnisse verbal auszusprechen, schlage ich ihm vor, zu zeichnen: auf einem der ersten Bilder stellt er einen Mann in der Wüste dar, der von einer gnadenlosen Sonne beschienen, eine Fata Morgana halluziniert: ein riesiges Glas mit der Aufschrift „Wasser des Lebens". Mit der Versorgung des Arztes mit Joghurt signalisiert der Patient seine eigenen Versorgungsbedürfnisse und seine Art, damit umzugehen: An der Versorgung anderer partizipierend, sichert er die Befriedigung seiner Bedürfnisse. Gleichzeitig hat dieses Geschenk auch eine Funktion als „Wertausgleich" in der Beziehung; der Patient wünscht nicht nur, etwas zu bekommen, er bringt auch selbst Hergestelltes mit, er will nicht nur versorgt werden, er versorgt auch selbst. Welche Bedeutung dies für den Patienten haben muß, verspüre ich an meiner „Reaktion": Irgendwie fühle ich mich dazu verpflichtet, die angebotenen Speisen nicht nur freundlich anzunehmen, sondern sie auch zu essen und mich so tatsächlich vom Patienten versorgen zu lassen.
Ein weiteres Bild signalisiert den mit den Entbehrungen verbundenen Zorn: Aus der Wüste erhebt sich langsam ein Vulkan, der auszubrechen droht. Erst nachdem wir dieses Bild durchgesprochen haben, der Patient etwas von diesem Zorn und der Verbindung dieses Affekts mit seiner Geschichte von Entbehrungen und tiefen Kränkungen spüren kann, zeichnet er ein 3. Bild: Arzt und Pfleger bringen einen Mann auf einer Bahre ins Krankenhaus. Erst jetzt kann er sich als Patient anvertrauen; jetzt braucht er nicht mehr mich zu versorgen, sondern kann seine Bedürfnisse unmittelbar äußern.

Zu Beginn der Therapie ist es besonders wichtig, auf solche Beziehungsaspekte zu achten, die das Kooperationsverhalten des Patienten beeinträchtigen könnten. Ziel ist es ja, dem Kranken zu helfen, sich aus gegenwärtigen und früheren Abhängigkeiten lösen und zu einem möglichst selbständigen Partner im Rahmen einer längerfristigen Zusammenarbeit bei der Behandlung seiner Erkrankung werden zu können. Gelingt es, die Beziehung so zu gestalten, daß sich die vom Patienten erlebte Bilanz verbessert, so ergeben sich oft überraschende Entwicklungen, in deren Verlauf sich der Freiraum des Patienten für ein *selbständiges und kooperatives Verhalten* vergrößern kann.

Das folgende Beispiel soll zeigen, wie sich trotz einer zunächst unüberbrückbar scheinenden Distanz eine gemeinsame Wirklichkeit zwischen Arzt und Patient aufbauen läßt, wenn es dem Arzt gelingt, sich auf den Patienten „einzustimmen".

Ein 50jähriger Zimmereiunternehmer leidet seit 3 Jahren an einer essentiellen Hypertonie; vor 2 Jahren erlitt er einen Schlaganfall mit linksseitiger Hemiplegie. Wegen häufig krisenhaft ansteigender Blutdruckwerte kommt er in unsere Ambulanz. Wir interviewen ihn in einer Gruppe. Der betreuende Arzt möchte den Patienten zunächst vor dieser Belastung schützen, er meint, er sei so affektlabil, daß er dem Gespräch nur im Beisein seiner Frau gewachsen wäre. Wir bleiben jedoch bei der üblichen Situation. Im Gespräch läßt sich allmählich klären, daß die stark erhöhten Blutdruckwerte immer dann auftreten, wenn der Patient nachdrücklich geäußerte Ansprüche seiner Kunden weder erfüllen noch ausreichend abwehren kann. Er betont dabei, er sei eben von den Aufträgen seiner Kunden abhängig. Im Interview ergänze ich: *„Der Kunde ist bei Ihnen eben König."* Bis früh in die Kindheit zurück läßt sich eine Gehemmtheit im aggressiven Bereich, insbesondere gegenüber seinem dominierenden und oft jähzornigen Vater zurückverfolgen. Während des Interviews wirkt der Patient zunächst eher gehemmt, unsicher, zurückgezogen, ja depressiv. Als ich ihm weitere Gespräche mit dem Ziel anzubieten versuche, im Laufe der Zeit vielleicht die von ihm dargestellten Konfliktsituationen leichter bewältigen zu können, zögert der Patient. Er versucht, sich zunächst hinter den Anforderungen seiner Berufstätigkeit zu verschanzen und meint dann, bei seiner Arbeitsverpflichtung könne er sich nicht nach unseren Ambulanzzeiten richten. Ich spüre, daß er von mir und der Klinik nicht ein Angebot, sondern lediglich eine neue Forderung wahrnimmt und befürchtet, sich schon wieder nicht wehren zu können. Sein Konflikt stellt sich also schon jetzt in unserer Beziehung dar. Ich erwiderte deshalb sehr vorsichtig: „Bei uns wären Sie ja der Kunde." Danach hellt sich die Miene des Patienten deutlich auf, er wird interessierter und fragt seinerseits zögernd, vorsichtig vorfühlend: „Dann wäre ich ja der König?"

Mein Versuch, mich auf Befindlichkeit und Bedürfnisse des Patienten einzustimmen, scheint gelungen, es hat sich vielleicht etwas wie ein „flash" (Balint u. Norell 1975; Loch 1984) ereignet, jedenfalls scheine ich ihn in seiner individuellen Wirklichkeit verstanden zu haben. Jetzt kann er sich zu weiteren Gesprächen und zur Aufnahme einer Behandlung in Form von Gesprächen und zusätzlich einem körperbezogenen Therapieverfahren („funktionelle Entspannung" nach Fuchs) entschließen. Er vereinbart keinen festen Termin, sondern prüft erst 2mal, ob er als Kunde wirklich König sei, prüft, ob wir uns wirklich nach seinen Bedürfnissen richten: er taucht 2mal überraschend in der Ambulanz auf. Nachdem es beide Male gelingt, sofort mit ihm zu arbeiten, wird es möglich, in der üblichen Form Termine zu vereinbaren. Innerhalb weniger Wochen wird der Blutdruck mit einer sehr viel niedrigeren Medikation als bisher gut einstellbar: Dem Patienten gelingt es, auch unerwartete, z. T. extreme Belastungssituationen emotional angemessen zu verarbeiten, dabei treten nur noch flüchtige Blutdrucksteigerungen auf.

**Lassen sich psychotherapeutische Interventionen in die Routinetätigkeit des primärversorgenden Arztes einbeziehen?**

Der primärversorgende Arzt wird zweizügig verfahren. Er wird mit einzelnen Kranken längere Gespräche zu besonderen Terminen, z. B. am Ende der Sprechstundenzeit, führen (Balints „lange Aussprachen"). Solche Gespräche sind auch für den Patienten deutlicher als „Psychotherapie" gekennzeichnet, was ihm die Orientierung erleichtern kann.

Der entsprechend fortgebildete Arzt wird aber auch in der Lage sein, psychotherapeutische Intervention tatsächlich in die „Sprechstunde" zu integrieren. Er wird versuchen, die bei der Erstkonsultation begonnene hilfreiche Beziehung über die Sprechstundentermine, die dem Patienten jederzeit offen stehen, aufrechtzuerhalten bzw. immer wieder aufzufrischen. In dieser Form kann er sozusagen fraktioniert den Patienten immer wieder unterstützen und mit ihm an der Erweiterung seines Selbstverständnisses arbeiten. Dieses integrierte Vorgehen ist im Vergleich zur spezialisierten Therapie zugleich leichter und schwerer durchzuführen: Leichter, weil Psychotherapie hier Medizin im Kontext bleibt; der Arzt kennt das Umfeld, Psychotherapie erfolgt im Zusammenhang mit der übrigen Behandlung. Schwieriger ist diese primärärztliche Psychotherapie wegen der Komplexität des Kontextes und der ungünstigen zeitlichen Bedingungen; deshalb ist hierfür eine besonders qualifizierte Aus- bzw. Fortbildung erforderlich. Diese muß v. a. die Fähigkeit fördern, sich rasch einzustimmen, die Situation des Patienten fast reflexhaft zu erfassen. Wie Balint u. Norell (1975) gezeigt haben, läßt sich diese Fähigkeit tatsächlich trainieren.

Mit dem Lernfortschritt kann es zunehmend gelingen, anhand kleiner Episoden in der Beziehung zwischen Patient und Arzt „blitzartig" („flash") im Sinne einer Hypothese das für den Patienten Bedeutsame zu erfassen, den Patienten zu verstehen und ihm dieses Verstandensein zu vermitteln. Das Verstandensein eröffnet ihm Sicherheit und Entwicklungsmöglichkeit (Loch 1984). In dieser Flashtechnik zentriert der Arzt „auf die momentane Begegnung in der Sprechstunde, einschließlich der damit verbundenen emotionalen Verwicklungen und Reaktionen" (Loch 1984). Er bemüht sich nicht, „nach Art der Arbeit von Detektiven" historische und biographische Daten zu sammeln, die schließlich eine Begründung für das Verhalten und die Mitteilungen der

Patienten ergeben, sondern begnügt sich mit „minimaler Datengewinnung", was der „Zeitnot" der Sprechstunde entgegenkommt" (Loch 1984).

Loch faßt eigene Überlegungen und Äußerungen von Balint zu dieser Kunst der Sprechstundenpsychotherapie zusammen: „Die Zentrierung auf das hic et nunc et mecum führte zur Auffindung des sog. Flashphänomens, einer Intervention, die nicht die Abwehr des Patienten durchbrechen will, die nicht auf Enträtselung von Geheimnissen zielt, sondern der es um einen gefühlsmäßigen Austausch von oft nur wenigen Sätzen ..., die womöglich nur Nebensächliches, Einleitendes, Anekdotisches enthalten, geht. Diese imponieren beinahe als ‚Erraten, Zufallstreffer, Glück', tragen aber in eminenter Weise dazu bei, eine wechselseitige und gleichzeitige Beleuchtung, Erhellung der Situation zu geben, in der sich Arzt und Patient im Augenblick befinden" (Loch 1984). Im Gegensatz zu gelegentlichen Äußerungen in der Literatur möchten wir betonen, daß eine gelungene „Flashdeutung" nicht die Behandlung darstellt, sondern diese ermöglicht und einleitet. Die Therapie besteht in „geduldigem Wieder-zur-Verfügung-Stehen für den Patienten, der ja vom neugewonnenen Standpunkt aus neue Schritte wagt, die eine neue Arzt-Patient-Relation schaffen ..." (Loch 1984).

**Körperbezogene Psychotherapieverfahren**

Vor allem bei Patienten mit körperlichen oder mit funktionellen körperbezogenen Beschwerden können ergänzende Therapieverfahren, die den Zugang zum Körpererleben verbessern und/oder Entspannungsmöglichkeiten vermitteln, hilfreich sein (Müller-Braunschweig 1990). Hier kommen v. a. die *„funktionelle Entspannung"* nach Fuchs (1989) und das *„autogene Training"* nach Schultz (vgl. 4.3) in Frage. Diese Verfahren können neben ihrer unmittelbaren Wirkung auch dabei helfen, Patienten für eine weitergehende Psychotherapie zu gewinnen. Allerdings ist zu betonen, daß diese Verfahren nicht nach dem Modell medikamentöser Therapie, evtl. gar noch durch Hilfskräfte, „appliziert" werden können. Die Compliance beim autogenen Training ist übrigens schlecht, nur relativ wenige Patienten führen die Übungen selbständig über längere Zeit regelmäßig fort. Auch bei diesen Verfahren spielt die hilfreiche Beziehung und die Reflexion des eigenen Tuns eine wichtige Rolle. So kann das autogene Training als Mittel zur Einleitung einer die Verselbständigung fördernden Psychotherapie benutzt, aber auch als Mittel zu oberflächlicher Beruhigung und Anpassung oder vom Arzt zur Distanzierung mißbraucht werden.

## Einbeziehung von Psychopharmaka

Auf die spezifische pharmakodynamische Wirkung dieser Medikamente gehen wir in 4.6 ein. Die auch dort von uns geäußerte, selbstverständlich erscheinende Forderung, die Verordnung von Psychopharmaka immer mit psychotherapeutischen Gesprächen zu verbinden, ist nicht einfach zu befolgen. Es ist nämlich weitgehend ungeklärt, welche Bedeutung Psychopharmaka und ihre Wirkungen innerhalb einer psychotherapeutischen Behandlung haben können.

> Um die Grenzen unseres analytischen Wissens zu zeigen, möchte ich darauf hinweisen, daß wir z. B. noch nie untersucht haben, worin die Kunst besteht, die tatsächliche pharmakologische Wirkung einer Arznei mit der am Patienten stimulierten Phantasie so zu kombinieren, daß man ein sicheres und verläßliches therapeutisches Resultat erhält (Balint 1966).

Auf einer ersten Ebene sind die pharmakologischen Wirkungen auf die Psychodynamik zu berücksichtigen: So kann die Gabe eines Tranquilizers Angst mindern, damit die Ich-Funktionen entlasten und so die Entwicklung neuer Lösungsmöglichkeiten fördern; sie kann aber auch dämpfend wirken, müde machen, damit die Ich-Funktion einschränken und so Unsicherheit und Angst – scheinbar paradox – vermehren. Dies führt nicht selten zu einer Erhöhung der Dosis und dann zu einem Circulus vitiosus, der in panischer Unruhe enden kann.

Auf einer zweiten Ebene ist die Placebowirkung der Medikamentenverordnung zu berücksichtigen. Hierzu kann der Symbolcharakter der Medikamentenverordnung innerhalb der Patient-Arzt-Beziehung beitragen. Der Patient erhält ein Symbol für etwas, das er dringend benötigt und das durch die Verordnung für ihn unabhängig vom Arzt verfügbar wird. Balint hat die Funktion solcher Verordnungen am Beispiel der sog. „Rezeptwiederholer" näher analysiert (Balint u. Norell 1975).

Schließlich kann der Wunsch des Patienten – aber auch des Arztes – nach der Verordnung eines psychotropen Medikaments auf einer 3. Ebene vielfältige Bedeutung innerhalb der Patient-Arzt-Beziehung haben und die weitere Entwicklung der Beziehung mitbestimmen. Der Arzt kann solche Medikamente aufgrund seiner eigenen Angst verordnen und mit der Verordnung auf Distanz zum Patienten gehen. Der Patient kann dies wahrnehmen. Andererseits kann der Wunsch des Patienten nach der Verordnung solcher Medikamente ein Bedürfnis nach regressiver Versorgung und/oder passivem Bestimmtwerden und insofern auch ein Verführungsangebot an den Arzt enthalten. Im

Rahmen der Übertragung können dem Psychopharmakon als etwas vom Arzt Gegebenem auch negative Eigenschaften zugeschrieben werden, die dann am Medikament und nicht an der Person des Arztes abgehandelt werden. Mit der Verordnung eines Medikaments greift der Arzt jedenfalls aktiv ein. Dies wird nicht selten notwendig sein; wichtig ist jedoch zu sehen, daß die Aufgabe, den Beziehungsprozeß zu verstehen, mit einer solchen Verordnung noch komplexer und anspruchsvoller wird.

### 4.1.7 Anspruch und Wirklichkeit

Wir wollen nicht verschweigen, daß unsere Zielvorstellung, Psychotherapie in die primärärztliche Versorgung zu integrieren, einen hohen Anspruch an die Aufnahmebereitschaft, die emotionale Tragfähigkeit und die fachliche Kompetenz des Arztes und das heißt auch einen hohen Anspruch an seine Fortbildungsbereitschaft stellen. Die Vielfalt der Problematik, die Verwobenheit körperbezogener Klagen bzw. körperlicher Erkrankungen mit psychischen und sozialen Problemen stellt an den primärversorgenden Arzt in seiner Arbeitssituation z. T. höhere Anforderungen, als sie sich für den spezialisierten Fachpsychotherapeuten ergeben; dieser kann mit wenigen, nach ihrer Motivation ausgewählten Patienten unter klar definierten Rahmenbedingungen arbeiten. Jede alltägliche Patient-Arzt-Beziehung enthält psychotherapeutische Elemente, wie wir sie hier dargestellt haben. Der Arzt profitiert durch eine entsprechende Fortbildung deshalb nicht nur dann, wenn er explizit und abrechenbar Psychotherapie betreibt.

Die Einbeziehung der Psychotherapie in die Tätigkeit des primärversorgenden Arztes erscheint uns jedoch von so grundsätzlicher Bedeutung für das Gesundheitssystem, daß wir meinen, daß ein großer Aufwand hier in besonderem Maße gerechtfertigt ist. Die Finanzierung „verbaler Interventionen" im Rahmen der „psychosomatischen Grundversorgung" durch die Krankenkassen ist ein erster Schritt in einer anzustrebenden Entwicklung. Die Honorierung dieser anspruchsvollen Tätigkeit erscheint allerdings auch bei diesem Ansatz noch weitgehend unangemessen; es handelt sich um eine persönliche Leistung des Arztes im engsten Sinne des Wortes, die zudem eine kontinuierliche, mit nicht unerheblichen Kosten verbundene Fortbildung erfordert.

Für die Beurteilung der Situation ist es wichtig, sich zu verdeutlichen, daß nach den vorliegenden epidemiologischen Untersuchungen zwischen 11,3 % (minimal) und 38 % (maximal) aller Patienten in unserem Gesundheitswesen an Störungen leiden, bei denen eine psychosomatische Abklärung und – in der Regel – eine psychotherapeutische Behandlung erforderlich ist. Bisher wird für diesen Anteil der Kranken weniger als 1% der Kosten unseres Gesundheitswesens aufgewendet (Meyer 1988). Wichtig erscheint uns, daß die Versorgung dieser Patienten innerhalb des ärztlichen Versorgungssystems stattfinden kann und nicht aus diesem ausgegliedert wird.

## Literatur

Antonovsky A (1987) Unraveling the mystery of health. How people manage stress and stay well. Jossey-Bass, San Francisco
Balint M ($^5$1980, $^1$1956) Der Arzt, sein Patient und die Krankheit. Klett, Stuttgart
Balint M (1965) Die therapeutische Funktion des Arztes. In: Nedelmann C, Ferstl H (Hrsg) (1989) Die Methode der Balint-Gruppe. Klett-Cotta, Stuttgart, S 133–143
Balint M (1966) Psychoanalyse und medizinische Praxis. In: Nedelmann C, Ferstl H (Hrsg) (1989) Die Methode der Balint-Gruppe. Klett-Cotta, Stuttgart, S 133–163
Balint M (1968) Therapeutische Aspekte der Regression. Die Theorie der Grundstörung. Klett, Stuttgart
Balint E, Norell JS (Hrsg) Fünf Minuten pro Patient. Suhrkamp, Frankfurt am Main
Balint M, Hunt J, Joyce D, Marinker M, Woodcock J (1975) Das Wiederholungsrezept. Behandlung oder Diagnose? Klett, Stuttgart
Cremerius J (1981) Freud bei der Arbeit über die Schulter geschaut. Seine Technik im Spiegel von Schülern und Patienten. In: Ehebald U, Eichhoff FW (Hrsg) Humanität und Technik in der Psychoanalyse. Jahrb Psychoanalyse, Beih 6. Huber, Bern, S 123–158
Engel G, Schmale AH (1978) Eine psychoanalytische Theorie körperlicher Erkrankungen. In: Overbeck G, Overbeck A (Hrsg) Seelischer Konflikt – körperliche Leiden. Rowohlt, Hamburg, S 246–268
Faber FR, Haarstrick R (1989) Kommentar Psychotherapie Richtlinien. Jungjohann, Neckarsulm München
Fehlenberg D, Simons C, Köhle K (1990) Die Krankenvisite – Probleme der traditionellen Stationsarztvisite und Veränderungen im Rahmen eines psychosomatischen Behandlungskonzepts. In: Adler R, Herrmann JM, Köhle K, Schonecke OW, Uexküll Th von, Wesiack W (1990) Psychosomatische Medizin, 4. Aufl. Urban & Schwarzenberg, München
Freud S (1917) Vorlesungen zur Einführung in die Psychoanalyse. Gesammelte Werke XI 4. Aufl. 1966. Fischer, Frankfurt am Main, S 9 und 10
Fuchs M (1989) Funktionelle Entspannung. Hippokrates, Stuttgart
Geisler L (1987) Arzt und Patient, Begegnung im Gespräch. Pharma-Verlag, Frankfurt am Main
Heim E, Willi I (1986) Psychosoziale Medizin, Bd 2: Klinik und Praxis. Springer, Berlin Heidelberg New York Tokyo

Köhle K, Kubanek B (1981) Zur Zusammenarbeit von Psychosomatikern und Internisten. Erfahrungen aus 12 Jahren. In: Uexküll Th von et al. (Hrsg) Integrierte Psychosomatik. Schattauer, Stuttgart, S 17–54

Köhle K, Raspe HH (Hrsg) (1981) Das Gespräch während der ärztlichen Visite. Empirische Untersuchungen. Urban & Schwarzenberg, München

Kohut (1978) Narzißmus. Suhrkamp, Frankfurt am Main

Loch W (1984) Balint-Seminare: Zweck, Methode, Zielsetzung und Auswirkungen auf die Praxis. In: Nedelmann C, Ferstl H (Hrsg) (1989) Die Methode der Balint-Gruppe. Klett-Cotta, Stuttgart, S 217–236

Luborsky L (1988) Einführung in die analytische Psychotherapie – Ein Lehrbuch. Springer, Berlin Heidelberg New York Tokyo

Meyer AE (1988) Psychosomatik in der Medizin: Entwicklung und Zustand. (Vortragsmanuskript)

Müller-Braunschweig H (1990) Körperbezogene Psychotherapieverfahren. In: Adler R, Herrmann JM, Köhle K, Schonecke OW, Uexküll Th von, Wesiack W (Hrsg) Psychosomatische Medizin, 4. Aufl. Urban & Schwarzenberg, München

Nedelmann C, Ferstl H (Hrsg) (1989) Die Methode der Balint-Gruppe. Klett-Cotta, Stuttgart

Thomä H, Kächele H (1985; 1988) Lehrbuch der psychoanalytischen Therapie, Bd. 1: Grundlagen, Bd 2. Praxis. Springer, Berlin Heidelberg New York Tokyo

Schepank H (1987) Psychogene Erkrankungen der Stadtbevölkerung. Springer, Berlin Heidelberg New York Tokyo

Smith ML, Glass GU, Miller T (1980) The benefits of psychotherapy. Johns Hopkins Univ. Press, Baltimore London

Uexküll Th von (1989) Patientenkarrieren. In: Nedelmann C, Ferstl H (Hrsg) Die Methode der Balint-Gruppe. Klett-Cotta, Stuttgart, S 55–67

Uexküll Th von, Wesiack W (1988) Theorie der Humanmedizin. Urban & Schwarzenberg, München

Weizsäcker V von (1925) Randbemerkungen über Aufgabe und Begriff der Nervenheilkunde. Deutsch Z Nervenheilkd 87, S 1–22

Weizsäcker V von (1926) Psychotherapie und Klinik. Therapie der Gegenwart 65, S 241–248

Weizsäcker V von (1927) Über medizinische Anthropologie. In: Arzt und Kranker (1949) Koehler, Stuttgart, S 35–61. (Gesammelte Schriften Bd 5. Suhrkamp, Frankfurt am Main, 1987, S 177–194)

Willi I, Heim E (1986) Psychosoziale Medizin, Bd 1: Grundlagen. Springer, Berlin Heidelberg New York Tokyo

## 4.2 Kriseninterventation

Unsere Patienten können durch plötzliche, unerwartete Belastungen bis an die Grenze ihrer Belastbarkeit oder sogar darüber hinaus herausgefordert werden. Unfallfolgen, die Kenntnisnahme von ernsten oder unheilbaren Krankheiten, Informationen über Partnerverlust, wirtschaftlicher Ruin, Versagen, kriminelle Entgleisungen von Familienmitgliedern – dies sind Beispiele von auslösenden Situationen, die bei Betroffenen Krisen auslösen können. Entscheidend für das Zustandekommen einer Krise ist weniger das Ausmaß des Ereignisses als vielmehr die individuelle Erlebnisverarbeitung.

Wir müssen uns also, wie immer, am Patienten orientieren, seine Betroffenheit eruieren, seine Möglichkeiten und Grenzen zur Bewältigung der Krise erfassen.

Neben der „lauten" Krise gilt es, die „stille" zu erkennen. Schreien, sichtbares Sichaufbäumen, Sichverweigern, gestenreiches, dramatisches Agieren beunruhigen die Umgebung, beeindrucken Angehörige und den zur sofortigen Hilfe herbeigerufenen Arzt. Diese laute Verzweiflung lebt sich aus, verliert so an Energie und klingt bald ab. Zuspruch, situationsgerechte, hoffnungsvolle Worte, Relativierung der subjektiven Bedeutungszuweisung sind oft überraschend wirkungsvoll.

Beim Tod des Partners oder eines Kindes verlangen Familienangehörige vom Arzt häufig eine „Beruhigungsspritze", weil „Mutter uns sonst auch noch stirbt". Bis auf Ausnahmen, in denen ein unkontrollierbarer Erregungszustand die Injektion einer Ampulle Diazepam rechtfertigen mag, sollten wir uns solchem Auftrag widersetzen. Hilfreich ist meist folgende Argumentation: „Ich darf bei Mutter jetzt nicht die Trauer wegspritzen, die muß sich äußern dürfen. Der Vater ist gestorben – hat er nicht verdient, daß Ihr alle, insbesondere seine Frau, jetzt weint – fassungslos – untröstlich seid? Auch der Arzt kann und soll nicht 1/2 Stunde nach dem Tod mit Spritze und Tablette ‚ruhig machen'. Ihr müßt einander helfen, das Größte und Letzte im menschlichen Leben – den Tod – mit all seiner Unerbittlichkeit und Endgültigkeit zu ertragen und zu begreifen suchen."

Die stille, stumme Krise und Verzweiflung ist gefährlicher, weil Umgebung und Arzt die Reaktionen, Handlungen des von Erniedrigung, Rache, Wut, Ängsten, Bedrohung und Verzweiflung überschwemmten Patienten nicht einkalkulieren können. Alle in der Krise kumulierten Energien können in „eiserner Ruhe" zu folgenschwerem Tun führen. Es gilt daher, mit dem sprachlosen Patienten eine Kommunikation aufzubauen, ihn erst in der Obhut eines fürsorgenden

Menschen zu verlassen. Auch hier mag ein Tranquilizer als begleitende Maßnahme sinnvoll sein, entscheidend ist jedoch die angstfreie, Ruhe und Sicherheit ausstrahlende, unmittelbare ärztliche Zuwendung.

Die neue – von Psychiatern definierte – „Panikkrankheit" mit spezieller Psychopharmakotherapie ist in der Primärversorgung kaum relevant.

## 4.3 Entspannungsverfahren

Alle unsere Patienten haben irgendwo und irgendwie ihre Harmonie als eingeschränkt erlebt oder gar verloren. Diese „erlernte" Disharmonie führt zu gestörten Funktionen und damit zu Symptomen. Diese Menschen zeigen eine erhöhte „Grundspannung", welche störend auf die Körperlichkeit wirkt.

Fremd- und Selbstsuggestion als älteste und häufigste Heilmittel der Geschichte der Heilkunde bekannt, wirken über eine Entspannung harmonisierend, gesundend.

Die Hypnose ist ein typisches Verfahren der Fremdsuggestion, das autogene Training dagegen eine bewährte Methode mit autosuggestiven Elementen. Die angstfreie Übung zur konzentrativen, passiven Selbstentspannung hilft dem Patienten, die angstbesetzte Entfremdung seiner Körper-Gefühls-Erlebnisse zu überwinden.

Als besonders für den Praxisalltag geeignetes Entspannungsverfahren soll das autogene Training (AT) ausführlicher geschildert werden. Es wurde vor mehr als 60 Jahren von J. H. Schultz in die Heilkunde eingeführt.

Was leistet nun das AT, wo können wir es in unserem Alltag hilfreich einsetzen? Es sind die vorwiegend als funktionell bezeichneten Beschwerden, viele davon auch als „Nervosität" benannt, Erscheinungen wie Ein- und Durchschlafstörungen, Beschwerden vom Herz-Kreislauf-System, Herzschmerzen, Herzklopfen, Extrasystolien, auch Blutdruckveränderungen. Dann sind es Störungen im Magen-Darm-Bereich, Durchfälle, Obstipation. Aber auch manche der neurotischen Störungen sind mit AT behandelbar.

Für AT-Behandlung ungeeignet sind: endogene Depression, Schizophrenie und andere Psychosen.

Die Wirkung des AT wird durch das Wechselspiel von Anspannung und Entspannung erzeugt. Es werden Körpererlebnisse wie Wärme, Schweregefühl, harmonische Atmung, ruhiger Herzschlag durch Konzentration hervorgerufen. Durch den Rückkopplungseffekt kommt es dann zu einer immer tiefer werdenden Gesamtentspannung. In diesem Entspannungszustand erhöht sich die Temperatur der Extremitäten, und im Körperinnern sinkt sie leicht ab. Diese Veränderungen lassen sich objektivieren. Auch andere Veränderungen lassen sich nachweisen. So wird die Atmung langsamer und flacher, Blutzuckerspiegel und Blutdruck sinken leicht ab. J. H. Schultz spricht von einer „organismischen Gesamtumschaltung", die der Übende als Beruhigung und Entspannung empfindet. Um diese zu erreichen, muß die Fähigkeit, sich zu entspannen, systematisch gelernt werden. Die AT-Übungen sind im Liegen besonders wirksam durchzuführen. Dabei sollen die Beine nicht übereinander, sondern nebeneinander gelegt werden, dabei die Füße bequem zur Seite fallen, die Arme leicht angewinkelt an der Seite des Körpers, der Kopf in angenehmer Lage auf kleinem Kissen, Augen und Mund geschlossen.

Die Entspannungsübungen sollen auch im Sitzen durchgeführt werden. Dafür ist ein gepolsterter Lehnstuhl besonders geeignet, der es ermöglicht, den Kopf an das Polster anzulehnen und die Arme auf Armlehnen zu legen.

J. H. Schultz fand heraus, daß die „Droschkenkutscherhaltung" als Stellung für Übungskurse und Situationen, die keine bequemere Möglichkeit boten, genutzt werden konnte. Hat man einmal gelernt, sich in der Droschkenkutscherhaltung zu entspannen, so kann man fast bei jeder Gelegenheit das AT durchführen.

Man sitzt auf dem Stuhl, von der Rückenlehne frei. Es kann daher auch ein Hocker oder ein Brett als Sitzgelegenheit dienen. Beide Beine stehen senkrecht auf dem Boden, die Knie in einem Abstand von ca. 30 cm, die Oberschenkel sollten dabei eine waagrechte Linie bilden. Der Oberkörper sollte dann aus einer zunächst senkrechten Haltung in sich zusammensinken.

Die Unterarme werden nun so auf die Oberschenkel gelegt, daß die Hände zwischen den Schenkeln herunterhängen, ohne sie zu berühren, aber nicht auf den Knien liegen.

Der Ablauf sollte in dieser Reihenfolge stattfinden. Nun läßt man den Kopf der Schwere entsprechend nach vorn sinken, bei geschlossenen Augen und Mund. Alles muß in lockerer, entspannter Art geschehen, ohne einengende Beinkleidung.

AT-Übungen sollten in einem ruhigen Raum bei gedämpftem Licht durchgeführt werden.

Die Formeln:

*1) Ruhetönung*
In der beschriebenen entspannten Haltung sagt man zu sich selbst (für andere unhörbar, also man denkt die Formel nur!) „Ich bin ganz ruhig", bei Ausschaltung anderer Gedanken, in voller Konzentration auf das Ruheerlebnis, andere Gedanken ignorierend.
Am Anfang wird der Übende von immer neuen Gedanken abgelenkt; man läßt die Gedanken vorbeiziehen und denkt 3- bis 4mal aufs neue die Formel: „Ich bin ganz ruhig."

2) *Schwereübung*
Nach Erreichen der inneren Ruhe lenkt die Formel „Die Arme sind ganz schwer" die Konzentration auf die Arme. Dabei nichts wollen, nichts denken – „nur in sich hineinfühlen". Jede Übungsformel sollte man mehrmals hintereinander „sich einreden".
Nach mehrfachem Üben wird man beobachten, daß das Schweregefühl sich auf den ganzen Körper ausdehnt und damit die erwünschte Entspannung fördert.

3) *Wärmeübung*
Nachdem die Schwereübung eine Entspannung der Muskulatur erreichte, bringt die Wärmeübung die Gefäße zur Entspannung. Die Formel heißt nun „Die Arme sind ganz warm". Die Wärme wird als Kribbeln, Pulsieren und Pochen v. a. in den Händen erlebt. Wie die Schwere breitet sich nach mehrfacher Übung auch die Wärme über den ganzen Körper aus.

4) *Herzübung*
Wie leicht werden Herz und Puls durch Freude oder Angst unruhig und machen uns den psychosomatischen Zusammenhang deutlich. „Mein Herz schlägt ruhig und kräftig" ist die Formel, die den Herzspitzenstoß, den Herzschlag, erleben läßt. Diese Übung verlangt bei wenigen Patienten eine vorsichtige Anwendung, da die Konzentration auf das Herz bei sensiblen Patienten leicht zunächst zu einer Steigerung der funktionellen Herzsymptomatik führen kann. In diesen Fällen kann die Formel „kräftig" durch „regelmäßig" ersetzt werden. Die „Herzübung" gibt die Möglichkeit des bewußten Erlebens der ruhigen Herztätigkeit.

5) *Atemübung*
„Es atmet mich". Bei dieser Übung besteht die Gefahr des bewußten Atmens, es ist aber vielmehr erforderlich, sich dem Rhythmus

des Atmens hinzugeben. Der Übende erlernt die Leib- und Brustatmung.

6) *Sonnengeflechtübung*
„Sonnengeflecht ist strömend warm" oder „Leib strömend warm".
Diese Formel schafft Ruhe und Geborgenheit, und nun ist unser Körper warm durchströmt, ausgehend von einem zarten Wärmegefühl zwischen Brustbeinende und Nabel in Handtellergröße.

7) *„Die Stirn ist angenehm kühl"*
Ein Hauch von Kühle, im mittleren Drittel der Stirn erlebt, macht einen wachen, kühlen Kopf.

Jedes Üben wird nun durch das *Zurücknehmen* beendet. Die Formel heißt: „Arme fest – tief atmen – Augen auf." Mit dieser Aufforderung werden die Fäuste geballt, die Arme 2- bis 3mal in den Ellenbogen angewinkelt, einige tiefe Atemzüge gemacht und die Augen geöffnet. Kinder und Katzen beenden so ihre Ruhepausen, bevor sie aktiv werden!

**Patienteninformation für das Wartezimmer: Autogenes Training (AT)**

*Wie ist AT entstanden?*

Das AT wurde von dem deutschen Arzt Prof. J. H. Schultz um 1920 entwickelt. Ausgehend von Erfahrungen, die er bei Patienten in Hypnose gesammelt hatte, entwickelte er 6 formelhafte Übungssätze, die es dem Übenden ermöglichen, den ganzen Körper zu entspannen.

*Was ist AT?*

AT ist eine Methode, sich durch Konzentration auf den eigenen Körper zu entspannen.

Die Entspannung durch AT wirkt nicht nur auf körperliche Verspannungszustände unterschiedlichster Art, sondern kann auch helfen, alltägliche Ereignisse, Sorgen oder Pläne besser zu bewältigen und innere Ruhe und Gelassenheit zu finden. Dabei wird die Entspannung „autogen", das heißt selbst, ohne Beeinflussung von außen, erreicht. AT ist nebenwirkungsfrei; man braucht also keine negativen Auswirkungen zu befürchten, wie dies z. B. bei Medikamenten möglich ist.

*Was ist AT nicht?*

AT ist kein Wundermittel, das in 1 Stunde alle Probleme ohne eigenes Zutun löst. AT fordert die eigene Bereitschaft, etwas für sich zu tun und täglich die Zeit zum Üben einzuplanen. AT ist nicht gebunden an politische, religiöse oder soziale Einstellungen. Jeder, ob Buddhist, Moslem, Christ, Grüner oder Konservativer, kann AT erlernen und anwenden. Entscheidend für den Erfolg ist v. a. das eigene Üben.

*Was kann man von AT erwarten?*

AT kann sich bei Beschwerden, die durch körperliche oder seelische Verspannungszustände entstanden sind oder verstärkt werden, positiv auswirken.

Die Anwendungsmöglichkeiten reichen von Nervosität, Schlafstörungen, Überreiztheit, Kopfschmerz, Migräne, nervösen Herzbeschwerden, Bluthochdruck, Asthma, Magenbeschwerden, Rückenschmerzen, Darmbeschwerden wie Verstopfung oder Durchfall, Menstruationsbeschwerden bis zu kalten Füßen.

*Wer kann AT erlernen?*

AT kann jeder lernen, der die Ausdauer und den Willen zum täglichen Üben mitbringt. Es können also von Kindern im Grundschulalter bis hin zu Erwachsenen im hohen Alter alle an einem AT-Kurs teilnehmen, sofern sie es selbst wünschen.

*Wie lange dauert es, bis man AT erlernt hat?*

Ein AT-Kurs dauert 6 Wochen mit je einer 45minütigen Übungsstunde. Pro Übungstreffen wird eine Übungsformel erklärt und zusammen geübt.
Der Übungserfolg stellt sich spätestens nach einigen Wochen ein, der eine braucht mehr, der andere weniger Zeit, um eine positive Wirkung zu erleben.

*Wie übt man AT?*

AT kann in verschiedenen Körperhaltungen, sowohl im Sitzen, als auch im Liegen, geübt werden. Passend ist normale, lockere Kleidung, die eine entspannte Haltung nicht behindert. Die 6 Übungsformeln dienen durch innere Konzentration auf Schwere- und Wärmeempfindungen,

Herzschlag, Atmung, vermehrte Leibwärme und Stirnkühle der allgemeinen Entspannung. Anfangs benötigt man ca. 3mal 5 min täglich zum Üben, später reicht häufig einmaliges Üben pro Tag aus.

*Was ist von Kassetten oder Büchern zum AT zu halten?*

Zum Erlernen des AT ist die Teilnahme an einem Gruppenkurs sehr wichtig und kaum zu ersetzen. Bücher, Kassetten oder Platten sind beim Erlernen des AT eher störend als hilfreich. Deshalb sollte jeder ohne Gebrauch von Kassetten oder Platten seinen Kurs mitmachen. Später bieten dann Bücher die Möglichkeit weiterer Information und neue Anregungen.

*Wie finanziert man seinen AT-Kurs?*

Jede Krankenkasse übernimmt über den Krankenschein die Kosten für die Teilnahme an einem AT-Kurs.

**Literatur**

Schultz JH (1973) Das autogene Training, 14. Aufl. Thieme, Stuttgart

## 4.4 Der Arzt der Familie

Der Hausarzt hat dem psychotherapeutischen Experten gegenüber wesentliche Vorteile, die es zu nutzen gilt.

Ärztin oder Arzt kennen die Familie oft seit Jahren oder sogar Jahrzehnten. Man wird in gemeinsamer Umgebung miteinander älter. Lebensereignisse, Krisen, Belastungen, Kranksein zwischen Geburt und Tod werden hausärztlich begleitet. Man kennt einander in gesunden wie in schlechten Tagen.

Die Personen in einer Mehrgenerationsfamilie werden dem Hausarzt durch gemeinsam erlebte Anamnese zu unverwechselbaren Persönlichkeiten mit bekannten Licht- und Schattenseiten.

Der Arzt des Vertrauens hört Klagen und Vorwürfe von allen beteiligten Parteien. Durch vielseitige Einblicke gewinnt er einen Überblick. In seiner Allparteilichkeit gibt es keine „Schuldigen", sondern nur Betroffene.

Der Hausarzt kennt die Geschichte der meisten Familienmitglieder, kann in einer zugewandten Neutralität Verhalten versteh- und annehmbar machen durch Aufhellen von Hintergründen und neuer Bedeutungszuweisung. Die Tochter, der Sohn, Mutter, Vater und Großmutter bauen durch *ihre* Sicht und Weltbezüge *ihre* Wirklichkeit auf. So glaubt sich jeder im Recht und im Besitz der Wahrheit.

Mit hausärztlicher Hilfe können die Wirklichkeiten und Wahrheiten zu einer *gemeinsamen* Wirklichkeit und Wahrheit werden.

Keine totale Gemeinsamkeit wird gesucht, sondern eine partielle, die allen Familienmitgliedern Raum und Luft zum Leben unter einem Dach schenkt. Gemeinsame Ziele, Werte, Wertigkeiten schaffen eine für alle akzeptable Ordnung. Eine wichtige Aufgabe des Hausarztes ist es, abgebrochene Kommunikationsstörungen in der Familie aufzuzeigen und das Gespräch wieder in Gang zu bringen.

Für den Familienarzt sind Wissen und Erfahrung zu typischen, häufigen Problemen und pathogenen Verhaltensweisen notwendig. Dem Hausarzt begegnen prämorbide, präneurotische Phasen bei seinen Patienten; so kann er psychotherapeutisch präventiv tätig werden.

Die Eltern, v. a. die Mutter, sind Tag und Nacht um das Glück ihrer Kinder besorgt, wollen sie gut erziehen, vor Unglück bewahren, trainieren sie für ein erfolgreiches Leben.

Warum sind wir dennoch als Eltern für die Kinder so oft „pathogen"? Einige Antworten auf diese Frage sollten wir als Ärzte für unsere Familienbetreuung wissen, um sie in der Praxis vermitteln zu können.

Ein Kind braucht unendlich viel bedingungslose Liebe, überraschend wenig „Erziehung". Das elterliche Lächeln, Spielen, Loben, durch das Kind glücklich sein, ist sicher so wichtig wie Nahrung und Hygiene. Wieviel unnötiges Korrigiertwerden bestimmt den kindlichen Alltag. In der Kindheit wird das Fundament des Selbstwertgefühls festgelegt: Der ständigen Botschaft „Du bist nicht o.k." folgt die Selbsteinschätzung „Ich bin nicht o.k.". Besser ist: „Du bist lieb – aber was Du jetzt tust, ist böse."

Urvertrauen und Lust an der Welt gilt es zu vermitteln. Nicht die sterile Stille des Kinderzimmers ist der rechte Ort, um den „versorgten" Säugling abzulegen, in der Wohnküche, im Wohnzimmer, im Spielzimmer der Geschwister, d. h. in und bei der Familie ist der Lebensraum, der als Nestwärme mit allen Sinnen die Familie wahrnchmen läßt. Die mütterliche Brust schenkt nicht nur Nahrung, auch Wärme und

Geborgenheit, Nähe. Die verständliche Eifersucht der Erstgeborenen auf den Nebenbuhler, dem plötzlich alle Aufmerksamkeit geschenkt wird, kann entschärft werden durch verantwortungsvolle Integration aller Geschwister in das Versorgungsprogramm *ihres* Neugeborenen.

Mit dem Heranwachsen der Kinder wird das Zeigen einer bedingungslosen Liebe und Akzeptanz zunehmend problematischer, die Trennung zwischen Führung, Orientierung, notwendiger Grenzsetzung einerseits und autoritärer Erziehung, Zwang, Gewalt andererseits immer wichtiger. In geschützter Freiheit erobert sich ein Kind die Welt: Es übt und lernt: Krabbeln, Stehen, Laufen, Greifen, Sprechen, Ja- und Nein- und Ich-Sagen. Dann aber engen Ge- und Verbote die Welt immer mehr ein. Die Ich-und-Du-(Wir-)Beziehungen werden erlebt und gestaltet. Jeder neue Schritt in die Individuation bedeutet einen Schritt weg von elterlicher Abhängigkeit, elterlichem Beschützenmüssen, -dürfen, rückt so den Tag der endgültigen Trennung des Kindes von den Eltern näher. Unbewußt fürchten die Eltern deshalb die Selbständigkeit ihrer Kinder, diese machen vieles „zu früh": Spät ins Bett gehen, spät nach Hause kommen, eine(n) intime(n) Freund(in) haben.

Der kindliche Wille erprobt sich an der elterlichen Erziehungsgewalt: Beim zuviel oder zuwenig Essen, bei den Schularbeiten, der Kleidung, dem Haarschnitt, dem Rauchen, Alkohol trinken, dem „falschen" Umgang, dem Taschengeld und Nach-Hause-Kommen.

Viele dieser Kämpfe sind überflüssig, werden meistens von den Eltern verloren und vergiften das Familienmilieu.

Erziehen heißt vorleben, miteinander erleben; statt Verboten und Geboten sollten Vereinbarungen, Absprachen, Regeln *gemeinsam* aufgestellt werden.

In einer Atmosphäre der Akzeptanz, des Wohlwollens und der gezeigten Elternliebe wächst Selbstwert und Selbstsicherheit; je weniger Kinder gezwungen werden, etwas zu tun, je eher machen sie es!

Oft hemmen die eigenen Ängste der Mutter (des Vaters) die Entfaltung der kindlichen Selbständigkeit. Die Sorge, etwas falsch zu machen, das Kind einer Gefahr auszusetzen, beschützen zu müssen, steht der Forderung und dem Recht des Kindes entgegen, zu üben, zu entdecken, zu probieren.

Das Kind will selber tun – Erfahrungen sammeln. Dies geschieht unter dem Risiko des Mißlingens.

In jeder Lebensphase, für jedes Alter gilt es, eine Balance zu finden zwischen Lassen und Führen und Beschützen. Je jünger das Kind, je mehr Sicherheit schenkt eine angemessene Führung; je älter es ist, um so mehr Freiheiten braucht es. Gute Erziehung bemüht sich um Anregung, weckt Interessen und Neugier, macht Angebote, vermittelt eigene Werte und Haltungen durch Vorleben. Tägliche Belehrungen und alles besser wissen macht taube Ohren und „schwierige Kinder".

Gefährlich ist der Mißbrauch der Kinder als Waffe im elterlichen, oft jahrelangen Streit: Verwöhnung, Überstrenge, Parteienbildung, z. B. der Mutter mit den 3 Töchtern gegen den alkoholabhängigen Vater, oder das Kind als Schiedsrichter, ob Vater oder Mutter recht hat in einer der täglichen Auseinandersetzungen, solche Interaktionsmuster kann der Hausarzt sichtbar machen, ansprechen und bearbeiten.

So können wir Eltern helfen zu erkennen, daß ihr grundsätzliches Streiten, das Nein des einen beim Ja des anderen, ein Kind verwirren muß, orientierungslos machen kann bis zur Psychose. Dem Kind fehlt die Grenzsetzung und Leitlinie. Die Eltern brauchen nicht immer einer Meinung dem Kind gegenüber zu sein, in solchen Situationen lernt es die Fähigkeit zur Kompromißbildung und erlebt Nachgeben nicht als Niederlage.

Ein bisher stabiles Familiensystem kann durch biologische, d. h. regelhaft vorkommende Ereignisse instabil werden.

Die Familienmitglieder werden in ihrem bisherigen Rollenverständnis und Verhalten irritiert, gestört. Vergeblich ist nun der Kampf um die Rechte und Ordnung von gestern – jeder muß um seine neue Rolle bemüht sein, die nicht nur Verzicht, sondern auch neue Möglichkeiten bedeutet.

Solche Veränderungen werden erzwungen durch:

- Geburt des 1. Kindes für ein Paar, das nun zu Eltern und einer Familie wird;
- jede Geburt eines weiteren Kindes;
- Verlust eines Familienmitgliedes;
- das Erwachsenwerden der Kinder mit neuen Rechten und Pflichten;
- den Auszug der Kinder aus dem elterlichen Haus, bis zum leeren Nest, so daß die Eltern wieder ein Paar werden, eine Mutterrolle nur marginal gefragt ist.

Der Hausarzt findet bei seinen Patienten und Familien immer wieder ähnliche Probleme. Die therapeutische Intervention kann von bewährten Einsichten und Regeln bestimmt werden:

- Das vorliegende Verhalten ist „normal", der Arzt nicht empört, überrascht, in Sorge, „das kennt er". Dieser Hinweis auf Normalität entlastet.
- Nicht „Du mußt dich ändern" heißt die Parole, sondern „Ich will mich ändern".
- Unsere Kinder gehören nicht uns!

312  Strategien psychotherapeutischer Intervention

- Unsere Partner und Kinder sind anders als wir! Ihre Individualität bestimmt ihr Wesen!
- Daß „früher" alles anders war, ist kein Argument dafür, daß heute das Neue oder das Alte schlechter ist.
- Jeder Konflikt hat nur eine Chance zur Lösung, wenn er angesprochen wird und die Betroffenen von gegenseitigem Wohlwollen erfüllt sind.

Neben diesen eher allgemeingültigen Regeln und Einsichten sollte der Familienarzt die unverwechselbare Individualität sowohl des einzelnen als auch der jeweiligen Familie zu erkennen und zu respektieren versuchen. Wenn der Arzt die „Sprache" der Familie nicht erfaßt hat, wird er nicht „mitreden" können. Ziele, Anforderungen, Herausforderungen sollten von den Möglichkeiten aller Beteiligten bestimmt sein, Grenzen sind vorgegeben bei Patient und Arzt.

Immer wieder begegnet uns in den Patientenfamilien der oft zitierte „Generationskonflikt", uns allen meist schmerzhaft bekannt aus eigenem Erleben und Erleiden.

Auch heute gilt, daß die Alten von den Jungen verdrängt werden, mit ihnen alte Werte, Ordnungen und Weltgestaltung. Dies wird von den Jungen als Fortschritt und Weltverbesserung erlebt. Der Generationskonflikt hat heute eine neue Dimension erhalten: Die Jungen wissen heute mehr über die Welt als die Alten. Die Lebenserfahrung der Vätergeneration hat in einer Zeit atemberaubenden, weltverändernden technischen Fortschritts nicht mehr die Bedeutung und den Einfluß früherer Zeiten. Tragender, über Jahrzehnte als unantastbar geltender Wertekanon ist in Frage gestellt. Religion und moralische Wertordnungen mit ihren Tugenden sind nicht mehr wie bisher gemeinsames Fundament einer Mehrgenerationenfamilie. Der prägende Einfluß auf das heranwachsende Individuum in einer weitgehend isolierten kleinen Gemeinschaft ist heute abgelöst durch ein Aufwachsen in beispielloser Weltoffenheit, mit einer auch die kleinste Wohnzelle durchdringenden Kommunikations- und Informationsflut. Werte und Lebensstil unserer Kinder werden weniger von Mutter und Vater als durch eine unkontrollierte Fülle von Einflußfaktoren geprägt.

Wir sollten diesen unerschöpflichen Reichtum an Möglichkeiten zu Weltkontakten erkennen, ohne die darin liegende Gefahr zu Desorientierung, Instabilität und allgemeiner Unverbindlichkeit zu übersehen.

Aus der Fülle der außerfamiliären und der nicht wie Kindergarten und Schule kontrollierten Einflüsse auf unsere Kinder sei das Fernsehen angesprochen. Welche Antwort finden wir, wenn ärztlicher Rat zum Kinderfernsehen erbeten wird? Genügt da Paracelsus Zitat: „Alle Dinge sind Gift, allein die Dosis macht, daß ein Ding kein Gift ist." Sind wir Erwachsenen, die ohne Fernsehprogramm weder den täglichen Feierabend noch das Wochenende „gestalten" und verleben können, kritikfähig, um ein angemessenes Kinderfernsehen zu beurteilen? Welches Kind in der BRD sitzt nicht mehrere Stunden vor dem Fernseher? Jedes 3. Kind zwischen 8 und 11 Jahren hat einen eigenen Apparat! Über den nützlichen und schädlichen Einfluß des Fernsehens gibt es eine Fülle von Untersuchungen; wesentliche Aussagen bleiben unwissenschaftlich, sobald sie ihren hypothetischen Charakter aufgeben. Es fehlt seit über 10 Jahren an einem Vergleichskollektiv *ohne* Fernsehen und Fernsehen bei vergleichbaren übrigen wirksamen Faktoren; die experimentellen Lebenssituationen erfassen gerade die entscheidenden Langzeiteffekte nicht. Wir wollen einige Überlegungen auflisten, die zur Kritik eines z. Z. stetig wachsenden Fernsehkonsums genutzt werden können:

- Das Fernsehen verlangt keine besondere Fähigkeit, also wird es auch keine fördern können.
- Fernsehen ist passives Konsumieren. Die für jung und alt Lebensqualität bestimmenden, schöpferischen Fähigkeiten verkümmern durch das Fernsehen. Insbesondere das Kind verschenkt täglich mehrere Stunden Spiel, das die Kreativität sehr fördert. Spielerisches Erfinden und Entdecken führen das Kind in immer wieder neue *eigene* Welten, die den aktuellen geistigen und emotionalen Bedürfnissen angepaßt sind. Vor dem Fernsehen werden um 18.00 Uhr Hunderttausende von Kindern in ihrem Erleben „gleichgeschaltet".
- Die Kommunikation der Familienmitglieder untereinander nimmt proportional der Fernsehzeiten ab; das Miteinander des Erzählens von Erlebtem, von Geschichten, das Einüben von Siegen und Niederlagen im Spiel, das Lachen beim „Mensch ärgere dich nicht" ist verkümmert zu einem stummen Nebeneinander auf der Fernsehcouch. Fernsehen fördert die Vereinsamung und ist zugleich die Flucht davor.
- Wissensvermittlung im Fernsehen bleibt ohne eigene sinnliche Erfahrung. Das Kind, der Jugendliche hat kein Angebot für seine individuelle Neigung, Begabung, Fähigkeit. Einheits- und Durchschnittsgeschmack vergewaltigen persönliche Bedürfnisse.
- Fernsehprogramme geben eine verzerrte Wirklichkeit wieder, indem die Häufigkeitsrangfolge in krassem Widerspruch zum Lebensalltag steht. Kriminalität, Brutalität, Minderheiten und Abnormitäten bestimmen den „Fernsehalltag". Auch diese „Vorbilder" prägen.
- Die Scheinwelt des Fernsehens infiltriert unbewußt und unkontrolliert immer mehr die reale Welt des Zuschauers.

## 4.5 Selbsthilfe und soziales Netzwerk

Der Auftrag an die allgemeinmedizinische Praxis ist, gesunde Anteile in unseren Menschen zu erhalten oder nach einmal stattgehabter Schädigung des biopsychosozialen Systems Mensch die Lebenssituation der Persönlichkeit so zu überdenken, daß auch ein Leben mit dem Handikap lebenswert und beispielhaft für andere sein kann.

Es war Pflanz (1975), der die „soziale Dimension" in der Medizin gefordert hatte: „Unter dem Einfluß präventiven Denkens wird sich die Verantwortlichkeit des Arztes wandeln! Fühlte er sich in der Regel bisher nur dem kranken Individuum gegenüber verantwortlich, wird sich die neue Verantwortlichkeit auch auf die Gemeinschaft Gesunder beziehen" (S. 358).

1979 erschien die grundlegende Arbeit von Berkman u. Syme, die in einer randomisierten Studie an 6928 Erwachsenen in einem Beobachtungszeitraum von 10 Jahren zeigen konnte, daß Menschen mit fehlender „sozialer Bindung" eine bis zu 3mal höhere Mortalität hatten als diejenigen, die intensive familiäre, nachbarschaftliche, freundschaftliche Beziehungen und Einbindungen in das Gemeindeleben hatten. Diese Korrelation war unabhängig vom Gesundheitsverhalten hinsichtlich Rauchen, Trinken, Gewicht, Bewegung und einigen anderen Faktoren. Viele internationale Autoren haben dies bis heute bestätigt. Seither wurde dieser Zusammenhang zwischen sozialem Aufgehobensein und Lebenserwartung in zahlreichen Studien bestätigt (House et al. 1982).

Leider ist es so, daß längst nicht alle in der Praxis präsentierten Symptome auch von den Hausärzten dechiffriert werden. Hausärztliche Aufgabe ist es, in einer gezielten Stufendiagnostik den somatischen Inhalt der Klagen unserer Patienten zu verifizieren und den oft dahinterliegenden, verborgenen Konflikt nicht zu übersehen, ihn zu erkennen und zu beschreiben.

Die systemische Betrachtungsweise von Gesundheit als Prozeß (Salutogenese, s. Einleitung und 2.2) und Krankheit als Störung dieses Prozesses trägt uns auf, die Beziehung zwischen dem Individuum und seinem primären Netzwerk zu verstehen und zu erkennen, wie sich die Strukturen jeweils gegenseitig beeinflussen. Der Prozeß der Gesundheitserzeugung des einen ist zugleich die Gesundheitserzeugung des anderen.

Die Gesundheitsselbsthilfe der Bevölkerung – das Hidden-health-care-System – deckt so mehr als 3/4 aller Beeinträchtigungen der Gesundheit im Laiensystem ab; bearbeitet und bewältigt sie ohne

Inanspruchnahme ärztlicher Beratung und Behandlung. Vom Eisbergphänomen ist in der Literatur die Rede (van de Lisdonk 1985).

Aus Grunows (1986) Untersuchungen wissen wir, daß die Intensität des Einflusses, der von primären Netzwerken ausgeht, um so größer ist, je besser die Kohäsion in ihm ist. Je geringer die soziale Distanz der Bezugsperson zu meinem Patienten, um so intensiver und häufiger sind die Hilfeleistungen.

So sind Einpersonenhaushalte Risikogruppen, ähnlich wie Zweipersonenhaushalte ohne Kinder, Haushalte mit extrem geringem Einkommen und Haushalte, in denen der Haushaltungsvorstand entweder keine oder überwiegend technische Berufsausbildung besitzt. – Heute beträgt aber der Prozentsatz von Einpersonenhaushalten in der Bundesrepublik durchschnittlich 30% (1950 waren es 19%); in den Großstädten liegt der Anteil zwischen 40 und 50%. Nicht nur die zerschlagenen Familien haben zugenommen, sondern auch die Kommunikationsstörungen.

Aus den beiden skizzierten Gründen, Hilflosigkeit im professionellen System und zunehmende Distanz im Laiensystem, hat in den letzten Jahren die Gruppenselbsthilfe, zumindest in unseren Städten, immer breiteren Raum eingenommen. Trojan (1986) teilt sie in Gesundheitsorganisationen und Gesundheitsselbsthilfegruppen ein und betrachtet als ihre Kennzeichen

- Betroffenheit durch ein gemeinsames Problem,
- keine oder geringe Mitwirkung professioneller Helfer,
- keine Gewinnorientierung,
- gemeinsames Ziel: Selbst- und/oder soziale Veränderung,
- Arbeitsweise: Betonung gleichberechtigter Zusammenarbeit und gegenseitiger Hilfe.

Die Selbsthilfeorganisationen, also Rheuma-Liga, Diabetikerbund, Ilco-Club usw., sind eher symptomorientiert; aber da sie in Gruppen arbeiten, sind sie auch sozial wirksam und inzwischen von unseren Patienten als Hilfe gut akzeptiert.

Die Selbsthilfegruppen sind beschrieben in Gruppen,

- die sich auf sich und die Gesellschaft beziehen (Beispiel: die Grauen Panther),
- die sich auf sich und andere Gleichbetroffene beziehen (ein gutes Beispiel sind hier Krebsnachsorgegruppen) und
- die sich nur auf sich selbst beziehen.

Initiiert und organisatorisch gelenkt sind alle diese Selbsthilfegruppen in ganz unterschiedlicher Weise, z. T. professionell, z. T. ehrenamtlich.

Die Gruppen aus den beiden letztgenannten Kategorien arbeiten nach dem Prinzip der psychologisch-therapeutischen Selbsthilfe, wie sie von Moeller (1978, 1981) beschrieben worden ist. Hier versuchen Menschen im kontinuierlichen, gemeinsamen Gespräch, ohne Mitwirkung eines therapeutischen Experten, ihre persönlichen Probleme und psychosozialen Konflikte besser kennenzulernen und zu lösen. Dabei bedienen sie sich des offenen Gesprächs, in dem Spontaneität, Selbstbeobachtung und Selbstaktualisierung eine Entlastung bringen und eine aktive neue Gestaltung auch seelischer Vorgänge zulassen, die dann, nach ausreichend langer Teilnahme in der Gruppe, auch im Alltag wirksam werden kann.

Wichtig ist dabei das *Selbsthilfeprinzip*. Es handelt sich nicht um wechselseitige Fremdhilfe, sondern eben um ausgetauschte Erfahrung in Selbsthilfe: Indem jeder einzelne nur von sich redet, gibt er dem anderen Gelegenheit zur freien Assoziation und zur Selbstbeobachtung. Der andere muß sich nicht mit dem auseinandersetzen, was ihm geraten wird und was an Widerstand dagegen in ihm aufkommt, sondern er kann lernen, seinem Gefühl und seinen Gedanken nachzugehen, die ihm beim Erleben eines anderen Menschen kommen.

Das Erfolgsgeheimnis dieser Gruppen ist einfach: Die Gruppe kann mehr als der einzelne. Das ist auch einsichtig. Viele Augen sehen mehr als zwei, und so sind die Begabungen in einer Gruppe größer als die eines einzelnen. Durch vielfältige Kombination und Ergänzung der unterschiedlichen Begabungen kommt es zu einer weiteren Steigerung. Eines der tiefgreifenden und ursprünglichen Verlangen des Menschen ist das Bedürfnis nach Beziehung. Der Mensch ist ursprünglich ein Gruppenwesen. Individuation setzt Integration in der Gruppe voraus. In der Geschichte ist das Streben nach Individuation immer stärker in den Vordergrund getreten. Dabei hat sich das Individuum immer mehr von seinen Gruppen entfernt – und sich selbst dabei bis zur Vereinsamung „verwirklicht"! Das heißt: Es wurde Autonomie im Sinne von Autarkie mißverstanden.

Viele unserer Patienten leiden unter der mangelnden Eigenständigkeit und lassen sich stark durch fremde Einflüsse bestimmen: In der Familie, am Arbeitsplatz, im Verein, im Freundeskreis. Es wird nicht mehr das getan, was mir Freude macht, sondern was man so tut oder tun muß – frustrierende Fremdbestimmung ist so zu einem wesentlichen Merkmal bei psychischen Störungen geworden. Die psychologisch-therapeutische Selbsthilfegruppe fordert vom einzelnen die *eigene Entscheidung,* wann etwas gesagt und wann etwas verschwiegen wird. Dies kann Woche für Woche geübt werden, denn die erste Gruppenregel heißt: „Sei dein eigener Vorsitzender!" Wahrhaftigkeit und *Ehrlich-*

*keit* sind Fähigkeiten, die viele Menschen im Alltag mehr oder weniger verloren haben. Ehrlichkeit vor allem gegen sich selber. Muß nicht der Handlungsvertreter auf seinen Reisen jeden Tag eine Rolle spielen, wenn er erfolgreich verkaufen will? Muß nicht der Schüler mit seinem Lehrer so umgehen, daß er diesem angenehm ist? Sind nicht unsere handlungsleitenden Werte andere als die uns legitimierenden Werte „Glaube, Hoffnung und Liebe"? Ist dieser Zwiespalt nicht zum Prinzip in unserem Zusammenleben geworden? Dies wird besonders beim Alkoholkranken deutlich, der es ganz und gar verlernt hat, die Realität zu sehen, d. h. die Wahrhaftigkeit zum Leitbild seines Handelns zu machen.

*Solidarität* ist etwas, das viele Menschen sich nicht zu erfahren trauen. Es ist in unserer Gesellschaft nicht mehr selbstverständlich, zum Nächsten zu sagen: „Hilf mir!" In der Gruppe dagegen ist die spürbare Solidarität ein Heilmittel gegen defekte Kontakte, gegen gestörte Beziehungsfähigkeit. Hoffnung entsteht aus Vertrauen; Vertrauen in sich selber und in die eigene soziale Integration. Genau das ist bei Menschen mit psychischen Störungen verlorengegangen. Von der Kleinkindentwicklung her ist meist ein hohes Mißtrauen entstanden, das mehr und mehr zu einer sozialen Desintegration und Isolierung geführt hat. Mit Hilfe der Gruppe kann sich im Laufe der Zeit bei kontinuierlicher Teilnahme dieses Mißtrauen abbauen, so daß Hoffnung möglich wird. *Hoffnung,* die dann ein zufriedenes Leben ermöglicht.

Was bewirkt eine Gruppenteilnahme?

Am Ende eines Jahres ist zumindest eine allgemeine Kompetenzerweiterung eingetreten und eine soziale Aktivierung. Sie bestehen nach Moeller (1981, S. 274) in

- einer deutlichen Abnahme der Depressivität,
- einem Rückgang von körperlichen und seelischen Beschwerden,
- einer Zunahme von Initiative und Autonomie,
- einer Zunahme der Kontaktfähigkeit,
- einer verstärkten Aufnahme intensiver Beziehungen zu anderen,
- einer Zunahme der Bindungsfähigkeit,
- einer erhöhten Bereitschaft und Fähigkeit, anderen zu helfen,
- insgesamt einer erhöhten psychosozialen Kompetenz zur Konfliktlösung.

Das wichtigste Ergebnis ist aber die Verminderung der Isolation, der Aufbau sozialer Bindungen. In fast allen Gruppen sind über die Teilnahme am Gruppengeschehen hinaus private Kontakte entstanden – „social ties"! Etwa bei 70% der Teilnehmer findet sich eine neue soziale Integration mit einem Zuwachs an sozialer Aktivität.

Leider ist die Zahl der Selbsthilfegruppen im Vergleich zu den Selbsthilfeorganisationen noch gering. Nur 14% der in Hamburg untersuchten Gruppen arbeiten im letztgenannten Sinne; 3% unserer Bevölkerung haben Gruppenerfahrung. In einer Befragung gaben aber 30% an, sie würden die Hilfe einer Gruppe in Anspruch nehmen, wenn es notwendig wäre.

Die Zusammenarbeit mit Ärzten und anderen Experten auf Zeit ist gewünscht. 78% der in Hamburg befragten Teilnehmer von Selbsthilfegruppen gaben an, Expertenhilfe in Anspruch nehmen zu wollen, wenn die Gruppe es wünscht. Immerhin noch 44% dieser Befragten waren der Meinung, daß Ärzte selber Gruppen initiieren sollten. Bedenkt man, daß alle Untersuchungen bisher in den großen und mittleren Städten stattgefunden haben, so muß man davon ausgehen, daß es zwischen Stadt und Land bezüglich der Gruppenselbsthilfe ein starkes Gefälle gibt, d. h. Hausärzte hätten gerade auf dem Land die Aufgabe, die Gruppenselbsthilfe zu stärken.

Dazu ist Phantasie notwendig und der Mut anzufangen! Es genügt ganz einfach, Patienten mit abweichendem Verhalten, mit Abhängigkeitserkrankungen, mit Partnerproblemen, in sozialen Krisen, mit Überforderungssyndromen oder mit Schwangerschaftskonflikten einzuladen und aus eigener Kompetenz oder mit Hilfe eines gruppenerfahrenen Sozialarbeiters, Psychologen oder anderen Therapeuten eine Gruppe im Sinne einer psychologisch-therapeutischen Selbsthilfegruppe entstehen zu lassen. Es ist nicht notwendig, immer gleiche Betroffenheit als Voraussetzung für eine Gruppenbildung zu haben. Es ist nicht das gleiche Symptom, was den therapeutischen Prozeß auslöst, sondern vielmehr die Ehrlichkeit, sich einzugestehen, daß das bisherige Verhalten in krankmachende Sackgassen geführt hat, mit Verlust von Lebensfreude, von Empfindsamkeit, mit Verlust von Gelassenheit.

Die Gruppenselbsthilfe ist eine so elementare Hilfestellung für den Arzt, wie das Penicillin es nach seiner Entwicklung war (v. Uexküll, persönliche Mitteilung).

Was sind nun die Aufgaben des Hausarztes in dieser Form des „social support"?

Der Hausarzt ist ein unerläßlicher Partner in der Kooperation, um die Eingangsschwelle zu dem Netzwerk möglichst niedrig zu halten. Seine Aufgaben sind:

- Erkennen einer Störung in oder um den Patienten.
- Beschreiben des Konflikts gemeinsam mit dem Patienten und evtl. mit seiner Familie.

- Motivieren zum Gruppenbesuch. Motivieren heißt in diesem Zusammenhang, den ganz natürlichen Widerstand, die Angst vor der fremden Gruppe, zu vermindern.
  Moeller (1981) hat sehr ausführlich die Mechanismen beschrieben, aus denen sich Widerstand entwickelt: Die Vorbehalte gegen die nichtprofessionelle Selbsthilfe, Scheu vor der Gruppe; die Angst vor dem eigenen Problem; die Angst, sich zu verändern; die Furcht vor dem schädigenden Ruf; die Angst vor der Kränkung, es nicht allein geschafft zu haben, und die Unkenntnis der Möglichkeiten von Selbsthilfegruppen überhaupt.
- Aktivieren des primären Netzwerkes des Patienten – der Familie, des Freundeskreises. Wir wissen durch Pfrang u. Schenk (1982), daß die Teilnahmebereitschaft an Selbsthilfegruppen steigt, wenn diese durch das soziale Umfeld gutgeheißen wird. Hierbei ist für mich das von Rathner (1987) beschriebene Familiengespräch in der ärztlichen Praxis besonders hilfreich („thinking family" – ein Denken in familiären Zusammenhängen, Termin außerhalb der Sprechstunde, nicht mehr als 3 Sitzungen).

Die folgenden Schritte sind:

1) Das *Aufarbeiten* der in der Gruppe gemachten Erfahrungen im ärztlichen Gespräch. Hierbei ist die enge Kooperation mit den professionellen Helfern in dem Netzwerk unerläßlich, um genügend Entscheidungshilfen, z. B. für oder gegen eine Therapie in einer Fachklinik zur Verfügung zu haben.
2) Die *Nachsorge*. Hier gilt die Aufmerksamkeit nicht mehr nur dem Patienten, sondern verstärkt dem sozialen Umfeld. Nur so gelingt es, die bei einem Patienten erreichten Verhaltensänderungen auch im Alltag dauerhaft wirksam werden zu lassen. Es ist faszinierend zu erleben, wie die Veränderung eines Familienmitgliedes quasi einen Sog auf die Familie ausübt und somit Veränderungen im gesamten Umfeld einleiten kann. Nachsorge wird so zur Vorsorge!

Der Hausarzt hat, abgesehen von der individuellen Arbeit mit einzelnen Patienten, auch Aufgaben für die gesamte Gruppenselbsthilfe in seiner Region. Indem Selbsthilfegruppen sämtlich in therapeutisches Tun mit einbezogen werden, verlieren sie, speziell in der ländlichen Region, das Stigma des Sektierertums. Kooperation bedeutet so Vertrauensübertragung.

Nachdem wir Hausärzte mühsam erkannt hatten, daß wir die Spezialisten für unsere Patienten sind, müssen wir nun von unserem Expertentum abgeben und anerkennen, daß unsere Patienten in ihrem

Betroffensein zu einem wesentlichen Teil Experten ihres Krank- und ihres Gesundseins sind. Das bedeutet aber zugleich, daß wir unsere Patienten auch aus ihrer Passivität herausholen müssen und sie lehren müssen, für sich selber zu sorgen. Vielfach kann unsere Aufgabe da nur sein, die „social ties" zu verbessern. Ist doch Gesundheit nicht etwas, was man hat oder nicht hat (s. v. Weizsäcker 1955), sondern Gesundheit ist ein Zustand, den jeder einzelne von uns sich täglich neu „heute" erwerben muß. Sie ist eng verknüpft mit der Leistungsfähigkeit jedes einzelnen, die wiederum von seinem Leistungsvermögen entsprechend seinem Alter und von seinem Leistungswillen abhängt. Leistungsfähigkeit und Leistungswillen aber werden bestimmt von der Fähigkeit und dem Willen zu den die Leistungen ermöglichenden Gegenleistungen der sozialen Umgebung. Gesundheit ist also unabänderlich verknüpft mit Befriedigung, mit Glück.

## Literatur

Berkman LF, Syme SL (1979) Social networks, host resistance and mortality: A nine-year follow-up study of Alameda County residents. Am J Epidemiol 109/2:186–204

Grunow D (1986) Selbst- und Laienhilfe in der Prämedizinischen Phase. Der kranke Mensch. Springer, Berlin Heidelberg New York Tokyo, S 194–208

House JS, Robbins C, Metzner HL (1982) The association of social relationships and activities with mortality: Prospective evidence from the Tecumseh Community Health Study. Am J Epidemiol 116/1:123–140

Lisdonk E van de (1985) Das Eisbergphänomen in der hausärztlichen Versorgung. Allgemeinmed 14:90–92

Moeller ML (1978) Selbsthilfegruppen. Rowohlt, Reinbek

Moeller ML (1981) Anders helfen, Selbsthilfegruppen und Fachleute arbeiten zusammen. Klett-Cotta, Stuttgart

Pflanz M (1975) Die soziale Dimension in der Medizin. Hippokrates, Stuttgart

Pfrang H, Schenk J (1982) Nachsorge bei Alkoholabhängigen. Bedingungen der Bereitschaft zur Teilnahme an Selbsthilfegruppen. Suchtgefahren 28:297–310

Rathner G (1987) Das Familiengespräch in der hausärztlichen Praxis. Allgemeinmed 16:78–83

Trojan A (1986) Wissen ist Macht – Eigenständigkeit durch Selbsthilfe in Gruppen. Fischer, Frankfurt am Main

Uexküll Th von (1920) Theoretische Biologie. Berlin

Uexküll Th von, Wesiack W (1988) Theorie der Humanmedizin. Urban & Schwarzenberg, München

Weizsäcker V von (1930) Soziale Krankheit und soziale Gesundung. In: Weizsäcker V von (1986) Gesammelte Schriften, Bd 8. Suhrkamp, Frankfurt am Main, S 94

Weizsäcker V von (1950) Der Gestaltkreis. Vorwort zur 4. Aufl. Thieme, Stuttgart (Nachdruck 1968)
Weizsäcker V von (1955) Soziale Krankheit, soziale Gesundung. Vandenhoeck & Ruprecht, Göttingen

## 4.6 Zur primärärztlichen Therapie mit Psychopharmaka

Jede Substanz, die in die Regulation zentralnervöser Funktionen eingreift und seelische Abläufe modifiziert, ist ein Psychopharmakon. Die Medikamente lassen sich in 4 bedeutsame Gruppen einteilen:
- Antidepressiva,
- Neuroleptika,
- Tranquilizer,
- Hypnotika.

*Antidepressiva*

Mit diesen Medikamenten werden Depressionen behandelt; sie haben kein Suchtpotential. Ein Wirkungseintritt ist erst nach 1-2 Wochen zu erwarten. Die Therapiedauer ist individuell zwischen 6 Wochen und Jahren zu eruieren. Auf die bekannten Nebenwirkungen ist der Patient bei Therapiebeginn sorgfältig hinzuweisen.

Jeder Nichtnervenarzt sollte aus der Präparatevielzahl nur 2-3 Substanzen einsetzen und so durch Erfahrung zu einem sicheren Umgang mit „seinen" Antidepressiva kommen. Dieser Leitsatz gilt für jede Pharmakotherapie.

Um den fehlenden Soforteffekt bei der Gabe eines Antidepressivums zu kompensieren, ist es bei neurotisch gefärbten depressiven Verstimmungszuständen sinnvoll, ein Antidepressivum mit einem Tranquilizer für 2-5 Wochen zu kombinieren. Fixe Kombinationspräparate sind obsolet, da von Woche zu Woche die Kombination in der Dosishöhe anzupassen ist.

Eine Übersicht über die Antidepressiva findet sich auf S. 325.

## Strategien psychotherapeutischer Intervention

### Neuroleptika

Diese haben eine antipsychotische Wirkung. Ihr therapeutischer Effekt besteht in der Beeinflussung von Denk- und Verhaltensstörungen, psychomotorischen Erregungszuständen, affektiven Spannungen und Trugwahrnehmungen.

Für die Praxis geeignet ist eine Einteilung der Neuroleptika nach ihrem klinischen Wirkspektrum der „neuroleptischen Potenz". Eine Dosissteigerung um 50–100% der Erstdosis ist erforderlich, wenn nach 1–3 Wochen keine Veränderung der Symptome beobachtet wird. Tritt auch hiermit keine Besserung ein, sollte das Präparat gewechselt werden. Schwierig und individuell zu regeln ist die Frage der Dosisreduzierung bzw. das Absetzen von Neuroleptika. Bei Ersterkrankung kann auch eine Reduzierung nach 1–2 Monaten erlaubt sein, um bei Nichtwieder-Auftreten der Symptome nach insgesamt 3- bis 4monatiger Therapie das Medikament ganz abzusetzen. Patienten und Angehörige sind ausführlich auf obligate Nebenwirkungen hinzuweisen.

Die wichtigsten, z. T. sehr störenden und für den Patienten bedeutsamen Nebenwirkungen von Neuroleptika muß der Arzt kennen, um angemessen reagieren und den Patienten ausreichend informieren zu können.

Bei schwach- und mittelpotenten Neuroleptika stehen vegetative Symptome wie Speichelfluß, Mundtrockenheit, Blutdruckabfall, Pulsbeschleunigung im Vordergrund. Die stärkeren, höher potenten Neuroleptika zeigen bei 10–30% der Patienten als sog. Frühdyskinesie bei Behandlungsbeginn extrapyramidal-motorische Symptome: Verkrampfungen der mimischen Muskulatur (Grimassieren), der Zungen-/Schlundmuskulatur, Blickkrämpfe und Bewegungsstörungen der Hals-/Armmuskulatur. Diese für Patient und Arzt sehr dramatisch wirkenden Nebenwirkungen können sofort durch eine Tablette oder die Injektion einer Ampulle Akineton (Biperiden) kupiert werden.

Eine weitere extrapyramidal-motorische Nebenwirkung ist das durch Neuroleptikaeinnahme bedingte Parkinson-Syndrom; Einschränkung der motorischen Beweglichkeit, kleinschrittiger Gang, Erhöhung des Muskeltonus, Zittern und Salbengesicht. Diese in den ersten Behandlungswochen manchmal auftretenden Symptome verschwinden prompt auf Gaben von Akineton.

Sitz- und/oder Bewegungsunruhe nach längerer Neuroleptikaeinnahme zwingt zur Dosisreduktion oder zum Präparatewechsel. Eine zwar seltene, aber sehr ernste Folge einer Neuroleptikatherapie ist die Spätdyskinesie: Sie reicht von häufig nicht bemerkten unwillkürlichen Zuckungen im Bereich der Mund- und Gesichtsmuskulatur bis zu bizarren Körperbewegungsstörungen und Verkrampfungen der Atemmuskulatur. Die kaum rückbildungsfähige Symptomatik ist bis heute nicht therapierbar und persistiert auch nach Absetzen einer mehrjährigen neuroleptischen Medikation lebenslang. Es ist deshalb eine strenge Indikationsstellung für eine Therapie mit Neuroleptika erforderlich, ebenso wie das sorgfältige Beobachten der Patienten zu Beginn einer solchen Behandlung. Es wird heute angenommen, daß Dosis und Einnahmedauer eine Korrelation zum Auftreten von Spätdyskinesien zeigen. Jede Auffälligkeit („Zungenruhighaltetest") sollte umgehend mit dem Psychiater besprochen werden.

Für die Langzeitbetreuung von Patienten mit psychotischen Symptomen ist der Einsatz von Depotneuroleptika häufig unersetzlich; 1- bis 4mal wöchentlich erhält der Patient eine Depotinjektion, deren Dosis jeweils vom Zustand des Patienten abhängig gemacht wird. Der entscheidende Vorteil ist die vom Arzt kontrollierte Medikamentenapplikation; eine Non-Compliance ist oft ein typisches psychotisches Verhalten und kein Grund zum ärztlichen Ärgernis (s. Übersicht S. 325).

*Tranquilizer*

Diese Substanzen dienen der Behandlung von Angst, Erregungs- und Spannungszuständen. Sie wirken angstlösend, beruhigend, emotional entspannend – aber machen abhängig (Sucht; s. Übersicht S. 325).

Tranquilizer werden zu häufig, d. h. ohne strenge Indikation, oft ohne festen Zeitplan und mit ungenügender Dosisfestsetzung verordnet. Bei dem vorhandenen Abhängigkeitspotential müssen sie verordnet werden wie z. B. Antibiotika: nach strenger Indikationsstellung, für einen 1- bis 4wöchigen Zeitraum, mit verbindlicher Tagesdosisangabe. 1986 wurden in der BRD 3832 Mio. Lexotanil- und 3344 Mio. Adumbranverordnungen gezählt. Diese Verordnungshöhe ist ärztlich-medizinisch nicht zu begründen (Schwabe u. Paffrath 1986).

*Hypnotika*

Dies sind schlaffördernde oder schlaferzeugende Arzneimittel.

Schlaf- und Wachstörungen stellen für den Menschen ein oft quälendes Beschwerdebild dar. Das Symptom einer Schlafstörung sollte nicht isoliert behandelt werden. Schon ein gezieltes Gespräch läßt Hintergründe oder bedeutsame Begleiterkrankungen erfragen.

Therapiebedürftig sind Einschlaf-, Durchschlaf- und Ausschlafstörungen nur, wenn sie länger als 2–3 Wochen dauern. Wertvoll ist für den Patienten eine Information über die altersabhängige Schlafphysiologie und über schlaffördernde Allgemeinmaßnahmen. Sehr wirkungsvoll bei Schlafstörungen sind Entspannungsübungen wie das autogene Training.

In jedem Fall ist zu bedenken, daß neben dem allgemeinen altersmäßigen Schlaf-Wach-Rhythmus ein individuelles Schlafbedürfnis bei jedem Patienten durch Persönlichkeit, Arbeitsrhythmus und Lebensgeschichte gewachsen ist.

Vor jeder Schlafmittelverordnung ist ein tatsächliches Schlafdefizit zu eruieren, da v. a. ältere Patienten dazu neigen, effektive Schlafzeiten zu unterschätzen. Bei jüngeren Patienten sollte bedacht werden, daß schon nach 1- bis 2wöchiger Einnahme eines Tranquilizerschlafmittels eine Abhängigkeit entwickelt werden kann, weil die beim Weglassen der abendlichen Tablette beobachteten Mißempfindungen in Wahrheit Entzugssymptome sind, die prompt bei Wiedereinnahme verschwinden und den Patienten (und leider oft auch den Arzt) überzeugen, daß es ohne Schlafmittel „nicht mehr geht".

Ist eine Schlafmittelverordnung nicht zu vermeiden, sollte eine nebenwirkungsarme und die Schlafphasen nicht störende Substanz gewählt werden.

Als Mittel der ersten Wahl bieten sich Phytotherapeutika wie Baldrian (Valdispert) oder Hopfen (Hovaletten) an. Zwar ist im streng pharmakologischen Sinne die schlaffördernde Wirkung dieser Substanzen zweifelhaft, dennoch sind diese Mittel geeignet: Bei Schlafmitteln haben Plazeboversuche gezeigt, daß bei 50–70% der Patienten Plazebopräparate einen schlaffördernden Effekt hatten.

Beim Einsatz von Benzodiazepinen ist nicht, wie früher gefordert, eine kurze Halbwertszeit des Präparats wünschenswert („hang-over"); denn diese läßt in 1,5–2 h den Blutplasmaspiegel der Wirkstoffe so stark fallen, daß es häufig zu Weckeffekten oder Alpträumen kommt. Präparate mit 5–10 h Wirkdauer erscheinen deshalb geeigneter (z. B. Oxazepam, Lormetazepam, Temazepam).

Wichtig ist, zu beachten, daß bei über 60jährigen Patienten 1/3 der Dosis genügt, die für den Erwachsenen auf dem Beipackzettel angegeben wird; das Altersgehirn reagiert empfindlicher auf diese Substanzen. Neuroleptika und Antidepressiva werden als Schlafmittel eingesetzt, wenn die Natur der Schlafstörung hierfür eine Indikation zeigt.

Der interessierte Leser findet im Leitfaden von Laux (1988) *Psychopharmaka* eine knappe, aber umfassende Darstellung der Psychopharmakatherapie in der Praxis.

## Psycho-Minithek Psychopharmaka (Monopräparate)

| *Antidepressiva* | *Neuroleptika* | *Tranquilizer* |
|---|---|---|
| nach Kielholz, P. in Benkert, Hippius, Psychiatrische Pharmakotherapie. Springer, Berlin Heidelberg New York (1980), S. 27 | nach Haase, H.J.: Therapie mit Psychopharmaka und anderen seelisches Befinden beinflussenden Medikamenten. Schattauer, Stuttgart New York (1982) | nach Greenblatt et al. Br J Clin Pharmacol (1981), S. 11–16 |

| | | |
|---|---|---|
| **primär sedierend, anxiolytisch, psychomotorisch dämpfend**<br>Aponal (Doxepin)<br>Equilibrin (Amitriptylinoxid-dihydrat)<br>Fevarin (Fluvoxamin)<br>Idom (Dosulepin)<br>Insidon (Opipramol)<br>Laroxyl (Amitriptylin)<br>Saroten (Amitriptylin)<br>Sinquan (Doxepin)<br>Stangyl (Trimipramin)<br>Thombran (Trazodon) | **schwach potent**<br>Atosil (Promethazin)<br>Dipiperon (Pipamperon)<br>Dogmatil-Forte (Sulpirid)<br>Dominal (Prothipendyl)<br>Eunerpan (Melperon)<br>Inofal (Sulforidazin)<br>Melleril (Thioridazin)<br>Meresa forte (Sulpirid)<br>Neurocil (Levomepromazin)<br>Protactyl (Promazin)<br>Taractan (Chlorprothixen)<br>Taxilan (Perazin)<br>Truxal (Chlorprothixen) | **kurze Wirkdauer**<br>Dormicum (Midazolam)<br>Halcion (Triazolam)<br>Lendormin (Brotizolam)<br>Planum (Temazepam)<br>Remestan (Temazepam)<br>Trecalmo (Clotiazepam) |
| **vorwiegend stimmungsaufhellend, psychomotorisch bipolar (indifferent)**<br>Anafranil (Clomipramin)<br>Dogmatil (Sulpirid)<br>Fevarin (Fluvoxamin)<br>Gamonil (Lofepramin)<br>Levothym (L-5-Hydroxytryptophan)<br>Ludiomil (Maprotilin)<br>Meresa (Sulpirid)<br>Noveril (Dibenzepin)<br>Tofranil (Imipramin)<br>Tolvin (Mianserin)<br>Trausabun (Melitracen)<br>Vivalan (Viloxazin) | | **mittellange Wirkdauer**<br>Adumbran (Oxazepam)<br>Contamex (Ketazolam)<br>Eatan N (Nitrazepam)<br>Frisium (Clobazam)<br>Imeson (Nitrazepam)<br>Lexotanil 6 (Bromazepam)<br>Mogadan (Nitrazepam)<br>Noctamid (Lormetazepam)<br>Praxiten (Oxazepam)<br>Rohypnol (Flunitrazepam)<br>Somnibel-N (Nitrazepam)<br>Sonin (Loprazolam)<br>Tafil (Alprazolam)<br>Talis (Metaclazepam)<br>Tavor (Lorazepam) |
| | **mittel potent**<br>Aolept (Periciazin)<br>Ciatyl (Clopenthixol)<br>Esucos (Dixyrazin)<br>Forit (Oxypertin)<br>Megaphen (Chlorpromazin)<br>Psyquil (Triflupromazin)<br>Sedalande (Fluanison)<br>Sedanxol (Zuclopenthixol)<br>Theralene (Alimemazin) | |
| **antriebssteigernd, psychomotorisch aktivierend**<br>Nortrilen (Nortriptylin)<br>Parnate (Tranylcypromin)<br>Pertofran (Desipramin) | **stark potent**<br>Decentan (Perphenazin)<br>Jatroneural (Trifluoperazin)<br>Orbinamon (Tiotixen) | **lange Wirkdauer**<br>Dalmadorm (Flurazepam)<br>Demetrin (Prazepam)<br>Diazepam Desitin rectal tube<br>Librium (Chlordiazepoxid)<br>Mono-Demetrin (Prazepam)<br>Staurodorm Neu (Flurazepam)<br>Tranquit (Oxazolam)<br>Tranxilium (Dikaliumclorazepat)<br>Valium (Diazepam) |
| **Prophylaktika**<br>Hypnorex retard (Lithiumkarbonat)<br>Lithium-Aspartat<br>Lithium-Duriles (Lithiumsulfat)<br>Lithiumorotat<br>Quilonum (Lithiumacetat)<br>Quilonum retard (Lithiumkarbonat) | **hoch potent**<br>Dapotum (Fluphenazin)<br>Dehydrobenzperidol (Droperidol)<br>Fluanxol (Flupentixol)<br>Glianimon (Benperidol)<br>Haldol (Haloperidol)<br>Impromen (Bromperidol)<br>Lyogen (Fluphenazin)<br>Orap (Pimozid)<br>Serpasil (Reserpin)<br>Tesoprel (Bromperidol)<br>Triperidol (Trifluperidol) | **Nicht-Benzodiazepine**<br>Atarax (Hydroxicin)<br>Bespar (Buspiron)<br>Dapotum D minor (Fluphenazin)<br>Fluanxol 0,5 mg (Fluphenazin)<br>Imap 1,5 (Fluspirilen)<br>Masmoran (Hydroxycin)<br>Melleretten (Thioridazin)<br>Meprobamat |
| | **Depot-Präparate**<br>Ciatyl Depot (Clopenthixol)<br>Dapotum D (Fluphenazin)<br>Decentan-Depot (Perphenazin)<br>Fluanxol Depot (Flupentixol)<br>Haldol Decanoat (Haloperidol)<br>Imap (Fluspirilen)<br>Lyogen Depot (Fluphenazin) | |

Herausgegeben (1989) von *Dr. O. K. Linde*, Pharmaziedirektor der Pfalzklinik Landeck, *Dr. V. Beck*, Mannheim (Galenus, Mannheim)

*Hinweis:* Aufgrund des breiten Präparateangebots ist es empfehlenswert, sich innerhalb der jeweiligen Hauptgruppe auf drei bis vier Standardpräparate zu beschränken, um diese aus eigener Erfahrung sicher beurteilen und einsetzen zu können.

Den Einsatz von Psychopharmaka grundsätzlich und aus ideologischen Gründen abzulehnen, ist „unärztlich". Die Verordnung von Psychopharmaka nicht grundsätzlich mit einer Psychotherapie im weitesten Sinne zu koppeln, zeigt ärztliche Inkompetenz. Das immer wieder gesuchte Gespräch mit dem Patienten, der eines Psychopharmakons bedarf, ist die unverzichtbare „Basismedikation".

## Literatur

Laux G (1988) Psychopharmaka, ein Leitfaden. G. Fischer, Stuttgart New York
Schwabe U, Paffrath D (1986) Arzneimittelverordnungsreport. G. Fischer, Stuttgart New York

# 5 Lesen allein genügt nicht – Lernen heißt auch gemeinsam üben

## 5.1 Wer Probleme löst, der lernt

Balint- und Selbsterfahrungsgruppen, Entspannungsübungen sind heute noch unübliche Formen ärztlichen Lernens. Lernen? Diese Methoden in unsere Vorstellungen von Lernen einzuordnen ruft nach einer Neuorientierung. Das Ziel der ärztlichen Weiter- und Fortbildung kann dann unmöglich nach dem traditionellen Rezept einer Vermehrung von Kenntnissen bzw. eines Memorierens von Fakten erreicht werden. Es geht vielmehr in erster Linie um den Erwerb von Fähigkeiten und Fertigkeiten der Wahrnehmung und der Kommunikation sowie der Beschaffung von Kenntnissen zum Zeitpunkt, in dem sie benötigt werden. Probleme von Patienten müssen entsprechend ihrer individuellen Konstellation erkannt und die Problemlösung als Konsequenz davon erarbeitet werden. Von der Lehre ex cathedra verschiebt sich die Betonung zum lebenslangen Lernen des Arztes, von der Lehre zur „Lerne" also. Die methodischen Ansätze derartiger Lernprogramme sind heute unter dem Begriff „problemorientiertes Lernen" ausgiebig dokumentiert und haben sich weltweit bewährt. So darf diese Schrift nicht als Lehrbuch, sondern muß als Wegweiser zu eben diesem Lernen verstanden werden. Es wurden zwar die allgemeinmedizinisch bedeutsamen Inhaltsbereiche umrissen, im wesentlichen chronische und umgebungsbedingte Störungen und Risiken der Gesundheit, im Vordergrund standen jedoch der Prozeß ärztlichen Handelns und die Angebote, Erwartungen und Re-Aktionen von Patienten im Bereich dieses Handelns. Dieses Re-Agieren des Patienten wird ebenso als Lernprozeß gesehen wie das Agieren des Arztes. Das Lernbuch soll damit als Orientierungshilfe dienen zu diesem Lernen in der Realität des Berufsfeldes, ergänzt durch spezifische Wahrnehmungsübungen, wie sie exemplarisch im vorausgehenden Abschnitt dargestellt worden sind. Ein daraus hervorgehendes Weiter- und Fortbildungsprogramm muß schließlich zu einem Bestand an reproduzierbaren Erfahrungen und Kenntnissen sowie zu beobachtbarem ärztlichem Handeln führen, soll der Anspruch, über eine allgemeinmedizinische, hier speziell psychosoziale Kompetenz zu verfügen, begründet und legitimiert werden. Der Begriff „Kompetenz" erhält damit auch andere Schwerpunkte, als dies im Bildungswesen allgemein der Fall ist. Diese Qualität von Kompetenz setzt sich deutlich vom traditionellen „Schul- oder Bücherwissen" ab, das man seinerzeit vom „Arzt, der alles weiß" erwartete, und kann auch nicht mittels ebenso traditioneller Methoden, d. h. durch Examina (die meistens Kenntnistests sind), evaluiert werden. Erfahrung, Fertigkeiten und Einstellungen müssen durch Beobachtung ärztlichen Handelns im

Kontext der beruflichen Wirklichkeit ermittelt werden. Dies ist von besonderer Bedeutung, weil im Rahmen dieser psychosozialen v. a. für die Allgemeinmedizin bedeutsamen Kompetenz die zwischenmenschliche Kommunikation besonders im Vordergrund steht, die Kommunikation mit

- Patienten und deren Bezugspersonen,
- Kollegen, aber auch mit
- Angehörigen anderer Gesundheitsberufe.

Auf die Patient-Arzt-Beziehung braucht an dieser Stelle nicht nochmals eingegangen zu werden (s. 2.1). Wie bei dieser müssen aber auch in bezug auf die Interaktion mit Kolleginnen und Kollegen sowie anderen Berufsangehörigen die Rollen neu überdacht werden. Angesichts einer Aufwertung der Allgemeinmedizin hat das klassische „Konsilium", in dem jemand „besser Wissender" jemanden „weniger Wissenden" unidirektional (oft schriftlich und unpersönlich) belehrt, an Bedeutung verloren. Selbstverständlich werden Generalisten häufig Spezialwissen einholen und sich der Verfahren und Techniken von Spezialisten versichern müssen, aber immer seltener haben spezialistische Kenntnisse und Fertigkeiten ohne Berücksichtigung eines weiteren – eben biopsychosozialen – Kontextes einen isolierten Stellenwert. Immer mehr sind wir auf ein bidirektionales, generalistisch-spezialistisches kollegiales Gespräch angewiesen, wenn wir den Bedürfnissen einzelner Individuen und Gruppen entsprechen wollen. Dasselbe gilt für die Zusammenarbeit mit der Mehrzahl von Angehörigen anderer Gesundheitsberufe. Die meisten von ihnen sind professionalisiert, nicht nur in bezug auf ihr Standesbewußtsein, sondern auch in bezug auf ihre Kompetenz, die mehr umfaßt als lediglich einen Unterbereich einer allumfassenden ärztlichen Zuständigkeit. Als Ärzte müssen wir lernen, uns belehren zu lassen und das immer wieder notwendige Zusammenarbeiten und Zusammenlernen mit den Betroffenen und den anderen Berufsangehörigen des „Gesundheitsteams" ernst zu nehmen. Unsere Patientinnen und Patienten müssen sich an die Lücken unseres Wissens und Könnens und an die Rolle der anderen im Team gewöhnen. Nur so können wir, alle Beteiligten, Anspruch auf eine dem heutigen Stand der Medizin entsprechende Versorgung und Betreuung erheben (Pauli 1984).

### Literatur

Pauli HG (1984) Problemorientiertes Lernen in der ärztlichen Ausbildung. Med Ausbildung 1/1:4–10

## 5.2 Training der ärztlichen Wahrnehmung

„Der Patient und ich sind der Fall"
(J. Horder 1981 zit. nach Nedelmann 1989)

Wollen Sie Ihre Fähigkeit verbessern, Patienten in ihrer individuellen Wirklichkeit wahrzunehmen, so stehen Ihnen 3 Fortbildungsmöglichkeiten zur Verfügung:

- Training der Beobachtung,
- Training der Selbstreflexion („Selbsterfahrung"),
- Training der Beziehungsanalyse („Balint-Gruppe").

### 5.2.1 Beobachtung des Patienten

Die Fähigkeit zur Beobachtung war seit dem Altertum Teil der ärztlichen Kunst. Gesichtsausdruck, Körperhaltung und averbales Verhalten vermitteln vielfältige Information, die verbale Mitteilung ergänzt und erläutert sie; ihr Verständnis ist lehr- und lernbar. Entsprechende Ansätze in der ärztlichen Ausbildung wurden jedoch durch die Zunahme apparativer, scheinbar „objektiverer" Untersuchungsverfahren verdrängt; noch vorhandene Möglichkeiten zur gemeinsamen Beobachtung (tägliche Visite!) werden kaum mehr systematisch genutzt. Dies ist schon in einer biotechnischen Medizin bedauerlich: Der gute Arzt erkennt die Anämie an der Blässe und nicht erst am „Hämatokrit". In einer biopsychosozialen Medizin ist dieses Defizit nicht zu tolerieren: Der Arzt erkennt Angst und Depression am Ausdruck, einen „Titer" hierfür wird es nie geben. Erst die Möglichkeit, Gespräche auf Videoband aufzuzeichnen, hat die alte Tradition wieder etwas belebt: Die Wiederholbarkeit der Beobachtung erlaubt objektivierende Auswertungsverfahren auch für averbale Verhaltensanteile, die Distanz zur ursprünglichen Situation und die gegenseitige Stützung von Seminarteilnehmern fördern die Beobachtung von Ausdrucks- und Interaktionsverhalten.

Für eine biopsychosoziale Medizin ist die Beobachtung psychophysiologischer Zusammenhänge im Kontext von Anamnese und Untersuchungssituation von besonderer Bedeutung.

Der iranische Arzt Ibn Sina (Avicenna) schildert einem erstaunten König sein diagnostisches Vorgehen bei einem depressiven abgemagerten jungen Mann (Nezame Aruzi 1157, nach Zafari 1989):

Als ich den Puls des Patienten maß und seinen Harn inspizierte, war ich sicher, daß die Ursache dieser Krankheit die Liebe ist. Der Kranke hatte aufgrund der Vermeidung, sein Geheimnis preiszugeben, so sehr abgebaut. Er hätte auch auf meine Fragen hin nicht wahrheitsgemäß geantwortet. Ich nahm seinen Puls, und ein Ortskundiger zählte dabei die Stadtviertel auf. Beim Namen des Stadtviertels seiner Geliebten rüttelte ihn die Liebe, die Erregung griff dann auf das Herz über. Sodann hatte ich die Gewißheit, daß seine Geliebte in diesem Stadtviertel lebte. Danach zählte man die Straßennamen auf. Als der junge Mann den Straßennamen seiner Geliebten hörte, kehrte die Pulsbewegung zurück. So kannte ich nun auch die Straße. Bei der Aufzählung der Häuser dieser Straße und bei der Erwähnung des Hauses der Geliebten wiederholte sich das Gleiche. Das Haus wußte ich nun auch. Zuletzt wurden die Mitglieder des Hauses beim Namen genannt. Als der Kranke den Namen seiner Geliebten hörte, wurde er so unruhig, daß ich dadurch auch seine Geliebte erkannte. Alsdann nannte ich ihm den Namen seiner Geliebten, und er konnte nicht mehr ausweichen und mußte es zugeben." Der König erläutert und löst durch seine Heiratserlaubnis den psychischen Konflikt: Der junge Mann, ein Prinz, und seine Geliebte waren Geschwister.

Moderne Aufzeichnungsmethoden erlauben es, Gesprächsverlauf und physiologische Parameter parallel zu dokumentieren; klinische Relevanz hat diese Symptom-Kontext-Analyse u. a. bei der Untersuchung von Patienten mit arterieller Hypertonie. Eine „Situationshypertonie" (v. Uexküll u. Wick 1962) bzw. situative Schwankungen des Blutdrucks bei primärer (essentieller) Hypertonie lassen sich so besser verstehen.

Im Rahmen einer Durchuntersuchung messe ich bei einem sonst normotonen 40jährigen Patienten einen systolischen Blutdruckwert von 180 mm Hg. Erst als ich hartnäckig darauf insistiere, daß ein Zusammenhang zur aktuellen Lebenssituation wahrscheinlich sei, meint der auffallend ruhig wirkende, akademisch ausgebildete Patient: „Wenn Sie mich nicht angesprochen hätten, wäre ich morgen zum Scheidungsanwalt gegangen." Es berichtet dann eine lang hingezogene Spannungssituation mit seiner Ehefrau, einer Richterin „v. a. in Scheidungssachen".

Auch sonst „spricht" das Symptom oft während der Untersuchung mit. Es kann sich bessern, wenn der Patient sich gleichzeitig verstanden und entlastet fühlt, es kann sich aber auch verschlechtern, wenn die Annäherung des Arztes den Konflikt symptomgebundener Angst anfacht.

## 5.2.2 Selbsterfahrung des Arztes

Wir haben Sie in diesem Buch vielleicht schon zu oft auf die zentrale Bedeutung der Reflexion unseres eigenen Anteils an der Interaktion mit Patienten aufmerksam gemacht. Zum Üben dieser Reflexionsfähigkeit genügt eine längerfristige kontinuierliche Teilnahme an einer Balint-Gruppe.

Sollten Sie sich jedoch intensiver mit selbstverborgenen Anteilen Ihrer Person und deren Wirkung im Umgang mit Patienten befassen wollen, weil Sie sich selbst als Ihr wichtigstes diagnostisches und therapeutisches Instrument möglichst genau kennen wollen, so empfehlen wir Ihnen eine therapeutische Selbsterfahrung im Rahmen von Einzel- oder Gruppensitzungen.

Theoretisch unterscheidet sich Selbsterfahrung nicht von therapeutischer Erfahrung, praktisch bestimmt das kollegiale Fortbildungsziel das Verhalten des Therapeuten mit. Selbsterfahrung kann in Einzel- oder Gruppensitzungen stattfinden. Einzelselbsterfahrung hat Vorteile: Die Zweiersituation ist der ärztlichen Arbeitssituation analog, individuelle Übertragungsprozesse werden unmittelbar erlebt. Gruppenerfahrung vermittelt zusätzlich Einsicht in die Dynamik unseres Sozialverhaltens. Selbsterfahrung ermöglicht uns, die Rolle des Patienten zu übernehmen, dabei eigene ungelöste, vielleicht tabuisierte Problembereiche und zugleich Widerstände, wie sie mit jeder Psychotherapie verbunden sind, „am eigenen Leibe" zu erleben. Selbsterfahrung fördert neben dem persönlichen Reifungsprozeß auch die Erweiterung unserer ärztlichen Einstellung, indem sie uns eine Teilidentifikation mit dem jeweiligen Therapeuten erlaubt. Empfehlungen für eine konkrete Planung geben wir Ihnen in 6.

## 5.2.3 Balint-Gruppe als Beziehungsanalyse

> Sehr bald enthüllte die Diskussion ..., daß das bei weitem am häufigsten verwendete Medikament in der Allgemeinpraxis der *Arzt selbst* ist ... Leider entdeckten wir bald, daß dieses wichtige Medikament bisher keine Pharmakologie hat (Balint 1957a; im Original hervorgehoben).

Michael Balint wurde 1896 in Budapest als Sohn eines praktischen Arztes geboren. Er studierte neben Medizin Biochemie und promovierte in Medizin und Philosophie. Seine Ausbildung als Psychoanalytiker absolvierte er in Berlin und Budapest. In der Tradition der „Ungarischen Schule" galt sein psychoanalytisches Interesse insbesondere den zwischenmenschlichen Beziehungen und ihrer Regulation. Bereits in Budapest führte er Seminare mit praktischen Ärzten durch. Unter politischem Druck gab er 1939 die Leitung des Budapester

Psychoanalytischen Instituts auf und emigrierte nach England. 1950 begann er mit seiner Frau Enid in London „Diskussionsseminare über psychologische Probleme der ärztlichen Praxis" durchzuführen, für die sich schließlich die Bezeichnung „Balint-Gruppen" durchsetzte. Ziel dieser Seminare war für Balint immer eine Verbindung von Fortbildung und Forschung („training cum research"). Sein grundlegendes Buch „Der Arzt, sein Patient und die Krankheit" veröffentlichte er 1957.

In der Zusammenarbeit mit den Seminarteilnehmern entdeckte Balint, daß wir Ärzte meist nicht eine „authentische Krankheit" behandeln, die uns der Patient mit seinen Klagen anbietet, sondern eine „introgene Krankheit", die wir mit Hilfe der wissenschaftlichen Medizin aus dem Angebot des Patienten „organisieren".

Ein 23jähriger Patient wird in einer dermatologischen Poliklinik untersucht. Der „junge Mann ... erschien ... mit einem Brief seines Arztes, in dem stand, daß der Patient seit 3 Jahren an den Lippen eine Entzündung habe, die auf keinerlei Salben, auch nicht auf Kortison, anspreche. Verschiedene Allergietests ... waren negativ." Eine Studentin erhob gerade die Anamnese des jungen Mannes, als ein Student hinzukam. Von diesem Augenblick an beachtete der Patient die Frau nicht mehr und antwortete nur noch auf die Fragen des Mannes. Später erschien eine Klinikangestellte, auch sie blieb unbeachtet.
Der Student, der nicht nur die anamnestischen Daten, sondern auch diese anderen Details „hörte", fragte den Patienten, ob auch eine Allergie gegen Lippenstift getestet worden sei. Daraufhin stutzte der Patient und erwiderte ungehalten: „Das war überflüssig, weil es gar nicht sein kann". Nachdem der Student so das Schlüsselthema eingeführt hatte, konnte der Patient von sich berichten:
Er war der jüngste von 9 oder 10 Geschwistern (überwiegend Schwestern). Sein Vater starb, als er 5 Jahre alt war. Vor 3 Jahren, als seine Krankheit anfing, war er aus seinem Elternhaus ausgezogen, um näher bei seinem Arbeitsplatz zu wohnen. Er lebte seitdem bei einer Familie mit 2 Kindern – als eine Art ältester Sohn. Er hatte keine Freundin und fühlte sich in Gegenwart von Frauen „wegen des Zustands seiner Lippen" gehemmt.
„Der Patient bot also mindestens 4 verschiedene Zustände, Beschwerden oder vielleicht sogar Krankheiten an: 1) den Zustand seiner Lippen, die Cheilitis; 2) die Unfähigkeit, ein Mädchen zu küssen; 3) den Wunsch, in einer eng verbundenen Familie als ältester Sohn zu leben; 4) die Bevorzugung von Männern."
Seine Ärzte hatten sich ausschließlich auf Angebot 1) konzentriert und eine Cheilitis exfoliativa diagnostiziert. Die Lebenssituation des Kranken berücksichtigten sie so wenig wie die Funktion des Symptoms: Der Zustand der Lippen schloß eine größere Nähe zu Frauen aus und minderte so die Spannung in diesem Konfliktbereich (Balint 1965).

Ziel der Balint-Gruppenarbeit ist es, zu einer „Gesamtdiagnose" zu kommen, d. h. die Symptomatik im Rahmen der gesamten Lebenssituation, in ihrer Funktion und Bedeutung für den Kranken zu verstehen.

Auch hier hilft uns, daß der Patient in der Beziehung zum Arzt seine Probleme auch inszeniert und diese szenische Information sich über den Bericht des vorstellenden Arztes weitervermittelt. Als Befunde dienen neben den Äußerungen des Patienten und den Beobachtungen des Arztes auch alle Eindrücke, Gefühle und Stimmungen, die die Schilderung des vorstellenden Arztes bei den übrigen Gruppenteilnehmern auslöst: Nach dessen Bericht werden alle Gruppenmitglieder aufgefordert, offen über diesen Patienten und die Beziehung zwischen ihm und dem vorstellenden Kollegen zu diskutieren und ihre Eindrücke, Gefühle und Gedanken zu äußern. Ihre Einfälle bringen bisher nicht erkannte Vorgänge und Tendenzen von Patient und Arzt zur Sprache. Auch in den Beziehungen zwischen den Gruppenmitgliedern und in der Stimmung in der Gruppe kann sich die Beziehung zwischen dem Kranken und seinem Arzt widerspiegeln. Aufgabe des Gruppenleiters ist es, diese Einfälle und Gruppenphänomene zu klären und zu interpretieren, um aus den so gewonnenen Facetten ein neues, vollständigeres Bild vom Patienten und seinem Problem zu gewinnen und hieraus Problemlösungsmöglichkeiten abzuleiten.

Häufig genügt es schon, das Problem zu verstehen. Balint-Gruppenteilnehmer sind immer wieder davon überrascht, daß sich Beziehungsprobleme mit Patienten „von alleine" lösen, wenn der Arzt sie nur verstanden hat; Patienten nehmen offenbar wahr, wenn wir sie verstehen und sich hierdurch die Beziehung verändert.

Jede Gesamtdiagnose setzt eine Beziehungsdiagnose voraus. Insofern strebt die Balint-Gruppenarbeit eine „deutliche, jedoch begrenzte Einstellungsänderung" des Arztes an:

> ... daß sie zwar ihre tägliche Arbeit nicht anders machen sollen – das wäre wirklich zu tollkühn und unverschämt – aber doch in *einer* Hinsicht anders ... Was der Allgemeinarzt tut, seine eigentliche Tätigkeit, sollte äußerlich dieselbe bleiben: geduldig mit den Patienten sprechen, ihren Klagen zuhören, sein bewährtes diagnostisches Können anwenden, um herauszufinden, was sie wirklich von ihrem Arzt benötigen, und ihnen das zu geben, was ihren Bedürfnissen am besten entspricht; die Änderung, an die ich denke, ist eine innere Angelegenheit: Sie betrifft das, was der Allgemeinarzt denkt, während er seine Arbeit tut. Der Arzt stellt nicht mehr die Diagnose einer Krankheit, sondern die Diagnose einer Patient-Arzt-Beziehung (Balint 1957b; im Original hervorgehoben).

Diese deutliche, jedoch begrenzte „Einstellungsänderung" ermöglicht

- eine Erweiterung der Verständniskonzepte von Krankheit und Gesundheit,
- eine Erweiterung von Diagnostik und Therapie („Beziehungsdiagnostik und Beziehungstherapie"),

– eine Erweiterung von Selbstbeobachtung und Selbstreflexion des Arztes, d. h. eine Klärung der Pharmakologie und Toxikologie der „Droge Arzt".

Diese Einstellungsveränderung vollzieht sich im Rahmen eines längerfristigen Lernprozesses von Verlernen und Wieder-Lernen (Neulernen); die Gruppenarbeit unterstützt den einzelnen Teilnehmer auch beim Transfer des so Erlernten in die alltägliche Praxis.

## Literatur

Balint M (1957a) Der Arzt, sein Patient und die Krankheit. In: Nedelmann C, Ferstel H (Hrsg) (1989) S 94–114
Balint M (1957b) Psychotherapie und der praktische Arzt. In: Nedelmann C, Ferstel H (Hrsg) (1989), S 122–132
Balint M (1965) Die therapeutische Funktion des Arztes. In: Nedelmann C, Ferstel H (Hrsg) (1989), S 133–141
Nedelmann C, Ferstel H (Hrsg) (1989) Die Methode der Balint-Gruppe. Klett-Cotta, Stuttgart
Uexküll J von (1928) Theoretische Biologie, 2. Aufl. Springer, Berlin (Neudruck: Suhrkamp tw, Frankfurt am Main, 1973)
Uexküll Th von, Wesiack W (1988) Theorie der Humanmedizin. Urban & Schwarzenberg, München
Uexküll Th von, Wick E (1962) Die Situationshypertonie. Arch Kreislaufforschung 39:236–271
Zafari AM (1989) Psychosomatische Aspekte in der mittelalterlichen Medizin des Irans. Med. Diss. Köln 1989, S 75–76

# 6 „Psychosomatische Grundversorgung": Erforderliche Fortbildung („Psychotherapie-Richtlinien")

Am 01.10.1987 ist die Neufassung der „Psychotherapie-Richtlinien" (Richtlinien des Bundesausschusses der Ärzte und Krankenkassen über die Durchführung der Psychotherapie in der kassenärztlichen Versorgung vom 03.07.1987) in Kraft getreten. In diese Neufassung ist der *Begriff der „psychosomatischen Grundversorgung" eingeführt* worden. Damit besteht die Chance, ärztliche Leistungen in die kassenärztliche psychotherapeutische Versorgung einzubinden, die bisher nur unzureichend in der Weiterbildungs- und Gebührenordnung berücksichtigt waren. Psychotherapeutische Leistungen des Primärarztes könnten so einen neuen Stellenwert bekommen (zu grundsätzlichen Fragen vgl. 4.1).

Wir geben hier zunächst den Text „Psychosomatische Grundversorgung" aus den Psychotherapie-Richtlinien wieder (nach Faber u. Haarstrick 1989, S. 107–108).

## 6.1 Text der Psychotherapie-Richtlinien

„Die psychosomatische Grundversorgung kann nur im Rahmen einer übergeordneten somatopsychischen Behandlungsstrategie Anwendung finden. Voraussetzung ist, daß der Arzt die ursächliche Beteiligung psychischer Faktoren an einem komplexen Krankheitsgeschehen festgestellt hat oder aufgrund seiner ärztlichen Erfahrung diese als wahrscheinlich annehmen muß. Ziel der psychosomatischen Grundversorgung ist eine möglichst frühzeitige differentialdiagnostische Klärung komplexer Krankheitsbilder, eine verbale oder übende Basistherapie psychischer, funktioneller und psychosomatischer Erkrankungen durch den primär somatisch orientierten Arzt und ggf. die Indikationsstellung zur Einleitung einer ätiologisch orientierten Psychotherapie durch einen psychoanalytisch oder verhaltenstherapeutisch behandelnden Arzt.

Die begrenzte Zielsetzung der psychosomatischen Grundversorgung strebt eine an der aktuellen Krankheitssituation orientierte seelische Krankenbehandlung an; sie kann während der Behandlung von somatischen, funktionellen und psychischen Störungen von Krankheitswert als verbale Intervention oder als Anwendung übender Verfahren vom behandelnden Arzt durchgeführt werden."

### 6.1.1 Die Verbale Intervention

„Die verbalen Interventionen orientieren sich in der psychosomatischen Grundversorgung an der jeweils aktuellen Krankheitssituation; sie fußen auf einer systematischen, die Introspektion fördernden Gesprächsführung und suchen Einsichten in die psychosomatischen Zusammenhänge des Krankheitsgeschehens und in die Bedeutung pathogener Beziehungen zu vermitteln. Der Arzt berücksichtigt und nutzt dabei die krankheitsspezifischen Interaktionen zwischen Patient und Therapeut, in denen die seelische Krankheit sich darstellt. Darüber hinaus wird angestrebt, Bewältigungsfähigkeiten des Kranken, evtl. unter Einschaltung der Beziehungsperson aus dem engeren Umfeld, aufzubauen.

Die verbalen Interventionen können nur in Einzelbehandlungen durchgeführt und nicht mit suggestiven und übenden Techniken in derselben Sitzung kombiniert werden; sie können in begrenztem Umfang sowohl über einen kürzeren Zeitraum als auch im Verlauf chronischer Erkrankungen über einen längeren Zeitraum niederfrequent Anwendung finden, wenn eine ätiologisch orientierte Psychotherapie" (psychoanalytisch begründete Verfahren und Verhaltenstherapie) „nicht indiziert ist". Wird eine solche Psychotherapie begonnen, ist die psychosomatische Grundversorgung nicht weiter abrechenbar.

### 6.1.2 Übende und suggestive Techniken

Hier werden aufgeführt:

- Autogenes Training als Einzel- oder Gruppenbehandlung (Unterstufe).
- Relaxationstherapie nach Jakobson als Einzel- oder Gruppenbehandlung (Bernstein u. Borkovec 1982).
- Hypnose in Einzelbehandlung.

In die Anwendung dieser Techniken sind Instruktionen und die Bearbeitung therapeutisch bedeutsamer Phänomene (auch abrechnungstechnisch) eingeschlossen. Während einer tiefenpsychologisch fundierten und analytischen Psychotherapie dürfen diese Techniken grundsätzlich nicht angewandt, d. h. nicht abgerechnet werden.

## 6.2 Kommentar

### 6.2.1 Zielsetzung

Die Zielsetzung entspricht zunächst unseren in diesem Buch dargestellten Vorstellungen: Der Arzt sollte möglichst frühzeitig eine „Gesamtdiagnose" im Sinne Balints stellen, danach die Indikation für eine verbale oder übende Basistherapie, die er selbst durchführt, bzw. die Indikation für eine Überweisung zum Fachpsychotherapeuten prüfen.

„Basistherapie" wird ganzheitlich verstanden. Sie umfaßt somatische Therapie und seelische Krankenbehandlung. Letztere erfolgt mit begrenzter Zielsetzung: Sie orientiert sich an der aktuellen Krankheitssituation; diese kann durch akute seelische Krisen, aber auch durch chronische Krankheiten und Behinderungen bestimmt werden. Angestrebt wird Symptombeseitigung sowie Einsicht des Patienten in pathogene Zusammenhänge und in die Notwendigkeit einer prophylaktischen Umorientierung.

### 6.2.2 Definition – Abgrenzung zu „Beratung" und „Erörterung"

Die ärztliche *Beratung* stellt Information und Empfehlungen durch den Arzt in den Vordergrund. Das Beratungsgespräch hat vorwiegend monologischen Charakter (Faber u. Haarstrick 1989).

In der *Erörterung* dagegen findet zwischen Arzt und Patient oder zwischen Arzt und Bezugsperson ein Dialog statt. Es muß ein persönlicher Kontakt zwischen Patient und Arzt in der direkten Begegnung zustandekommen. Der Arzt muß die Reaktion des Gesprächspartners Patient wahrnehmen, seine Stimmungslage und Aufnahmebereitschaft beobachten und diese Beobachtung in die Planung gezielter therapeutischer Maßnahmen einbeziehen (Faber u. Haarstrickt 1989; Hervorhebung in Original).

Die psychosomatische Grundversorgung unterscheidet sich „von den genannten ärztlichen Tätigkeiten qualitativ ..." Sie stellt „noch wesentlich höhere Anforderungen" an den Arzt.

### 6.2.3 Behandlungsmethoden

Die „Basistherapie" der Richtlinien enthält verbale Interventionen sowie übende und suggestive Verfahren.

Die verbale Intervention „stellt eine besondere Form der ärztlichen Gesprächsführung dar, die das Ziel verfolgt,

- eine ‚Innenschau' (Introspektion) des Patienten anzuregen,
- Einsichten in die psychosomatischen Zusammenhänge seines Krankheitsgeschehens zu vermitteln und
- die Bedeutung ggf. krankmachender persönlicher Konflikte des Patienten für ihn erkennbar zu machen (Faber u. Haarstrick 1989)".

### 6.2.4 Durchführungsbestimmungen und Wirtschaftlichkeitsprüfung

Verbale Interventionen können nur in einer Einzelbehandlung durchgeführt werden. In derselben Sitzung können sie nicht mit übenden oder suggestiven Techniken kombiniert werden. Die Dauer der Sitzung beträgt mindestens 20 Minuten.

Die verbale Intervention unterliegt im Rahmen der kassenärztlichen Versorgung der allgemeinen Wirtschaftlichkeitsprüfung. Der Umfang dieser Leistung wurde nicht verbindlich festgelegt. „In akuten seelischen Krisen sollte verbale Intervention über einen ‚kürzeren Zeitraum' Anwendung finden ... In der Regel dürften dafür 4–6 Wochen ausreichen." Im Verlauf chronischer Krankheiten und Behinderungen kann verbale Intervention auch über einen „längeren Zeitraum" zur Anwendung kommen, d. h. aber in jenem „begrenzten Umfang", der sich aus der „jeweils aktuellen Krankheitssituation" ergibt.

Die „Wirtschaftlichkeitsprüfung" wird für die verbale Intervention „bei einer hochfrequenten, täglich oder mehrfach am Tage oder über längere Wochen durchgeführten Anwendung besondere Bedeutung haben" (Faber u. Haarstrick 1989). Wird sie über einen längeren Zeitraum angewandt, „ist auch zu prüfen, ob nicht eine ätiologisch orientierte Psychotherapie" indiziert ist.

„Zur Entlastung der Prüfverfahren und der Therapeuten wurde in den Richtlinien festgelegt, daß im Behandlungsfall in der Regel 12 Sitzungen in jeder der 3 zugelassenen Techniken" (verbale Intervention, übende und suggestive Techniken) „zur Verfügung stehen." „Die verbalen Intervention unterliegen" jedoch „keiner von vornherein eingrenzenden Bestimmung der Richtlinien sondern nur der allgemeinen Wirtschaftlichkeitsprüfung durch die KV" (Faber u. Haarstrick 1989).

### 6.2.5 Erforderliche Qualifikation – Fortbildung

Die *Psychotherapie-Richtlinien* legen fest: „Die Teilnahme des Arztes an der psychosomatischen Grundversorgung setzt mehrjährige Erfahrung in selbständiger ärztlicher Tätigkeit, Kenntnisse in der Theorie einer psychosomatisch orientierten Krankheitslehre und reflektierte Erfahrungen über die therapeutische Bedeutung der Arzt-Patienten-Beziehung voraus."

Die *Psychotherapievereinbarungen* fordern darüber hinaus, daß der Arzt Maßnahmen in der psychosomatischen Grundversorgung entsprechend den Nummern 850 (Diagnostik) und 851 (verbale Intervention) BMÄ/E-GO nur mit der Einwilligung der für seinen Kassenarztsitz zuständigen kassenärztlichen Vereinigung ausführt. Diese Einwilligung setzt folgende Nachweise voraus:

1) eine mindestens 3jährige Erfahrung in selbstverantwortlicher ärztlicher Tätigkeit,
2) den Erwerb von Kenntnissen in einer psychosomatisch orientierten Krankheitslehre,
3) reflektierte Erfahrungen über die psychodynamische und therapeutische Bedeutung der Arzt-Patient-Beziehung (Faber u. Haarstrick 1989).

*Wir* verstehen Psychotherapie v. a. als Beziehungstherapie (vgl. 4.1). Hierbei kommt der Fähigkeit des Arztes zur Selbstwahrnehmung in der Beziehung zum Patienten besondere Bedeutung zu. Für den psychosomatisch tätigen Arzt empfiehlt sich deshalb ein Mindestmaß an Selbsterfahrung. Ein solches Mindestmaß ist für die Zulassung zur psychosomatischen Grundversorgung allerdings nicht vorgeschrieben – im Gegensatz zur Weiterbildung zum Psychotherapeuten. Ärzten, die eine solche *Selbsterfahrung* anstreben, empfehlen wir eine Einzelselbsterfahrung, eine „Lehrtherapie", da sie selbst mit Patienten ja auch in der Zweierbeziehung arbeiten. Gruppenselbsterfahrung kann als Ergänzung sinnvoll sein.

Die *theoretische Fortbildung* sollte wenigstens 20 Doppelstunden umfassen. Für die inhaltliche Ausgestaltung bietet unser Buch einen Leitfaden; eine Beteiligung der Fortzubildenden an der Auswahl der Themen verbessert den Lernerfolg („Lernen auf Verlangen").

Eine Einführung in die *psychosomatisch-biographische Anamneseerhebung* sollte wenigstens 10 Doppelstunden umfassen.

Die Fähigkeit zur *Reflexion der Arzt-Patient-Beziehung* wird über eine kontinuierliche Teilnahme an einer Balint-Gruppe über wenigstens 40 Doppelstunden vermittelt. Diese Balint-Gruppe sollte von einem psychosomatisch erfahrenen Arzt mit dem Zusatztitel „Psychotherapie" geleitet werden. In Ausnahmefällen kann eine Einzelsupervision über wenigstens 40 Stunden bei einem entsprechend ausgebildeten Arzt als gleichwertig angesehen werden.

**Literatur** zu 6.1 und 6.2

Bernstein DA, Borkovec TD (1982) Entspannungs-Training. Handbuch der progressiven Muskelentspannung. Pfeiffer, München

Faber FR, Haarstrick R (1989) Kommentar Psychotherapie-Richtlinien. Jungjohann, Neckarsulm München

Stucke W (1989) Psychosomatische Grundversorgung: Definition – Ziele – Abgrenzung. Prax Psychother Psychosom 34:22–26

## 7 Dank an den Leser

# Dank an den Leser

Liebe Leserin, lieber Leser,

nachdem Sie unser Buch gelesen haben, wollen wir uns nicht ohne ein Wort des Dankes von Ihnen verabschieden. Wir wissen, daß unser Anliegen nicht in der Form dargestellt ist, die dem Leser keine Mühe abverlangt.

Trotzdem möchten wir Sie, ehe Sie das Buch aus der Hand legen, an die Bitte erinnern, die wir eingangs an Sie gerichtet haben: Wir schlugen Ihnen vor, sich als Mitarbeiter zu engagieren. Daher sind wir neugierig zu erfahren, wie es Ihnen auf der Reise durch die Landschaft des ärztlichen Berufsalltags ergangen ist, die dieses Buch darzustellen versucht. Haben Sie Ärger, Neugierde, Freude oder Langeweile empfunden? Meinen Sie, daß wir das Wichtigste angemessen oder zu kurz, verständlich oder unverständlich dargestellt haben, oder sind Sie zu dem Urteil gekommen, daß wir Unwichtiges langatmig ausgebreitet und Wichtiges vergessen haben?

Vor allem aber interessiert es uns, ob wir Ihnen die Botschaft vermitteln konnten, die uns am Herzen liegt.

Wir haben eingangs betont, daß wir es für wichtig halten, unsere traditionellen Vorstellungen von Gesundheit und Krankheit zu ändern. Wir schrieben, Gesundheit sei kein Kapital, das man aufzehren kann. Sie sei nur dann vorhanden, wenn sie ständig erzeugt wird.

In diesem Zusammenhang erwähnten wir den Vorschlag, statt von dem Begriff „Pathogenese" von dem Begriff „Salutogenese" auszugehen und von der Vorstellung, daß Gesundheit ständig auf einer biologischen, einer psychischen und einer sozialen Ebene erzeugt oder nicht erzeugt wird.

Das bedeutet auch, daß Gesundheit und Krankheit keine Gegensätze, sondern 2 Endpunkte eines Kontinuums sind, auf dem wir uns während unseres ganzen Lebens hin und her bewegen. Unser augenblicklicher Gesundheitszustand und der Gesundheitszustand eines Patienten entsprechen bestimmten Positionen zwischen den beiden Endpunkten, und die Bewegung zu dem einen oder dem anderen Ende ist das Ergebnis salutogener Prozesse oder Ausdruck eines Defizits an „Gesundheitserzeugung".

Können Sie mit dieser Vorstellung nach dem Lesen des Buches etwas anfangen?

Wir haben erwähnt, daß der Kinderarzt und Psychoanalytiker Winnicott (1952) provozierend gesagt hat: „So etwas wie ein Baby (als isoliertes Wesen) gibt es nicht!" Nach dem Ausspruch war er erschrocken und beeilte sich hinzuzufügen, ein Baby würde nur in dem Beziehungsgeflecht mit der Mutter – in dem, was es aus der

Mutter macht und was die Mutter aus ihm macht – als reales Wesen existieren.

Wir wollen unsere Darstellung mit einem ebenso provozierenden Ausspruch beenden und behaupten: „Auch so etwas wie einen Patienten (als isoliertes Wesen) gibt es nicht!" Wir beeilen uns, hinzuzufügen, daß jeder Patient nur in dem Beziehungsgeflecht mit anderen Menschen, Dingen und Einrichtungen – in dem, was er aus diesen macht und was diese aus ihm machen – als reales Wesen existiert. Dieses Beziehungsnetz ist für den Patienten nicht weniger lebenswichtig als für den Säugling. Für diesen ist es die Matrix seiner lebendigen Umwelt, für unseren Patienten die Matrix seiner individuellen Wirklichkeit.

Der Doktor, die Schwester, die Sprechstundenhilfe können stellvertretend zu Teilen des Beziehungsnetzes werden, das der Patient im Prozeß seiner Gesundheitserzeugung in seine individuelle Wirklichkeit hineinflicht. Aber Doktor, Schwester und Sprechstundenhilfe sind für den Patienten auswechselbar, und sie können ihrerseits das Netz, das der Patient damit über sie wirft, jederzeit abstreifen. Das gibt ihnen die Möglichkeit, das Gebilde, in dem sie, in der Phantasie des Patienten, die Mutter, den Vater, die Geschwister, die Frau oder einen Vorgesetzten vertreten, distanziert zu betrachten und so Löcher, Webfehler oder Verknotungen in dem Netz zu entdecken. Den Blick, der Löcher im psychosozialen Netz registriert, das einem Patienten Sicherheit geben sollte, der Fäden erkennt, die ihn fesseln, statt ihn zu halten, und der miterleben läßt, wie er in einer individuellen Wirklichkeit gefangen ist, die Gesundheitserzeugung blockiert, diesen Blick nannten wir „Wahrnehmungsfähigkeit des Arztes". Von ihr war in diesem Buch in erster Linie die Rede. Das Thema, was das psychosoziale Netz und die individuelle Wirklichkeit auch für die körperliche Wirklichkeit des Kranken bedeuten, haben wir weniger erwähnt.

In zweiter Linie haben wir von der Wichtigkeit für Arzt und Patient gesprochen, eine gemeinsame Wirklichkeit aufzubauen, in der Kommunikation und Vertrauen möglich werden und in der der Arzt die Probleme des Patienten verstehen und diagnostisch richtig bewerten kann. Hier bietet sich dem Arzt die große Chance, seine Person therapeutisch einzusetzen, um dem Patienten bei Störungen salutogener Prozesse zu helfen. Für beides, den Aufbau gemeinsamer Wirklichkeiten und den therapeutischen Umgang mit der „Droge Arzt", ist Weiterbildung unerläßlich.

Wir haben die Teilnahme an Balint-Gruppen besonders empfohlen. Als Begründung haben wir angeführt, daß der Arzt in diesen Gruppen die Zentrierung auf Übertragung und Gegenübertragung und „bei der momentanen Begegnung mit dem Patienten in der Sprechstunde, die

Fokussierung auf die sich aus diesen Begegnungen ergebenden emotionalen Verwicklungen und Reaktionen" (Loch 1989) lernen und üben kann.

Können Sie sich vorstellen, daß Sie Ihre Patienten besser verstehen und besser mit ihnen umgehen können, wenn Sie diese als Wesen auffassen, die ihre Gesundheit erzeugen müssen, indem sie, in einem tragenden Netz psychosozialer Beziehungen, ihren Körper als Kern einer individuellen Wirklichkeit aufbauen?

**Literatur**

Loch (1989) Grundriß der psychoanalytischen Theorie (Metapsychologie). In: Loch W (Hrsg) (1989) Die Krankheitslehre der Psychoanalyse, 5. Aufl. Hirzel, Stuttgart, S 45–47
Winnicott DW (1952) Anxiety associated with insecurity (Dt. Übersetzung in: Winnicott DW, 1976, Von der Kinderheilkunde zur Psychoanalyse. Kindler, Stuttgart)
Winnicott DW (1984, [1]1958) Das erste Lebensjahr. Moderne Ansichten über die emotionale Entwicklung. In: Winnicott DW (1984) Familie und individuelle Entwicklung. Fischer TB, Frankfurt, S 9–26


Liebe Leserin, lieber Leser,

für den Sommer 1991 haben wir ein Treffen der Autoren mit den Lesern geplant, die unseren Vorschlag aufgreifen wollen, sich an der künftigen Gestaltung unseres Buches zu beteiligen. Schreiben Sie uns auf dem heraustrennbaren (letzten) Blatt, ob Sie Interesse haben, an dem Treffen teilzunehmen. Sie werden dann rechtzeitig über die Einzelheiten informiert.

Bis dahin verabschieden wir uns von Ihnen
mit den besten Grüßen                                      Die Autoren

## Bemerkungen des KBV-Vorsitzenden

Im Zuge der verstärkten Spezialisierung der Medizin wird es gerade für den praktisch tätigen Hausarzt immer schwieriger, den Patienten vor dem Hintergrund seiner sozialen Einbettung als „Ganzheit" wahrzunehmen. Dabei steht der Hausarzt, speziell der Allgemeinarzt, vor der schwierigen Aufgabe, auf wissenschaftlicher Grundlage eine psychosomatische Grundversorgung zu leisten.

Dies wird dadurch besonders erschwert, daß die methodischen Grundlagen der psychosomatischen Versorgung heterogen und umstritten sind (z. B. Psychoanalyse, Verhaltenstherapie).

Trotzdem sollte der Hausarzt, der weder in der Psychiatrie noch in der Psychotherapie den ausschließlichen Schwerpunkt seiner Tätigkeit sieht, versuchen, Diagnostik und Therapie unter Einbeziehung der einschlägigen wissenschaftlichen Ergebnisse auf fundierter Grundlage zu betreiben. Eine präzise Grenzziehung speziell zur psychiatrisch-neurologischen fachärztlichen Versorgung ist dabei unerläßlich.

In diesem Problemzusammenhang vermittelt das vorliegende Buch wertvolle Anregungen in verschiedenen Richtungen:

- Aufgezeigt wird die theoretische Fundierung der psychosomatischen Versorgung.
- Der Text enthält umsetzbare praktische Regeln für den Umgang mit den Patienten.
- Gleichzeitig wird die Grenzziehung zwischen der psychosomatischen Grundversorgung des Hausarztes und der fachärztlichen Versorgung deutlich gemacht.

Der praktisch tätige Hausarzt sollte sich von der Vielzahl der theoretischen und praktischen Probleme, die sich bei der psychosomatischen Versorgung der Patienten ergeben, nicht entmutigen lassen. Vielmehr sollte sich jeder Kollege dazu aufgerufen fühlen, eingefahrene Gewohnheiten aufzugeben. Das vorliegende Buch leistet hierfür eine unentbehrliche Hilfestellung.

Dr. med. Ulrich Oesingmann

**Dank an Förderer des Projekts**

Besonderen Dank sagen wir der Robert Bosch Stiftung GmbH, die großzügig über 2 Jahre die Arbeitssitzungen finanziell gefördert hat.

Frau H. Marona der Firma Janssen GmbH, Neuss, gilt unser Dank für Ihre verständnisvolle Förderung.

Frau E. Jysch und Herrn A. Voßkamp danken wir für Sorgfalt und Geduld bei der Schreib-, Korrektur- und Koordinierungsarbeit.

Frau Astrid Hofmann danken wir für die sorgfältige und sinnhafte Erarbeitung des Sachverzeichnisses.

# Weiterführende Literatur

Antonovsky A (1987) Unraveling the mystery of health. How people manage stress and stay well. Jossey-Bass, San Francisco
Balint M (1965) Der Arzt, sein Patient und die Krankheit. Klett, Stuttgart
Geisler L (1987) Arzt und Patient-Begegnung im Gespräch. Pharma-Verlag, Frankfurt am Main
Illich I (1977) Die Nemesis der Medizin. Von den Grenzen des Gesundheitswesens. Rowohlt, Reinbek bei Hamburg
Laux G (1988) Psychopharmaka. G. Fischer, Stuttgart
Maturana H, Varela F (1987) Der Baum der Erkenntnis. Die biologischen Wurzeln des menschlichen Erkennens. Scherz, Bern
McKeown T (1982) Die Bedeutung der Medizin. Traum, Trugbild oder Nemesis? Suhrkamp, Frankfurt am Main
Pauli HG (1984) Problemorientiertes Lernen in der ärztlichen Ausbildung. Medizinische Ausbildung 1/1:4–10
Pauli HG (1986) Konzepte für eine Forschungsstrategie in der Allgemeinmedizin. MMW 128/24:438–440
Rohde-Dachser C (1986) Borderlinestörungen. Springer, Berlin Heidelberg New York Tokyo (Psychiatrie der Gegenwart, Bd I: Neurosen, Psychosomatische Erkrankungen, Psychotherapie, S 125–150)
Schwabe/Paffrath (1987) Arzneimittelverordnung. G. Fischer, Stuttgart
Trowell HC, Burkitt DP (eds) (1981) Western diseases: their emergence and prevention. Arnold, London.
Uexküll Th von, Wesiack W (1988) Theorie der Humanmedizin. Urban & Schwarzenberg, München
Zeitschrift „Psyche" (1970) 24:325
Mastrs WH, Johnson VE (1980) Die sexuelle Reaktion. Rowohlt, Reinbek
Haeberle EJ (1985) Die Sexualität des Menschen. De Gruyter, Berlin

# Sachverzeichnis*

abhängige Persönlichkeit 155
Abhängigkeit 187
- offene 156
- Pseudounabhängigkeit 156
Abwehrmechanismen 69, 72
- Affektäquivalente
  dominieren 72
- Identifikation 72
- Introjektion 72
- Isolierung 72
- Projektion 72
- Reaktionsbildung 72
- Regression 72
- Übersicht 72
- Ungeschehenmachen 72
- Verkehrung ins Gegenteil 72
- Verschiebung der Libido 72
- verzögerte Affektausbrüche 72
- Wendung gegen die eigene
  Person 72
Adipositas 262
Adoleszenz 105
ärztliche Wahrnehmung 18
ärztliches Handeln 18
- emotionale Dimension 32
- ethische Dimension 32
- kognitive Dimensionen 31
Affekte 152
Aktivierung 168
aktuelle Wirklichkeit 19
akute funktionelle Reaktionen 132
Alkoholkrankheit 207
- Anonyme Alkoholiker (AA) 215
- Diagnostik 213
- Familiengespräch 215
- Koalkoholiker 208, 214

- Partnergespräch 214
- Rehabilitation 217
- Rückfall 217
- Stadien 212
- Therapieplan 215
Allgemeinmedizin 8
Allparteilichkeit 309
Altersehe 253
Analyse der Patient-Arzt-
  Beziehung 25
Angst
- als biopsychosoziales
  Phänomen 120
- Angst des Arztes 122
- Angstneurose 124
- Angstsignal 65
- Examensangst 122
- Gewissensangst 67
- körperliche Symptome 121
- manifeste Angst 121
- neurotische Angst 65
- Panik 121
- Realangst 65
- Signalangst 120
- Trennungsängste 155
- Verlustängste 155
- vor Kastration 67
- vor Liebesverlust 67, 68
- vor Objektverlust 66
Anonyme Alkoholiker (AA) 215
anorektische Entwicklung 265
Anorexia nervosa 264
Anpassungsmechanismen 71
Antidepressiva 321
Apparatemedizin 3
Arbeitsbündnis 15
Arzt-Patient-Kontakt, häufige
  Fehlerquellen 18
Arztrolle 35
Asthmatiker (Fallbeispiel) 74
Aufklärung 229

---

* Der Verweis „s. auch Stw. ..." bedeutet, daß der Begriff auch als *Haupt*stichwort aufgeführt ist.

# Sachverzeichnis

Autarkie  119
Autoaggression  196
autogenes Training (AT)  188, 303
autonome Ressourcen  8
Autonomie  119, 143
Autopoiese  7

Balint-Gruppe  333
basales Sicherheitsgefühl  286
bedrohtes Selbst  84
Befriedigung, orale  262
Benzodiazipine  212
Beobachtung des Patienten  331
Beschwerden  130
- psychische  4
- somatische  4
bestätigende Wahrnehmung  19
Bewältigungsmechanismen  75
Beziehung, hilfreiche  289
Beziehungsdiagnostik  38
Beziehungspsychologie  38
biomechanisches Modell  8
biopsychosoziales
- Modell  7, 21
- Verständniskonzept funktioneller Syndrome  142
Borderlinepatient  117
Borderlinesyndrom, Leitsymptome  118
Bulimie  264

Chronifizierung funktioneller Syndrome  186
Chronifizierung, iatrogene  139
chronische funktionelle Syndrome  132
Copingmechanismen  75

Depression  194
- Autoaggression  196
- diagnostischer Zugang  200
depressiver Patient  194
Desintegration, soziale  147
Determinanten sozialer Desintegration  149
Diagnose  21
- Beziehungsdiagnostik  38
- Gesamtdiagnose  334
- umfassende  14
Diagnosemitteilung  227

Differentialdiagnose  179
- diagnostische Unsicherheit  179
Distanz  119
Drogenabhängigkeit  209
Dyade  95
- Kind-Mutter-Dyade  96
- Störung der frühen Entwicklung  99
dyadische Beziehung  92

Ehe
- Altersehe  253
- Paargespräch  255
- Partnerkonflikt  255
- Partnerschaft  255
- Polarisierung  256
- Rollenverteilung  256
- Scheidung  254
Ehephasen  251
Eigenaktivität des Neugeborenen  92
Einsicht, emotional wirksame  289
emotionale Dimension ärztlichen Handelns  32
emotionale Expressivität  154
empathisches Erleben  32
endogene Psychose  116
Entspannungsverfahren  303
Entwicklungspsychologie, psychoanalytische  89
Erkenntnisprozeß  31
erlernte Hilflosigkeit  110
Ernährungsberatung  262
Es  54
Eßstörungen  262
- Adipositas  262
- Anorexia nervosa  264
- Bulimie  264
ethische Dimension ärztlichen Handelns  32
Euthanasiewünsche  231
Examensangst  122
explorativer Trieb  110

falsches Selbst  100
Familie
- Fernsehkonsum  313
- Generationskonflikt  312
Familienarzt
- Allparteilichkeit  309

## Sachverzeichnis

- Vorteile gegenüber dem psychotherapeutischen Experten 308
Familiengespräch 215
Familiensystem 311
Fehlleistungen 44
Fernsehkonsum 313
Fragen
- geschlossene 14
- offene 14
freie Assoziation 47
frühe Entwicklung, Störung der 99
funktionelle Herzbeschwerden 134
funktionelle Syndrome 128
- akute funktionelle Reaktionen 132
- auslösende Situationen 149
- Autonomie 143
- bei Gesunden 135
- Beschwerden 130
- biopsychosoziales Verständniskonzept 142
- Chronifizierung 186
- chronische 132
- Definition 130
- diagnostisches Vorgehen 176
- funktionelle Herzbeschwerden 134
- iatrogene Chronifizierung 139
- Mangel an Problembewußtsein 129
- positive Diagnose 179
- psychotherapeutische Verfahren 188
- Selbstheilungsversuch 180
- Therapie 181
- Wohlbefinden 143
Funktionslust 80

Gastarbeiter, soziale Desintegration 150
Gegenbesetzung 70
Gegenübertragung 52
Gegenübertragungsreaktion 178
gemeinsame Sprache 16
gemeinsame Wirklichkeit 15
Generationskonflikt 312
geschlossene Fragen 14
Gespräch 13
Gesundheit 7, 142

- Gesundheitsselbsthilfe 314
- Gesundungspotential 102
- Pathogenese 34
- psychische Gesundheit 64
- Salutogenese 34
- salutogenetisches Konzept 86
Gewissen 61
Gewissensangst 67
gleichschwebende Aufmerksamkeit 48
Grenzsituation 235
Grundstörung 101, 155
Grundversorgung, psychosomatische 269

Handeln, ärztliches 18
Haschisch 211
Herzbeschwerden, funktionelle 134
Hilflosigkeit, erlernte 110
Hoffnung 16, 230
Hypnotika 323
Hypochondrie 124
hypochondrisches Selbst 86
hysterische Konversion 168
hysterische Synkope 170

iatrogene Chronifizierung 139
Ich 57, 64, 76
ideales Selbst 81
Idealisierung des erwarteten Kindes 91
idealistisches Selbst 85
Identifikation 72
Identifizierungsprozesse 61
Identität 82
Identitätsgefühl 82
Indikation zur Therapie funktioneller Syndrome 185
Individuationsprozeß 102
individuelle Wirklichkeit 25
Information 29
- objektive 29
- szenische 29
Informationsebene, subjektive 29
Interaktionsformen, frühe 95
Interpretation von Daten 276
Interventionen, therapeutische 285
Introjektion 72
Isolierung 72

Kastrationsangst 67
kathartische Methode 50
Kernselbst 98
Kind 90
- Wunschvorstellungen 90
Kind-Eltern-Beziehung 90
Kind-Mutter-Dyade 96
Kinder, Sexualität der 259
kindliches Selbst 96
klassisch-narzißtisches Selbst 85
klassisches Konditionieren 109
Koalkoholiker 208, 214
körperbezogene
  Psychotherapieverfahren 297
körperbezogene
  Redewendungen 173
kognitive Dimensionen ärztlichen
  Handelns 31
Kohärenzsinn 86
Kommunikation 26
- kommunikative Arbeit 219
- kommunikative Kompetenz 94
- offene 225
Kompetenz, kommunikative 94
Konversion
- hysterische Synkope 170
- hysterische 168
Konversionssymptom 168, 171
Kosten 141, 189
Krankheitshäufung 150
Krankheitsbegriff 146
Krankheitsgewinn, primärer 126,
  158, 165
Krankheitsgewinn, sekundärer 126
Krebskranke
- Diagnosemitteilung 227
- psychische Reaktionen auf die
  Erkrankung 233
- psychische Situation 222
- Schmerztherapie 239
- Zielvorstellungen für die
  Betreuung von 223
Krisenintervention 302

Latenzzeit 105
Leitsymptome der
  Borderlinesyndroms 118
Lernen 109, 110
- klassisches Konditionieren 109
- Lernen des Arztes 329

- operantes Lernen 109
- problemorientiertes Lernen 329
Lerntheorie 108
Liebesverlust, Angst vor 67, 68
Lust
- an der Synthese 81
- an Effektivität 80
- durch Spannungsminderung 79
- Funktionslust 80
- sinnliche 79
- zu gefallen 80
Lustprinzip 56, 79

Mangel an Problembewußtsein 129
Manie 195
manifeste Angst 121
manipulatives Verhalten 71
Metakommunikation 26
Mütterlichkeit, primäre 92
Mutter, Rolle der 102

Nähe und Distanz 27, 119, 236
Narkotika 246
Narzißmus
- narzißtische
  Persönlichkeiten 158, 178
- narzißtische Wut 159
Neugeborenes 92
- Eigenaktivität 92
- Emotionalität 94
- soziale Interaktion 93
Neuroleptika 322
Neurose 115
neurotische
  Persönlichkeitsstruktur 155
neurotische Angst 65
neurotische Störungen
- Beispiele 282
- Grundstörungen 281
- umschriebene Konflikte 281
neurotisches Verhalten 115

Objekt
- Objektbeziehung 288
- Objektverlust (s. auch Stw.
  Objektverlust) 202, 288
objektive Informationen 29
Objektverlust, Angst vor 66
ödipale Phase 104
Ödipuskomplex 64, 104

## Sachverzeichnis

offene Abhängigkeit 156
offene Fragen 14
operantes Lernen 109
orale Befriedigung 262
organgesunde Kranke 128
organisch bedingte Psychose 116
Orientierungsreaktion 168

Paarbeziehungen (s. auch Stw.
  Ehe) 249
Paargespräch 255
Panik 121
Partnergespräch 214
Partnerkonflikt 255
Partnerschaft 255
Partnerverlust 148
Pathogenese 34
Patient
− depressiver 194
− schwieriger 205
− suizidaler 194
− trauernder 202
− unsympathischer 206
Patient-Arzt-Beziehung 50, 335
− Analyse der 25
− Diagnostik und Therapie 25
− Grundkenntnisse 27
− Reflexion des Arztes 25
− zentrale Funktion der 25
Patient-Arzt-Kontakt 2
− Wahrheit im 16
− Zeit des Arztes 17
Persönlichkeit
− abhängige 155
− narzißtische 158
Persönlichkeitsmodell 53
Persönlichkeitsstörung 155
− abhängige Persönlichkeit 155
− Narzißmus 158
− Personen mit einem „falschen
  Selbst" 162
Persönlichkeitsstruktur,
  neurotische 155
Phobien 70, 116, 125, 126
physiologische Reaktivität 154
Phytotherapeutika 324
Präsentiersymptom 5
präsuizidales Syndrom 199
Praxisalltag 3
primäre Mütterlichkeit 91

primärer Krankheitsgewinn 126, 158, 165
Primärversorgung
  (s. Psychotherapie in der
  Primärversorgung)
Problembewußtsein, Mangel
  an 129
Projektion 70, 72
Pseudounabhängigkeit 156
Psyche 38
psychische Determiniertheit 43
psychische Gesundheit 64
psychischer Apparat 53
Psychoanalyse 37
− Beziehungspsychologie 38
− klassisches Konzept der 43
− Widerstand gegen die
  Rezeption 40
Psychopharmaka 298
− bei funktionellen
  Syndromen 186
− Therapie mit 321
Psychose(n) 115, 116
− endogene 116
− organisch bedingte 116
psychosomatische
  Grundversorgung 269, 279,
  339
psychotherapeutische(s)
− Behandlung, Verlauf 292
− Intervention in der
  Sprechstunde 296
− Technik des Hausarztes 278
− Zuhören 272
Psychotherapie in der
  Primärversorgung 269
− Einwände 274
− emotional wirksame
  Einsicht 289
− hilfreiche Beziehung 289
− Indikationsstellung für 277
− psychotherapeutische
  Intervention in der
  Sprechstunde 296
− psychotherapeutische Techniken
  des Hausarztes 278
− technisches Vorgehen 292
− Verlauf psychotherapeutischer
  Behandlung 292
− Ziele 284

Psychotherapie-Richtlinien 339
- Qualifikation 342
Psychotherapieverfahren,
  körperbezogene 297
psychotisches Verhalten 116
Pubertät 105

Rationalisierung 46
Reaktionsbildung 70, 72
Realangst 65
Realitätsprinzip 57
Realitätsprüfung 59
Redewendungen,
  körperbezogene 173
Regression 72
Rehabilitation 224
Rolle als Arzt 7
Rolle der Mutter 102
Rollenstereotypie 7
Rollenverteilung 256

Salutogenese 7, 34
salutogenetisches Konzept 86
Scheidung 254
Schmerz
- Opiate 243
- Opioide 243
- Schmerzentstehung 240
Schmerztherapie 239
- Analgetika 243
- Anleitung zur 242
- Stufenplan 247
- Widerstände gegen 249
schwieriger Patient 205
sekundärer Krankheitsgewinn 126
Selbst
- als Regulationssystem 81
- bedrohtes 84
- falsches 100
- hypochondrisches 86
- ideales 81
- idealistisches 85
- Kernselbst 98
- kindliches 96
- klassisch-narzißtisches 85
- Selbstgefühl 77, 99, 287
- Selbstobjekt 287
- Selbstsystem 83
- Selbstverlust 82

- Selbstwertgefühl 81
- symbiotischer Selbstschutz 85
- wahres 99
Selbsterfahrung des Arztes 333
Selbstheilungsversuch 180
Selbsthilfe 314
- Aufgaben des Hausarztes 318
- Gruppenselbsthilfe 315
- Prinzip der psychologisch-
  therapeutischen Selbsthilfe 316
- Selbsthilfeprinzip 316
Selbstkontrolle 111
Selbstobjekt 287
Selbstorganisation 7
Selbstschutz, symbiotischer 85
Selbstsystem 83
Selbstverlust 82
Selbstwertgefühl 81
selektive Wahrnehmung 19
Setting, therapeutisches 286
Sexualberatung 260
Sexualität 258
- der Kinder 259
- Sexualberatung 260
- Sexualstörungen 258, 259
- Sprachlosigkeit 259
Sicherheitsgefühl, basales 286
Sicherheitsprinzip 77
Signalangst 120
Simultandiagnostik 21, 25
sinnliche Lust 79
Situationskreiskonzept 35, 145
Solidarität 317
Somatisierung 164
soziale Desintegration 147
- Determinanten 149
- gesundheitliche Folgen der 148
- von Gastarbeitern 150
soziale Integration 142
soziales Netzwerk 314
Sprache
- des Patienten 16
- gemeinsame 16
Sterbebegleitung 235
Sterben 219
- Phasen des Sterbens 233
- Sterbebegleitung durch den
  Hausarzt 235
Störung der frühen Entwicklung 99
subjektive Informationsebene 29

## Sachverzeichnis

Sucht
- Alkoholkrankheit (s. auch Stw. Alkoholkrankheit) 207
- Benzodiazepine 212
- Entstehung 209
- Haschisch 211
suggestive Techniken 340
Suizid 231
- bei Krebskranken 231
- präsuizidales Syndrom 199
- Suizidphantasien 197
- Suizidprophylaxe 200
- Suizidrisiko 198
suizidaler Patient 194
Symbiose 85
symbiotischer Selbstschutz 85
Symptom 5
Symptomhandlung 46
Syndrome, funktionelle 128
Synkope, hysterische 170
Systemtheorie 33
szenische Information 29

Talionsgesetz 62
therapeutische Interventionen 285
therapeutisches Setting 286
Therapie funktioneller Syndrome 181
- Indikation 185
Tod als Erlösung 204
Todesangst 222
Tranquilizer 187, 323
- Abhängigkeit 187
Trauerarbeit 202
trauernder Patient 202
Trauma 65, 68
Trennungsängste 155
Trieb
- explorativer 110
- Triebverzicht 61
- Triebvorgänge 54
Triebanspruch 69
Triebe 55

übende Techniken 340
Über-Ich 60
Übertragung 49
Übertragungsneurose 51
umfassende Diagnose 14

Unbewußte 45
Ungeschehenmachen 72
unheilbar Kranke 219
- Diagnosemitteilung 227
- Todesangst 222
- Wiederverleugnung 230
unsymphatischer Patient 206

Verdrängung 69
Verhalten 109
- neurotisches 115
Verhaltenstherapie 111
Verkehrung ins Gegenteil 72
Verlustängste 155
Verschiebung der Libido 72
verzögerte Affektausbrüche 72
Vorbewußte 45

Wahrheit im Patient-Arzt-Kontakt 16
Wahrnehmung 76
- ärztliche 18
- bestätigende 19
- psychoanalytische Theorie 75
- selektive 19
- Training der ärztlichen Wahrnehmung 331
Wahrnehmungsabwehr 19
Wahrnehmungstraining 20
Wahrnehmungsverdrängung 19
Wendung gegen die eigene Person 72
Widerstand 70
Widerstandsanalyse 49
Wiederannäherungsphase 102
Wirklichkeit 8
- aktuelle 19
- des Patienten 14
- gemeinsame 15
- individuelle 25
Wohlbefinden 143

Zeit des Arztes im Patient-Arzt-Kontakt 17
Zeitverweigerung 17
Zuhören 14, 270, 272
Zwangsneurotiker 70
Zweierbeziehung, Verlauf einer normalen 250

*Kontaktadresse:*

Prof. Dr. Peter Helmich
Arbeitsgruppe Allgemeinmedizin
Heinrich-Heine-Universität
Moorenstraße 5, W-4000 Düsseldorf


Liebe Leserin, lieber Leser!

Wir, die Autoren dieses Buches, möchten den angekündigten Dialog mit Ihnen eröffnen. Wir bitten Sie, dieses (heraustrennbare) Blatt zu verwenden, um Fragen zu beantworten, von denen wir meinen, daß sie in diesem Dialog besondere Bedeutung haben.

1. Haben Sie das Buch
   teilweise           ○
   ganz                ○           gelesen?
   _____
   _____

2. Hilft Ihnen das Buch bei der Betreuung Ihrer Patienten?
   nein    ○       wenig    ○       sehr    ○
   Warum? _____
   _____
   _____

3. Erleichtert Ihnen das Buch den Zugang zum Patienten, der keinen pathologischen Befund hat?
   nein    ○       wenig    ○       sehr    ○
   Warum? _____
   _____
   _____

4. Hat das Buch Ihr Wissen in der Psychotherapie/Psychosomatik vertieft?
   nein    ○       wenig    ○       sehr    ○
   Wodurch?/Warum nicht? _____
   _____
   _____

5. Welche Kapitel fanden Sie
   besonders gut? _____
   besonders schlecht? _____
   _____
   _____

6. Welche Inhalte/Themen vermissen Sie?
   _____
   _____
   _____

7. Bringt der Text
   zu viel Theorie               ○
   angemessen viel Theorie       ○
   zu wenig Theorie              ○
   _____
   _____
   _____

8. Ist das Buch
   leicht lesbar                 ○
   mittel lesbar                 ○
   schwer lesbar                 ○
   _____
   _____

9. Weitere Anmerkungen zum Buch (z. B. Didaktik? Layout? Vergleich mit themengleichen Büchern?): _____
   _____
   _____
   _____

10. Wünschen Sie eine Einladung für das Lesertreffen mit den Autoren, um mit ihnen gemeinsam die Themen des Buches zu erörtern?

    ja        ○        nein        ○

    Wenn ja, bitte fügen Sie dem anonym auszuwertenden Bogen Ihre Adresse bei.

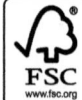

**MIX**
Papier aus verantwortungsvollen Quellen
Paper from responsible sources
**FSC® C105338**

If you have any concerns about our products,
you can contact us on
**ProductSafety@springernature.com**

In case Publisher is established outside the EU,
the EU authorized representative is:
**Springer Nature Customer Service Center GmbH
Europaplatz 3, 69115 Heidelberg, Germany**

Printed by Libri Plureos GmbH
in Hamburg, Germany